…streiften Muskulatur (nach Hansen/Schliack)

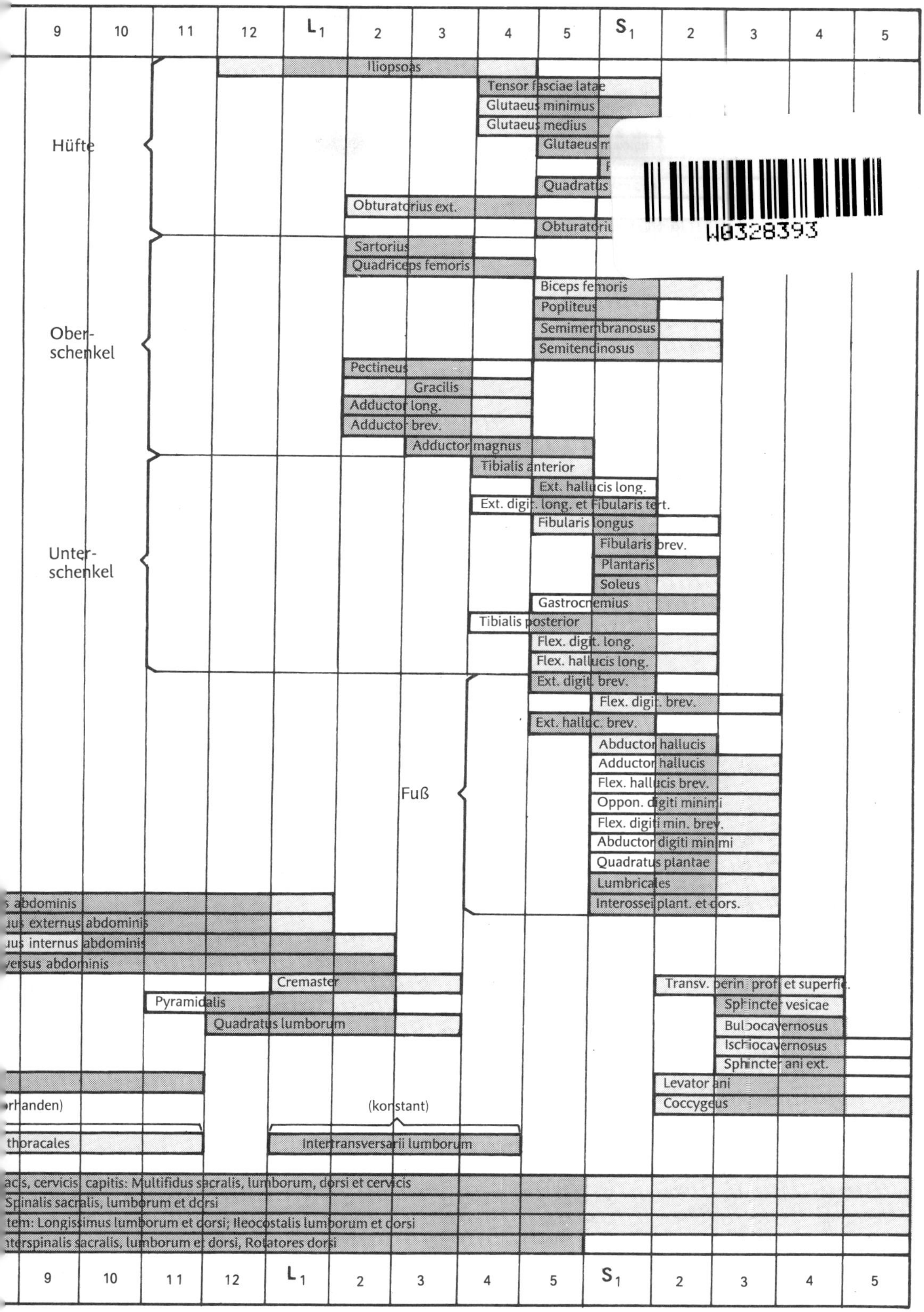

Physiotherapie

Grundlagen und Techniken der Hydro-, Elektrotherapie und Massage

Autoren

OMR Dr. sc. med. J. Christoph Cordes,
Bad Lausick

MR Prof. Dr. med. habil. W. A. Dalicho †

Prof. em. Dr. sc. med. Herbert Edel,
Dresden

Hella Haase,
Leipzig

Prof. em. Dr. sc. med. Herbert Krauß,
Berlin

Christel Reichert,
Leipzig

Louise Schumann,
Heidenau

MR Dr. med. Hanns-Dieter Steglich,
Berlin

Herausgeber

OMR Dr. sc. med. J. Christoph Cordes,
Bad Lausick

Prof. Dr. sc. med. Wolf Arnold,
Leipzig

StR. Dipl.-Med.-Päd. Brigitte Zeibig †

Physiotherapie

Grundlagen und Techniken der Hydro-/Elektrotherapie und Massage

Mit 178 Abbildungen und 16 Tabellen

VEB VERLAG
VOLK UND GESUNDHEIT BERLIN

Physiotherapie. – Berlin : Verl. Volk u. Gesundheit
Grundlagen und Techniken der Hydro-/Elektrotherapie und Massage :
Lehrb. für d. med. Fachschulausbild. / Hrsg. J. Christoph Cordes ; Wolf Arnold ;
Brigitte Zeibig. – 1. Aufl. – 1989 – 326 S. : 178 Abb. u. 16 Tab.
NE: Cordes, J. Christoph:

ISBN 3-333-00212-4

1. Auflage

Vorwort

Der Band „Grundlagen und Techniken der Hydro-/Elektrotherapie und Massage" bietet eine Zusammmenfassung aller Physiotherapiemethoden, die primär an der Haut ansetzen. Er ist in der Lehrbuchreihe „Physiotherapie" für die Medizinischen Fachschulen das Gegenstück zu den „Grundlagen und Techniken der Bewegungstherapie", die 1986 erschienen sind.
Als gemeinsame theoretische Basis für alle im Buch enthaltenen Methoden wird die „Reaktionslehre" zur Erläuterung der Wirkungsweisen und -wege der verschiedenen Applikationsformen vorangestellt. Danach werden die Lehrgebiete „Hydro-, Balneo-, Elektro- und Phototherapie" sowie „Massage" abgehandelt, die früher Gegenstand zweier Einzelveröffentlichungen waren.
In den beiden Bänden mit der Darstellung der Methoden erfährt der Leser das Wie und Warum des Vorgehens der Physiotherapieverfahren. In den klinischen Bänden sind ausgewählte Krankheitsbilder der wichtigsten medizinischen Fachrichtungen beschrieben. Dabei wird neben den allgmeinen Angaben zur Behandlung besonderer Wert auf geeignete Physiotherapiemittel gelegt. Die Physiotherapietechniken sind dagegen in den beiden Methodenbänden nachzulesen und werden in den Klinikbänden als bekannt vorausgesetzt.

Herausgeber und Autoren

Inhaltsverzeichnis

Reaktionslehre J. Ch. Cordes

Hydro-, Balneo-, Elektro- und Phototherapie

Massage

Reaktionslehre

1. Einführung in das Fachgebiet

Das Fach Reaktionslehre vermittelt dem Physiotherapeuten spezielles physiologisches und anderes theoretisches Wissen als Grundlage für das Verständnis der an der Haut ansetzenden Physiotherapie.

1.1. Charakteristik der Physiotherapie

Physiotherapie ist eine klinische Fachrichtung, die ihre Aufgaben nur in interdisziplinärer Partnerschaft und durch qualifizierte Zusammenarbeit zwischen Ärzten, Physiotherapeuten und ihren Mitarbeitern erfüllen kann.
Anstelle von Physiotherapie werden mit gleicher oder ähnlicher Bedeutung die Begriffe Physiatrie, Physikalische Therapie und Physikalische Medizin gebraucht. Doch bezieht sich die dritte Bezeichnung eigentlich auf jede physikalische Diagnostik und Therapie, z. B. Elektrokardiographie, Röntgendiagnostik u. a. Der Begriff „Physiotherapie“ stellt nicht die physikalischen Therapiemittel, sondern ihre physiologischen Wirkungen in den Vordergrund.

Physiotherapie nutzt die Fähigkeit des Organismus zur

- Regulation von Funktionen und Leistungen des Körpers,
- Anpassung an Umweltanforderungen,
- Regeneration und Reparation,
- Abwehr von schädigenden Einflüssen.

> Physiotherapie veranlaßt den Körper zur aktiven Überwindung von Störungen, Fehlläufen und Krankheitsprozessen, die er ohne Hilfe, direkt und spontan, nicht bewältigen kann. Physiotherapie bewirkt dies indirekt über die Reaktion auf ihre Reize.

Physiologisch gesehen, ist Physiotherapie gekennzeichnet als *Reiz-, Reaktions-* und *Reflextherapie*. Sie trägt zur Regulationsordnung, Funktionsoptimierung und zur Adaptation bei. Sie kann andere Therapien *ergänzen* oder *ersetzen* und ist im Gesamtbehandlungsplan zu berücksichtigen.
Da ihre Mittel gewebeschonend und weitgehend nebenwirkungsfrei sind, ist *Langzeit-Physiotherapie unbedenklich.*
Auf die genannten Begriffe und Zusammenhänge wird in den anschließenden Kapiteln einzugehen sein.

1.1.1. Gliederung der Physiotherapie

Die Physiotherapie gliedert sich in Teilgebiete, denen spezielle Physiotherapiemittel (PTM) zugeordnet sind. Sie werden hier in alphabetischer Reihenfolge kurz vorgestellt und in den methodischen Beiträgen dieses Bandes ausführlich erläutert.

Aerosoltherapie. Der Begriff gilt international für die Zerstäubung von Medikamenten und Heilwässern und deren Transport in die Atemwege unter Ausnutzung des natürlichen Atemvorganges, obgleich „Aerosoltherapie“ eigentlich nur für die Therapie mit „trockenen Nebeln“ zutrifft. Der Begriff Inhalationsbehandlung, der auch „feuchte Nebel“ umfaßt, betrifft jedoch nicht das Physiotherapiemittel, sondern die Tätigkeit des Inhalierens.

Balneotherapie. Hierzu zählt die Anwendung der im Kurort vorkommenden Heilwässer, Heilgase und Heilpeloide. Auch die Thalassotherapie, die Behandlung mit dem Meerwasser, gehört dazu.

Elektrotherapie. Sie umfaßt alle Formen der

Behandlung mit elektrischem Strom oder mit elektromagnetischer Energie und schließt Elektrodiagnostikverfahren ein, die mit den üblichen Elektrotherapiegeräten möglich sind.

Ergotherapie. Die Bezeichnung ist international für Arbeitstherapie eingeführt. Ergotherapie ist mit der Herstellung eines (sinnvollen) Produktes verbunden. In der DDR ist sie offiziell nicht in die Physiotherapie integriert.

Hydrotherapie. Die Anwendung des Wassers in der Physiotherapie erfolgt in allen drei Aggregatzuständen: fest, flüssig, gasförmig – von der Eisbehandlung (Kryotherapie) bis zur Dampfbehandlung (Kapnotherapie).

Kinesitherapie. Dazu zählen alle Formen der Bewegungsbehandlung: Die Behandlung des Bewegungsapparates und die von Körperfunktionen über den Bewegungsapparat. Kinesitherapie kann im Liegen, Sitzen, Stehen, Gehen, Laufen, als Übungs- oder Trainingsbehandlung, auch im Wasser, als Spiel oder Sport erfolgen, auch mit Geräten.

Klimatotherapie. Sie wendet bewußt die Besonderheiten des Klimas an der Meeresküste (Thalassotherapie), im Flachland, Mittelgebirge, Hochgebirge und in der Wüste zur Vorbeugung, Behandlung oder Wiederherstellung an. Die Heliotherapie (s. Phototherapie) gehört in den Bereich der Klimatotherapie.

Manuelle Therapie. Sie bedient sich einiger Handgriffe und anderer Behandlungstechniken, um Bewegungsstörungen und „Blockierungen" an Wirbel- und Gliedmaßengelenken zu beseitigen. „Manipulationen" werden vom Arzt ausführt, „Mobilisationen" vom Physiotherapeuten.

Massage(-therapie). Diese verfügt über alle Möglichkeiten der Anwendung mechanischer Reize an der Körperoberfläche und von hier aus auch an darunter gelegenen Geweben – mit der Hand oder mit Apparaten.

Phototherapie. Die Lichtbehandlung geschieht entweder durch Sonnenbestrahlung (Heliotherapie) oder mit künstlichen Strahlern (Infrarot- oder Ultraviolettlicht, auch kombiniert).

Ultraschallbehandlung. Bei dieser werden hochfrequente Schwingungen mit „Mikrovibrationseffekt" und Wärmewirkung angewendet.

1.2. Ziele der Physiotherapie

Allgemeine Ziele

- Allgemeine Vorbeugung (Konditionierung, Kälteadaption),
- Verhütung von Körperschädigung, funktioneller Einschränkung und Behinderung,
- Behandlung akuter und chronischer Krankheit,
- Medizinische Wiederherstellung nach schwerer Krankheit, Operation, Entbindung,
- Nachsorge und Dauerbetreuung bei Geschädigten und funktionell Eingeschränkten.

Spezielle Ziele

Diese erstrecken sich beispielsweise auf
- die Überwindung gestörter vegetativer und hormoneller Regulation an Systemen (Kreislauf, Atmung, Stoffwechsel) und an inneren Organen,
- die Beseitigung von Bewegungsfunktionsstörungen (s. Band Grundlagen und Techniken der Bewegungstherapie),
- die Beseitigung von Schmerzen, die reflektorisch, durch Fehlbeanspruchung oder anderweitig bedingt sind,
- den regelrechten Ablauf unspezifischer entzündlicher Prozesse,
- die Dämpfung psycho-physischer Erregung,
- die raschere und vollständigere Rekonvaleszenz.

Das *Endziel* von Physiotherapieserien ist immer ein höherer Anpassungsgrad des Körpers und seiner Funktionen, gesteigerte Widerstands- und Leistungsfähigkeit des Organismus gegenüber den Anforderungen des Lebens. Dabei steht ein hoher Anpassungsgrad (Adaptation) des sensomotorischen Systems und des thermoregulatorischen Systems an Kälte im Vordergrund.
Die Ziele der Physiotherapie werden durch *drei Arten des Vorgehens* erreicht, entweder

durch Schonung, durch Normalisierung oder durch Steigerung von Funktionen.

Schonung. Diese erfolgt durch *Ruhe, Entlastung* und *Entstörung* des Organismus oder bestimmter Funktionen, um dem Körper Gelegenheit zur Erholung, Überwindung von Krankheitsprozessen und Reduzierung übersteigerter Reaktionen zu geben. Physiotherapie ist in diesem Fall „Deadaptationstherapie" (s. 2.4.3.2.)

Normalisierung. Sie läßt sich durch Anregung und Übung erreichen. Ziele sind die Regulierung vegetativer und sensomotorischer Funktionen sowie die Koordination und Ökonomisierung von Funktionsabläufen zur allgemeinen Adaptation (Funktions- und Stoffwechseladaptation).

Funktions- und Leistungssteigerung. Regelmäßig und systematisch gesteigerte Funktionsbeanspruchungen führen zu spezifischen Anpassungsprozessen der Gewebestrukturen und damit zu einer Steigerung von Funktionskapazität und Organleistungen.
Dies ist seltener das Ziel von Physiotherapiemaßnahmen, sondern das des sportlichen Trainings bei voller Leistungsfähigkeit des Organismus.

> Adaptation erreicht man nur durch die Serienanwendung von Physiotherapiemitteln, durch die physiologische Bedingungen im Organismus hergestellt und gefestigt werden.

1.3. Angriffsstellen der Physiotherapie

Physiotherapie setzt an zwei grundsätzlich verschiedenen Stellen des Körpers an, und zwar entweder an der Haut (oder Schleimhaut) oder am Sensomotorium.

1.3.1. Ansatzstelle Haut oder Schleimhaut

Die in diesem Band beschriebenen Physiotherapiemittel (PTM) setzen mit ihren Reizen an der Haut oder an Schleimhäuten an.

> Die Haut ist dabei zugleich größtes Organ, Körperdecke und (nerval) Körperperipherie.

Sinngemäß gilt das Letzte auch für die Schleimhäute. Als *Reizaufnahmeorgane* beteiligt sind Haut- und Schleimhautrezeptoren, von denen zum Zentralnervensystem afferent fortgeleitete Erregungen ausgehen.
Von der Haut aus kann man außerdem, z. B. mit mechanischen Reizen, auf *unter ihr gelegene Gewebe* einwirken. Das betrifft beispielsweise das Unterhautbindegewebe, Faszien, Muskulatur, Sehnen, Bänder, Gelenkkapseln, Knochen (über das Periost) mit ihren Rezeptoren.
Die für die Physiotherapie wichtigsten **Rezeptoren** sind Thermorezeptoren, Mechanorezeptoren und Chemorezeptoren.

Thermorezeptoren kommen vor in Haut, Schleimhäuten, Eingeweiden, Rückenmark, Medulla oblongata, Mittelhirn, Hypothalamus.

Mechanorezeptoren kommen vor in Haut, Schleimhäuten, Muskeln, Sehnen, Gelenken, Lungen, Herz, Gefäßen, Innenohr.

Chemorezeptoren kommen beispielsweise vor in Schleimhäuten (Geruch, Geschmack), Muskeln, Lunge, Gefäßen, Medulla oblongata, Hypothalamus.

Die **Angriffsflächen** der Physiotherapie variieren zwischen großen (Beispiel: Bäder), kleinen (Beispiel: Elektrodengröße oder bei Periostbehandlung) und punktförmigen (Akupunktur).

1.3.2. Ansatzstelle Sensomotorium

Im Gegensatz zu den Ansatzstellen Haut und Schleimhaut löst der Physiotherapeut bei (aktiver) Kinesitherapie in erster Linie über *Auge, Ohr* und *motorische Hirnrinde* an der motorischen Endstrecke Muskelaktiviät aus, die zur isometrischen Spannung oder (isotonisch) zur Bewegung im Gelenk führt.

> Die Ansatzstelle ist in diesem Fall nicht die Körperperipherie, sondern das Zentralnervensystem, der Kortex.

1.4. Allgemeines zur Angriffsweise und Wirkung der Physiotherapie

Haut- und Schleimhautreize führen zu Reizantworten (Reaktionen), die sich vorwiegend an vegetativen Regulationsvorgängen abspielen, so z. B. an der Durchblutung und der Sekretion von Haut und Schleimhäuten (Schweiß, Schleim) als *örtliche Reaktion*, oder an Pulsfrequenz, Blutdruck, Herzvolumen, Kenngrößen der Atmung und des Stoffwechsels als Zeichen für *Reaktion auf höheren Regulationsebenen*.

An den Reaktionen sind das somatische und das vegetative Nervensystem, aber auch örtliche und allgemeine Wirkstoffe (Gewebshormone) beteiligt. Die nervalen Reaktionen laufen überwiegend über Reflexe, zum Teil über komplizierte und miteinander kombinierte Reflexkreise ab, die technischen Regelkreisen ähnlich sind und mit Rückkopplung (Reafferenz) funktionieren:

Reiz – Rezeptor (Empfangseinrichtung) – afferenter Nerv – Zentralnervensystem (Schaltung) – efferenter Nerv – Effektor (Erfolgsorgan): glatter Muskel, Drüse oder anderes (s. Abb. 4).

Reafferenz bedeutet Rückmeldung (so schließt sich der Kreis) über vollzogene Reaktion an die Zentrale, die auf diese Weise die Möglichkeit zur Korrektur der Reaktion hat. Die Reflexe auf höheren Ebenen können die auf unteren Ebenen modifizieren (abwandeln).

> Reaktionen auf größere Physiotherapiereize erfolgen auch als „vegetative Gesamtumschaltung“ (nach F. Hoff), bei der nach einer „trophotropen Vorphase“ und einer „ergotropen Kampfphase“ die „trophotrope Erholungsphase“ eintritt, in der die adaptierenden Prozesse stattfinden, vorausgesetzt, daß der Reiz adaptiven Charakter hat

Stark vereinfachend stellt Abbildung 1 dar, wie Physiotherapie, reduziert auf Hautreize, momentan wirkt:

Der Physiotherapiereiz veranlaßt über Cutis, Subcutis und Muskulatur usw. (s. 1.3.) Reaktionen an vegetativen Systemen, an dem alles

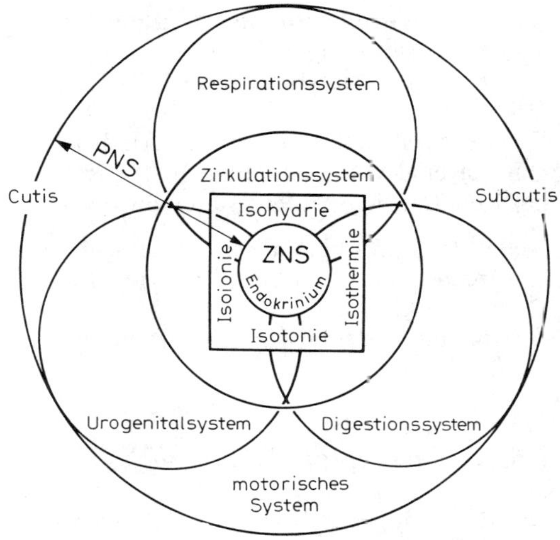

Abb. 1 Sehr vereinfachtes Wirkungsschema der Physiotherapie (nach Cordes 1966)

verbindenden Kreislauf, der Atmung, dem Harn- und dem Verdauungssystem. Vermittler sind dabei periphere (sensible) Nerven, das Zentralnervensystem und die Hormondrüsen. Das Ziel ist die *Aufrechterhaltung oder Wiederherstellung der Homoiostase,* der Stabilität des „inneren Milieus“. Diese bezieht sich auf die weitgehend konstante Wasserstoffionenkonzentration (Isohydrie), auf ein immer gleiches Mischungsverhältnis der Ionen (Isoionie), auf die Stabilität der Kerntemperatur (Isothermie) und auf die Stabilität des osmotischen Druckes (Isotonie).

Drei Kreise haben mit dem Außenkreis Kontakt – als Zeichen dafür, daß diese Systeme über Körperöffnungen mit der Außenwelt in Verbindung stehen.

Bei den *Reaktionen* handelt es sich um Ausgleichsvorgänge (Kompensationsleistungen) und Anpassungserscheinungen an die veränderten Umweltbedinungen, z. B. bei Wärmebehandlung erkennbar an Gefäßerweiterungen und am Schwitzen.

Dagegen sind die *vegetativen Begleitreaktionen* (an Kreislauf, Atmung und Stoffwechsel) bei Körperbewegung Folgeleistungen und zugleich physiologische Voraussetzungen für Muskelaktivität.

1.5. Adaptation als wichtiges Wirkungsprinzip der Physiotherapie

Der Begriff Adaptation hat in der Medizin eine ganze Reihe von Bedeutungen. Im Rahmen der Reaktionslehre interessieren nur zwei:

- die Rezeptoradaptation, das ist die Ansprechschwelle der Sinneszelle (z. B. Thermorezeptor) u. a.,
- Adaptation des Gesamtorganismus und seiner Teile.

1.5.1. Rezeptoradaptation

Die Reaktion eines Rezeptors auf einen Reiz kann unterschiedlich schnell nachlassen, sich an den Reiz adaptieren (anpassen). Das ist mit einer zurückgehenden Zahl der Impulse verbunden, die ein Rezeptor über den afferenten Nerv aussendet.
Vier Beispiele mögen die Bedeutung dieses Phänomens für die Physiotherapie zeigen:

Mechanorezeptoren von der Art der Vater-Pacini-Körperchen, die auf schnell wachsende Druckänderungen an Haut, Faszien, Gelenkkapseln ansprechen, *adaptieren schnell.* Sie reagieren beispielsweise auf „Dellen" in der Haut, die durch Druckmassagereize an der Haut und den anderen genannten Geweben entstehen.

Muskelspindeln, die die Tiefensensibilität der Skelettmuskulatur registrieren und auf Kontraktionsänderungen der Muskulatur reagieren, *adaptieren* – ebenso wie die Sehnenrezeptoren – *erst nach langer Zeit.*

Auch *Thermorezeptoren* benötigen *einige Zeit* zur Adaptation. Besonders die Kaltrezeptoren reagieren an der Haut auf erhebliche Temperaturdifferenzen bei Wasserbehandlungen mit hohen Impulsfrequenzsteigerungen, die nur allmählich zurückgehen. Daher ist der erste Eindruck beim Kontakt mit dem wesentlich kälteren Wasser nicht maßgeblich für die Größe des Temperatursprunges. Das hat für die Hydrothermoskala Bedeutung (s. Hydrotherapie).

Schmerzrezeptoren adaptieren nur äußerst langsam. Als Schmerzrezeptoren fungieren freie Nervenendigungen, die nur bei rascher struktureller oder funktioneller Gewebsveränderung reagieren. Solche Gewebsveränderungen werden durch Schädigung hervorgerufen. Schmerzauslösend wirken verschiedene chemische Substanzen, die auch am Schmerzort gebildet werden.

1.5.2. Adaptation im Lauf der Reizserie

Bei wiederholt im Intervall einwirkenden gleichen Reizen in der Serie werden die Reaktionen allmählich ökonomischer, die Reizschwelle höher und damit die Widerstandsfähigkeit gegenüber dem Reiz, zum Teil auch gegenüber anderen Reizen. Die Kompensationsleistungen werden gesteigert.

> Adaptation bezieht sich bei Hautreizen auf vegetative Funktionen und auf Gewebe. Je besser der Körper seine Funktionen reguliert, um so angepaßter sind sie gegenüber Beanspruchungen.

Erhöhte Leistungsfähigkeit von Regulationen und Funktionen gehört zu den wichtigsten Zielen von Physiotherapieserien.

Aufgaben

1. Beschreiben Sie Kennzeichen und Merkmale der Physiotherapie und ihre Gliederung!
2. Schildern Sie die Ziele der Physiotherapie!
3. Erläutern Sie die Ansatzstellen und -gewebe der Physiotherapie mit ihren prinzipiellen Gegensätzen!
4. Was können Sie allgemein über Angriffsweise und Wirkung der Physiotherapie sagen?
5. Äußern Sie sich zur Definition des Begriffes Adaptation und zu seiner unterschiedlichen Bedeutung!

2. Wirkungsweisen der Physiotherapie

2.1. Bedeutung der Reizmerkmale

Unter Reizen versteht man in der Physiologie physikalische, chemische oder physikalisch-chemische Veränderungen äußerer oder innerer Lebensbedingungen, die bei entsprechender Reizstärke (Schwellenreize) an Reizempfängern (Rezeptoren) in fortgeleitete (überschwellige) Erregung (= Aktionspotentiale) umgebildet werden.

Reizqualität. Reize unterscheiden sich *nach ihrer Art* (Reizqualität = Reizenergieform) als thermische, mechanische, chemische, oder akustische, optische (photische) und andere. *Nach der subjektiven Empfindung* lassen sie sich als Wärme-, Druck-, Dehnungsreize, als Geruchs- oder Geschmacksreize, als Schall- oder Lichtreize differenzieren.
Die letztgenannten vier Reizqualitäten können gleichzeitig mit Physiotherapiereizen auf den Organismus einwirken und sind zu beachten, da sie die Reaktion positiv oder negativ beeinflussen können. Den Patienten störende Reize sollten vermieden werden.

Adäquate Reize. Als adäquater Reiz gilt der, der mit der geringsten Reizstärke eine Erregung (Reaktion) an einem bestimmten Rezeptortyp auslöst, also die *niedrigste Reizschwelle* hat (s. auch Tab. 2). Für das Auge ist es der Lichtreiz. für die Thermorezeptoren der thermische Reiz. In der Elektrotherapie ist es die Mindeststärke eines Gleichstroms, der gerade noch eine Minimalzuckung am Skelettmuskel auslöst. Als Rheobase ist dieses Kriterium wichtig zur Beurteilung der Erregbarkeit des neuromuskulären Systems.

Reizintensität (Reizstärke). Sie muß mindestens so groß (überschwellig) sein, daß ein Aktionspotential entsteht.

> Je höher die Reizstärke, um so schneller die Depolarisation der Zelle, um so stärker damit die Erregung, um so kürzer die notwendige Reizdauer, auch in der Physiotherapie.

Es gibt drei **Intensitätsstufen** des Physiotherapiereizes.
Der *Erhaltungsreiz* (schwacher Reiz) soll so groß sein, daß die bestehenden Leistungsstufen von Funktionen oder die des Körpers erhalten bleiben. Je höher der Adaptations- und Leistungsgrad ist, um so größer muß der Erhaltungsreiz sein. Vor einer Physiotherapie ist die Dosis zu ermitteln, die Adaptation und Leistung auf dem bestehenden Niveau hält. Dabei sind außer der Reizintensität der Reizumfang, die Reizdauer und die Reizhäufigkeit oder das Reizintervall zu berücksichtigen.
Der *Trainingsreiz, Übungsreiz* (stärkerer Reiz) dient dem Ziel, Adaptationsgrad und Leistungsfähigkeit zu steigern, zu optimieren – beginnend in früher Kindheit. Der Trainingsreiz muß dem Leistungsniveau des einzelnen Individuums entsprechen. In der Physiotherapie ist im allgemeinen der niedrigste Grad des Trainings, die Übung, einzusetzen, ihr Ziel ist die funktionelle Adaptation. Morphologische (strukturelle) Adaptation ist dagegen in der Regel dem (Leistungs-)Sport vorbehalten.
Beim *überfordernden Reiz* (stärkster Reiz) handelt es sich um Intensitätsstufen, die ein individuelles Maximum überschreiten. Sie rufen – außer möglichen örtlichen Stoffwechselstörungen, auch verbunden mit Schmerz – vegetative Störungen hervor. Tritt adaptative Erschöpfung zugleich mit negativen Emotionen auf, besteht die Gefahr einer Streßsituation (s. 2.4.3.3., Adaptationssyndrom).
Weitere Abstufungen der Reizintensität sind möglich.

Reizschwelle. Sie gibt das Maß der Erregbarkeit an und ist gleichbedeutend mit der *Mindestreizstärke* (Schwellenwert), die zu einer Erregung oder Reizempfindung führt. Die Reizintensität kann demnach unterschwellig (ohne Erregung) oder überschwellig sein und damit eine Reaktion hervorrufen. Die *Schmerzschwelle* darf in der Physiotherapie dagegen *nicht* überschritten werden. Bei der Behandlung schmerzhafter Gewebe ist die Schmerzverstärkung durch Physiotherapiemaßnahmen weitestgehend zu vermeiden.

Reizfläche. Dieser Begriff betrifft im allgemeinen die Flächengröße der Haut, an der der Physiotherapiereiz ansetzt. Je größer die Reizfläche, um so größer die Zahl der erregten („gereizten") Rezeptoren, deren Dichte topographisch unterschiedlich ist.
So verhält sich beispielsweise die Zahl der „Kaltpunkte" am Gesicht, an der Rumpfhaut und an der Extremitätenoberfläche etwa wie 3:2:1, an den Fingern ist die Dichte noch geringer. Daher lassen sich vom Gesicht aus die stärksten Reaktionen auf Kaltreize auslösen, denn die Zahl der Kaltrezeptoren ist fast zehnmal so groß wie die der Warmrezeptoren.

Reizdauer. Sie betrifft den Einzelreiz wie die Reizsumme, durch die bei schneller Reizfolge ein Gesamteindruck vermittelt wird, beispielsweise bei örtlich wiederholten Massagegriffen und ganz besonders bei der Vibration.

Reizdichte. Mit diesem Begriff ist in der Regel die *Reizdichte pro Flächeneinheit* gemeint (flächige Reizdichte).
Der Begriff kann aber ebenso die *Reizfrequenz in der Zeiteinheit* betreffen, also auch die Proportionen zwischen Reiz und Reizpause (zeitliche Reizdichte). In der Massage können die gleichen Griffe sehr rasch oder langsam ausgeführt werden. Im ersten Fall ist die zeitliche Reizdichte groß, im zweiten Fall klein.

Reizsumme. Dieser Begriff ist für die Physiotherapie deshalb von hervorragender Bedeutung, weil zahlreiche Behandlungen, die zeitlich eine Einheit bilden, nicht aus einem einzelnen Reiz, sondern aus vielen Reizen, einer Reizsumme, bestehen. Das gilt z. B. für manche Hydrotherapie (Abwaschungen, Abreibungen, Abklatschungen, Güsse, Druckstrahlgüsse u. a.), die aktive und passive Kinesitherapie, die Massage, die Ultraschallbehandlung usw. Meist ist ein Physiotherapiereiz gleichbedeutend mit einer zeitlichen oder räumlichen oder zeitlich/räumlichen Reizsummation, bei der der Einzelreiz sogar unterschwellig und ohne Effekt sein kann.
So ist unter „Physiotherapiereiz" oftmals die *Summation von Einzelreizen* zu verstehen.

Reizumfang. Dieser Begriff kann verschiedene Bedeutungen haben:
- Größe der Reizfläche
- Umfang der in eine Kinesitherapie einbezogenen Muskulatur
- Reizdauer insgesamt.

Reizdosis. Sie ist in der Physiotherapie *von Reizfläche, Reizintensität und Reizdauer abhängig*, zwischen denen *reziproke (wechselseitige) Beziehungen* bestehen. Je größer Reizfläche und Reizintensität, um so kürzer die Applikationsdauer. Sind Reizfläche und Reizdauer groß, muß die Reizintensität niedrig sein.
Die Reizdauer ist bei der Reizdosis nicht zu unterschätzen. Ist sie zu gering, kommt die Reizintensität nicht zur Entfaltung. Der Effekt ist gering.
Bei Reizempfindlichen (reizentwöhnten, älteren oder kranken Menschen) ist in der Regel eine etwas niedrigere Reizdosis zu wählen (Erhaltungsreiz).
Im Lauf einer Reizserie ist die Reizdosis zu erhöhen, sobald die Reaktionen auf den Reiz nachlassen.

Reizmangel. Dieser führt zur *Verkümmerung von Funktionen und Strukturen* des Organismus (Deadaptation). Das gilt für Reizmangel an Haut und Schleimhäuten gleichermaßen wie für Bewegungsmangel. Reizmangel ist für den Organismus ebenso schädlich wie zu starke Beanspruchung durch Überdosis.

2.1.1. Reiz- und Energieformen in der Physiotherapie

Die Physiotherapiereize, auf die der Organismus zu antworten hat, beziehen sich auf sechs physikalische Reiz- oder Energieformen. Zusätzlich kommen chemische Reizfaktoren vor.

Thermische Reize. *Feucht-thermische Reize*

kommen vor in der Hydrotherapie, Hydrogymnastik, beim therapeutischen Schwimmen, in der Hydro-Elektrotherapie, Aerosoltherapie, Balneo- und Klimatotherapie. Mit *trokken-thermischen Reizen* verbunden sind Gasapplikationen, Hochfrequenz-Elektrotherapie (als JOULE-Wärme), Ultraphonotherapie (Umwandlung der mechanischen in thermische Energie), Klimatotherapie mit Infrarotstrahlen der Sonne oder Phototherapie mit künstlichen Infrarotstrahlern.

Kinetische Reize. Hierzu gehören die aktive oder passive Bewegung der Gliedmaßen, der Wirbelsäule, der Rippen und anderer Teile des Bewegungsapparates im Rahmen der Physiotherapie.

Mechanische Reize. Man begegnet ihnen
- in der Hydrotherapie bei Schöpf- und Bürstenbädern, Abreibungen, Abklatschungen, Güssen, Duschen, Druckstrahlgüssen, Unterwasserstrahlmassage und in Form des hydrostatischen Druckes bei Bädern,
- in der Manuellen Therapie als Manipulation und Mobilisation,
- in der Unterwassergymnastik als hydrostatischer Druck,
- in der Massage als Berührung, Druck, Hautverschiebung,
- in der Ultraschalltherapie als hochfrequente mechanische Schwingungen,
- bei Akupunktur und Elektroakupunktur, allerdings mit Gewebsschädigung.

Elektrische und elektromagnetische Reize. Sie kommen in der Elektrotherapie mit Nieder- und Mittelfrequenzströmen, in der Hydro-Elektrotherapie mit Niederfrequenzströmen und in der Hochfrequenz-Elektrotherapie (Elektrothermotherapie) vor.

Aktinische oder photochemische Reize. Sie wirken bei Ultraviolettstrahlen der Sonne oder künstlicher Strahler.
Die Grenze zwischen gewebeschonender und gewebeschädigender Wirkung ist bei UV-B-Strahlen schmal.

Radioaktive Reize. Sie werden in der Balneotherapie ortsgebunden als *Radonwässer* (Wässer mit Radiumemanationsgehalt) in gewebeschonender Dosis und in der Hydrotherapie mit entsprechenden *Radonzusätzen* unter Berücksichtigung der erforderlichen Vorsichtsmaßnahmen angeordnet.

Chemische Reize. Im Rahmen der Physiotherapie kommen diese vor in der
- Hydrotherapie als Arznei- oder Zusatzbäder,
- Balneotherapie mit ortsgebundenen Heilwässern, auch in der Thalassotherapie, oder mit ortsgebundenen Peloiden,
- Aerosoltherapie mit Medikamentenzusätzen oder natürlichen Mineralwässern (auch am „Gradierwerk") oder in der Brandungszone des Meeres.

Reizkombinationen. In der Physiotherapie werden die Reize entweder als thermische, kinetische, mechanische, elektrische usw. angewendet, oder *kombiniert* als
- thermische und gleichzeitig mechanische, z. B. bei der Unterwasserstrahlmassage,
- thermische und gleichzeitig elektrische, z. B. bei den hydroelektrischen Bädern,
- thermische und gleichzeitig kinetische Reize, z. B. in der Unterwassergymnastik (Bewegungsbad).

Reizkombinationen können sich ebenso auf zeitliche Reihenfolgen beziehen. So ist es beispielsweise obligatorisch, wenn auch kein Dogma, im Anschluß an Warmapplikationen abschließende Kaltapplikationen vorzunehmen. Nach einer auflockernden Massage kann eine Bewegungsbehandlung angeschlossen werden. Zur besseren Wiedererwärmung eignet sich nach einer Kaltapplikation intensive Bewegung durch Gehtraining, Laufen oder sportliche Aktivität.

2.2. Bedeutung der Reaktionsmerkmale

Reaktivität, die Fähigkeit zu reagieren, versetzt den Organismus in die Lage, auf endogene und exogene Reize zu antworten. *Reaktionen auf Physiotherapiereize gehen über eine lokale Erregung hinaus.* Sie bestehen gewöhnlich aus einer Anzahl gleichartiger, gleichzeitig oder nacheinander ablaufender Reflexe auf verschiedenen Regulationsebenen (s. 2.5.).
Von der Haut ausgehende Reaktionen unterscheiden sich grundsätzlich von Reaktionen des motorischen Systems. Hautreize veranlas-

sen in erster Linie vegetative Reaktionen, zu denen auch Stoffwechselreaktionen gehören. Jede Physiotherapie bewirkt auch psychische Reaktionen, die bei der Behandlung zu beachten sind.

Einfache, örtliche Reaktionen. Wie alle anderen Reize rufen auch Physiotherapiereize lokale Erregungen hervor, die mit einer Änderung der Membranpolarisation der Zellen am Reizort verbunden sind. Beispiel ist das *Hauterythem* bei thermischen Applikationen und nach intensiver Infrarot- oder Ultraviolettlichtbestrahlung. Lokale Hautreaktionen sind oft durch die Bildung chemischer Stoffe gekennzeichnet. Auf direkter lokaler Einwirkung des Kohlendioxids beruht das Hauterythem bei CO_2-Bädern, das auf die Applikationsstelle beschränkt bleibt.
Der Begriff Reaktion wird in der Kneipptherapie auf die sichtbare Hautreaktion eingeschränkt, namentlich die auf Kaltreize.

Beziehungen zwischen Reiz und Reaktion. Je stärker der Reiz, um so stärker und schneller tritt die Erregung ein. Mit Beendigung des Reizes erlischt normalerweise die Erregung. Durch *Wiederholung* von Physiotherapiereizen (s. Reizsumme) kann der Reiz verstärkt werden. Aber auch *Dauerreize* können zu einer Reizverstärkung führen.
Wirken entgegengesetzte Reize auf dieselbe Stelle ein, ist die Erregung abgeschwächt.

Fortgeleitete Erregung. Ist ein Reiz groß genug, um die Reizschwelle zu überschreiten, erfolgt eine fortgeleitete Erregung des Membranpotentials der Zelle. Je stärker der Reiz ist, um so rascher läuft die Depolarisation ab, um so kürzer kann die Reizeinwirkung für die Entstehung eines Aktionspotentials sein. Bei fortgesetzter Reizeinwirkung entstehen weitere Aktionspotentiale, deren Frequenz um so größer ist, je stärker der Reiz. Physiotherapiereize lösen *Aktionspotentialserien* aus.
Die Weiterleitung der Erregung erfolgt entweder über Rezeptoren an das Zentralnervensystem (nerval) oder auf dem Blutweg *(humoral)*.

Konsensuelle Reaktionen. Diese sind als Fernwirkung aufzufassen, veranlaßt durch das Zentralnervensystem auf dessen Leitungswegen. Dabei kann es sich um spinale oder supraspinale Reaktionsvorgänge handeln. Bekannt ist die konsensuelle Hautreaktion, eine Mitreaktion anderer Hautbezirke, beispielsweise bei Hydrotherapie-Teilapplikationen oder bei der Massage. Dazu zählt auch die Mitreaktion der Blutgefäße an den oberen Extremitätenakren (Fingern) bei Hydrotherapieanwendungen an unteren Extremitäten und umgekehrt.
Zu den konsensuellen Reaktionen gehört die *kontralaterale Reaktion*, die Mitreaktionen der Gegenseite bei einseitigem Reiz an den Extremitäten, aber nicht nur dort. Kontralaterale Reaktionen müssen nicht unbedingt gleichsinnig, sie können auch gegensinnig sein. Das hängt beispielsweise von der Ausgangslage ab.
Die Möglichkeit der kontralateralen Behandlung nutzt man bei reizempfindlichen Prozessen, so bei der akuten SUDECK-Dystrophie, aber auch bei Knochenbrüchen, wenn die kranke Extremität im Gipsverband für kinesi- oder hydrotherapeutische Maßnahmen nicht oder nur bedingt zugänglich ist. Ähnlich kann man bei einseitigen Durchblutungsstörungen durch Behandlung der gesunden Seite günstig auf die kranke Extremität einwirken.

Reflex. Die für das Verständnis von Physiotherapieeinwirkungen so wesentliche Reflextheorie geht davon aus, daß der Organismus äußere wie innere Reize auf dem Weg über nervale Vorgänge reflektorisch beantwortet (s. Kap. 3). Einfachste Form ist der *Rückenmarkreflex*, meist im selben Segment, manchmal auch im benachbarten. Kompliziertere Reaktionen bedürfen zahlreicher reflektorischer Vorgänge auf *supraspinalen (höheren) Reaktionsebenen* (s. Abb. 6 und 2.5.1.).
Obgleich Physiotherapiereize vorwiegend polysynaptische Reflexe (Fremdreflexe) auf mehreren Reaktionsebenen auslösen, verwendet man auch für diese der Einfachheit halber den Begriff Reflex.
Seitdem 1935 ANOCHIN, einer der bedeutendsten Schüler von I. P. PAWLOW, das Reafferenzprinzip beschrieben hat, das v. HOLST erst 1950 entdeckte, ist der „offene" Reflexbogen zu einem geschlossenen Reflexkreis geworden. Der Begriff *Reafferenz* entspricht der in der Technik gebräuchlichen Bezeichnung Rückkopplung. Durch Reafferenz wird die Reaktion zu einer Folge von Reaktionen.

Reaktionsquantität. Die Reaktionsquantität oder Reaktionsstärke ist nicht nur von der

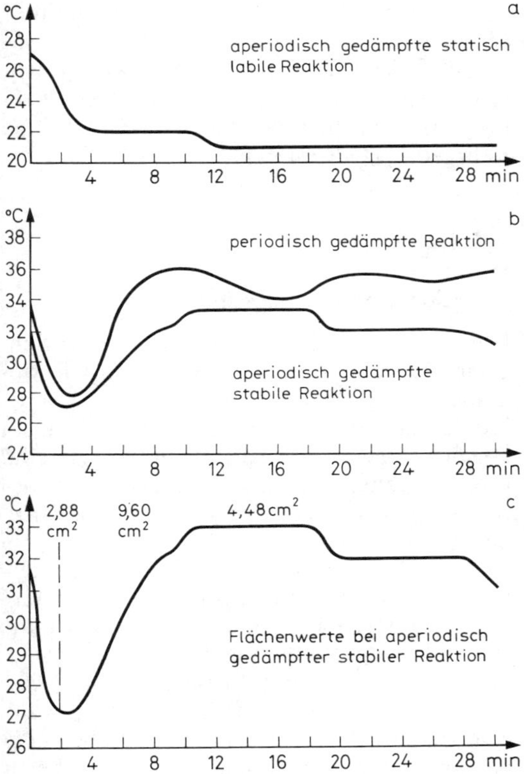

Abb. 2 Reaktionsquantität und Reaktionsqualität, dargestellt am Hauttemperaturverlauf (Großzehe) beim Wassertreten (nach Cordes 1963/1978)

a Temperaturabstieg von 27 °C auf weniger als 21 °C innerhalb von 12 min und keine Wiedererwärmung. Die Reaktion ist nicht nur starr, sie ist für den Organismus schädlich. Diese Ausgangstemperatur ist für eine Kaltapplikation völlig unzureichend.

b Die aperiodisch verlaufende Kurve zeigt ein normo-reaktives Verhalten der Großzehentemperatur bei einem Ausgangswert von 32 °C, einer Temperatursenkung um 5 °C und einen relativ raschen Wiederanstieg auf den Ausgangswert und etwas darüber.
Die periodisch gedämpfte Reaktion ist bei einer Ausgangstemperatur von fast 34 °C entsprechend dieser für die Zehen extrem hohen Ausgangstemperatur hyperreaktiv, aber gedämpft, d. h. noch weitgehend stabil.

c Darstellung der Flächenwerte bei einer Ausgangstemperatur von 32 °C wie in Abb. 2b (Temperaturdarstellung in anderer Proportion). Der rasche Hauttemperaturabstieg und -wiederanstieg ergibt eine relativ geringe Fläche als Zeichen für normale, nicht überschießende Reaktion. Bei überschießender Reaktion wären die Flächenwerte kleiner (als Zeichen eines ungedämpften Regulationsverhaltens).

Reizstärke, sondern auch von Ausgangszustand und Ausgangslage (s. 2.3.) abhängig. Eine Reaktion kann ausbleiben oder so gering sein, daß man von *Reaktionsstarre* spricht. Sie kann sogar negativ sein, z. B. bei niedriger Ausgangslage und hemmendem Reiz (s. Wilder-Ausgangswertregel, 2.3.2.2.) Dies demonstriert Abbildung 2a.
Normoreaktiv heißt ein mittleres, normales Reaktionsverhalten (Abb. 2b). *Hyperreaktiv* wird die überschießende Reaktion genannt (Abb. 2b). Sie kann stabil sein, wie in diesem Fall, oder labil, mit stark schwankenden Werten, und ist ungünstig. Das System ist übererregbar und wird damit instabil.

Reaktionsqualität. Diese zeigt sich besonders in der Reaktionsgeschwindigkeit, die man ebenfalls graphisch darstellen kann (Abb. 2c). *Dabei geht es besonders um die Rückkehr einer Kenngröße zum Ausgangswert*, im angegebenen Beispiel um den Temperaturabstieg (Reaktion auf den Kaltreiz) und die anschließende Wiedererwärmung. Die planimetrisch errechneten *Flächenwerte* des zweiten Beispiels der Abbildung 2b sind niedrig – ein Zeichen für einen *günstigen Regelvorgang* (Regelgüte nach Drischel) – und sprechen daher für eine gute Reaktionsqualität.

2.3. Ausgangszustand und Ausgangslage

Als (funktionellen) **Ausgangszustand** bezeichnet man *dauerhafte* oder doch relativ konstante psycho-physische Eigenschaften und Merkmale eines Menschen, die seine Reaktion beeinflussen:
Konstitution, Alter, Geschlecht.
Die jeweilige **Ausgangslage** ist dagegen durch die Kondition mit ihren *veränderlichen* Faktoren gekennzeichnet.

2.3.1. Ausgangszustand
2.3.1.1. Konstitution

Unter Konstitution versteht man die Gesamtheit aller körperlichen und seelischen Eigenschaften und Merkmale eines Organismus, die seine individuelle Reaktionsweise (Reagibilität), seine „reaktive Persönlichkeit" bestimmen.

Konstitution ist genetisch festgelegt, aber auch durch die Umwelt beeinflußbar.

Konstitutionstypen. Die verschiedenen Konstitutions- und Reaktionstypensysteme haben sich bei kritischen Untersuchungen nicht bewährt. Lediglich die Einteilung in *„Morgen- und Abendtyp"* berücksichtigt für die Physiotherapie wesentliche, gegensätzliche vegetative Reaktionsweisen und die Tagesrhythmik im Vegetativum.
Der mit *sympathikotoner* Grundeinstellung des Vegetativums ausgestattete *„Morgentyp"*, vielfach ein *„Frühaufsteher"*, braucht in den Morgenstunden meist keine lange „Anlaufzeit", ist sofort ansprechbar, schnell in einer ergotropen Reaktionslage und aktiv. Die trophotrope Phase ist dagegen schon in den Nachmittags- oder frühen Abendstunden zu erkennen. Dieser Typ reagiert morgens rasch und ausgiebig, auch „überschießend". Er ist meist wärmeempfindlich. Vergleichbar ist er mit dem rasch reagierenden, makrokinetischen B-Typ von LAMPERT. Häufig ist er Pykniker.
Beim *„Abendtyp"*, der eine *parasympathikotone* Grundeinstellung des Vegetativums erkennen läßt, ist die Sachlage genau umgekehrt. Er braucht morgens längere Zeit, um sich zurechtzufinden, um aktiv zu werden. Seine vegetative Tonuslage ist primär trophotrop. Günstige Stunden für Aktivitäten werden bei ihm erst am Nachmittag erreicht und dauern bis in die Abend- oder Nachtstunden. Sein Reaktionsvermögen ist daher besser nachmittags als vormittags. Er ist überwiegend wärmebedürftig, ähnelt dem langsam reagierenden (mikrokinetischen) A-Typ von LAMPERT und kommt häufig bei Leptosomen vor.
Der *Intermediärtyp* (Zwischentyp, Mitteltyp) zeigt nur angedeutet Merkmale des einen oder des anderen Typs. Er ist „reaktiv neutral".

> Die höhere Reaktionsgeschwindigkeit am Morgen ist charakteristisch für den ergotrop eingestellten Morgentyp, die geringere Reaktionsgeschwindigkeit am Morgen für den trophotrop eingestellten Abendtyp.

Nachmittags und abends kehren sich die Verhältnisse um. Dies ist für die Berücksichtigung der Tageszeit bei der Dosierung von Physiotherapiemitteln wichtig.
Auch der Reaktionsverlauf bei Physiotherapieserien (s. 2.4.1.) hängt sehr vom Reaktionstyp ab.
Zu den Beziehungen zwischen Körperbau, Größe und Gewicht einerseits und der Reaktion auf Hydrotherapiereize und -mittel siehe Lehrgebiet Hydrotherapie.

2.3.1.2. Alter

Reaktionsverhalten im Kindesalter

Die Ontogenese des Sensomotoriums wird im Band „Grundlagen und Techniken der Bewegungstherapie" dargestellt.
Auf Kaltreize erfolgt beim Säugling sowohl ein Anstieg des Stoffwechsels als auch eine prompte reflektorische Vasokonstriktion, deren Ausmaß durchaus den Wert des Erwachsenen erreicht.
Es gibt jedoch quantitative Unzulänglichkeiten, die einerseits auf zu geringes Fettpolster, dünne, wasserreiche Haut u. a. zurückzuführen sind; andererseits macht sich vor allem das ungünstige Verhältnis zwischen Oberfläche und Körpervolumen beim Säugling negativ für eine ausreichende Thermoregulation bemerkbar, die erst zwischen dem 1. und 2. Lebensjahr ihre volle Wirksamkeit erreicht.
Das ist bei allen Hydrotherapieanwendungen zu berücksichtigen. Bei Kindern nach Vollendung des 2. Lebensjahres gibt es zwar rasche, aber nicht immer adäquate Reaktionen, so daß vor allem extreme (thermische) Reize nicht angebracht sind. *Kalt- wie Warmreize* sind in *niedrigeren Stufen* zu wählen als bei Erwachsenen. Hochfrequenz-Elektrotherapie, Ultraphonotherapie und andere Physiotherapiemittel sind ebenfalls entsprechend niedriger zu dosieren.
Zu beachten ist die *rasche Erschöpfbarkeit* des kindlichen Organismus. Daher ist die Wahrung der dialektischen Einheit von Belastung und Ruhe von besonderer Bedeutung. Kinder benötigen in der Regel längere Phasen der Ruhe zur Erholung.

Reaktionsverhalten beim älteren Menschen

Beim älteren Menschen (60 Jahre und mehr) ergibt sich eine Rückbildung aller Gewebe und Organe, eine allgemeine Leistungsminderung, eine trophotrope vegetative Tonuslage und Kreislaufeinstellung und damit im Zusammenhang eine trägere vegetative, somatische und

psychische Reaktion. An der langsameren Gefäßreaktion ist auch die nachlassende Gefäßelastizität beteiligt.
Findet man bei einem Patienten, unabhängig vom Geschlecht, biologisch einen verzögerten Alterungsprozeß vor, sind die Reaktionen im allgemeinen günstiger. Umgekehrt ist dies bei vorzeitig gealterten Menschen.
Gegensätze kann es jedoch zwischen physischer, mentaler (geistiger) und psychicher Reaktion geben.

Regeln für die Physiotherapie bei älteren Menschen

- Beachtung der auch bei älteren Menschen meist funktionierenden physiologischen Anpassungs-, Ausgleichs- und Abwehrreaktion.
- Da die ergotropen Reaktionen verlangsamt sind (z. B. am Puls und Blutdruck erkennbar), wählt man geringere Reizintensitäten, aber längere Behandlungszeit.
- Gewöhnlich ist die Zeit der Erholung nach einer Physiotherapiemaßnahme verlängert (Umschaltung von ergotroper auf trophotrope Reaktionsphase). Darum ist reichlich Nachruhe nach jeder Behandlung, sind längere Intervalle zwischen den Behandlungen erforderlich; jede Häufung von Physiotherapie ist zu vermeiden.
- Bei gleichzeitiger Pharmakotherapie ist besonders auf Medikamentenintoleranz – Intoxikationen wie Nebenwirkungen – zu achten, nicht zuletzt, da sich während einer Physiotherapieserie die Reaktionslage ändert (s. 2.4.3.).
- Akute Belastung, die nicht dem Leistungs- und Reaktionsvermögen des älteren Menschen entspricht, aber auch Physiotherapie, ruft bei Älteren häufiger als bei Jüngeren *pathologische Reaktionen* hervor. Diese Fehlreaktionen können unter Umständen nur schwer beherrscht werden.
- Die Belastungsfähigkeit des Binde- und Stützgewebes ist vom Trainingszustand stärker abhängig als bei jüngeren Menschen.
- *Maladaptation* (ungenügende oder fehlende Adaptation) an physische und thermische Belastung wirkt sich besonders negativ aus, und zwar durch wachsende Krankheitsdisposition und Infektgefahr. Darum ist individuell angepaßte Physiotherapie zur Verbesserung der Regulationen und der Adaptationen lebenswichtig. *Besonders krankheitsdisponiert* ist das kardiorespiratorische System, aber auch der Bewegungsapparat.
- Noch wichtiger als bei jüngeren Menschen ist die Bekämpfung der *Risikofaktoren*: physische Inaktivität, Übergewicht, Stoffwechselstörungen mit Hyperglycämie, Hyperlipoproteinämie und Hyperuricämie, Zigarettenrauchen u. a..

Ein lebensvolles und sinnreiches Dasein läßt sich beim älteren Menschen durch einige Verhaltensregeln erreichen: physische Aktivität, intellektuelle Regsamkeit und Interessiertheit, emotionale Ansprechbarkeit, guter Kontakt innerhalb der Familie, zu Freunden und Gleichgesinnten, Mäßigkeit im Essen. Dies ist für die Führung des älteren Menschen durch den Physiotherapeuten wesentlich.

2.3.1.3. Geschlecht

Die körperbaulichen Unterschiede zwischen Frauen und Männern sind im Band „Grundlagen und Techniken der Bewegungstherapie“ nachzulesen.
Da die Frauen im Durchschnitt etwa 10 cm kleiner und 10 kg leichter sind als Männer, dabei über ein größeres Fettpolster verfügen, ergeben sich für thermische PTM Besonderheiten. Eindeutige geschlechtsspezifische Unterschiede in der Durchblutung und Hauttemperatur der Extremitäten konnten nicht nachgewiesen werden. Doch findet man bei *jüngeren Frauen* im Durchschnitt niedrigere Hauttemperaturen am Fuß und Unterschenkel, verbunden mit größerer Gefäßreagibilität auf thermische Reize. Daher wirken beispielsweise temperaturansteigende Armbäder bei Frauen stärker als bei Männern. Das zeigt sich auch in der Wiedererwärmung auf ein anschließend gegebenes kaltes Fußbad. Bei Frauen im fortpflanzungsfähigen Alter sind die thermische Ausgangslage und die thermische Reaktion sehr vom menstruellen Zyklus abhängig.

- Postmenstruell ist die Kälteempfindlichkeit größer, die Wiedererwärmungszeit länger.
- Im Prämenstruum findet man entgegengesetzte Verhältnisse.

2.3.2. Beziehungen zwischen Kondition und Ausgangslage

Die Ausgangslage vor einer Physiotherapiemaßnahme hängt von der Gesamtverfassung, der körperlichen Leistungsfähigkeit (Kondition) des Patienten ab, die durch Einwirkungen der Umwelt geschaffen und verändert wird.
Physische und psychische Kondition bedingen sich gegenseitig. Vor allem aber ist die psychische Kondition von der physischen abhängig.
Kondition wandelt sich ständig, besonders im Laufe einer Physiotherapieserie oder Heilkur.
Konditionierung, Erhöhung der physischen und psychischen Reaktionsbereitschaft und Leistungsfähigkeit, gehört zu den bedeutendsten Aufgaben der Physiotherapie. Das Mittel der Konditionierung ist das Training, seine niedrigste Stufe das Üben.

> Je besser ein Mensch an Reize und Lebensanforderungen adaptiert ist, um so höher ist seine Kondition („Form").
> Je niedriger die Kondition ist, um so höher ist seine Streßsensibilität und Krankheitsdisposition.

Während bei jeder *Kinesitherapie* vor allem der *Bewegungsbefund* und die Leistungsfähigkeit des Körpers unter physischer Belastung als Ausgangslage festgestellt werden muß, *interessiert vor einer Physiotherapieanwendung an der Haut* vorrangig die *vegetative Ausgangs- oder Reaktionslage*, die allerdings für den Physiotherapeuten auch vor der Bewegungsbehandlung wichtig ist.

2.3.2.1. Vegetative Ausgangs- oder Reaktionslage

Die vegetative Ausgangslage bezieht sich auf das vegetative System und seine Funktionen. Sie ist erkennbar am Überwiegen des sympathischen Anteils (Sympathikotonie) oder des parasympathischen Anteils (Parasympathikotonie).

Sympathikotone Reaktionslage (Tab. 1). Diese bedeutet eine erhöhte Erregbarkeit des sympathischen Anteils im vegetativen Nervensystem mit

- Pupillenerweiterung (Mydriasis)
- raschem Herschlag (Tachykardie)
- erhöhter Erregbarkeit des Vasomotorentonus (der Gefäßreaktion) und erhöhtem Blutdruck
- Neigung zum Schwitzen
- Verminderung der Peristaltik von Magen und Darm
- verminderter Salzsäureproduktion im Magen (Subazidität).

Der Chatecholaminspiegel im Blut ist erhöht (die Nebennierenmarkhormone Adrenalin und Noradrenalin).

> Der Organismus ist auf Aktivität,auf Arbeit eingestellt. Es besteht eine leistungsorientierte vegetative Reaktionslage: Ergotropie.

Bei extremer Sympathikotonie und negativen Emotionen besteht Gefahr für eine akute Streßsituation.

Parasympathikotone Reaktionslage (Tab. 1). Sie bedeutet im Gegensatz zur Sympathikotonie eine Verschiebung des Gleichgewichts im vegetativen Nervensystem zu Gunsten des Parasympathikus, verbunden mit

- langsamer Pulsfrequenz (Bradykardie)
- niedrigem Blutdruck (Hypotonie)
- Verstärkung der Sekretionsvorgänge und des Tonus glatter Muskulatur im Magen-Darmtrakt und in den Bronchien.

Ein wichtiger Teil des Parasympathikus ist der Vagus. Daher spricht man auch von *Vagotonie.*

> Parasympathikotonie ist ein Zeichen für Schon- und Erholungsphasen, in der die Energiereserven aufgebaut werden. Adaptationsleistungen erfolgen in dieser Phase. Man spricht von Trophotropie.

Einfluß auf die Entstehung einer Parasympathikotonie hat der Neurotransmitter Acetylcholin.

Der Grad der Sympathikotonie zeigt sich bereits am psychischen und motorischen Verhalten eines Menschen, das sich von einem hohen Wachheitsgrad über psychophysische Unruhe und Spannung bis zum Gehetztsein steigern

Tabelle 1 Wirkung der vegetativen Nerven

Erfolgsorgan	Sympathikus	Parasympathikus
Herz	*Förderung*	*Hemmung*
Erregungsbildung	beschleunigt	verlangsamt
Überleitungszeit	verkürzt	verlängert
Kontraktionskraft	erhöht	vermindert (Vorhof)
Gefäße	im allgemeinen *Tonuserhöhung*	im allgemeinen *Tonusabnahme*
Haut	Verengerung	–
Muskel	Verengerung u. Erweiterung	–
Zunge	Verengerung	Erweiterung
Koronarien	Verengerung u. Erweiterung	Erweiterung u. Verengerung
Gehirn	geringe Verengerung (weiße Substanz)	Erweiterung
Lunge	geringe Verengerung	geringe Erweiterung u. Verengerung
Bauch	Verengerung	–
Leber	Depotentleerung	–
Äußere Genitalien	Verengerung	Erweiterung (Erektion)
Sonstige glatte Muskeln		
Darm	Hemmung	Förderung
Sphincter ani. int.	Kontraktion	Erschlaffung
Bronchien	Erschlaffung	Kontraktion
Arrectores pilorum	Kontraktion	–
Blase, Detrusor	Erschlaffung	Kontraktion } Entleerung
Sphincter int. u. Trigonum	Kontraktion	Erschlaffung } Entleerung
Vasa deferentia u. Samenblase	Kontraktion (Ejakulation)	–
Uterus	Erschlaffung	–
gravid	Kontraktion	–
Auge, Pupille	Erweiterung (Dilatator +)	Verengerung (Sphinkter +)
Ziliarmuskel	Erschlaffung	Kontraktion
Oberlid (M. tarsalis)	Kontraktion	–
Drüsen		
Schweißdrüsen	Sekretion (cholinerg)	–
Speicheldrüsen	geringe muköse Sekretion	Sekretion
Magen-, Darm-, Pankreasdrüsen	–	Sekretion
Tränendrüsen	–	Sekretion
Leber	Glycogenolyse	Gallenentleerung
Nebennierenmark	Ausschüttung (präganglionär, cholinerg)	–
Pankreasinseln	–	Ausschüttung

kann. Alle vorher genannten Symptome sind wichtig für die Erkennung der vegetativen Reaktionslage.

2.3.2.1.1. Ermittlung der vegetativen Reaktionslage

In der Praxis gibt es drei Möglichkeiten zur raschen Feststellung der vegetativen Reaktionslage (VRL).

Ermittlung des Tagesrhythmustyps. Beim Morgentyp ist bis zum Nachmittag mit großer Wahrscheinlichkeit eine ergotrope VRL, beim Abendtyp eine trophotrope VRL vorauszusetzen.

Puls-Atem-Quotient (Q P/A). Er gibt nach Hildebrandt mit hoher statistischer Sicherheit die VRL an:
Normale Werte = 4–4,5
Ergotrope VRL > 4,5
Trophotrope VRL < 4.

Dermatographische Latenzzeit. Auf Bestreichen der Haut mit einem spitzen Gegenstand („Hautschrift") reagieren die Hautgefäße (über einen „Axonreflex") bei ergotroper VRL rasch mit einer starken Rötung, bei trophotroper VRL verzögert und schwach.
Das gleiche kann durch die Histamin-Empfindlichkeit ermittelt werden (Histaminquaddel).

Faktoren, die die VRL beeinflussen, sind:
- Reaktionstyp, Alter, Geschlecht,
- Adaptationsgrad, allgemein und speziell,
- körperliche Beanspruchung (ergotrope VRL),
- psychische Erregung (ergotrope VRL),
- Tagesrhythmus (trophotrope Phase etwa 3 Uhr am ausgeprägtesten),
- menstrueller Zyklus (prämenstruell Wärmeempfindlichkeit, postmenstruell Kälteempfindlichkeit),
- vegetative Regulationsstörungen (s. 2.6.1.)
- Schlafmangel (meist trophotrope VRL)
- Krankheiten (akut: ergotrope VRL, Wärmeempfindlichkeit, chronisch: trophotrope VRL, Kälteempfindlichkeit)
- Genußmittel (Coffein und Alkohol, zunächst ergotrope VRL),
- Arzneimittel (z. B. Rezeptoren-Blocker, Sympathiko- und Parasympathikotonika, Psychopharmaka).

Über Schwankungen der VRL im Verlaufe von Physiotherapieserien und Kuren informiert Kapitel 2.4..
Als typisches Beispiel für eine günstige VRL kann die Trainingsbradykardie beim Sportler gelten. Sie bietet bei extrem ökonomischer Ausgangslage eine enorme Steigerungsmöglichkeit der Herzfrequenz im Zusammenhang mit Spitzenleistungen, z. B. beim Sprint.

2.3.2.1.2. Einfluß von Tages- und Jahresrhythmus

Tagesrhythmus. Die Erholungswerte physiologischer Kenngrößen sind etwa um 3 Uhr am ökonomischsten. Zu diesem Zeitpunkt erfolgt der allmähliche Übergang von der Tropho- in die Ergophase mit ihrem Maximum im Lauf des Vormittags. Die Ergophase geht ab 15 Uhr allmählich in die Trophophase über. Die Tagesrhythmik ist von einigen Schwankungen der Werte überlagert.

> Abhängig vom Tagesrhythmus, bedeutet jede Aktionsphase eine ergotrope oder verstärkt ergotrope Einstellung des Vegetativums, der in der anschließenden Erholungsphase eine trophotrope Einstellung gegenübersteht.

Jahresrhythmus. Im Frühling und Sommer besteht zunehmend eine ergotrope VRL, im Winter zunehmend eine trophotrope VRL.

2.3.2.2. Beziehungen zwischen Reaktionslage und Reizdosis

Eine allgemeine Regel besagt:
Bei ergotroper VRL (Morgentyp) benötigen Patienten kürzere und schwächere Reize, kleine Reizintervalle und kurzfristige Steigerung.
Bei trophotroper VRL (Abendtyp) vertragen die Patienten längere und stärkere Reize mit größeren Reizintervallen und nur allmählichen Steigerungen.
Bei nicht ausgeprägter VRL ist eine mittlere Dosis für Reize, Reizintervalle und Steigerung angebracht.

Diese Regel gilt für an der Haut ansetzende Physiotherapie wie für die Kinesitherapie. Dabei sind die die VRL beeinflussenden Faktoren zu berücksichtigen.
Die Regel trifft auch für analgetische PTM zu.

Behandlungsintervalle. Die Intervalle müssen so lang sein, daß die Reaktionen auf die einzelnen Behandlungen abgeklungen sind. Bei großen Applikationen dauert dies einen Tag, bei kleinen einige Stunden. Kleine Behandlungen lassen sich zwischen große einschieben, wenn es dadurch keine ungewollte Reizsummation gibt.

> Je „überschießender" eine Reaktion, um so länger muß die Erholung nach dem Reiz, das Intervall, sein (vgl. Adaptation).

Ausgangswertregel von Wilder (1931). Diese Regel wird demonstriert am Beispiel des thermoregulatorischen Systems, und zwar in folgender, praxisorientierter Fassung:
Auf gleich große fördernde Reize (Wärme) nehmen Temperatur und Durchblutung der Haut um so mehr zu, je niedriger die Ausgangswerte waren. Um so rascher und stärker ist auch die Wiederabkühlung – abhängig vom Erwärmungsgrad.
Auf gleich große hemmende Reize (Kälte) sinken Temperatur und Durchblutung der Haut um so mehr, je höher die Ausgangswerte waren. Um so rascher und stärker ist auch die Wiedererwärmung – abhängig vom Abkühlungsgrad.

Die Ausgangswertregel gilt gleichermaßen für Blutdruck, Pulsfrequenz und viele andere vegetative Kenngrößen, auf deren Normalisierung (im Falle pathologischer Werte) die PTM sich einzurichten haben.
Die Ausgangswertregel kann man für die Praxis so konkretisieren:
Zwischen dem auszuwählenden PTM und seiner festzulegenden Reizdosis einerseits und der beabsichtigten Reaktion andererseits steht die VRL mit ihren differenzierten Ausgangswerten, die man feststellen und für die Physiotherapie berücksichtigen muß.
Wenn beispielsweise Patientinnen im fortpflanzungsfähigen Alter Hydrotherapie bekommen sollen, wird man der wechselnden Ausgangslage am besten dadurch gerecht, daß man *nach der Menstruation mit Warmreizen beginnt* und in der zweiten Zyklushälfte auf Kaltreize umdisponiert. Das gilt nicht bei Frauen außerhalb des fortpflanzungsfähigen Alters.
Auch *topographische Unterschiede der Ausgangslage* gibt es. Durch physiologische und anatomische Unterschiede bedingt, ergibt sich an Unterarmen eine wesentlich stärkere und raschere Reaktion, z. B. der Durchblutung, als an den Unterschenkeln. An diesen sind daher namentlich thermische Reize verträglicher als an den Unterarmen.

Behandlungsfrequenz. In der Physiotherapie zeichnet sich eine Tendenz ab, die Applikationen häufiger, sogar mehrmals täglich, vorzunehmen, besonders wenn die Wirkung nur kurzdauernd ist, z. B. bei analgetischer Physiotherapie oder bei Kinesitherapie, die die Beweglichkeit fördern soll, oder bei kleinen kälteadaptativen Maßnahmen.
Bei der Dosierung sind jedoch die Beziehungen zwischen den Reizfaktoren (s. 2.1.) ebenso zu beachten wie der Gesamtumfang der therapeutischen Reize pro Tag und der sonstigen Tagesbelastungen. Andererseits ist die während einer Behandlungsserie durch Schonung eintretende *Deadaptation* (s. 2.4.3.2.) *mancher Funktionen* so weit wie möglich zu vermeiden.

2.4. Reaktionswandel in der Behandlungsserie

Nicht nur abhängig von der VRL, sondern auch von zunehmenden Anpassungserscheinungen und periodisch auftretenden Schwankungen vegetativer Kennwerte während einer Physiotherapieserie, ändern sich die Anworten auf den gleichen Physiotherapiereiz im Laufe einer mehrwöchigen Behandlung.
Nach jeweils einigen Behandlungen gleicher Art wird die Reaktion schwächer, so daß man die Reizstärke oder die Reizdauer oder beides erhöhen muß. Auch bei anfänglich unterdosierten Physiotherapiereizen, die nicht zu den gewünschten Reaktionen führen, muß man die Dosis steigern. Dabei ist es wichtig herauszufinden, ob die Reizstärke unterschwellig war und daher keine Reaktion eintrat, oder ob der Reiz durch ungenügende Dauer zu keiner Reaktion führen konnte. Entsprechend ist die Korrektur vorzunehmen.

Erkennbar ist der Reaktionswandel
- an der Hautreaktion
- an Veränderungen des Gewebs- und Bewegungsbefundes
- an Angaben über das Befinden des Patienten
- an paraklinischen Untersuchungsergebnissen.

Blässe ist bei mechanischen Reizen und Kaltreizen primär eine *normale Reaktion*, die unmittelbar, nur mit kurzer Latenz, in Röte übergehen muß. *Unnormal* sind ein Übergang in livide oder fleckige Beschaffenheit der Haut und zunehmender Schmerz. Auch Gänsehaut soll unverzüglich verschwinden, andernfalls spricht dies für Fehlreaktion. Hell gerötete Haut zeigt eine (erwünschte) vermehrte Blutdurchströmung an, dunkle Röte deutet auf vermehrte Blutfüllung oder Stauung hin.
Veränderungen des *Gewebsbefundes* an der Körperoberfläche, auch „Zonen", und des *Bewegungsbefundes* sind für die Beurteilung des Behandlungsverlaufes wesentlich. Die *Angaben des Patienten* über sein Befinden, über Schmerzen und Beschwerden sind ebenso wichtig wie der Verlauf des Puls-Atem-Quotienten, des Blutdrucks und anderer vegetativer Funktionen.
Bei Verschlimmerung des Krankheitsprozesses ist mit dem Arzt zusammen zu klären, ob diese auf die Behandlung zurückzuführen ist, ob eine Behandlungspause oder andere Maßnahmen erforderlich sind, um bleibenden Schäden vorzubeugen.

> Gute Bekömmlichkeit und die vorübergehende Besserung der Beschwerden nach einer Physiotherapiemaßnahme über Stunden sind meist Zeichen für günstigen Verlauf und bieten eine positive Prognose. Bei ungenügenden Fortschritten in der Wirkung der Therapie ist ein voreiliges Absetzen nicht angebracht. Es ist zu verfahren, wie vorher beschrieben.

2.4.1. Reizserienverlauf in der Physiotherapie

Etwa drei günstige Verlaufsformen von Physiotherapieserien lassen sich unterscheiden.
Allmähliche, kontinuierliche Besserung mit zwei- oder dreimaligen Phasen gesteigerter Labilität vegetativer Funktionen (s. 2.4.2.). Bei Verstärkung der Beschwerden ist kurzzeitige Unterbrechung der Therapie erforderlich.
Ständig schwankendes Befinden und wechselnde Befunde. Besserungen und Verschlechterungen wechseln häufig. Dieser labile Verlauf erfordert kurzfristige Wiedervorstellungen des Patienten beim Arzt und kritische Wertung der Sachlage. Im Zweifelsfall muß rechtzeitige Korrektur der Verordnung erfolgen, um eine pathologische Reaktion zu verhüten.
Endgültige Besserung der Beschwerden und des Krankheitsprozesses erst *nach einer größeren Zahl von Applikationen*. Bei jeder einzelnen Behandlung ist zu prüfen, ob subjektive Gründe beim Patienten für diese Verzögerung des endgültigen Wirkungseintrittes die Ursache sein können. Bei trophotroper Ausgangslage zu Beginn einer Behandlungsserie ist diese Verlaufsform als spätreaktiv gekennzeichnet (s. 2.4.2.).

Für die richtige Einschätzung eines Behandlungsverlaufes trägt der Physiotherapeut große Verantwortung.
Typisches Zeichen für ein Reagieren des Organismus ist der verfrühte oder verspätete Eintritt der Menses und deren Verstärkung.

2.4.2. Reaktionswechsel im Reizserienverlauf

Im Gegensatz zum phasischen Verlauf der momentanen Reaktion auf Physiotherapiereize gibt es im Verlauf einer Physiotherapieserie *periodische Schwankungen* vegetativer Kenngrößen und der Reaktionen auf den Reiz. Das ist besonders ausgeprägt bei Heilkuren.
Es gibt *siebentägige (14-, 21-, 28tägige)* Perioden, die vor allem *bei ergotroper Ausgangslage* vorkommen (Abb. 3) und *10tägige* (20-, 30tägige), die vorwiegend *bei trophotroper Ausgangslage* zu beobachten sind.

> Die siebentägige (circaseptane) Periodik gilt als „frühreaktives" Verhalten, die zehntägige (circadecane) Periodik als „spätreaktiver" Verlauf.

Bei ambulanten Physiotherapieserien sind die Amplituden (Auslenkungen) der reaktiven Abweichungen mit erhöhten oder erniedrigten

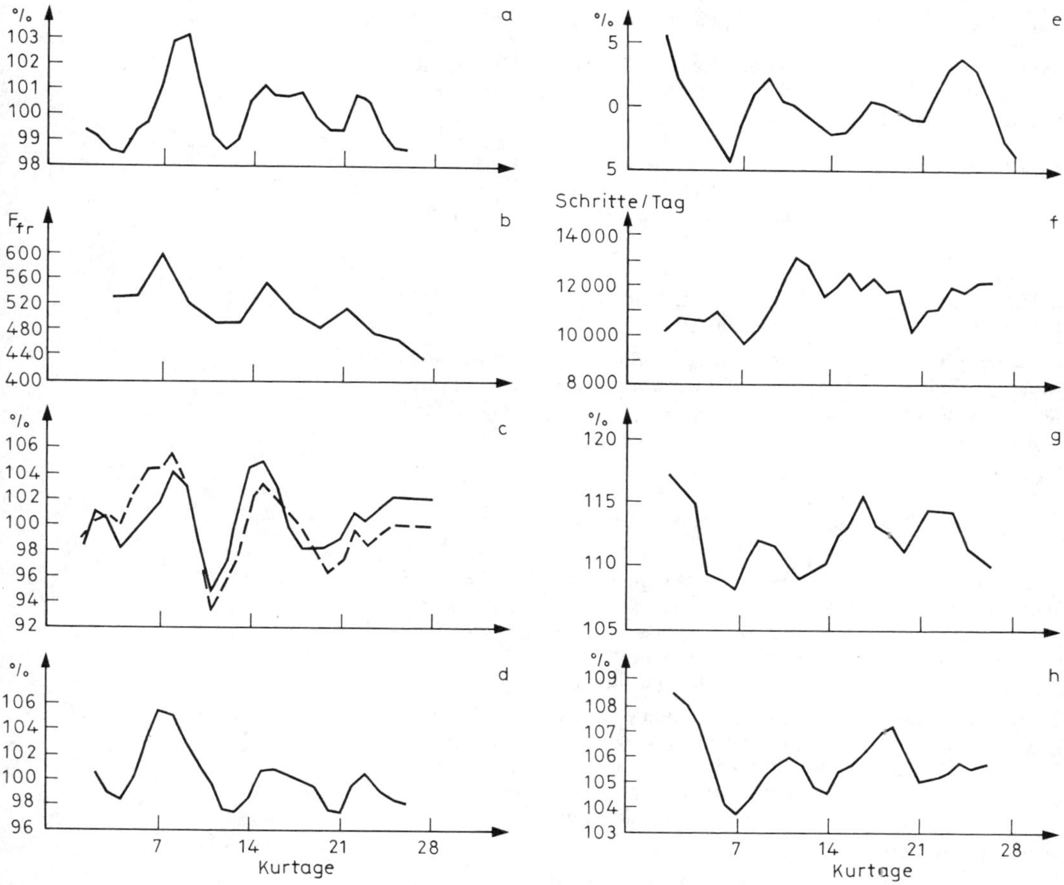

Abb. 3 Beispiele für Zirkaseptanperioden im Verlauf verschiedener Funktionsgrößen bei unterschiedlichen Kurbehandlungen (modifiziert nach Hildebrandt 1985 – Daten von verschiedenen Autoren)

a Reaktionszeit (nach Hildebrandt 1962), Q P/A über 4,0 (CO_2-Bäderkuren)
b Regelgüte (nach Hentschel 1960), Integrale Pulsregelfläche (Sympathikotoniker)
c Handkraft (unveröffentlicht) (CO_2-Bäderkuren), — re Hand, - - - li Hand
d Umformungszeit des Ventrikels (nach Scherf u. Mitarb. 1967), Ergotrope Teilgruppe (CO_2-Bäderkuren)
e Schwankungen der Arbeitskapazität (nach Baier 1972), PWC 130 (aktivierende Kneipp-Kur)
f Tägliche Schrittzahl (nach Hildebrandt u. Gehlken 1961) (CO_2-Bäderkuren)
g Basale Schlafpulsfrequenz, 3–6 h (nach Hildebrandt u. Mitarb. 1973), (Hochgebirgsklima)
h Grundumsatz (nach Hildebrandt u. Mitarb. 1967), (CO_2-Bäderkuren)

Werten physiologischer Größen im allgemeinen deutlich geringer als bei Kuren.
An den Stichtagen der reaktiven Perioden finden vegetativ-adaptive Umstellungen statt. Echte Verschlimmerungen sind davon zu unterscheiden. Sie sind Zeichen für unbedingt zu vermeidende Dysadaptationen (s. 2.4.3.).
Reaktive Perioden sind von Spontanrhythmen der Funktionen zu unterscheiden.

Spontanrhythmik der Funktionen. Die autonomen (vegetativen) Funktionen zeigen ein spontanrhythmisches Verhalten mit *verschiedener Periodendauer*. Beispielsweise beträgt die Periodendauer bei der Nervenaktion 0,1 s, beim Herzschlag 1 s, bei der Blutverteilung 1 min, bei den Schwankungen des vegetativen Tonus 1 h, beim Schlaf-Wach-Rhythmus 1 Tag, beim Menstruationszyklus 1 Monat, bei

Tabelle 2 Adaptationsreize, Deadaptations- und Fehlreaktionszeichen

Gewebe Organsysteme vegetative Systeme	Adaptativer (adäquater) Reiz	Deadaptation (D) Fehlreaktion (F)
Knochengewebe	Schwerkraft, Muskelkraft in Knochenlängsachse zusätzlich zum Alltagsreiz	D: Atrophie F: Weicher Kallus „überschießender Kallus"
Bindegewebe in Haut und Unterhaut	tangentiale Dehnung („Zugreiz", dehnende Streichung)	
Bindegewebe in Muskeln, Gelenkkapseln, Bändern	vorsichtige Dehnung durch Bewegung, aktiv oder passiv	D: Bindegewebsschrumpfung F: Verklebung, Kontraktur
Knorpelgewebe	Druckbelastung mit intermittierender Deformation („Durchwalkung")	D: Atrophie
Irreversibel geschädigtes Knorpelgewebe	Pendelbewegungen von Gliedmaßen („Kniependeln"), passive Bewegung mit geringfügigem Drehen im Gelenk	D: Degenerative Atrophie F: Ödem u. a.
Muskelkontraktion	Muskeldehnung, Druck u. Zug auf Gelenke, taktile Reize, optische u. akustische Reize (zentrale Fazilitation)	D: Atrophie F: Hyper- u. Hypotonus, Muskelhärten
Muskelkoordination	Destabilisierung des Gleichgewichtes	
Muskelkraft	Muskelspannung (statische Muskelarbeit)	
Muskelausdauer, aerob	rhythmische Spannung u. Entspannung (dynamische Muskelarbeit)	
Muskelausdauer, anaerob	hohe Beanspruchung der Muskulatur gegen Widerstand	
Thermoregulation	Wärme oder Kälte	D: Kälte- oder Wärmedeadaptation
Orthostatische Sofortregulation des Kreislaufs	Rasch wiederholte Bewegungen der Beine mit hoher Spannung (statisch-dynamisch) zur Kapillarkompression	D: Kreislauflabilität F: Hyper- oder hypotone Dysregulation
Gefäßdurchblutung („Kapillarisierung")	Wiederholte dynamische Muskelkontraktion	F: Ischämie
Kreislaufleistung	Ausdauerübungen: Mehr als $^1/_6$ der Gesamtmuskulatur mindestens 10 min bis mindestens 50 % maximaler Leistungsfähigkeit des kardio-pulmonalen Systems	

Wachstum, Involution und Umweltanpassung 1 Jahr.
Die VRL und damit die Reaktion auf Physiotherapiereize wird durch die Eigenrhythmik der Funktionen beeinflußt, so z. B. der Tagesrhythmus und der Monatszyklus der Frau. *Gestörte Eigenrhythmik* läßt sich andererseits *durch Physiotherapie ordnen*, erkennbar beispielsweise am *Puls-Atem-Quotienten*. Schließlich ist besonders bei langfristigen Perioden zu berücksichtigen, daß adaptative Prozesse durch Physiotherapie erst nach einer entsprechenden Zeit zu erwarten sind. Die bereits erwähnte *„vegetative Gesamtumschaltung“* ist ein Beispiel für einen *circadianen* Reaktionsablauf.

2.4.3. Physiologische Adaptation

Das Ziel von Adaptationsprozessen, die man durch Physiotherapieserien erreichen will, ist ein *höherer Anpassungsgrad* gegenüber Anforderungen des Lebens (Tab. 2).

Einige allgemeine Ausführungen zum Begriff Adaptation findet man im Abschnitt 1.5.
Krankheiten sind unter diesem Gesichtspunkt als Störungen oder Verlust von Adaptation (Dysadaptation oder Deadaptation) zu verstehen.
Tabelle 3 zeigt die Adaptationsstufen und die Adaptationsergebnisse. Durch Physiotherapie wird in erster Linie *funktionelle* und teils *metabolische Adaptation* erreicht: Funktions- und Stoffwechseladaptation. *Morphologische* (strukturelle) *Adaptationen* lassen sich vor allem dann durch diese Therapie erreichen, wenn *Strukturverluste* durch Inaktivität, Krankheit oder nach Verletzungen vorliegen.

> Das „Gesetz der funktionellen Anpassung“ (W. Roux) besagt, daß die Form (Struktur) von der funktionellen Beanspruchung abhängig ist; die Funktion von der Form: Es gibt keine Struktur ohne Funktion, keine Funktion ohne Struktur.

Tabelle 3 Systematische Ordnung der adaptiven Modifikationen (nach Hildebrandt 1985)

Adaptationsmodus	Funktionelle Bedeutung
Kortikal-autonome Adaptation	Lernen, Begriffsbildung Herstellung technischer Hilfsmittel (Werkzeugadaptation) Verhaltensanpassung Ausbildung bedingter Reflexe
Plastische Adaptation	Bildung und Wachstum spezifischer Leistungs- und Schutzgewebe (z. B. Pelzwachstum der Tiere, braunes Fettgewebe, Steigerung der Erythropoese, Lichtschwielenbildung der Haut)
Trophische Adaptation	Steigerung von Energiereserven, Versorgungs- und Sekretionskapazität (z. B. Glycogendepots, Muskelhypertrophie, Vaskularisation)
Funktionelle Adaptation	Ökonomisierung, Steigerung von Regelgüte und zeitlicher Koordination, Normalisierung (z. B. sog. Abhärtung, Umweltsynchronisation, Spreizung des Regelbereichs)
Habituation	Dämpfung der Formatio reticularis, Sollwertverstellungen (z. B. Habituation der Cold-Pressure-Reaktion, Reduzierung der Kreislauf- und Atmungsantriebe bei Körperarbeit und psychischer Belastung)
Nervale Hemmung	Einschränkung des afferenten Erregungseinstroms, Hemmung der spinalen Irradiation (z. B. laterale Hemmung, Kontrastbildung, prä- und postsynaptische Hemmungen, Rezeptoradaptation)
Lokal-autonome Gewebeadaptation	Steigerung der Gewebstoleranz, zelluläre Adaptationen, periphere Schutzmechanismen (z. B. Senkung der kritischen O_2-Schwelle, Myoglobineinlagerung)

Dem entspricht die Auffassung von BENNINGHOFF, daß *„Strukturen langsame Funktionen“* sind.

Beide Gesichtspunkte sind wichtige Grundlagen für die Physiotherapie: *Durch systematische Funktionsbeanspruchung und -übung* ist Anpassung im Sinne der *Adaptation* zu erreichen. Das kann mit Hydrotherapiemaßnahmen, Kinesitherapie, Massage verschiedener Art, Elektrostimulation und anderen Physiotherapiemitteln geschehen.

2.4.3.1. Adaptoren, Adaptogene und Adaptate

Adaptierende Reize (Adaptoren oder Adaptogene) sind solche Reize, die durch Qualität, Intensität, Applikationsdauer und -intervall, durch Wiederholung und deren Häufigkeit nach einer bestimmten Zahl von Applikationen Adaptation (Adaptate) hervorzurufen vermögen.

Im Gegensatz zum Adaptor ist der *Stressor* als extremer psychophysischer, gesamtorganismischer, mit negativen Emotionen verbundener Reiz zu verstehen, der akute oder chronische Streßsituationen (Streßreaktionen) verursacht und krankheitserregend sein kann. Zwischen Streß, funktionellen Störungen und Neurosen gibt es fließende Übergänge. Physiotherapiereize sind keine Stressoren, Physiotherapie ist keine Streßtherapie. (s. hierzu „Allgemeines Adaptationssyndrom“ am Schluß des Kapitels).

Adaptatbildung. Jeder Reiz, der in seiner Stärke und Dauer größer ist als ein Erhaltungsreiz, ist ein adaptogener, adaptierender Reiz. Je stärker der Reiz (ausgenommen ist der Überforderungsreiz), um so ausgeprägter und längerdauernd ist die ergotrope (sympathikotone) Phase der Reaktion, um so länger und wirkungsvoller muß auch die trophotrope (parasympathikone) Erholungsphase sein. (Tab. 4).

> Nur in der trophotropen Phase erfolgt die Adaptatbildung, wirkt also der Reiz tatsächlich adaptogen.

Im Prinzip muß nach jeder „Auslenkung“ einer physiologischen Kenngröße (z. B. Blutdruck) nach einem Reiz die Rückkehr der Werte zur Ausgangslage oder zu einem neuen, günstigeren Niveau erfolgen. Die *vegetativen Kenngrößen* sind daher *Maßstab für die richtige, die erwünschte Reaktion* auf physiotherapeutische Reize oder Reizsummen.

Tabelle 4 Zeitbedarf der (hygiogenetischen) Erholungs-, Heilungs- und Anpassungsprozesse (nach HILDEBRANDT 1983, verändert 1985)

Hygiogenetischer Prozeß	Zeitbedarf
Trophisch-plastische Adaptation Spezifische Anpassung	Monate
Funktionelle Adaptation mit Normalisierung Langzeiterholung, vegetative Äquilibrierung, Selbstheilung	Wochen
Überschießende Erholung Überkompensation nach Überschreitung des Anpassungsbereiches	Tage
Zentral koordinierte Erholung Schlaferholung, Entmüdung	Nacht
Stoffwechselerholung Abbau der Ermüdungsprodukte, Auffüllung der Energiespeicher	Stunden
Lokale Gewebserholung Abtragung der Sauerstoffschuld	Minuten
Membranerholung Wiederaufladung der elektrochemischen Gradienten	Sekunden–Millisekunden

Erforderliche Zeiten für Adaptationsvorgänge (Tab. 5). Für eine Toleranzsteigerung (Toleranzadaptation) benötigt man Sekunden bis Minuten, für die Steigerung der Funktionsökonomie im Sinne einer Normalisierung (Stunden bis) Tage, für die Kapazitätssteigerung (Leistungsadaptation) Wochen bis Monate.

Das Ergebnis sind in diesem Fall trophische Adaptate (Gewebsernährung und Stoffwechsel) mit Zunahme der Energiespeicher und plastische Adaptate (Wachstum).

Die Adaptation der Haut an Ultraviolettlicht ist in einer Woche (maximal zwei Wochen) erreicht. Kälteadaptation benötigt einige Wochen, Adaptation der Muskeln (Kraft und Ausdauer) Wochen bis Monate, die des Herzmuskels (beispielsweise nach Kommissurotomie) in der Regel ein Jahr – jeweils abhängig von der Ausgangslage.

Tabelle 5 Zeitbedarf adaptiver Prozesse (nach Hildebrandt 1982, 1985)

Selektion genetisch angepaßter Typen	viele Generationen	
non-genetic transmission	mehrere Lebenszyklen	
Wachstum (Plastische Adaptate)	Monate	Kapazitätssteigerung
Zunahme der Energiespeicher (Trophische Adaptate)	Wochen	(Leistungsadaptation) ↑
Steigerung der Funktionsökonomie Umsynchronisation	Tage	Steigerung der Funktionsökonomie (Normalisierung
Metabolische Kompensation	Stunden	
Sollwertverstellung		↓
Lernen Habituation	Minuten	Toleranzsteigerung (Toleranzadaptation)
Nervale Hemmung Rezeptor-Adaptation	Sekunden	

2.4.3.2. Deadaptation/Dysadaptation

Deadaptation. Einige Zeit nach Beendigung einer Adaptor-Serie tritt ein *Adaptationsverlust* ein. Als *therapeutisches Prinzip*, z. B. durch Entlastung, Ruhigstellung, ist Deadaptation ein bewußt geförderter oder in Kauf genommener Vorgang. Die Umstellung auf neue Um- oder Inweltbedingungen (z. B. Gravidität) ist ein aktiver und nötiger Adaptationsprozeß.

> Deadaptation von Funktionen ist eine Indikation für Physiotherapie.

Dysadaptation. Diese *Störungen der physiologischen Adaptation* werden beispielsweise durch Überforderung der Adaptationskapazität (Leistungsfähigkeit) des Organismus, auch durch Überdosierung der Physiotherapie in der Serie hervorgerufen. Anstelle der angestrebten Adaptatbildung treten unerwünschte Störungen im vegetativen System auf, die im Extremfall und bei negativer emotionaler Beteiligung in einen Streß übergehen können. Dies ist durch entsprechende Führung der therapeutischen Reize zu vermeiden.

2.4.3.3. Adaptation durch Physiotherapie

Voraussetzung für das Gelingen adaptiver Physiotherapie ist die Vermeidung von zu geringen oder zu starken Reaktionen (Hypo- und Hyperreaktionen). Das Wichtigste der an der Haut ansetzenden Physiotherapie ist außer der Gewebsadaptation die Ökonomisierung der vegetativen Reaktionen (Kreislauf, Atmung, Viszera). Spezifische Adaptate betreffen beispielsweise die Thermoregulation (Kälteadaptation), die Muskulatur und den Knochen (durch Kinesitherapie).
Spezifische adaptive Ergebnisse werden dagegen um so weniger zu erwarten sein, je mehr die unspezifische (allgemeine vegetative) Aktivierung bei den Reaktionen auf eine Adaptationstherapie dominiert.

Allgemeines Adaptationssyndrom (ASS). Das ASS (Streßreaktion) ist das Gegenstück zur Adaptation, die mit Physiotherapie angestrebt wird: Die physischen oder psychischen Reize (Stressoren) sind besonders stark und mit negativen Emotionen verbunden, im Extremfall sind sie lebens- oder zumindest gesundheitsge-

fährdend, bestimmt aber sehr einschneidend für den Betroffenen (akuter Streß). Es besteht eine *hochgradige akute Sympathikotonie* (durch „Alarmierung" des Hypothalamus-Hypophysen-Adrenal-Systems), die zum Chronischwerden neigt (chronischer Streß), wenn die Stressoren nicht beseitigt werden.
Die Reaktion auf Physiotherapiereize erfolgt über die gleichen neuro-endokrin-regulativen Vorgänge wie bei Streß. Doch dürfen schädliche psychophysische, vegetative und affektiv-emotionale Reaktionen durch Physiotherapie nicht verursacht werden. Die durch Physiotherapie ausgelösten Körpervorgänge müssen der Krankheitsüberwindung dienen, nicht der Krankheitserregung, wie dies beim Streß der Fall ist. „Physiologischer" oder therapeutischer Streß ist ein Widerspruch in sich.

In der Physiotherapie gilt: Funktionsförderung durch Funktionsforderung, aber mit nützlichen Reizquantitäten und Reizqualitäten, nicht mit schädlichen.

2.5. Regulation–Regulationsebenen

2.5.1. Regulation

Zu den hervorragendsten Eigenschaften von Lebewesen zählt ihre Fähigkeit zur Selbstorganisation und Selbstregulation. Regulation dient der *momentanen und ständigen Anpassung* (Adaptation) an Reize, an äußere und innere Anforderungen physikalischer, chemischer, biologischer oder sozialer Art.
So braucht beispielsweise das tätige Organ mehr arterielles Blut mit Energieträgern und Sauerstoff. Stoffwechselprodukte müssen über Venen und Lymphgefäse abtranportiert werden. Stoffe werden zwischen Zellen und ihrer Umgebung ausgetauscht. Zellen, Organe, Organsysteme müssen in ihrer Tätigkeit koordiniert, aufeinander eingestellt, reguliert werden.
Steht der Mensch auf, steigt sein Blutdruck, der damit auf eine neue Situation einreguliert wird. Bei physischer Aktivität erhöhen sich Herzfrequenz und Blutdruck. Hautgefäße werden unter Wärmeeinwirkung erweitert usw.

2.5.1.1. Sicherung der Homoiostase

Reguliert werden alle vegetativen Funktionen, wie in Abbildung 1 angedeutet. Das Ziel ist die Aufrechterhaltung der Homoiostase, der Konstanz des „inneren Milieus".
Unter den Regulationssystemen spielt die Thermoregulation eine hervorragende Rolle. Die wissenschaftlichen Untersuchungen über Funktion und Bedeutung der Temperaturregulation haben in den letzten Jahrzehnten vieles geklärt. Thermoregulation und Energiewechsel sind der Kreislauf- und der Durchblutungsregulation *hierarchisch* (im Rang) übergeordnet. In einer kritischen Situation, z. B. bei extremer Wärmeeinwirkung auf den Körper, werden die Blutgefäße der Haut zum Zweck des erhöhten Wärmeabstroms erweitert, ohne daß auf den dadurch sinkenden Blutdruck (mit Kollapsgefahr) Rücksicht genommen wird. Für alle PTM und besonders für jede Thermotherapie ist die Thermoregulation von großer Bedeutung.

2.5.1.2. Regelkreismodell

Es ist berechtigt, organismische Regulationsvorgänge mit der Funktion des technischen Regelkreises zu vergleichen:
Mit Hilfe eines Meßfühlers wird der Ist-Wert einer zu regelnden Größe (Regelgröße) gemessen. Sobald die Regelgröße durch eine Störgröße vom Soll-Wert abweicht, wird dies dem Regler gemeldet, der durch eine Stellgröße der Störgröße in der Regelstrecke entgegenwirkt und so die Regelgröße wieder auf den Soll-Wert bringt. Prinzipiell gilt dies auch für physiologische Größen, von denen die, Kerntemperatur hier als Beispiel gelten soll (Abb. 4).
Bei der *Stabilhaltung der Kerntemperatur ist* zu berücksichtigen, daß Temperaturfühler an verschiedenen Stellen Meßwerte liefern (s. 1.3.1.), so an der Haut, im Körperinneren und im Zentralnervensystem (Hypothalamus). Die Werte werden nach „Verrechnung" integriert (Abb. 4). Trotzdem gelten die Grundsätze des Regelkreises bis zu einem gewissen Grade: Rezeptoren signalisieren an das Zentralnervensystem (den Regler im Hypothalamus) die momentanen Temperaturen. Regelgröße ist die Kerntemperatur. Abweichungen vom Soll (Erhöhung oder Erniedrigung der

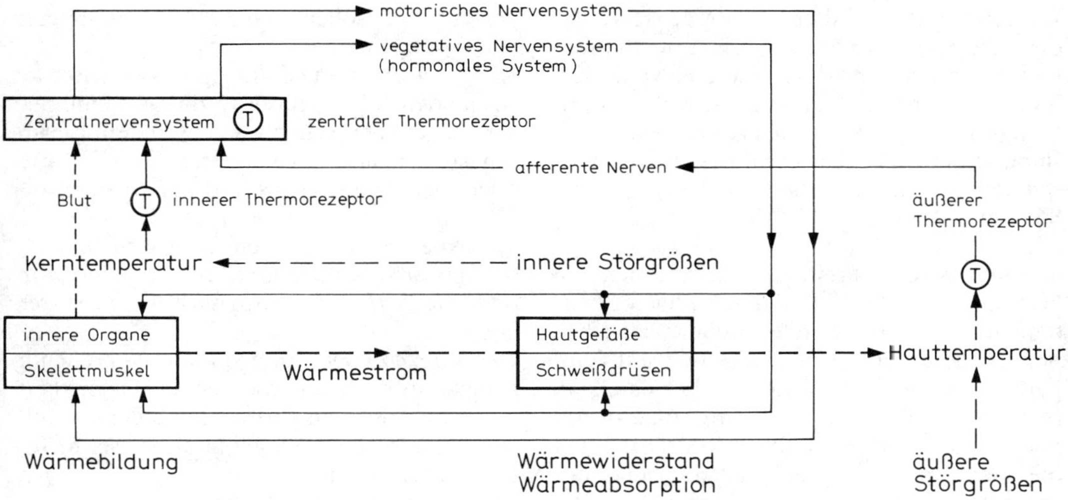

Abb. 4 Schema der Temperaturregelung des Menschen (nach HENSEL 1952)

Kerntemperatur) geben zu Regelvorgängen Anlaß. Die Regelstrecke entspricht dem Körperkern. Die Stellgrößen beziehen sich auf Wärmebildung und Wärmeabstrom, die zeitlich getrennt voneinander oder gleichzeitig als chemische und physikalische Temperaturregulation in Funktion gebracht werden. Die Extremitätengefäße und die Schweißsekretion sind Effektoren der physikalischen Temperaturregulation, des Wärmeabstroms. Körperinneres und Skelettmuskulatur sind Effektoren für die chemische Temperaturregulation, die Wärmebildung. An diesem Beispiel erkennt man, daß organismische Regulation komplizierter als technische Regelung ist. Dennoch fördert das Regelkreismodell das Verständnis für Regulation im Körper, die sich der verschiedensten Reflexkreise bedient.

Im Organismus laufen gleichzeitig mehrere oder viele Regulationsvorgänge ab, die miteinander verknüpft („vermascht") sind.

Die hierarchische Organisation des vegetativen wie des sensomotorischen Systems erhöhen die Kompliziertheit des Regulationsgeschehens. Regulationsvorgänge, die sich gegenseitig beeinflussen und voneinander abhängig sind, bedingen sich auch gegenseitig und folgen einander, zeitlich und in der Höhe der Regulationsstufe (räumlich). Übergeordnete Gesichtspunkte beherrschen die einzelnen Regulationsabläufe.

An der Reaktion auf einen Reiz kann man ablesen, ob ein Regulationsvorgang gelungen ist oder nicht (s. Abb. 2).

Im menschlichen Organismus entspricht dem technischen Regler das Zentralnervensystem für die nervale Regulation, das endokrine System für die hormonale Regulation.
Ein besonders für die Physiotherapie wesentliches Beispiel für das *neuro-hormonale Zusammenwirken* bietet das Hypothalamus-Hypophysen-Nebennieren-System.
Die hormonale Regulation erfolgt auf dem Wege über den Blutstrom, über den auch Enzyme, die Wasserstoffionenkonzentration (pH), Stoffwechselprodukte und anderes regulierend in die physiologischen Vorgänge eingreifen können (humorale Regulation).

2.5.1.3. Rezeptoren – Ausgangspunkt für Regulation

Der nervale Weg der Regulation beginnt, sobald eine lokale Erregung in Aktionspotentialserien umgewandelt ist, mit der Reizaufnahme durch Rezeptoren, von denen die Erregungsleitung zentripetal (afferent) ausgeht.
Entsprechend ihrem Vorkommen (außen, innen, in Muskel oder Sehne, s. 1.3.1.) sind Extero- und Intero(re)zeptoren zu unterscheiden; zu den Intero(re)zeptoren gehören die Proprio(re)zeptoren.

Rezeptoren senden über zugehörige Nervenfasern, die nach ihrer anatomischen Beschaffenheit und nach der Nervenleitgeschwindigkeit unterschieden werden, Impulse (Aktionspotentiale) an das Zentralnervensystem. Diese Impulse unterscheiden sich durch ihre Impulsfrequenzen und lassen sich als bioelektrische Spannungsänderungen in Millivolt messen.

Temperaturrezeptoren. Es handelt sich um Nervenendigungen, die der jeweiligen Hauttemperatur entsprechende Dauersignale (Proportional-Verhalten) aussenden oder auf Temperaturänderungen kurzzeitig überschießend reagieren (Proportional-Differential-Empfindlichkeit = PD-Meßfühler), bis sie sich auf die neue Impulsfrequenz entsprechend der veränderten Hauttemperatur einstellen. Bei allmählicher Temperaturänderung ist eine größere Differenz zwischen Haut- und Reiztemperatur für eine Impulssteigerung der Rezeptoren erforderlich.
Es gibt in der Haut auch *Mechano-Thermorezeptoren* (wahrscheinlich RUFFINI-Körperchen), die vor allem auf Druck, geringer aber auch auf intensive Abkühlung reagieren. Dabei entsteht durch Erregung dieser kombinierten Rezeptoren außer der schwächeren Kälteempfindung eine Druckempfindung. Auf diesem Phänomen beruht die WEBER-Täuschung: Ein auf die Haut gebrachtes kaltes Metall wird als schwerer eingeschätzt als dasselbe Stück nach Erwärmung auf die Hauttemperatur. Daher ist es erforderlich, bei kalten Druckstrahlgüssen („Blitzgüsse") den Druck des Wasserstrahles deutlich zu reduzieren.

Mechanorezeptoren. Man findet sie in verschiedener Tiefe der Haut als freie Nervenendigungen markloser C-Fasern und relativ schnell leitender markhaltiger Abeta-Fasern (40 bis 90 m/s), so die hochempfindlichen Merkel-Scheiben für die Druckempfindung und die Vater-Pacini-Lamellenkörperchen für Druckänderung und Vibrationsempfindung).
Der *adäquate Reiz* ist die Druckdifferenz, sind Scherungs- und Biegungskräfte. Ein Druck von 400 mg/cm^2, der die Haut eindellt, erregt die Mechanorezeptoren, z. B. bei bestimmten Massagegriffen. Eindellung der Hautoberfläche um 10 mm ruft bereits ein Ansprechen der oberflächlichen Mechanorezeptoren der Haut hervor. Sogar Vibrationen mit verschiedener Frequenz können deutlich unterschieden werden, so z. B. solche von 300 Hz von anderen mit 330 Hz.
Haarbalgrezeptoren (mit sog. Satellitenzellen verbundene Nervenfasern), die sehr empfindlich gegenüber schnell wechselnden Berührungsreizen sind, reagieren auf Druck im Bereich des Haaransatzes und auf Biegung der Haare.
Tierexperimente machen es wahrscheinlich, daß die *Erregbarkeit der Rezeptoren über afferente Nervenfasern (retrograd) verändert werden kann.*
Gelenkrezeptoren kommen als Nervenendigungen in Gelenkkapseln oder Gelenkbändern vor. Sie rufen entsprechend der Gelenkstellung oder -bewegung tonisch-phasische Impulsmuster hervor.
Mechanorezeptoren adaptieren rasch
(s. 1.5.1.).

Schmerzrezeptoren (Nozizeptoren) in der Haut. Die Dichte von Nozizeptoren kann außerordentlich hoch sein, bis zu 200/cm^2, z. B. an der Fingerkuppe. Zu unterscheiden sind schnell leitende Schmerzfasern, 20 m/s, der A delta-Gruppe und langsam leitende, 0,5 bis 2 m/s, zur Gruppe der C-Fasern gehörend.
Auslösend sind nicht starke Reize schlechthin, sondern die Geschwindigkeit, mit der eine anomale Gewebsveränderung verursacht wird. Bei so intensiven Reizen sind im Gewebe „Schmerzstoffe" vorhanden, so z. B. Bradykinin, Kallidin, Methionyl-Kallidin. Sie leiten die Schmerzempfindung ein. Die Wirkung solcher schmerzauslösender Substanzen im Gewebe ähnelt in vielem den Symptomen, die bei Entzündungsprozessen auftreten. Der Schmerz hört erst bei Beendigung des Reizes auf, oft erst nach Überwindung der Gewebeschädigung.
Schmerzfasern adaptieren kaum (s. 1.5.1.).

Interorezeptoren (außer Propriorezeptoren). *In Blutgefäßen, Schleimhäuten und muskulösen Strukturen viszeraler Hohlorgane* befinden sich zahlreiche Rezeptoren, die über viszerovegetative Afferenzen entsprechende Informationen über sympathische und parasympathische Ganglienzellen an das Rückenmark vermitteln:
- Chemorezeptoren zur Überwachung des Sauerstoff- und Kohlendioxid-Partialdrukkes im arteriellen Blut und für Atem- und Kreislaufregulation,

- Osmorezeptoren zur Messung des osmotischen Druckes im Blut für die Aufrechterhaltung des inneren Milieus,
- Pressorezeptoren zur Messung des arteriellen Blutdruckes und zu seiner Regulation,
- Dehnungsrezeptoren der Lunge zur Überwachung der Einatemstellung,
- Dehnungsrezeptoren in den Hohlorganen zur Auslösung von Entleerungsreflexen,
- Thermorezeptoren in inneren Organen und am Vertebralkanal zur Veranlassung thermoregulatorischer Vorgänge im Hypothalamus, der selbst über thermorezeptive Strukturen verfügt.

2.5.2. Regulationsebenen

Die Reaktion auf einen Hautreiz erfolgt über Regulationsvorgänge, deren Umfang mit der Regulationsebene (Integrationsstufe) wächst. Je nach Stärke und Bedeutung des Reizes beginnt das bei der peripheren Autonomie (lokale Reaktion) und reicht bis zur kortikalen Integrationsstufe.
Obgleich Physiotherapiereize gewöhnlich auch auf übergeordneten Reaktions- oder Integrationsstufen bearbeitet werden, ist die *örtliche Reaktion* für die Gesamtreaktion *wesentlich.*

> Höhere Integrationsstufen werden erst dann eingeschaltet, wenn die peripher-autonomen Kompensationsvorgänge die Differenz zwischen Sollwert und Istwert nicht ausgleichen können.

Häufig sind an diesem Geschehen örtlich gebildete oder freigesetzte chemische Wirkstoffe („H-Stoffe") beteiligt – ein Vorgang, durch dessen Generalisation eine Ausbreitung der Reaktion erfolgen kann.

2.5.2.1. Lokale Reaktion – periphere Autonomie

Die örtliche Reaktion beruht darauf, daß lebendes Protoplasma in der Lage ist, unabhängig von Rezeptoren auf Reize (besonders auf thermische) zu reagieren.
Maßgeblich beteiligt an der lokalen Reaktion ist das überall im Körper vorkommende lokkere, interstitielle, „aktive" Bindegewebe. *Für die Physiotherapie besonders bedeutungsvoll ist das Interstitium der Haut,* das aus der Interzellularsubstanz (Grundsubstanz) und bindegewebigen Fasern besteht (kollagenen und elastischen Fasern). Die Grundsubstanz kann gelartig beschaffen oder flüssig sein. Flüssig ist sie als Kapillarfiltrat dem Blutplasma ähnlich und Vorläufer der Lymphflüssigkeit.
Die Grundsubstanz des Interstitiums versorgt und entsorgt die Zellen des Parenchyms, die „spezifischen" Zellen, und die des Bindegewebes. Die Grundsubstanz bildet mit den Fasern zusammen die Umwelt, das „Milieu", für die Zelle und steht mit ihr in ständiger Wechselbeziehung (Abb. 5).

> Als Regler für die Füllung des Interstitiums sind die arteriovenösen Anastomosen anzusehen. Wird der arteriovenöse Kurzschluß ausgeschaltet, tritt Hyperämie in der Haut ein.
> Als Regler für die Entleerung des Interstitiums gilt die glatte Muskulatur der Haut, die nicht nur in der Umgebung von Haaren vorhanden ist.

Beide sind demnach „örtliche Effektoren". Sie werden durch die vegetativen Nerven im lokkeren Bindegewebe gesteuert.
Reichliche Füllung des Interstitiums hat offenbar mit Quellung zu tun, Entleerung mit Entquellung.
Trotz einer begrenzten Versorgung durch die Arterien *fließen die interstitiellen Hohlräume ineinander über und durchziehen den gesamten Organismus ohne Grenzen.*
Das Interstitium, das mehr als 50 % der Masse des Körpers ausmacht und etwa 15 – 17 l Wasser enthält, ist „Träger" aller Entzündungsvorgänge.
Dieses Grundregulationssystem steht als *„unspezifisches" System* dem *System der spezifischen Zellen* gegenüber.
Es bietet den gemeinsamen Resonanzboden für alle Reize und Belastungen aus der Umwelt und ist zugleich die unterste Integrationsstufe für die *Regelung von Wasserhaushalt, Säure-Basen-Haushalt, Sauerstoffhaushalt und Elektrolythaushalt.*
Reichen die Bemühungen dieses Grundsystems um Einhaltung oder Wiederherstellung der Homoiostase nicht aus, werden übergeord-

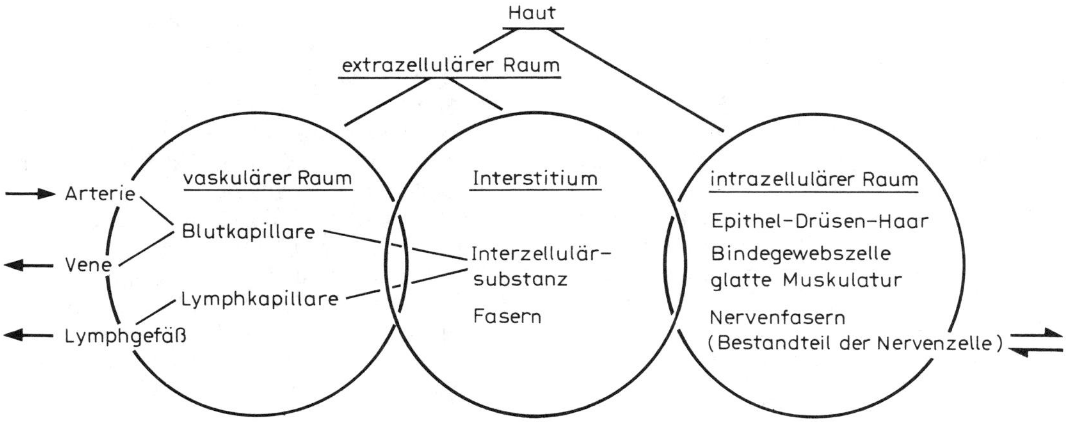

Abb. 5 Schematische Darstellung der Beziehungen zwischen interstitiellem Raum (Interstitium), intrazellulärem Raum und vaskulärem Raum in der Haut (nach KELLNER 1966, 1984)

nete Regulationsebenen eingeschaltet. Gewöhnlich wird der Organismus sich rechtzeitig aller ihm zu Gebote stehenden und erforderlichen Regulationseinrichtungen bedienen, um Störungen im Organismus zu vermeiden oder rasch zu überwinden.
Die *örtlichen Reaktionen* beziehen sich vor allem auf die Gefäße, auf die Sekretion von Schweiß und Hautfett, auch unter dem Einfluß der vorher genannten vier Haushalte.
Quellungen der Haut können nur die lockeren Formationen in Cutis und Subcutis betreffen. Sie lassen sich u. a. durch zarte Hautreize, auch mechanische, beseitigen.

2.5.2.2. Spinal-segmentale Regulationsstufe

Auf der Ebene des Rückenmarks geschieht die Regulierung von viszero-kutanen und kutaneoviszeralen Reaktionen („Koaktivierungen").
Viszero-kutan beispielsweise entstehen der Angina-pectoris-Schmerz an der Brusthaut links und an der Ulnarseite des linken Armes oder der akute Schmerz am rechten Oberbauch bei einer Gallenkolik. Auf *kuti-viszeralem* Reflexweg kann man diesen Beschwerden begegnen (s. 3.7.1.).
Die spinal-autonomen Reflexe beruhen auf den engen Wechselbeziehungen zwischen somatischen und vegetativem Nervensystem im Rückenmark. Höhere Regulationsebenen schalten sich nur ordnend ein, wenn dies für den Gesamtorganismus notwendig ist (s. Abb. 6.).

> Will man segmentwirksam behandeln, sind Reaktionen auf höheren Regulationsstufen durch sachgerechte Applikation und Dosis zu vermeiden.

2.5.2.3. Medulläre Regulationsebene (Integrationsstufe)

Die Reaktionen auf dieser Ebene sind umfassender. Sie betreffen Funktionssysteme, vor allem Kreislauf und Atmung, deren „Spannung" hier geregelt wird, und zwar in engem Zusammenhang mit der des sensomotorischen Systems. Hierbei macht sich bereits der aktivierende Einfluß der Formatio reticularis bemerkbar.

2.5.2.4. Hypothalamisch-retikuläre Integrationsstufe

Der Hypothalamus verarbeitet die Afferenzen aus den Viszera, dem Kreislauf und aus verschiedenen Geweben, namentlich die der Temperaturrezeptoren der Haut. Diese „Zentrale des gesamten vegetativen Systems" reguliert das „innere Milieu", die vegetativen Gleichgewichte. Sie wird stets beeinflußt von der Formatio reticularis mit ihrem jeweiligen Aktivitätsgrad. Geschaltet wird entweder auf Ergotropie (Spannung und Leistung) oder Trophotropie (Entspannung, Ruhe, Erholung).

Sympathikotonie wird dabei unmittelbar vom Hypothalamus ausgelöst. Außer diesem nervalen Weg kommen neuro-endokrine Reaktionen vor, und zwar über Hypophyse und Nebennierenmark durch Ausschüttung von Catecholaminen. Gegenspieler ist das über das parasympathische Nervensystem gebildete und ausgeschüttete Acetylcholin, das „Entspannungshormon".

> Die aktivierende Funktion der Formatio reticularis reicht vom verlängerten Mark bis zum Kortex und betrifft auch das sensomotorische System.

Von der Peripherie her bilden Kaltreize und Afferenzen aus dynamisch gedehnten Muskeln einen aktivierenden Reiz („Weckreiz") und fördern den Wachzustand. Wärme und entspannte Lagerung des Körpers in Mittelstellung zwischen Flexion und Extension mindern dagegen die retikuläre Aktivität und fördern den Schlaf.

2.5.2.5. Limbisches System

Die Reaktionen auf dieser Integrationsstufe, die ebenfalls von der Formatio recticularis beeinflußt wird, stehen einmal im Dienste der Trieb- und Verhaltensregelung, zum anderen der Emotion und der Motivation („Limbischer Kortex"). Die Reaktionsmuster sind von komplex vegetativer, motorischer und psychischer Natur, auf Ökonomisierung und „vegetatives Lernen" orientiert.

2.5.2.5. Kortikale Integrationsstufe

Auf dieser höchsten Integrationsstufe wird das Gesamtverhalten des Menschen gesteuert und kontrolliert, auch in Beziehung zur Umwelt. Alles dies geschieht unter dem Einfluß unmittelbarer Wechselwirkungen zwischen Großhirnrinde und limbischem System. Das äußert sich in bewußt kontrollierten somato-motorischen Aktionen, deren vegetative Begleitreaktionen vollständig integriert sind. Dabei sind dem beteiligten Endokrinium die langsamer ablaufenden Reaktionen zuzuschreiben. Alle kortikalen Reaktionen erfolgen unter Berücksichtigung der Rückmeldungen aus dem Viszeralbereich, die Emotionen und Motivation beeinflussen: Die vegetativen Begleitreaktionen am Herzen, an der Atmung, der Schweißsekretion usw. werden – je nach Aufmerksamkeitsgrad – bewußt registriert und beim Verhalten berücksichtigt.

2.6. Regulationsstörungen, Regulationstests

2.6.1. Regulationsstörungen

Akute und chronische Störungen der vegetativen Regulation (Fehl- oder Dysregulationen) sind auf allen Ebenen möglich. Sie können *„rein" funktionell* bedingt sein oder das *pathologisch veränderte Gewebe oder Organ* betreffen. Um der Chronifizierung und damit bleibenden (strukturellen) Schäden vorzubeugen, ist frühzeitige Behandlung von Regulationsstörungen erforderlich.

> Periphere, auch koronare, arterielle Durchblutungsstörungen sind sobald wie möglich zu behandeln, damit eine arterielle Verschlußkrankheit oder ein Herzinfarkt vermieden wird. Erhöhter Blutdruck ist zu normalisieren, da sonst erhebliche organische Schäden an Blutgefäßen und inneren Organen (z. B. Herz) entstehen.

(Siehe auch Lehrgebiet Innere Medizin.)

Regulationsstörungen *auf höheren Ebenen* der vegetativen Organisation betreffen nicht einzelne Funktionen, sondern *Funktionssysteme.*

2.6.2. Regulationstests

Für die Therapie sind Regulations-, Funktions- oder Belastungstests (s. Lehrgebiet Innere Medizin) wichtige Grundlagen. Die Tests sagen etwas darüber aus, ob eine Regulation normal, stabil oder zu rasch und stark („überschießend"), ob sie labil oder ungenügend ist (s. 2.2., Reaktionsquantität und -qualität, und Abb. 2).
Beispiele hierfür sind das Blutdruck- und Pulsfrequenzverhalten beim Stehen oder beim Radfahren und die Glucosetoleranz.
Während sich Regulationstests auf einzelne Kenngrößen beziehen, betrifft Funktionsdiagnostik ganze Funktionssysteme (Kreislauf, Atmung).

Physiotherapieverordnungen und ihre Dosierung sind oft von Funktionstests abhängig (z. B. vom Gehtest). Durch *Gegenüberstellung von Testergebnissen* zu Beginn und am Ende von Physiotherapieserien und Kuren kann man Ergebnisermittlung betreiben. So läßt sich auch ein erreichtes Adaptationsniveau beurteilen. Beispiel: Kälteadaptation (s. Hydrotherapie).

Bei der Bewertung von Testergebnissen ist stets die Phase der Regulation zu berücksichtigen.

Zuerst dient die Reaktion dem Ausgleich (der Kompensation) gegenüber dem Reiz, der Belastung. In der *Gegenregulationsphase* ist der Organismus bestrebt, entweder das vorher normale Niveau der Kenngröße wiederherzustellen oder ein günstigeres zu erreichen, wenn das Niveau vorher von der Norm abwich.
Ganz einfach ist der sog. *Bekömmlichkeitstest*, bei dem physiotherapeutische Verfahren als Testmittel benutzt werden, z. B. das Probebad, die Probegymnastik, der „diagnostische" Massagegriff, die Ultraviolettbestrahlung zur Ermittlung der Erythemschwelle. So gewinnt man rasch Anhaltspunkte für die Dosierung eines PTM.

Aufgaben

1. Erklären Sie die Variationen zum Begriffspaar Reiz und Reaktion und ihre Beziehungen zueinander!
2. Wie lauten die drei Intensitätsstufen von Physiotherapiereizen? Welche Schlußfolgerungen ziehen Sie daraus für die Praxis?
3. Zählen Sie die sechs (sieben) Reiz- und Energieformen der Physiotherapie und ihr Vorkommen in den Teilgebieten auf!
4. Legen Sie die Zusammenhänge zwischen Reiz, Reaktion und Reflex dar!
5. Wie zeigen sich unterschiedliche Reaktionsstärke und Reaktionsgüte?
6. Definieren Sie Ausgangszustand und Ausgangslage und ihre Bedeutung für die Praxis!
7. Worauf hat der Physiotherapeut bei der Betreuung älterer Menschen zu achten?
8. Berichten Sie über das Reaktionsverhalten im Kindesalter!
9. Gehen Sie auf die Unterschiede zwischen Sympathiko- und Parasympathikotonie und ihre Ermittlung in der Praxis ein!
10. Zählen Sie möglichst viele Faktoren auf, die die vegetative Reaktionslage (VRL) beeinflussen!
11. Formulieren Sie die Ausgangswertregel von WILDER und ihre praktische Bedeutung!
12. Nehmen sie dazu Stellung, was Sie über den Reaktionswandel in der Behandlungsserie wissen müssen!
13. Welche drei Varianten im Physiotherapie-Serienverlauf gibt es? Welche Gefahren sind dabei zu beachten?
14. Stellen Sie „Reaktive Perioden" dem phasischen Verlauf von Reaktionen gegenüber!
15. Defininieren Sie die Begriffe Adaptation, Adaptor, Adaptat, Deadaptation, Dysadaptation!
16. Äußern Sie sich dazu, in welcher Reaktionsphase die Adaptatbildung erfolgt!
17. Zwischen Physiotherapiereiz und Stressor besteht ein Gegensatz. Beschreiben Sie diesen ausführlich, auch an den verschiedenen Reaktionen!
18. Erklären Sie die Beziehungen zwischen Regulation und Reaktion, zwischen Regulation und Homoiostase!
19. Vergleichen Sie das technische und biologische Regelkreismodell!
20. Beschreiben Sie die Regulationsebenen und ihre Beziehungen untereinander!
21. Was sind Regulationsstörungen, wie erkennt man sie?

3. Physiotherapie als Reflextherapie

Unter Reflextherapie versteht man *alle* therapeutischen Verfahren zur Beeinflussung (gestörter) innerer Organe über kuti-viszerale Reflexe. Dabei wird häufig der Ansatz der Therapie im organzugehörigen Segment bevorzugt (Segmentherapie), besonders zur Beseitigung bestehender Reflexzonen (Reflexzonentherapie). *Im erweiterten Sinne ist jede an der Haut ansetzende Physiotherapie Reflextherapie,* da an den Reaktionen auf die Physiotherapiereize Reflexe der verschiedensten Art auf allen Regulationsebenen beteiligt sind oder beteiligt sein können.
Solche Reflexe kommen monosynaptisch oder polysynaptisch (auch kutaneo-muskulär) vor. Zusammen mit den vegetativen Begleitreaktionen, die ebenfalls reflektorischen Charakter haben, sind sie genauso für die Kinesitherapie wesentlich.
Reflextherapie kann mit verschiedenen PTM, z. B. Hydrotherapie, Peloidtherapie, Elektrotherapie, Reflexzonenmassage, Infrarotlichtbestrahlung u. a. erfolgen, aber auch mit Procain-Injektionen. Akupunktur benutzt zum Ansatz „Akupunkturpunkte".

3.1. Die Segmentierung des Körpers

Die entwicklungsgeschichtlich bedingte Gliederung der Wirbelsäule in Abschnitte, Segmente, nennt man Metamerie. Auch das Rückenmark ist kranio-kaudal in solche Segmente gegliedert. In jedem Rückenmarksegment entspringen beiderseits, also paarig, zwei ventrale, vorwiegend motorische, und zwei dorsale, vorwiegend sensible (sensorische), Wurzeln. Die beiden Wurzeln vereinigen sich dicht hinter dem Spinalganglion zum gemischten Segmentalnerven. Das Spinalganglion liegt in der dorsalen Wurzel.

Die *motorischen Nervenzellen* befinden sich beiderseits in den Vorderhörnern des Rückenmarks (motorische Vorderhornzellen).
Die *sensiblen Nervenzellen* befinden sich in den Spinalganglien.
Zwischen den somatischen und den vegetativen Nerven bestehen spezielle Verbindungen, die *Rami communicantes.*
Die enge Beziehung zwischen somatischem und vegetativem Nervensystem (Eingeweidenervensystem) kommen dadurch zustande, daß in den Seiten- oder Vordersäulen des Rückenmarks die Ursprungsneurone für den Sympathikus liegen, die unmittelbar nervale Kontakte mit sensiblen und motorischen Fasern haben. So laufen auch vegetative Afferenzen über die sensiblen Nerven ins Rückenmark, vegetative Efferenzen verlassen es über den motorischen Nerven.
Die Rami communicantes albi (weiße, präganglionäre Nervenfasern) verbinden das Sympathikuszentrum im Rückenmark (Nuceleus intermediolateralis, von C_8 – L_3) über die Vorderwurzeln (efferent) mit den Grenzstrangganglien. Sie sind an kutaneo-viszeralen Reflexen beteiligt, die in der Physiotherapie eine maßgebliche Rolle spielen (s. 3.5.2.).
Umschaltungen erfolgen in Grenzstrang- und prävertebralen Ganglien des Sympathikus.
Die Rami communicantes grisei (graue, postganglionäre Nervenfasern) ziehen vom Grenzstrang (afferent) zu den Spinalnerven und zur sensiblen Hinterwurzel. Sie vermitteln – ohne Umschaltung – viszero-kutane Reflexe und durch sie die Entstehung reflektorischer und algetischer Krankheitszeichen (s. 3.4.).
Der parasympathische Anteil des vegetativen Nervensystem besteht aus dem N. vagus, den Nn. splanchnici und dem N. pelvicus.

Tabelle 6 Übersicht über die segmentale Innervation innerer Organe (nach Daten von Hansen/Schliack)

	^{C} 2	3	4	5	6	7	8^{Th}	1	2	3	4	5	6	7	8	9	10	11	12^L	1	2	3	4	5^S	1	2	3	4	5	li	re	s. Abb.
Gefäße, obere Extremität		×	×	×	×	×	×	×	×	×	×	×																		×	×	
Aorta		×	×				×	×	×	×	×																			×	(×)	9
Herz		×	×				×	×	×	×	×	×	×	×	×															×		13a, b
Lunge		×	×						×	×	×	×	×	×	×	×	(×)													×	×	11a, b
Pleura		×	×						×	×	×	×	×	×	×	×	×	×	(×)											×	×	
Magen		×	×									×	×	×	×	×														×		14a, b
Leber, Gallenblase		×	×										×	×	×	×	×														×	16a, b
Zwölffingerdarm		×	×										×	×	×	×	×														×	17a, b
Gefäße, untere Extremität													×	×	×	×	×	×	×	×	×	×	×	×	×	×	×	×	×	×	×	
Bauchspeicheldrüse		×	×											×	×	×														×		18a, b
Milz		×	×												×	×	(×)													×		10
Leerdarm		×	×												×	×	×	×												×		11
Dickdarm, aufsteigend u. quer		×	×													×	×	×	×	×											×	19a, b
Dickdarm, querli. bis Rektum		×	×													×	×	×	×	×										×		20a, b
Niere, Harnleiter		(×	×)													×	×	×	×	×	×	(×)								×	×	12
Genitalorgane																	×	×	×											×	×	

3.2. Segmentale Innervation der inneren Organe

Die Grundlage für die segmentalen Beziehungen zwischen Viszera, Haut und Muskulatur bilden die in 3.1. geschilderten somatovegetativen Nervenverbindungen.
Das zu einem Spinalnerven gehörende Hautsegment nennt man *Dermatom* (s. Tab. 7), das zugehörige Eingeweide *Viszerotom* (s. Tab. 6), zugehörige Muskeln *Myotom* (s. Tabelle im Vorsatz, d. h. im vorderen Teil des Einbandes). Zwischen den Dermatomen und Myotomen gibt es entwicklungsgeschichtlich bedingte topographische Unterschiede.

Segmenteinteilung. Die 31 Spinalnerven werden nach ihrem Austrittssegment aus dem Wirbelkanal bezeichnet. Zu unterscheiden sind:

- 8 Hals- oder Zervikalnerven (C_1–C_8)
- 12 Brust- oder Thorakalnerven (Th_1–Th_{12})
- 5 Lenden- oder Lumbalnerven (L_1–L_5)
- 5 Kreuz- oder Sakralnerven (S_1–S_5)
- 1 Steißnerv.

Der Spinalnerv C_1 tritt oberhalb des Atlas aus, der Spinalnerv C_8 unterhalb des 7. Halswirbels.
Durch die enge Verflechtung zwischen somatischen und vegetativen Nerven ergeben sich aus *Störungen an der glatten Muskulatur* und aus *Sekretionsstörungen in den Eingeweiden* viszero-kutan-reflektorisch bedingte *Gewebsveränderungen an Haut und Muskulatur* (s. 3.4.). Aus diesen Gewebsveränderungen kann man diagnostisch auf viszerale Störungen im Segmentbereich schließen (Tab. 6). Da zu *manchen Spinalnerven mehrere innere Organe gehören,* muß man differential-diagnostische Erwägungen bei den Gewebsveränderungen in einem Dermatom oder Myotom anstellen.
Andererseits versorgen jeweils *mehrere Spinalnerven ein Organ,* so daß bei Störungen auch *mehrere Segmente* an der Haut und Muskulatur betroffen sind (Dermatome und Myotome).

> Indem man die Gewebsveränderungen durch Physiotherapie beseitigt, trägt man zur Überwindung von Störungen im segmentzugehörigen Organ wesentlich bei (s. 3.7.).

Tabelle 7 Topographie der Dermatome (s. auch Abb. 9–20)

Dermatom	Topographie
C_1	enthält keine sensiblen Fasern
C_2	Hinterkopf bis Ohr (Anschluß an V_3)
C_3	Halsdermatom *ventral:* bis an das Sternum *dorsal:* bis an Dornfortsatz C_5
C_4	Schultergürtel *ventral:* spitzwinklig v. unterhalb des Caput humeri bis Manubrium sterni *dorsal:* waagerechter Verlauf vom Schultergelenk bis Zwischenraum Dornfortsatz Th_1/Th_2
C_5	„Schultermanschette" innerhalb von C_4, Oberarm, Radialseite
C_6	Anschluß an C_5, Radialseite des Armes bis Zeigefinger (1/2)
C_7	*dorsovolar:* Mittelfinger, Zeige- und Ringfinger zur Hälfte, dorsal nach proximal fließend in C_6 übergehend
C_8	*dorsovolar:* Kleinfinger-Ballenregion *dorsal:* proximal fließend in C_5 übergehend)
Th_1	Ulnarseite bis oberhalb des Olecranon, *dorsal:* schmalstreifig bis an Grenze C_5
Th_2	*volar:* an Th_1 angrenzend, ventral zum Thorax bis Sternum *dorsal:* von Oberarm auf Thorax bis Zwischenraum Dornfortsatz Th_2/Th_3
Th_3 bis Th_8	Nahezu waagerechter, semizirkulärer Verlauf am Thorax, kranial an Th_2 anschließend, kaudal dorsal bis Dornfortsatz Th_{12}/L_1 reichend ventral-kaudal bis oberhalb des Rippenbogens
Th_9	*ventral:* Anschluß an Th_8, kaudal bis oberhalb des Nabels, wie die nächsten Segmente nach kaudal bogenförmig verlaufend *dorsal:* nahezu waagerecht bis Dornfortsatz L_2
Th_{10}	*ventral: bogenförmiger Verlauf bis über Mitte zwischen Schwertfortsatz und Symphyse* *dorsal:* bis Zwischenraum Dornfortsatz L_3/L_4
Th_{11}	*ventral:* über Darmbeinkamm lateral verläuft Grenze nach medial kaudal *dorsal:* quer über Darmbeinkamm hinten bis unterhalb lumbosakrale Grenze
Th_{12}	*ventral:* seitlich über Beckenrand nach medial kaudal bis fast zur Symphyse verlaufend *dorsal:* Becken bis Os sacrum, kranial
L_1	*ventral:* Symphysenregion *ventrolateral:* Caput femoris *dorsal:* Os sacrum
L_2	*ventral:* Genitalregion und Scrotum, Oberschenkel proximal, lateral-kranial vom Trochanter major *dorsal:* Os sacrum, kaudaler Teil

NB: Winkeliger Verlauf der Dermatome Th_3 bis L_1 am Rücken!

Homolateralitätsregel. Diese Regel sagt aus, daß *paarig angelegte viszerale Organe auf beiden Seiten zugehörige Dermatome* haben, rechtsseitig liegende Organe rechts, linksseitig liegende Organe links.
Unpaarige Organe gehören in der Regel zu den *Rückenmarksegmenten derselben Seite*, beispielsweise Herz und Magen links, Zwölffingerdarm rechts (vgl. auch Tab. 6 u. Abb. 10,13,15). Mittelständig orientierte Organe können ausnahmsweise von den Nervenwurzeln beider Seiten versorgt werden.
Unter den verschiedenen Segmentschemata wurden die von Hansen und Schliack deswegen ausgewählt, da sie die heutigen wissenschaftlichen Erkenntnisse am besten widerspiegeln und mit klinischen Beobachtungen, vor allem an Herpes-Zoster-Patienten, übereinstimmen.

3.3. Topographische Anatomie der Dermatome

Für alle an der Haut ansetzenden und über die Haut auf darunter gelegene Gewebe (auch Muskeln) einwirkenden PTM ist die Kenntnis der Dermatome und ihrer anatomischen Lage am Körper wichtig.
In der Tabelle 7 kann man sich über diese Beziehungen informieren.
Das Dermaton L_2 befindet sich noch am Rumpf, hat aber – wie die Dermatome L_3 und S_5 – keinen Bezug mehr zu inneren Organen. *Ihnen sind keine Viszera zugeordnet, sondern die glatten Muskeln der Gefäße an den unteren Extremitäten.*
Das bedeutet, daß man am Rumpf (ab Th_6) *und* an den Beinen reflektorisch auf die Gefäße der Gliedmaßen einwirken kann. Die Dermatome L_3 und S_5 befinden sich an Ober- und Unterschenkeln und am Fuß.

3.4. Reflektorische und algetische Phänomene in den Geweben

Reflektorisch übertragene Veränderungen in Haut, Muskulatur etc. sind *primäre Krankheitszeichen* und bieten auch dann Anlaß zur Therapie, wenn sie keine Schmerzen verursachen. *Sekundär* können *Schmerzen* als algetische Krankheitszeichen hinzukommen, die nicht ohne reflektorische Krankheitszeichen (tastbare Gewebsveränderungen) auftreten.

> Die Existenz von reflektorischen und algetischen Krankheitszeichen läßt nicht den Schluß zu, daß an den zugehörigen viszeralen Organen irgendwelche Störungen bestehen oder bestanden.

Trotzdem ist es berechtigt, sie zu beseitigen, weil sie ihrerseits geeignet sind, zum Entstehen von Viszeralstörungen beizutragen. Jedoch ist es nicht berechtigt, dem Patienten beim Vorhandensein reflektorischer und algetischer Phänomene eine Störung oder Krankheit am segmentzugehörigen Organ „anzudichten“.

> Beide Segmentphänomene werden auch als „Zonen“ bezeichnet.

Zusätzlich zu den reflektorischen und algetischen Krankheitszeichen in Haut, Muskulatur etc. kann das eindeutige Bestehen folgender Zeichen auf eine ipsilaterale (gleichseitige) viszerale Störung oder Erkrankung hindeuten, ohne daß dies zwingend ist:

- weite Pupille (Mydriasis)
- weite Lidspalte, Glanzauge
- mimische Krampfung
- vasomotorische Phänomene (Konstriktion, Dilatation)
- Piloerektion („Gänsehaut“)
- Schwitzen (vermehrte Hautwasserabgabe).

Dazu sind reflektorische Störungen am Thorax (z. B. in der Atmung) und im Abdomen (z. B. Darmbewegung) sowie Zwerchfellhochstand oder „funktionelle“ Skoliose möglich.

3.4.1. Oberflächliche Phänomene („Hautzonen“)

Reflektorische Phänomene der Haut. Oberflächliche Spannungsvermehrung der Haut läßt sich durch Berührungspalpation feststellen: Die Haut ist *verdickt, ödematös,* wie bei einer nicht einschmelzenden Entzündung. Sie ist mehr oder weniger *prall „gefüllt“* oder *gequollen* und *läßt sich schlecht von der Unterlage abheben*, die weiche, elastische Gespanntheit der Haut ist vermehrt. Dieses Phänomen entsteht durch Veränderungen in der Grundsubstanz (s. 2.5.1.) mit erhöhtem Flüssigkeitsgehalt und unnormalem Gewebschemismus. Dieser zeigt sich beispielsweise in einer biochemischen Asymmetrie des Gehaltes an Zucker, Lipoiden, Elektrolyten und Wasser beim Vergleich zwischen rechts und links. Auch der verschiedene Ausfall der Tuberkulinprobe auf der kranken und der gesunden Seite ist ein diagnostisches Zeichen des veränderten Hautturgors.

Algetische Zonen der Haut (HEAD-Zonen). Schmerzt die Haut *spontan,* spricht man von einer Algie, ist diese stark, von einer Hyperalgie.
Bei *Berührungs- und Palpationsempfindlichkeit,* z. B. beim Abheben der Hautfalte, oder bei der Verschiebung der Haut gegenüber der Unterlage, besteht eine Algesie oder Hyperalgesie. Diese bedeutet einen höheren Grad der durch Betastung hervorgerufenen Schmerzempfindlichkeit.

Maximalpunkte in der Haut (Punkte maximalen Schmerzes). Innerhalb einer Algesie oder Hyperalgesie kann man durch gezielte punktförmige Palpationen, auch in der abgehobenen Hautfalte, einen gesteigerten Schmerzpunkt finden (Maximalpunkt). Die Maximalpunktstellen sind an der Haut zwar individuell unterschiedlich lokalisiert, bevorzugen aber meist bestimmte Punkte, die man sich in der Praxis bald einprägt.

3.4.2. Phänomene im Bindegewebe („Bindegewebszonen")

Reflektorische Phänomene im Bindegewebe. Als *Bindegewebszonen erster Ordnung* bezeichnet man (spontan vorhandene) rinnenförmige Einziehungen und punktförmige Eindellungen im Bindegewebe (sicht- und tastbare Zonen). Sekundär entstanden, findet man in ihrer Umgebung Quellungen (Zonen zweiter Ordnung), die sich als vorwiegend weiche (oberflächliche), akute, oder als tiefe, derbe, mehr chronische Schwellungen palpieren lassen.
Zwischen Haut und Unterhaut, ebenso zwischen Unterhaut und Faszie, kann man außerdem *mangelnde Verschieblichkeit* erkennen. Die erste Form erfaßt man am besten durch senkrechtes Hochheben der Haut-Unterhaut-Falte. Wenn das nicht sofort oder nur eingeschränkt möglich ist, spricht dies für einen pathologischen Befund. Dabei muß man allerdings die topographisch unterschiedliche Abhebbarkeit der Hautfalte berücksichtigen. Die zweite Form nimmt man beim Verschieben der Unterhaut gegen die Faszie wahr.

Subkutane Hyperalgesie. Ebenso wie in der Haut kann man *in der Subkutis schmerzhafte Zonen* durch entsprechende Handgriffe im Gewebe nachweisen. Wie die oberflächliche Hyperalgesie ist die subkutane Hyperalgesie eine Sekundärerscheinung zu den reflektorischen subkutanen Phänomenen. Auch die Hyperalgesie in der Subkutis kommt nicht obligatorisch vor. Die sicht- und tastbaren Phänomene im Bindegewebe können isoliert bestehen, ohne daß das Gewebe sich als algetisch oder hyperalgetisch erweist.

3.4.3. Tiefe Phänomene („Muskelzonen")

Tiefe reflektorische Phänomene. Die tiefe reflektorische Spannungsvermehrung äußert sich als *flächiger oder strangförmiger Hypertonus der Muskulatur.*
Die tiefe Spannungsvermehrung kann *sichtbar* sein und durch oberflächliche *Palpation* des Untersuchers ohne Druck ermittelt werden. Meist spürt auch der Patient die Muskelspannung. Durch Druckpalpation kann man die spontane Muskelspannung noch vermehren. Der Muskel kontrahiert sich zusätzlich stärker. Man bezeichnet diese durch Druck ausgelöste Erhöhung des Muskelhypertonus als *Muskelabwehrspannung.* Typisches Beispiel ist der Druckpunkt im rechten Unterbauch bei Appendizitis.

Muskelhärten. Diese werden unkorrekt auch als Myogelosen bezeichnet. Es handelt sich bei den Muskelhärten um *örtlich umschriebene Spannungsvermehrungen in hypertonischer Muskulatur.* Solche lokalen Muskelverhärtungen gleiten unter dem palpierenden Finger zur Seite. Sie deuten auf zirkumskripte Erhöhungen der Eigenreflexerregbarkeit des Muskels hin und verschwinden bei Narkose im Gegensatz zum Muskelhypertonus nicht.

Muskelhyperalgie und Muskelhyperalgesie (MACKENZIE-Zone). *Muskelhyperalgie bedeutet spontanen deutlichen Muskelschmerz. Muskel-*

hyperalgesie macht sich nur bei der *tiefen Palpation* der Muskulatur durch entsprechende Schmerzäußerung des Patienten während der Untersuchung bemerkbar. Wiederum ist der Schmerz an einen Palpationsbefund gebunden, ohne jedoch obligatorisch mit ihm verbunden zu sein, da er ein sekundäres Zeichen ist.

Maximalpunkte in kontrahierten Muskeln. In spannungsvermehrten Muskeln tastet man *bei der Palpation* an umschriebener Stelle *Maximalpunkte des Schmerzes* (meist zugleich auch der Spannung), oft an typischen Stellen, an denen man durch Druck maximalen Schmerz auslösen kann. Daher nennt man diese Maximalpunkte auch *„Trigger points“* (Druckpunkte). Sie sind nicht mit den beschriebenen Muskelhärten identisch. Das ist daran erkennbar, daß sie unter dem palpierenden Finger nicht „springen“.

3.4.4. Phänomene an Periost und Knochen („Periostpunkte“)

Schwellungen der Knochenhaut und Knochenhypertrophie sind als *Erhabenheiten* am Knochen sichtbar und tastbar. *Eindellungen* am Knochen, ebenfalls durch das Periost sicht- und tastbar, sind Zeichen für örtliche Knochenatrophie. Beide können mit Hyperalgie oder Hyperalgesie an den beschriebenen, objektiv feststellbaren primären Veränderungen einhergehen.

3.4.5. Hinweise für die Praxis

Schmerzfreie Reflexzonen. Tastet man reflektorische Phänomene an einem der Gewebe, ohne daß algetische Phänomene nachweisbar sind, bedeutet dies, daß entweder progrediente oder abklingende Krankheiten bestehen (können), oder daß die Zonen *noch ohne* algetische Phänomene vorhanden sind oder schmerzfrei wurden.

> Schmerzhafte Viszeralkrankheiten sind immer von reflektorischen Symptomen begleitet.

Ein vom Patient angegebener Segmentschmerz ohne bestehende reflektorische Zeichen gibt Anlaß zum Zweifel. Entweder stimmen die Angaben des Patienten nicht, oder es handelt sich um eine organische Nervenkrankheit.

Head-Zone ist nicht gürtelförmig. Eine Hyperalgesie ist nicht über das ganze Segment (gürtelförmig) verteilt, sondern besteht im Segment nur partiell.

Bewegungssegmente und ihre wechselseitigen Beziehungen. „Blockierte“ Bewegungssegmente der Wirbelsäule können reflektorische und algetische Phänomene an Haut und Muskulatur und über diese am segmentzugehörigen inneren Organ, aber auch unmittelbar reflektorische Wirkungen am Organ veranlassen. Wichtig ist die Tatsache, daß stark kontrahierte Muskeln eine Gelenkblockierung im Bewegungssegment der Wirbelsäule auslösen können. Es bestehen hier also mehrere wechselseitige Beziehungen, wie sie in Abbildung 8 angedeutet sind.

Differenzierung des Schmerzes. Der spinalsegmentale Schmerz, der aus viszeralen Organen reflektorisch auf Haut, Muskulatur und andere Gewebe übertragen wird, ist nicht mit anderen Schmerzen, z. B. der Neuralgie, zu verwechseln.

3.5. Entstehung der reflektorischen Veränderungen (Leitungsbahnen)

Es gibt drei Arten von spinal-segmentalen, aus den Eingeweiden stammenden Reflexen, die für die Physiotherapie bedeutsam sind:

- viszero-viszerale Reflexe (zwischen Eingeweiden),
- viszero-kutane Reflexe (zur Haut)
- viszero-somatische (motorische) Reflexe (zur Skelettmuskulatur).

In Kurzform werden hier die afferenten, zum Rückenmark führenden, und die efferenten, vom Rückenmark zum Erfolgsorgan führenden, Reflexbahnen beschrieben.

3.5.1. Viszero-viszerale Reflexbahn

Afferenz: Vegetativ-sensibles sympathisches (Eingeweide-) Neuron (langer, peripherer Fortsatz der bipolaren Zelle) – prävertebrales Ganglion – Grenzstrangganglion – Spinalganglion mit Übergang auf somato-sensible Bahn – Hinterwurzel.
Efferenz: Nucleus intermediolateralis (1. Neuron) – Grenzstranganglion – prävertebrales Ganglion (Umschaltung auf 2. Neuron) – Gefäßgeflechte am Eingeweide oder sekretorische Drüsen oder glatte Muskulatur, z. B. für Blasenentleerung.

Komplizierte viszero-viszerale Reflexe beziehen über auf- und wieder absteigende Bahnen höhere Integrationsstufen der Regulation ein (Abb. 6).
So kommen folgende Reflexe vor: Magen–Dünndarm, Magen–Dickdarm, Magen–Herz (gastro-kardial), Dickdarm–Herz (kolo-kardial), zwischen Gallengängen und Harnleitern und manches andere mehr.

3.5.2. Viszero-kutane Reflexbahn

Afferenz: Wie bei viszero-viszeralem Reflex.
Efferenz: Im Seitenhorn (N. intermediolat.) Übergang auf sympathische Bahn – vordere Wurzel – Ramus communicans albus – Grenzstrangganglion (Umschaltung) – Ramus communicans griseus im Spinalnerv zur glatten Muskulatur der Hautgefäße (Vasokonstriktion, Spannungsvermehrung der Haut), zu den Haarbälgen („Gänsehaut“ als Zeichen der Piloerektion), reflektorische Zonen in der Haut (s. 3.4.1.).

Sekundär kann sich an diesen reflektorisch entstandenen Veränderungen an der Haut ein „übertragener“ Schmerz, die HEAD-Zone (s. 3.4.1.), entwickeln. Die Entstehung dieses Schmerzphänomens beruht nicht auf einem viszero-kutanen Reflex, sondern auf einer *Erregbarkeitssteigerung des sensiblen Hautnerven über die von der Hinterwurzel bis zum Großhirn aufsteigende Bahn.* In der Hirnrinde wird ein Schmerz aus demselben Hautsegment wahrgenommen, das durch das Übertragen der Erregung auf die hintere, sensible Wurzel des Spinalnervs im Rückenmark überempfindlich geworden ist (Hyperästhesie) (Abb. 7).

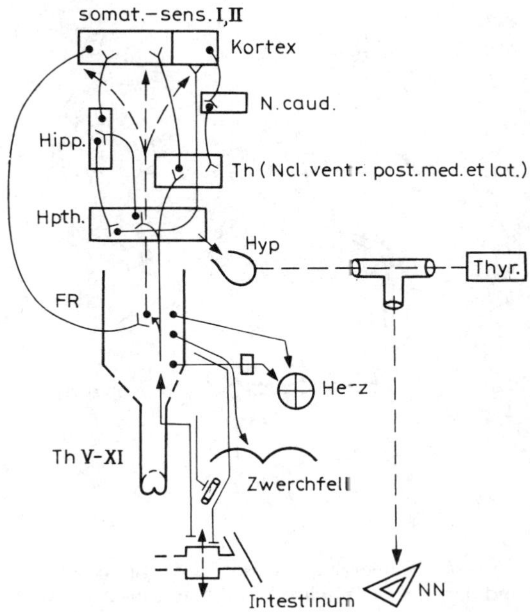

Abb. 6 Komplizierte Reflexvorgänge unter Einbeziehung von Regelkreisen zwischen verschiedenen Ebenen des Zentralnervensystems und dem System der hormonalen Regulation (nach RÜDIGER 1978)
Hipp = Hippocampus, N. caud. = Nucleus caudatus, Th (Ncl. ventr. post. med. et lat.) = Thalamus (Nucleus ventralis posterior medialis et lateralis), Hpth = Hypothalamus, FR = Formatio reticularis (aufsteigendes aktivierendes System), Hyp = Hypophysenvorderlappen, Thyr = Schilddrüse, NN = Nebennierenrinde
Unten in der Abbildung ist eine Dehnung innerhalb des Magen-Darm-Traktes angedeutet. Afferente Erregungen gelangen zum Rückenmark (Th_5 bis Th_{11}) und führen über medulläre Kreislaufzentren, Hypothalamus, FR, Hypophysenvorderlappen, Schilddrüse und Nebennierenrinde zu Änderungen der Herztätigkeit, z. B. Stenokardie – als Zeichen für einen viszero-viszeralen Reflex, der sich in Angst, Atemnot, Erbrechen, verschiedener abdomineller Symptomatik und universeller Vasokonstriktion der Hautgefäße äußern kann

Der vorher beschriebene viszero-kutane Reflex bezieht sich dagegen auf die vegetativen Funktionen der Haut.

3.5.3. Viszero-motorische Reflexbahn

Dieser Fremdreflex kann gleichzeitig mit einem viszero-kutanen Reflex entstehen.
Afferenz: Eingeweide – afferentes sympathi-

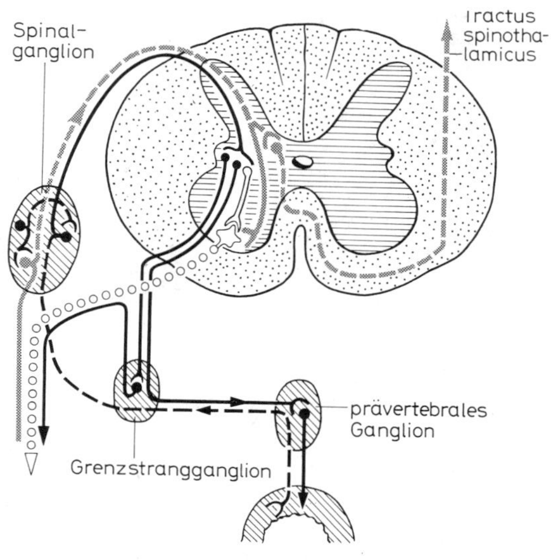

Abb. 7 Schmerzbahnen der Haut (links außen) und der inneren Organe (modifiziert nach LEUTERT 1988)
Entstehung einer HEAD-Zone unter Beteiligung des Kortex (über aufsteigende Bahnen)
grau = sensibel, Kreise = motorisch

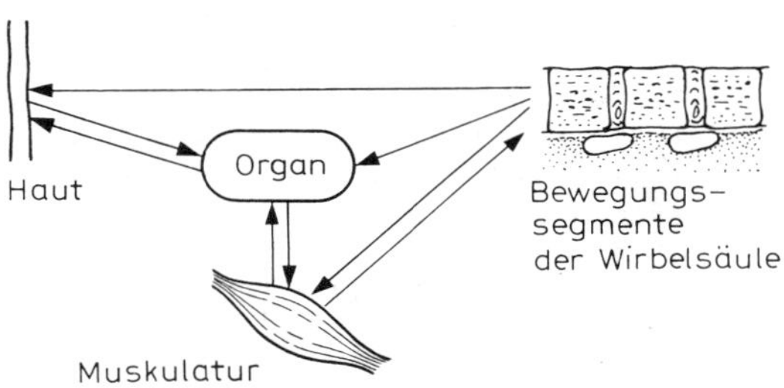

Abb. 8 Schematische Darstellung von Wechselwirkungen zwischen Organ, Haut, Muskulatur und sog. Bewegungssegment der Wirbelsäule (nach RÜDIGER 1978)

sches Neuron (langer, peripherer Fortsatz der bipolaren Zelle) – prävertebrales Ganglion – Grenzstrangganglion – Spinalganglion – Übergang auf sensible Bahn.
Efferenz: Umschaltung auf motorische Bahn – Vorderhorn – motorischer Spinalnerv – Skelettmuskulatur.

So entstehen tiefe reflektorische und algetische Phänomene (s. 3.4.3.), z. B. Skelettmuskelhypertonus, Bauchdeckenspannung und Schmerz im Segmentbereich des inneren Organs (s. Tab. 6).

Solche Spannungsvermehrungen an Skelettmuskeln können ihrerseits zu einer „Blockierung“ in den zugehörigen „Bewegungssegmenten“ der Wirbelsäule führen. Das führt dann zu folgendem fehlerhaftem Kreislauf: Der Tonus der Muskulatur, die die Blockierung auslöste, steigt weiter – andere Muskelgruppen werden einbezogen – der Muskelschmerz verstärkt sich – die im Eingeweide bestehende Störung wird über efferente vegetative Nerven verschlimmert (Abb. 8). Ist der Ausgangspunkt dieser fehlerhaften Kreisläufe der Darm, so können medikamentös nicht beeinflußbare Darmstörungen mit Durchfällen und anderem daraus resultieren.
An den geschilderten spinal-reflektorischen Vorgängen können höhere Regulationsebenen beteiligt sein (Medulla oblongata oder Hypothalamus – über den Tractus spinothalamicus), jedoch meist im hemmenden, nicht im fördernden Sinne. Dies ist von der VRL insgesamt abhängig, speziell vom Aktivitätsgrad der Formatio reticularis und damit auch des Kortex.

3.6. Lokalisation der reflektorischen Veränderungen

Ort und Ausdehnung der reflektorischen Veränderungen an der Haut (Dermatome) geht aus den Abbildungen 9 bis 20 hervor. In den Abbildungen bezieht sich die Segmentverteilung auf Hyperalgesie (HEAD-Zone), oberflächliche Spannungsvermehrung, vasomotorische Phänomene, Piloarrektion und andere reflektorische Zeichen sowie typische Maximalpunkte der oberflächlichen und tiefen Hyperalgesie. Die Myotom-Lokalisationen sind der Tabelle im Vorsatz zu entnehmen.
Denkt man sich in den Strichzeichnungen Arme und Beine bis zur Waagerechten gespreizt, ist der ursprüngliche, entwicklungsgeschichtlich folgerichtige Verlauf der Derma-

---

Erläuterungen zu den Abbildungen 9–20
Helles Raster = maximale Grenzen
dunkles Raster = minimale Grenzen
schwarze Flecke = Maximalpunkte
P = Pupillenreaktion (Mydriasis)
V_1–V_3 = Äste des N. trigeminus

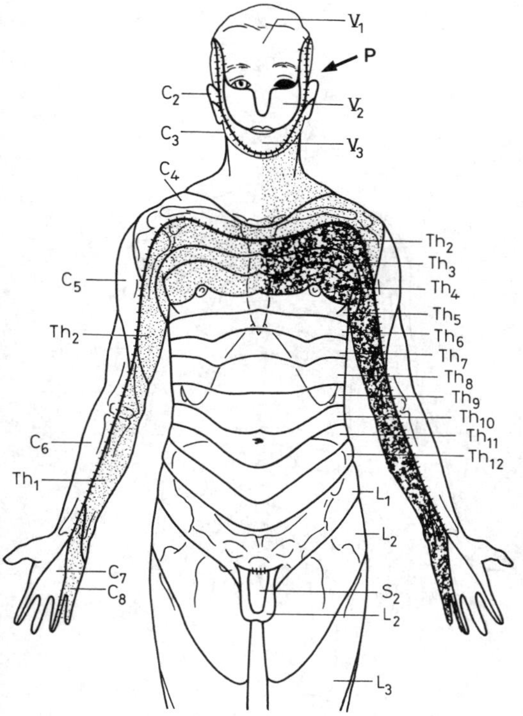

Abb. 9 Dermatome für die Aorta: Segmentzone C_3, C_4, C_8, Th_1–Th_4 (nach HANSEN/SCHLIACK)

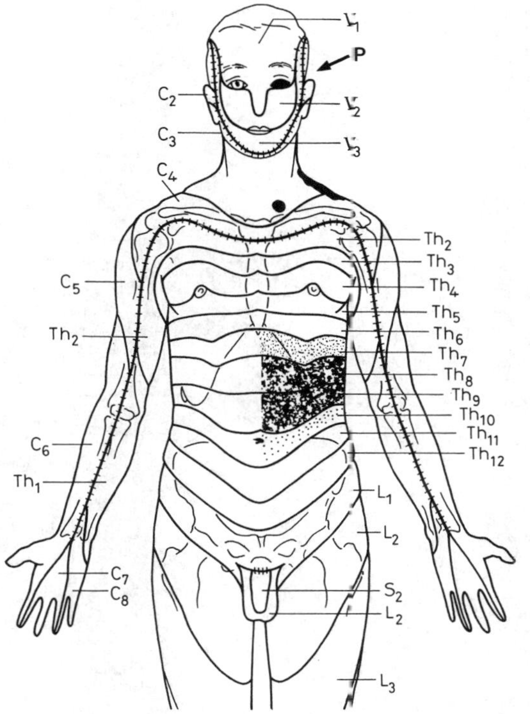

Abb. 10 Dermatome für die Milz. Segmentzone C_3, C_4 (Th_7), Th_8, Th_9 (Th_{10})

Abb. 11 Dermatome für den Leerdarm. Segmentzone C_3, C_4, Th_8–Th_{11}

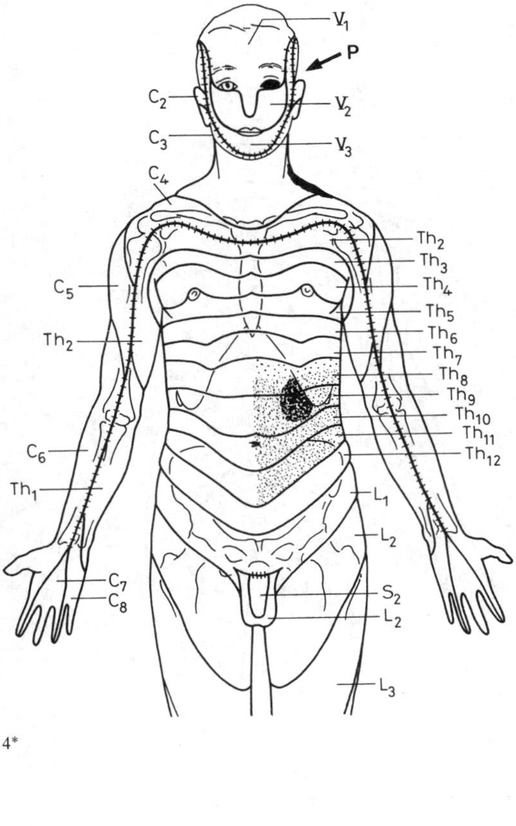

Abb. 12 Dermatome für Niere und Harnleiter (re.). Segmentzone (C_3, C_4), Th_9–Th_{12}, L_1, L_2 (L_3)

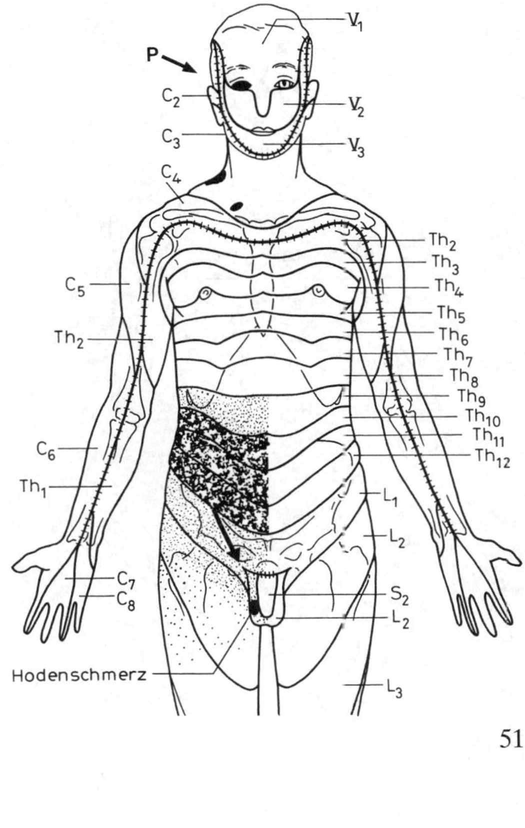

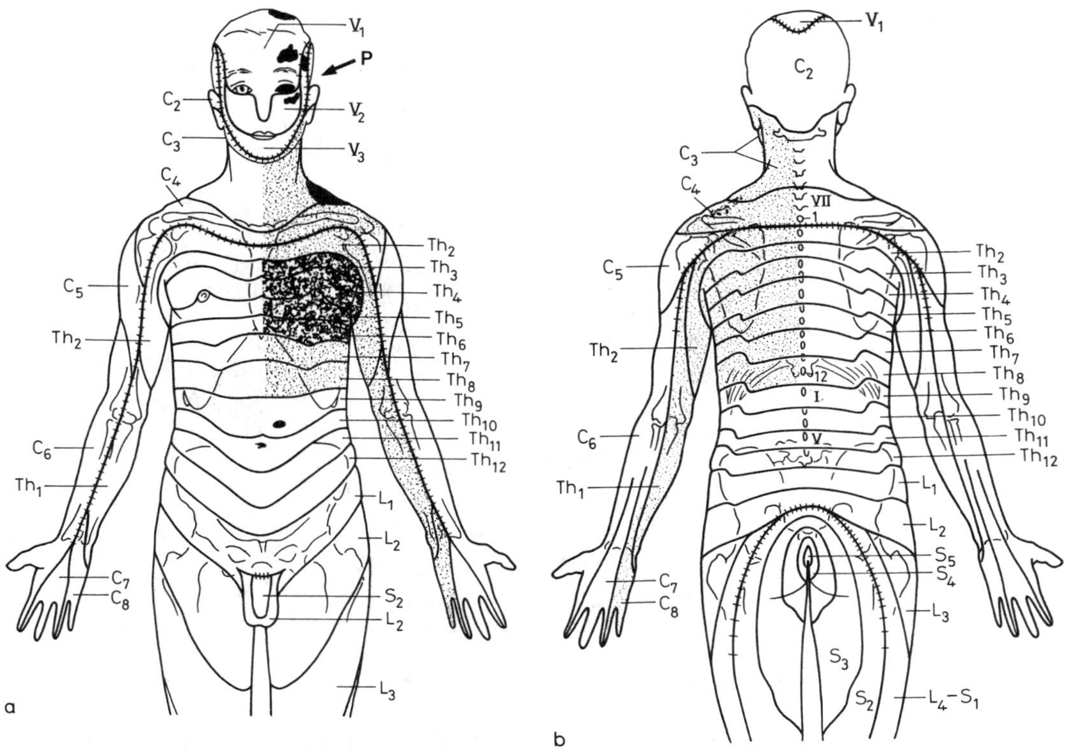

Abb. 13 a u. b Dermatome für das Herz, Segmentzone C_3, C_4, C_8, Th_1–Th_8

Abb. 14 a u. b Dermatome für die rechte Lunge, Segmentzone C_3, C_4, Th_3–Th_9 (Th_{10})

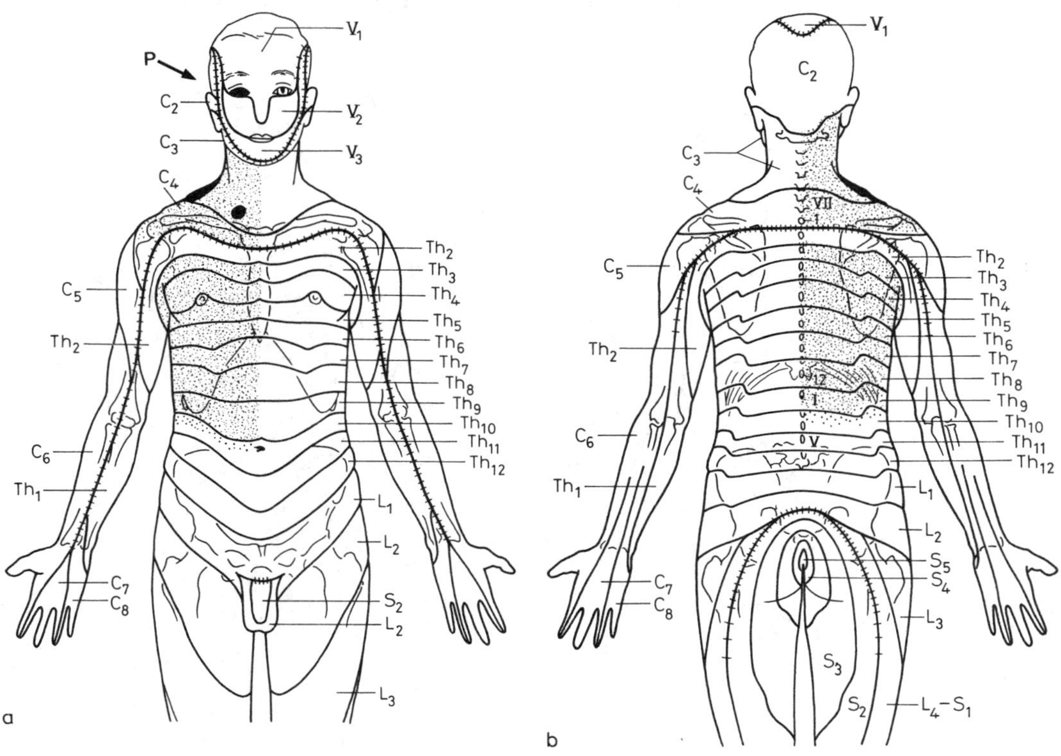

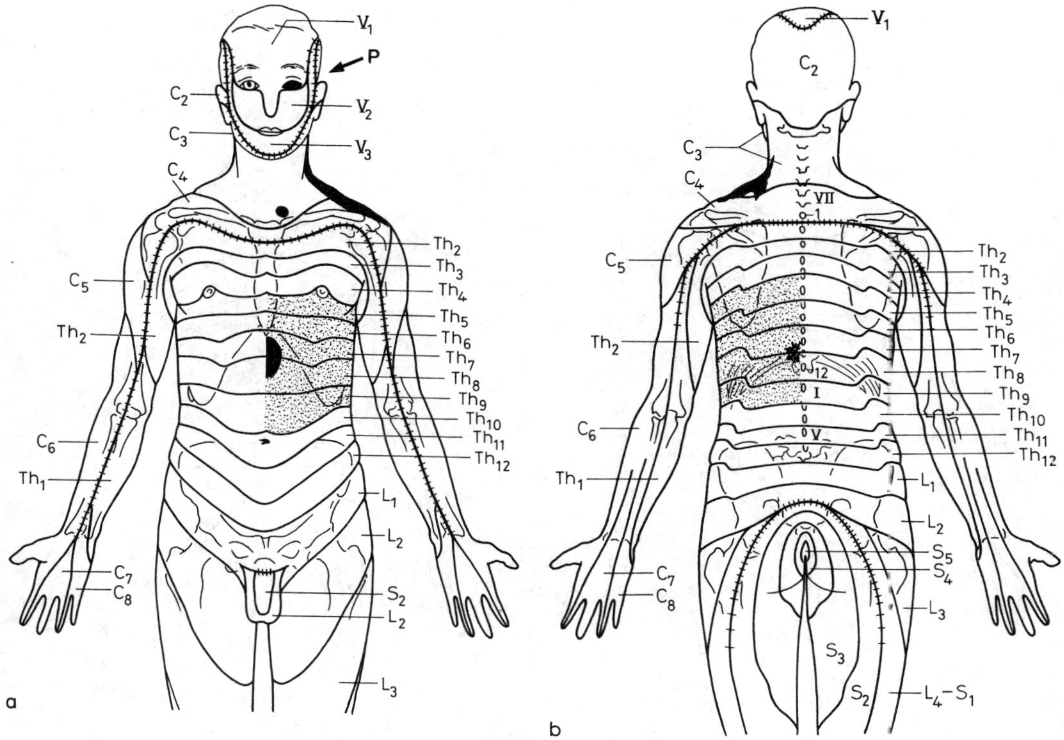

Abb. 15 a u. b Dermatome für den Magen. Segmentzone C_3, C_4, Th_5-Th_9

Abb. 16 a u. b Dermatome für Leber und Gallenblase. Segmentzone C_3, C_4, Th_6-Th_{10}

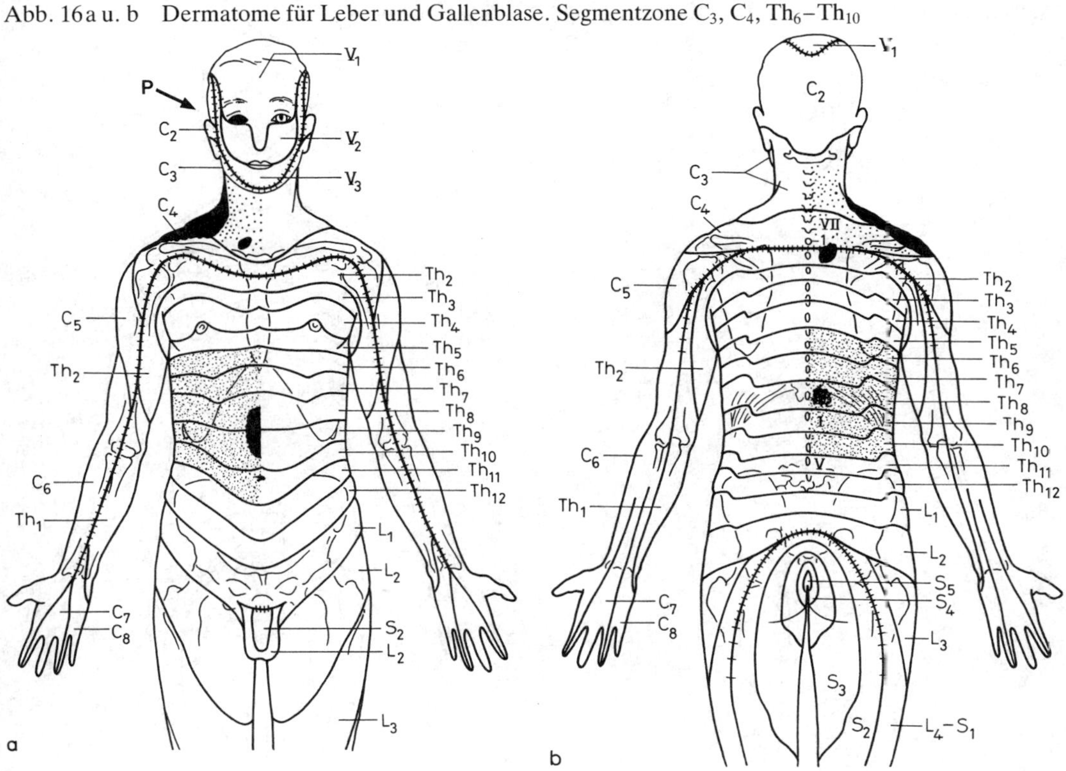

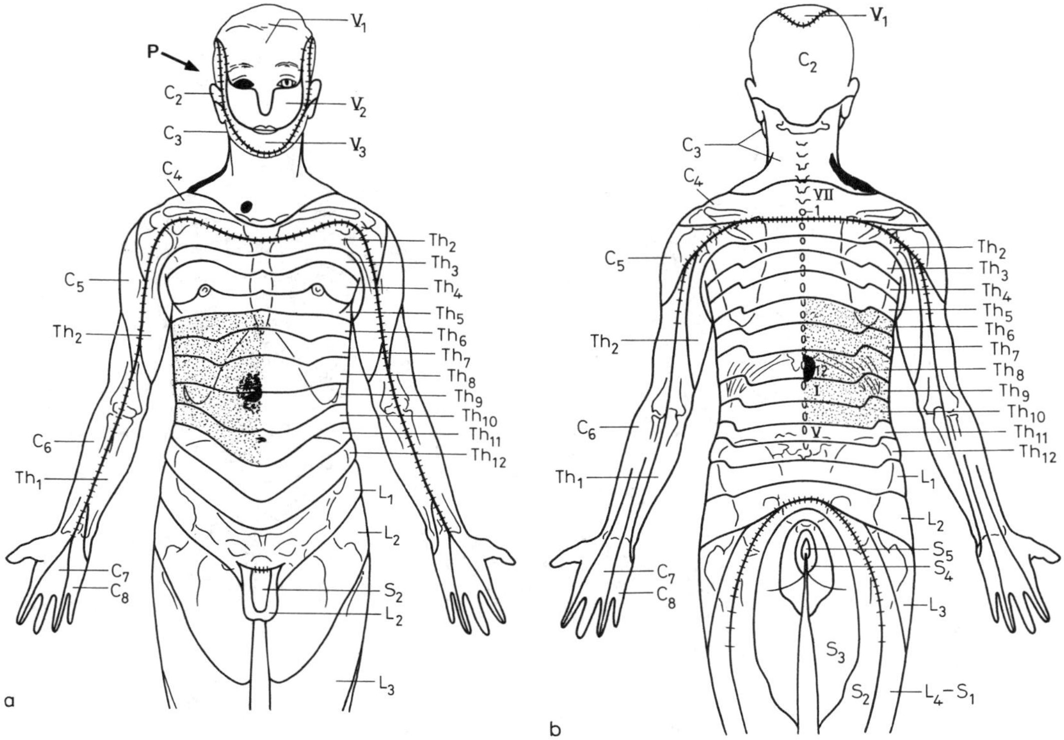

Abb. 17 a u. b Dermatome für den Zwölffingerdarm. Segmentzone C_3, C_4, Th_6–Th_{10}

Abb. 18 a u. b Dermatome für die Bauchspeicheldrüse. Segmentzone C_3, C_4, Th_7–Th_9

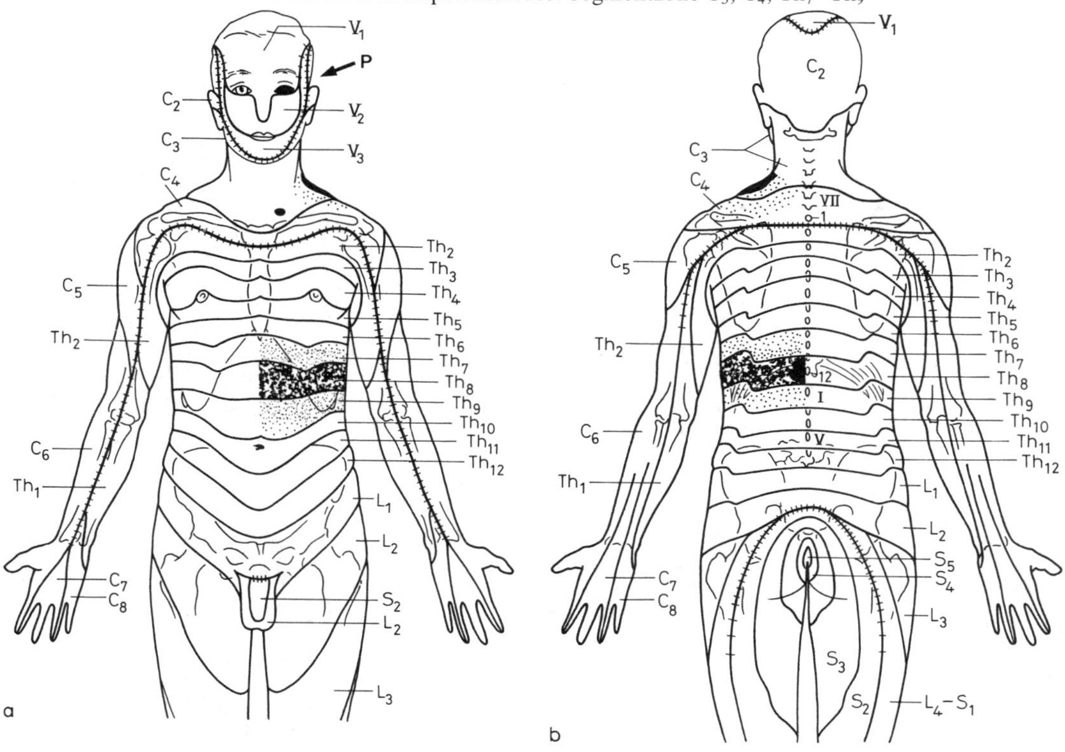

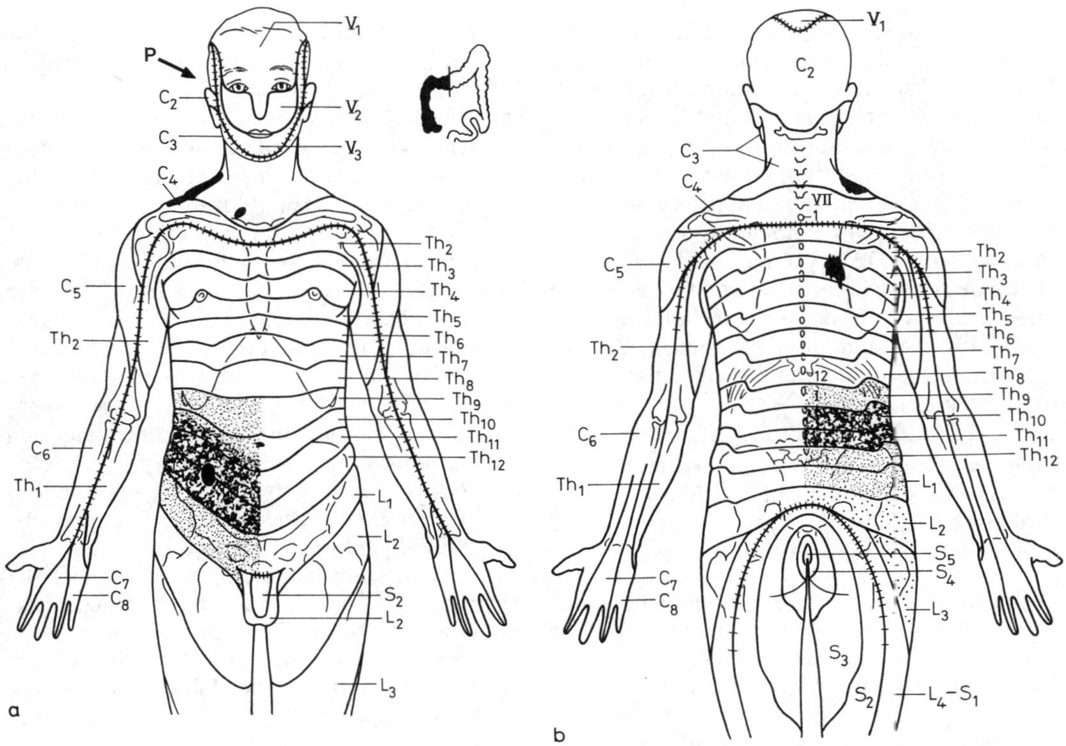

Abb. 19 a u. b Dermatome für den Dickdarm mit Blinddarm, Wurmfortsatz, aufsteigendem Teil. Segmentzone C_3, C_4, Th_9–L_1

Abb. 20 a u. b Dermatome für den Dickdarm mit Querteil (linke Hälfte) und absteigendem Teil, Sigma und Rektum. Segmentzone C_3, C_4, Th_9–L_1

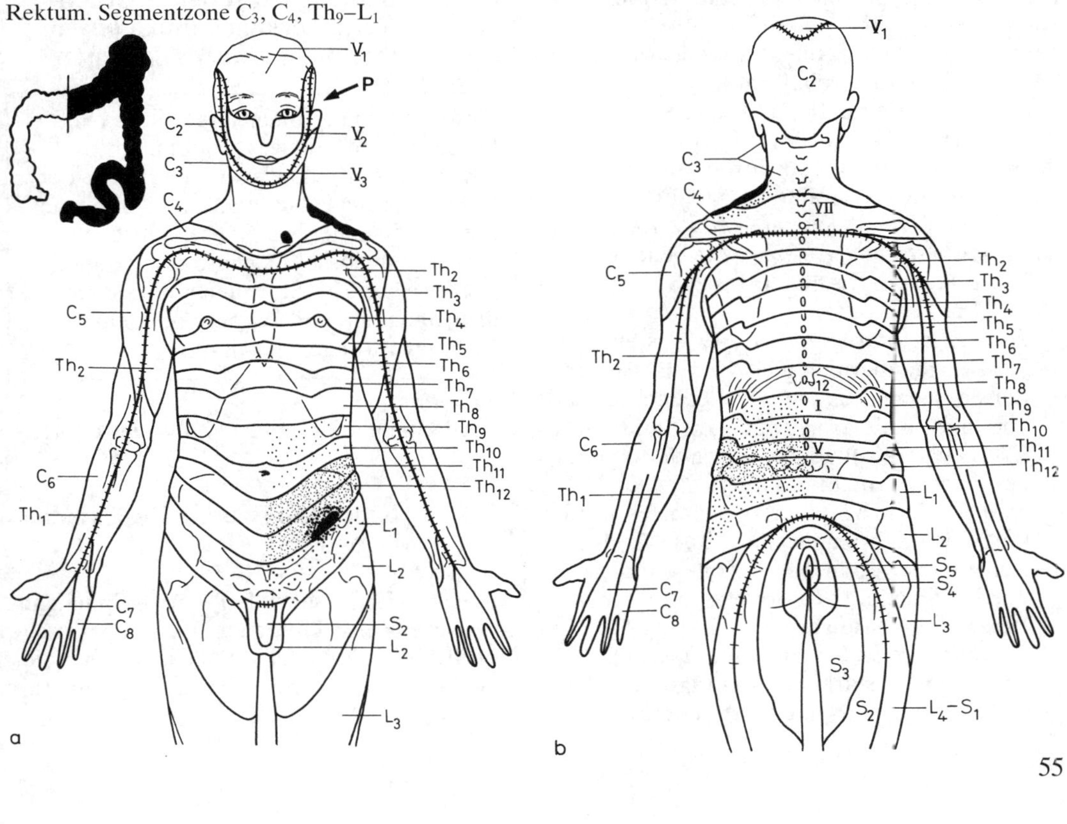

tome zu erkennen. Die Tatsache, daß die Dermatome sich nicht mehr in der Region des Rückenmarksegments befinden, ist ebenfalls durch die Entwicklungsgeschichte des Menschen in der Wirbeltierreihe bedingt. Das gleiche gilt für die topographischen Unterschiede zwischen Dermatomen und Myotomen.
Die zahlreichen *Überschneidungen* von Viszerotomen und Dermatomen sind durch die engen topographischen Beziehungen, durch die Nachbarschaft der Organe zu erklären. Beispielsweise sind dem Dermatom Th_9 11 Viszerotome und die Gefäße der unteren Extremitäten zugeordnet.

> Die Dermatome der inneren Organe konzentrieren sich naturgemäß auf die Thorakal- und Lumbalsegmente.

Die *Zahl der Dermatome pro Organ* und damit deren flächige Ausdehnung auf der Haut ist sehr unterschiedlich: Beim Herzen sind es 9 Dermatome, bei der Milz 2. Bei den Gefäßen der oberen Extremitäten sind es 11, bei den Gefäßen der unteren Extremitäten sogar 17 Dermatome.
Nicht immer sind alle zu einem Organ gehörenden Dermatome im Falle einer Irritation in einem Eingeweide koaktiviert. Ob der Ausdehnungsgrad der „Zonen" auf der Haut, also die Zahl der im Einzelfall reflektorisch veränderten Dermatome (beim Herzen beispielsweise nur 4 oder 5 anstatt 9) etwas über den Schweregrad der Organstörung auszusagen vermag, ist nicht einwandfrei zu beurteilen.
Doch sind folgende *Symptome im Zusammenhang mit bestehenden Zonen* oft bedeutungsvoll, wie akut ein Krankheitsprozeß ist:

- *Hauttemperaturveränderungen* bestehen in 77 % gegenüber den gleichen, nicht veränderten Segmenten auf der Gegenseite, davon in 65 % als Erniedrigungen, in 12 % als Erhöhungen (oft abhängig von der Akuität der inneren Organkrankheit).
- *Hautquaddeln* verkleinern sich nach intrakutanen Injektionen von 0,9 % NaCl-Lösungen rascher in einer Zone, und zwar durch schnellere Resorption infolge einer Permeabilitätssteigerung.
- *Histaminquaddeln* sind im ipsilateralen Hautsegment stärker ausgeprägt als außerhalb des Segments und kontralateral.
- *Ultraviolettlichtbestrahlung* (UVB) ruft in der Zone früher eine Erythem hervor als in den anderen Segmenten.
- Durch *Saugglockenapplikation* hervorgerufener Unterdruck an Haut und Unterhaut bewirkt in der Zone bei geringeren Werten punktförmige Hautblutungen (Petechien) als im gleichen Segment kontralateral.
- *Piloarrektion* tritt im Bereich einer Zone *spontan*, z. B. nach „Kälteinfluß" beim Ausziehen der Kleidung auf. Solche „Gänsehaut" kann man in der Zone auch *durch sanftes Bestreichen* mit einer Nadelspitze hervorrufen – im Gegensatz zu der Umgebung der Zone und zum kontralateralen Dermatom.
- *Hyperhidrosis* (verstärkte Schweißbildung) in einer Zone ist besonders typisch und ausgeprägt bei Pneumonie und Pleuritis.

Diese Symptome charakterisieren zugleich die örtliche VRL, die nicht nur bei der Diagnostik, sondern auch bei der Therapie zu beachten ist.
Zu den reflektorischen Phänomenen gehört auch die Erweiterung der Pupille (Mydriasis) und der Lidspalte (s. 3.4 und Abb. 9–20).

3.7. Möglichkeiten der Beeinflussung der reflektorischen Veränderungen durch physiotherapeutische Maßnahmen

> Gewebsveränderungen an Haut und Skelettmuskulatur, die viszerokutan und viszero-motorisch, also auf dem Wege der Koaktivierung entstanden sind, kann man durch geeignete physiotherapeutische Maßnahmen beseitigen und damit günstig auf die viszeralen Störungen, die sie verursacht haben, und auf periphere Durchblutungsstörungen einwirken.

Das geschieht über den Nervenweg wie folgt.

3.7.1. Kutaneo-viszerale Reflexbahn (Abb. 21)

Afferenz: Haut – sensible Fasern – Spinalganglion – teilweise Übergang auf sympathische Fasern – Hinterwurzel – Nucleus intermediolateralis (Umschaltung auf efferente sympathische Fasern) – Vorderwurzel.

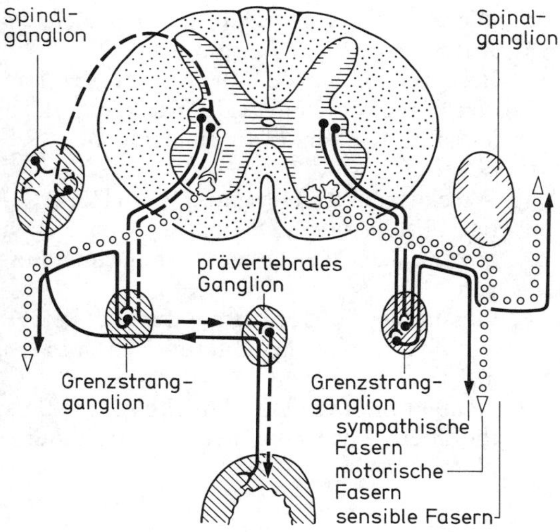

Abb. 21 Links: Cutaneo-viszeraler Reflexbogen
Rechts: Aufbau eines Spinalnerven (modifiziert nach LEUTERT 1988)
grau = sensibel, Kreise = motorisch

Efferenz (sympathisch): Grenzstrangganglion – prävertebrales Ganglion (Umschaltung) – Eingeweidemuskeln oder -drüsen. Bei der parasympathischen Efferenz erfolgt die Umschaltung auf das 2. Neuron im Organ, und zwar im Magen und Darm innerhalb der glatten Muskulatur und unterhalb der Schleimhaut.
Es wird angenommen, daß der hier skizzierte Weg für alle an der *Haut ansetzenden Physiotherapiereize gültig ist*: Hydrotherapie, Balneotherapie, Klimatotherapie, Elektrotherapie, Ultraschallbehandlung, Massagetherapie, Phototherapie und Manuelle Therapie, jedoch durch Erregung verschiedener Rezeptoren und Nervenfasern.
Bei der Massage reflektorischer Zonen in der Muskulatur wird die kutaneo-viszerale Reflexbahn genutzt.
Jedoch ist es möglich, über die *kutaneo-muskuläre Reflexbahn von der Haut, dem Bindegewebe, den Gelenken und den Bewegungssegmenten auf die Skelettmuskulatur einzuwirken.*

3.7.2. Reflextherapeutische Möglichkeiten

An einigen Beispielen soll gezeigt werden, wie man von den verschiedenen Geweben aus auf dem Reflexweg die Funktion und Störungen innerer Organe beeinflussen kann.

Angina-pectoris-Syndrom. An den Dermatomen C_3, C_4, C_8 bis Th_8 sind reflektorische und algetische Zeichen vorhanden. Durch *Behandlung dieser Zonen* erreicht man nicht nur deren allmähliche Beseitigung, sondern auch eine günstigere Durchblutungs- und Stoffwechselsituation im Herzen. Die in Frage kommenden PTM werden in Serien angewandt, z. B.:

- temperaturansteigende Unterarmbäder links oder rechts,
- Periostbehandlung am Sternum oder am Schulterblatt,
- Reflexzonenmassagen, die sich auf Haut, Bindegewebe und Muskulatur (Pectoralis) beziehen,
- Gleichstrombehandlung im Herzsegment.

Besteht ein gastro-kardialer oder kolo-kardialer Reflex, sind z. B. thermotherapeutische Maßnahmen im Magen-Dermatom oder in den Darm-Dermatomen oder eine *Kolonbehandlung* indiziert.
Sind spondylogene Reflexe oder eine Blockierung in einem zugehörigen Bewegungssegment der Wirbelsäule anzunehmen, sollte man durch den Fachmann eine *Deblockierung* vornehmen lassen.
Auch thermotherapeutische Verfahren *am Rücken* kommen in Betracht.

Gallenkolik. Diese läßt sich mit einer Dampfkompresse an den Dermatomen Th_6 bis Th_{10} (rechts), am besten ventral, aber auch ventrodorsal lindern. Anschließend wird ein *Leibwickel* an derselben Stelle angelegt.

Periphere Durchblutungsstörungen bis Stadium II/III nach FONTAINE. In diesem Fall sind *Unterschenkelbäder* oder *Schenkelbäder* (in der großen Wanne) *mit allmählichem Temperaturanstieg* indiziert, bei schlechter Verträglichkeit auch temperaturansteigende Unterarmbäder. Dabei nutzt man die Fernwirkung aus.
Auch *Reflexzonenmassagen* an den Dermatomen Th_6 bis S_5 sind angebracht. Dabei sind alle veränderten Gewebsschichten zu behandeln. Auch *Wärmeanwendungen* (Peloidpackungen, Paraffinpackungen) an den Reflexzonen des Rumpfes für die Gefäße der unteren Extremitäten können wertvoll sein.

Aufgaben

1. Sagen Sie etwas über Reflextherapie aus, besonders im Zusammenhang mit der Physiotherapie!
2. Erläutern Sie die Segmentierung des Körpers, die nervalen Konsequenzen, die Segmenteinteilung der Haut und die Homolateralitätsregel!
3. Berichten Sie über die topographische Anatomie der Hautsegmente und ihre Abweichungen zu den Muskelsegmenten!
4. Informieren Sie über die reflektorischen und algetischen Phänomene an Haut, Unterhautbindegewebe, Muskulatur und Knochen!
5. Welche weiteren reflektorischen Zeichen kennen Sie?
6. Beschreiben Sie den Nervenweg der von den Eingeweiden über das Rückenmark zu anderen Körperstellen übertragenen Reflexe!
7. Welches sind die Dermatome von Herz, Leber, absteigendem Dickdarm? Mit welchen anderen Organen gibt es Überschneidungen?
8. Geben Sie die Dermatome für die Gefäße der oberen und der unteren Extremitäten an!
9. Nennen Sie drei Möglichkeiten für reflextherapeutisches Vorgehen mit Physiotherapiemitteln!

Hydro-, Balneo-, Elektro- und Phototherapie

1. Hydrotherapie

1.1. Einführung

Aufbauend auf den theoretischen Grundlagen, die das Lehrgebiet Reaktionslehre bietet, verfolgt das Lehrgebiet Hydrotherapie das Ziel, die Praxis ihrer Methoden zu beschreiben.

> Als Hydrotherapie bezeichnen wir die gezielte Anwendung des Wassers in seinen Aggregatzuständen (Eis, Wasser, Dampf) im Sinne der Krankheitsvorbeugung, der Behandlung, Wiederherstellung und Nachsorge im Krankheitsfall.

Die Wasseranwendung zu hygienischen Zwekken gilt *nicht* als Hydrotherapie. Die *Hydrotherapie* ist neben der *Peloidtherapie,* den *Paraffinpackungen,* der *Infrarot-Phototherapie,* der *Hochfrequenz-Elektrotherapie* und der *Ultraschallbehandlung* eine Form der **Thermotherapie**.

Dank ihrer Variabilität und Individualisierbarkeit mit einer großen Indikationsbreite ist die Hydrotherapie prophylaktisch und präventiv, therapeutisch und rehabilitativ wie metaphylaktisch vielfältig anwendbar, und zwar im poliklinischen und klinischen Bereich, unter häuslichen und betrieblichen Bedingungen, beim Sport, in der Freizeit wie im Urlaub.

Zum Teil ist die Hydrotherapie auf komplizierte Anlagen und Installationen angewiesen, so daß diese Hydrotherapieformen sich auf entsprechende Institutionen beschränken, die über spezialisierte Fachkräfte verfügen müssen.

Die Einteilung der Hydrotherapiemethoden geschieht nach pragmatischen Grundsätzen, die weitgehend mit physiologischen Wirkungsunterschieden der vier Gruppen übereinstimmt. Eine andere Einteilung, z. B. in kleine, mittlere und große Hydrotherapie, berücksichtigt im wesentlichen die Flächen- und z. T. die Zeitdosis. In Wirklichkeit bestehen wechselseitige Beziehungen zwischen den Reizfaktoren: Ist der Reizfaktor groß, sind zwangsläufig andere Reizfaktoren in der Dosis zu reduzieren.

Aufbau und Reihenfolge bei der Ausführung der verschiedenen Hydrotherapieapplikationen entspringen nicht einem Schemadenken oder einer Pedanterie, sie sollen dem Behandler auch keine Schablone aufzwingen. Einmal entsprechen die Regeln zur Ausführung der Hydrotherapieapplikationen *physiologischen Erfordernissen,* zum anderen bedeutet jeder Behandlungsablauf einen *Algorithmus,* der dem Behandler so geläufig werden muß, daß er die Behandlung ohne nachzudenken absolvieren kann. Dabei darf keine Körperstelle vergessen werden.

Bewußt sind lediglich diejenigen Stellen bei Anwendungen mit dem Tuch und mit fließendem Wasser länger oder intensiver zu behandeln, die dies individuell verlangen.

Je strenger jeder Behandler beim Lernen und Üben der Behandlungsmethoden sich selbst gegenüber ist, um so besser wird er jede Methode zu Gunsten des Patienten beherrschen und *die Regionen* besonders berücksichtigen, die dies erfordern. Das ist von Diagnose und Befund abhängig. Das zu beachten, kann man jedem qualifizierten Behandler zutrauen.

Zweifellos gibt es in diesem Beitrag nicht enthaltene Hydrotherapieformen, die z. T. Spezialmethoden oder auch eindeutige Modifikationen der hier geschilderten Methoden sind.

Ist man in der Hydrotherapie gut ausgebildet, kann man diese Sonderformen leicht hinzulernen, so z. B. die sehr wirksamen Wirbelbäder oder Sprudelmassagebäder, die mit ihren zusätzlichen Reizen ganz eigene Reaktionen hervorzurufen vermögen.

Soweit erforderlich und möglich, werden auch neuere Geräte vorgestellt.

1.1.1. Historischer Überblick

Das Wasser als Mittel zur Erhaltung, Förderung und Wiederherstellung der Gesundheit hat in der Menschheitsgeschichte immer einen bedeutenden Platz gehabt. Neben sinnvollen Ritualien, die z. T. hygienischen Charakter trugen und noch heute tragen, spielt dabei – entsprechend dem jeweiligen Entwicklungsstand der Völker oder Individuen – zu allen Zeiten der Aberglaube eine nicht zu unterschätzende, wenn auch allmählich schwindende Rolle.
Aus der empirischen Hydrotherapie der Volksmedizin wurde ein physiologisch, biophysikalisch, biochemisch und biokybernetisch *fundiertes Teilgebiet der Physiotherapie.*
Unter den Förderern der Hydrotherapie in den letzten zwei Jahrhunderten ragen die Laienbehandler Vincenz PRIESSNITZ (1790–1852) und Sebastian KNEIPP (1821–1897) hervor. Sie gewannen mit Beobachtungsgabe, Verständnis für die Körpervorgänge und Einfühlungsvermögen manche Erkenntnis, die sich heute bestätigt, wenn auch damalige Deutungen der Wirkungsweise der Hydrotherapie unseren jetzigen wissenschaftlichen Auffassungen nicht mehr entsprechen.
In diesem Buch bezieht sich die Benennung gewisser Hydrotherapiemethoden nach PRIESSNITZ oder KNEIPP lediglich auf die Ausführung, nicht auf deren „Schule".
In der DDR haben sich einige *traditionsreiche Gesundheitseinrichtungen bevorzugt der Hydrotherapie zugewandt* und maßgeblich zu deren Entwicklung beigetragen. Hier seien als Beispiele genannt:

- Poliklinik für Physiotherapie (Charité) an der Humboldt-Universität zu Berlin
- Klinik für Physiotherapie im Städtischen Krankenhaus Berlin-Buch
- Fachkrankenhaus für Physiotherapie in Mahlow bei Berlin (früher PRIESSNITZ-Krankenhaus)
- Poliklinisches Institut für Physiotherapie in Berlin, Löwestraße.

Von den *Kureinrichtungen* haben sich die meisten im Laufe der Zeit *ergänzend* auf *Hydrotherapie* eingestellt. Unter ihnen sind die KNEIPP-Kureinrichtungen hervorzuheben, in denen die Hydrotherapie im Vordergrund des Kurprogrammes steht.

> Wissenschaftlich betriebene Hydrotherapie setzt voraus, daß die jeweiligen wissenschaftlichen Erkenntnisse in die Praxis der Hydrotherapie umgesetzt werden.

1.1.2. Bedeutung der Hydrotherapie

Hydrotherapie – Ergänzung und Alternative. Hydro- und Kinesitherapie, die beiden umfassendsten Teilgebiete der Physiotherapie, bieten vielfach Ergängzung, auch zeitlich, und manchmal Alternative zur Pharmakotherapie, z. B. in der Schmerz- und Entzündungsbehandlung, zur Chirurgie, prä- und postoperativ. Zur orthopädisch-technischen Therapie und zur Psychotherapie gibt es gleichzeitige Ergänzungen für beide Teilgebiete, die sich aber auch gegenseitig ergänzen, da beide, trotz grundlegender Unterschiede, gleiche und ähnliche vegetative Reaktionen im Körper auslösen (s. Lehrgebiet Reaktionslehre).

Wissenschaftliches Fundament. In diesem Jahrhundert und speziell in den letzten Jahrzehnten sind die Grundlagen der Hydrotherapie so gewachsen, daß man von ihrer wissenschaftlichen Fundierung sprechen kann.

> Empirie kommt nicht häufiger vor als in anderen Fachrichtungen.

Daran sind besonders die Fortschritte der Physiologie und Pathophysiologie, namentlich der funktionellen Pathologie beteiligt, und zwar

- auf dem Gebiet der Temperatur- und Kreislaufregulation mit der Vorrangstellung der Thermoregulation gegenüber Kreislauf und Durchblutung;
- über die regulatorische Bedeutung von Hypothalamus, Formatio reticularis und limbischem System bei der Beantwortung thermischer Reize durch den Körper;
- über die segmental-reflektorischen Zusammenhänge zwischen Viszeralorganen, Haut, Muskulatur und Bewegungssegmenten;

- zum Streßgeschehen und dessen günstiger Beeinflussung vor allem durch thermisch indifferente Reize mit Abbau und Ausscheidung der Streßhormone im akuten Fall.

(Siehe Lehrgebiet Reaktionslehre.)

Vorzüge der Hydrotherapie. Die wissenschaftliche Fundierung der Hydrotherapie gewinnt dadurch noch an Bedeutung, daß das thermoregulatorische System rasch und genau auf die thermischen Reize der Hydrotherapie reagiert und so *feine Dosierungsmöglichkeiten* bietet (s. Lehrgebiet Reaktionslehre).

HALHUBER (1962) bezeichnet die Hydrotherapie daher als „Mikrometerschraube" der physikalischen Therapie.

Zur *momentanen thermischen Reaktion* auf einen bestimmten thermischen (Hydrotherapie-)Reiz sind *reproduzierbare Prognosen* möglich geworden, wenn man die thermische Ausgangslage berücksichtigt (Thermische Trias, s. 1.1.4.1.). Hydrotherapie wirkt bei sachgerechter Anwendung *gewebeschonend* wie die gesamte Physiotherapie.

Haut und Schleimhaut – die Anwendungsgebiete am Körper – sind leicht zugänglich.

Ein großer Teil der Hydrotherapie ist fast überall ausführbar.

> Hydrotherapie ist nicht nur sehr variabel und individuell anwendbar, sondern auch vielfältig wirksam. Im Verhältnis zur Wirksamkeit ist der Aufwand unbedeutend.

1.1.3. Reizfaktoren – Reizdosis

1.1.3.1. Thermischer Reizfaktor (Thermische Dosis, Wärmedosis)

Unter den Reizfaktoren der Hydrotherapie ist der thermische Reizfaktor der wichtigste.

Werden *kältesensible* Strukturen erregt, wird dies durch entsprechende Empfindungen angezeigt (Abb. 22), die mit sinkender Wassertemperatur an Intensität zunehmen. Im gleichen Maße, wie die Kaltempfindungen sich verstärken, werden die physikalische und chemische Temperaturregulation als *Gegenmaßnahme* des Körpers vom Hypothalamus aus eingesetzt: Je nach Stärke des thermischen

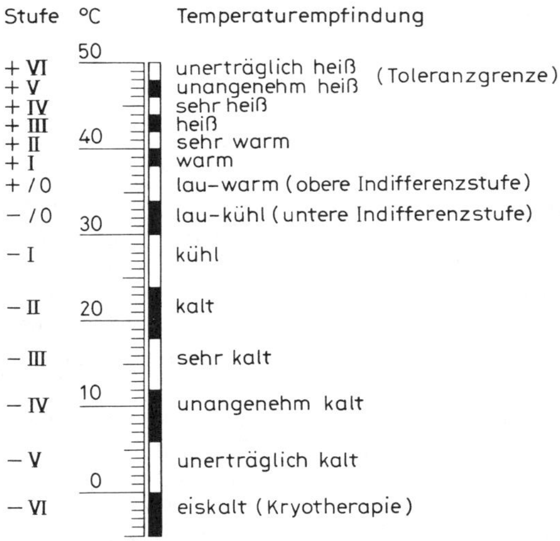

Abb. 22 Hydrothermoskala (thermische Stufen des Wassers)

Reizes und Größe der Reizfläche wird der *Wärmeabstrom eingeschränkt*, die *Wärmebildung angeregt*.

Gegensinniges thermorezeptives und thermoregulatorisches Verhalten ist von Wassertemperaturen zu erwarten, die die *wärmerezeptiven* Strukturen erregen und bei entsprechender Intensität auch *Wärmegegenregulationsmaßnahmen* veranlassen.

Ein *Temperatursprung* (rasche, sprungartige Temperaturänderung der Haut) ruft bei einer *kleinen Reizfläche* nur eine relativ *geringe* Temperaturempfindung hervor, die sehr rasch abklingt. Bei einer *großen Reizfläche* dagegen bewirkt sie eine wesentlich *stärkere Temperaturempfindung*, die sich zwar rasch etwas vermindert, aber einen längeren Zeitraum zum Abklingen benötigt und ebenso ausgiebige thermoregulatorische Vorgänge in Bewegung setzt.

> Die Hydrothermoskala (Abb. 22) gibt die durchschnittlichen thermischen Empfindungen nach einer kurzen Anpassungszeit der Thermorezeptoren an das veränderte thermische Milieu an.

Im *Einzelfall* hängt das hydrothermische Empfinden von der Hauttemperatur, der Temperaturänderung in der Zeit, der Reizfläche, der Reizregion und der Gewöhnung ab:

- Je höher die Hauttemperatur, um so größer ist die Wärmeempfindlichkeit mit Senkung der Warmgrenze um 1 – 1,5 °C.
- Je niedriger die Hauttemperatur, um so größer ist die Kälteempfindlichkeit mit Erhöhung der Kaltgrenze um 1 – 2 °C.
- *Je tiefer* die Ausgangstemperatur, desto größere Wärmesprünge sind für eine *Wärmeempfindung* notwendig. Umgekehrt genügen für eine *Kaltempfindung* immer kleinere Kältesprünge bis zu einer Kälte-Dauerempfindung.
  Für *hohe* Ausgangstemperaturen gilt das Umgekehrte. *Je höher* die Ausgangstemperaturen, um so unempfindlicher werden die *Kälterezeptoren* für gleich große Kältesprünge, die *Wärmerezeptoren* dagegen um so empfindlicher.
- Bei *geringer Reizfläche* (1 cm^2) steigt die Warmgrenze um einige Grad Celsius, bei großer Reizfläche (1000 cm^2) sinkt sie um einige Grad.
- Die *Gewöhnung* an Wärme und Kälte – die Wärme- und Kälteadaptation – setzt die Wärme- oder Kälteempfindlichkeit herab.

Die Hydrothermoskala gilt erst nach entsprechender Rezeptoradaptation. Vorher sind die thermischen Empfindungen überschießend.
Eine gewisse Rolle spielt auch die Applikationsart der Hydrotherapie. Bei *„ruhigen"* Wasseranwendungen *(mit dem Tuch)* gibt es eine Angleichung der Wassertemperatur an die Hauttemperatur. Bei Anwendungen mit *fließendem Wasser fehlt* diese Angleichung, da immer wieder Wasser mit gleicher Temperatur den Körper berührt. Eine *Zwischenstellung* nehmen die *Bäder* ein, bei denen zur Oberfläche hin eine allmähliche Abkühlung erfolgt.
Die Erläuterungen zur Hydrothermoskala unterstreichen die nicht zu unterschätzende *Bedeutung der temperaturan- und absteigenden Applikationen,* vor allem der *Teilapplikationen,* da die sich ein- und ausschleichenden Temperaturreize des Wassers *keine überschießenden Rezeptorreaktionen* und damit auch keine abrupten Regulationsvorgänge im Wärmehaushalt und Kreislauf hervorrufen.

1.1.3.2. Reizfaktor Applikationsfläche (Flächendosis)

Je größer die Reizfläche, um so größer die Zahl der erregten Thermorezeptoren, um so stärker die Reaktion.
Für den reflektorischen Effekt an inneren Organen ist die *Lokalisation* und damit die Zahl der einbezogenen *Dermatome* von Bedeutung, aber auch die *Thermotopographie.* Letztgenannte ist von der Rezeptorendichte und der unterschiedlichen Reaktionsfähigkeit bestimmter Körpergebiete, speziell der Extremitäten, abhängig.
Zur *unterschiedlichen Reaktivität* verschiedener Körperregionen seien zwei gegensätzliche, für die Praxis wesentliche Beispiele genannt.
Beim kalten Unterguß steigt der systolische Blutdruck stärker, beim kalten Oberguß der diastolische stärker und nachhaltiger.
Kleinflächige Kaltreize am Oberkörper senken die Herzfrequenz mehr als die am Unterkörper.
Zu *beachten* sind unbedingt die *Reaktionsunterschiede an oberen und unteren Extremitäten:* Kalte Armgüsse bewirken stärkere lokale Durchblutungsabnahmen und raschere Wiedererwärmung als gleichartige Unterschenkelgüsse an den unteren Extremitäten.

> Infolge der deutlichen anatomischen und physiologischen Differenzen zwischen Unterarmen mit Händen und Unterschenkeln mit Füßen ergibt sich bei Unterschenkelapplikationen eine schonendere Wirkung und daher bessere Verträglichkeit als bei Unterarmapplikationen.

Berücksichtigt man die Besonderheiten, läßt sich der Körper etwa in 6 nahezu gleichgroße *Flächengebiete der Haut* einteilen, die nur Anhaltspunkte bei Hydrotherapieapplikation bieten:

1/6 = Unterschenkel mit Füßen
1/6 = Oberschenkel bis Trochanter major
1/6 = Becken und Unterleib bis Beckenkamm seitlich
1/6 = Lendengegend und Leib (Bauch) bis Brustbein-Schwertfortsatz
1/6 = Brust und Rückenoberteil bis zum oberen Ende des Brustbeins und bis zur Schulterblattgräte
1/6 = Schultergürtel und Arme mit Händen.

> Falls eine Applikationsfläche nicht ausreicht, um ein Physiotherapieziel zu erreichen, muß sie größer gewählt werden, z. B. bei der Hypertonie- oder Hypotoniebehandlung, bei der Aufwärmung des Körpers.

Unter diesen Umständen ist es erforderlich, die Applikation entweder auf den gesamten Schenkel oder gar auf die untere Hälfte des Körpers (z. B. Halbbad) auszudehnen.

> Jedes Sechstel der Körperoberfläche bedeutet zugleich eine Flächendosis, deren reaktive Wertigkeit jedoch von den topographischen Unterschieden abhängt.

1.1.3.3. Reizfaktor Applikationsdauer (Zeitdosis)

Neben der Wärme- und der Flächendosis ist die Zeitdosis für die Reaktion und damit für die Wirkung der Hydrotherapie wesentlich.
Die Einteilung in 6 *Stufen der Applikationsdauer* stimmt mit der üblichen Praxis überein, bietet jedoch nur grobe Anhaltspunkte für die Zeitdosis, die in Zeiteinheiten entsprechend den individuellen Zielen der einzelnen Hydrotherapiemaßnahme verordnet werden muß:

- Dosis I Dauer bis 1 min (Sekundendauer)
- Dosis II Dauer 1 bis 5 min (sehr kurze Dauer)
- Dosis III Dauer 5 bis 10 min (kurze Dauer)
- Dosis IV Dauer 10 bis 20 min (mittlere Dauer)
- Dosis V Dauer 20 bis 40 min (längere Dauer)
- Dosis VI Dauer 60 min und mehr (langdauernde Applikation).

Als *Praxisregel* gilt, je höher die thermische Stufe des Wassers, um so niedriger die Flächendosis und die Zeitdosis.

> Indifferente Wassertemperaturen (um 34 °C) erlauben im allgemeinen stundenlange Aufenthalte im Wasser, thermische Stufe I bis IV minutenlange, V bis VI sekundenlange (s. Hydrothermoskala).

Die *Behandlungsdauer* darf nicht unterschätzt werden. Manche Patienten fühlen sich physisch und psychisch belastet, wenn die Dauer einer Hydrotherapiemaßnahme über die verordnete Zeit hinaus ausgedehnt wird, z. B. wenn der Behandler das optische oder akustische Signal für die Beendigung nicht beachtet.

> Auch bei häuslichen Anwendungen ist möglichst die zeitgünstigste Applikationsform mit gleicher Wirkung auszuwählen.

1.1.3.4. Reizfaktor hydrostatischer Druck (Druckdosis bei Bädern)

Während die ersten drei Reizfaktoren allgemeine Bedeutung für die Hydrotherapie haben, beschränkt sich dieser Reizfaktor auf Bäder.
Der durch das Gewicht der Flüssigkeit hervorgerufene Druck ist *am Wannenboden am höchsten* und erreicht *an der Wasseroberfläche* den Wert *Null*.

> Die Druckdosis bei Bädern entspricht der Flächendosis, ist aber von der Lage abhängig. Beim aufrecht im Wasser Stehenden ist sie am höchsten, bei dem in der Wanne Liegenden relativ am geringsten.

Sobald der Wasserspiegel höher ist als beim Halbbad, ist das Bad *herzbelastend*.
Der hydrostatische Druck am Wannenboden bewirkt für den eingetauchten Körper einen *Auftrieb*, der nach dem Archimedischen Prinzip dem Gewicht der vom Körper verdrängten Flüssigkeitsmenge entspricht. Abgesehen von Kopf und Hals, reduziert sich dadurch das Gewicht des eingetauchten Körpers scheinbar auf 1/10.
Der Auftrieb wird besonders bei der Unterwassergymnastik genutzt. Voll untergetaucht, ist der Patient im Bewegungsbecken in der Lage, besser zu schwimmen und sich zu bewegen. Je nach Temperatur senkt sich der Muskeltonus, entspannt sich der Körper, lassen sich Kontrakturen lösen. Der therapeutische und physiologische Effekt ist beachtlich.
Mit steigender Wasserhöhe bewirkt der hydrostatische Druck eine zunehmende Entlee-

rung des peripheren Niederdrucksystems – der Blut- und Lymphgefäße, die bis zu 75% der gesamten Blutmenge aufnehmen können („Kapazitätsgefäße") – in das Körperinnere und damit zum Herzen.
Vom Halbbad aufwärts nimmt der intraabdominelle Druck zu, das Zwerchfell wird in den Brustkorb gedrückt, die Atemmittellage eingeengt, das Reserveluftvolumen verringert sich.
Im Vollbad entsteht eine Umfangsverringerung an den eingetauchten Körperstellen, besonders am Bauch. Die Einatmung ist erschwert, die Ausatmung erleichtert, die Vitalkapazität verringert, die mittlere Luftfüllung der Lungen um etwa 1000 bis 1500 cm^3 gesenkt, der Venendruck steigt, sogar beim warmen Vollbad, bei dem sich die Venen erweitern.

> Kollapsgefahr tritt frühestens bei Wannenentleerung ein, weil sich zu diesem Zeitpunkt die dilatierten Hautvenen wieder füllen.

Beträchtlich wird die *Blutdrucksenkung* durch die Kreislaufdezentralisation *beim Aufstehen*. *Im indifferent temperierten Bad* können Kreislaufreaktionen eine *Senkung von Herzfrequenz und Blutdruck* bewirken. Dadurch wächst das Minutenvolumen des Herzens nur um 20 bis 25%, obgleich infolge des hydrostatischen Druckes der Blutzustrom zum Herzen vermehrt ist.

> Der volumregulatorische Blutverschiebungseffekt, der als hydromechanischer Bädereffekt bezeichnet wird, ruft eine gesteigerte Diurese hervor.

Bei ungenügender Herzkompensation (Herzschwäche), auch der latenten, sind *maximal Halbbäder* indiziert, da das geschädigte Herz die notwendige Mehrarbeit nicht bewältigen kann. Man wählt unter diesen Umständen *Teilbäder,* am besten die besonders verträglichen Fuß- oder Unterschenkelbäder.

1.1.3.5. Zusätzliche Reizfaktoren

Zusätzliche mechanische Reizfaktoren. Gemeint sind solche Reize, die mit der Hand, der Bürste, dem Tuch bei Abklatschungen oder durch erhöhten Wasserstrahl (Druckstrahlgüsse, Unterwasserstrahlmassage) erzeugt werden. Diese mechanischen Reize erregen verschiedene Arten von Mechanorezeptoren.

Zusätzliche elektrische Reizfaktoren. Bei den hydroelektrischen Teil- und Vollbädern ergibt sich eine Reizkombination von thermischen und elektrischen Faktoren.

Zusätzliche chemische Reizfaktoren. In der Hydrotherapie erstrecken sich diese auf die Zusatzbäder, in der Balneotherapie auf die Inhaltsstoffe der Heilwässer und Peloide (s. Tab. 10 u. 11 sowie Kap. 2).

Die zusätzlichen Reizfaktoren *modifizieren,* je nach Art, vor allem *die Wirkung der Hydrotherapie.* Man kann nicht einfach behaupten, daß durch die zusätzlichen Reizfaktoren eine verstärkte Wirkung eintritt, obgleich dies oftmals zutrifft, z. B. bei den *mechanischen Reizen.* Bei den *hydroelektrischen Reizen* ist es vor allem eine analgetisch-hyperämisierende Wirkung, wie bei der Gleichstromelektrotherapie, aber auch dämpfende und stimulierende Effekte kommen vor. Bei den *Arzneizusatzbädern* ist es die unmittelbare Wirkung auf die Haut, aber ebenso oft eine Wirkung auf den Kreislauf, die Atmung und die Atemwege, auf Entzündungsprozesse und den Schmerz.

1.1.4. Wirkungen der Hydrotherapie

1.1.4.1. Thermische Ausgangslage und thermische Reaktion

Die Reaktion auf wärmezuführende und wärmeentziehende Hydrotherapieanwendungen ist grundsätzlich von der thermischen Ausgangslage abhängig: Nach *kalten Unterschenkelbädern* bleiben kalte Extremitätenakren kalt oder werden noch kälter, warme dagegen werden nach temperaturabhängigem Hauttemperaturabfall innerhalb von 10 bis 20 min wieder warm oder noch wärmer. Das entspricht der Ausgangswertregel von WILDER (s. Lehrgebiet Reaktionslehre, 2.3.2.2.).

> Da es das Ziel einer Hydrotherapie sein muß, eine bestehende Gewebsischämie aufzuheben anstatt sie zu erhalten oder zu verstärken, sind Kaltapplikationen bei kalten Extremitäten kontraindiziert.

Für lokale Applikationen *am Rumpf* gilt gleichermaßen die These, keine Kaltbehandlungen bei mangelndem Warmsein vorzunehmen. Eine gewisse *Ausnahme* bildet die *Kryotherapie*, deren Anwendung am unterkühlten Organismus jedoch nicht angebracht ist. Tabelle 8 informiert darüber, welche Hauttemperaturen mit welchem thermischen Empfinden verbunden sind. Es zeigt sich, daß die *Variationsbreite der Hauttemperaturen an den Extremitätenakren deutlich größer ist als am Rumpf.*
Kaltapplikationen sind erst indiziert, wenn niedrige *Ausgangstemperaturen an den Zehen (oder Fingern)* auf *rund 38 °C* angehoben wurden. Erreichbar ist dies z. B. durch 20minütige temperaturansteigende Unterschenkelbäder (etwa 35 bis 40 °C) und ein Verweilen bei 40 °C um weitere 10 bis 20 min. Dabei treten Fernwirkungen an den oberen Extremitäten mit Temperaturanstiegen an den Fingern ein.
Diese Beziehungen zwischen dem (zu wählenden) thermischen Reiz, der (zu erreichenden) thermischen Reaktion und der (festzustellenden) thermischen Ausgangslage nennt man *thermische Trias.*

Praxiskriterien Kälte- und Wärmeempfindlichkeit

Niedrige thermische Ausgangslage, repräsentiert durch die Akraltemperatur an den unteren Extremitäten, ist mit Kälteempfindlichkeit und Wärmebedürftigkeit gekoppelt.
Es bestehen herabgesetzte Hauttemperatur und eingeschränkter Stoffwechsel, die beide z. B. bei chronisch-entzündlichen Prozessen vorkommen. Gültig ist dies auch in der Phase des Temperaturanstiegs, z. B. zu Beginn eines Infekts. *Warmanwendungen sind indiziert*, Kaltanwendungen kontraindiziert.

Hohe thermische Ausgangslage dagegen ist charakterisiert durch Wärmeempfindlichkeit und ein Bedürfnis zur Kühlung.
Man findet hohe Ausgangstemperaturen, guten oder gesteigerten Stoffwechsel und entzündliche Prozesse (akut, subakut). *Indiziert sind niedrige Applikationstemperaturen,* maximal 30 bis 34 °C (lau-kühl).

> Besteht eine Wärmeempfindlichkeit am Rumpf mit erhöhtem Stoffwechsel und relativ hoher Ausgangstemperatur bei gleichzeitiger Akrohypothermie, temperiert man die örtliche Applikation niedrig und wendet gleichzeitig Wärme an den Extremitäten an, um die durch die örtliche Kaltapplikation bedingte weitere Unterkühlung des Organismus zu vermeiden.

In ähnlich gelagerten Fällen mit anderer Lokalisation verfährt man sinngemäß.

1.1.4.2. Reaktionen auf Kaltreize

Diese Reaktionen sind abhängig von der thermischen Ausgangslage (s. 1.1.4.1.) und von der Dosis der Reizfaktoren (s. 1.1.3.). Ausgelöst durch die erregten kältesensiblen Strukturen in der Haut, sind mit der Abkühlung *physikalische und chemische Kältegegenregulationsmaßnahmen* verbunden, die vor allem vom Hypothalamus veranlaßt werden:

- Weckeffekte oder Steigerung der Wachheit durch Erhöhung des Aktivitätsgrades der Formatio reticularis, besonders bei Kaltapplikationen am Gesicht, aber auch an den Extremitäten (Beispiel: Wassertreten);

Tabelle 8 Durchschnittliches thermisches Empfinden an Zehen, Fingern, Lenden- und Gesäßgegend

Empfindung	Hauttemperaturen (in °C)			
	Großzehe	Zeigefinger	Erektor (Lende)	Glutäalregion
Sehr warm	≧ 32–33	≧ 33–34		
Warm	≧ 31	≧ 32	≧ 33	≧ 32
Indifferent – warm	28–31	29–32		
Indifferent – kalt	25–28	26–29	31–33	28–32
Kalt	≦ 25	≦ 26	≦ 31	≦ 28

- Kreislaufreaktionen: Konstriktion der Arterien und Venen mit Venendrucksteigerung und Venenrückflußförderung, erhöhtem peripherem Gefäßwiderstand und Blutdruckanstieg (besonders ab Hydrothermostufe -III/ -IV) als Zeichen der Kreislaufzentralisation;
- langdauernde Kältebradykardie, auch wenn physisches Training folgt (daher eindeutige Indikation bei Tachykardie), nach kurzer Apnoe Atemfrequenzsteigerung bis zu einer Stunde danach, besonders bei Rükkenapplikationen;
- Kälteanästhesie und -analgesie (je nach Hydrothermostufe) – Schmerz spricht für Fehlreaktion (Durchblutungsstörungen sind kontraindiziert);
- Muskelaktivität- und -leistungssteigerung;
- Anregung der Wärmeproduktion, besonders durch Energieumsatzsteigerung in der Muskulatur;
- Drosselung des Blutzustromes und damit der Zufuhr von Sauerstoff, Energieträgern und Phagozyten im betroffenen Hautgebiet;
- Einschränkung des lokalen Stoffaustausches;
- geringere Sauerstoffutilisation in der Haut mit daraus resultierender venöser O_2-Sättigung.

> Zur Abkühlung (Entwärmung) des Körpers sind Kaltapplikationen nicht geeignet, sondern Wassertemperaturen um 30 °C.

Venentonussteigerung tritt innerhalb von 5 s ein. Das ist für die Behandlung von Veneninsuffizienz in den unteren Extremitäten wesentlich.
Blutdrucksteigerungen bis maximal 300 mm Hg kommen bei kalten Tauchbädern vor, wie sie als Zwischen- oder Endabkühlung bei der *Sauna* üblich sind. Kalte Ganzapplikationen sind daher bei Hypertonikern kontraindiziert.
Kaltes Wassertreten ist mit günstigeren Reaktionen verbunden als kalte Fuß- oder Unterschenkelbäder ohne die intermittierende Bewegung der Beine.
Kalte Moor- oder Schlammpackungen sind bei akuten, wärmeempfindlichen Prozessen sehr wirksam. Subjektiv ragt bei ihnen, wie bei den warmen und heißen Peloidpackungen, der analgesierende Effekt hervor.

Wiedererwärmung nach Kaltapplikationen

Die Wiedererwärmungsphase erfolgt bei günstiger thermischer Ausgangslage rasch und vollständig bis zum Wiederanstieg der Hauttemperatur auf den Ausgangszustand (und darüber = reaktive Hyperämie).
Dabei klingen alle genannten Reaktionen auf Kaltreize allmählich ab. Die Gesamtwirkung ist damit jedoch noch nicht aufgehoben. Sie kann – je nach Dosis der Reizfaktoren – zur „vegetativen Gesamtumschaltung“ (s. Lehrgebiet Reaktionslehre, 1.4.) führen, die bei großen, adaptativen Kaltapplikationen etwa *einen Tag* dauert.

1.1.4.3. Kryotherapiewirkungen

Grundsätzlich ist die Kryotherapiewirkung *ähnlich der des kalten Wassers.* Doch geht sie zum Teil darüber hinaus.

Die wichtigsten Wirkungen sind:
- Schmerzlinderung
- Entzündungshemmung
- Ödemverminderung
- Funktionsverbesserung von Muskeln und Gelenken.

Während *kurzdauernde* Eisbehandlungen eine *Muskeltonussteigerung* bewirken, sind *langdauernde* Applikationen mit *Muskeltonusminderung* verbunden, speziell bei spastischer Lähmung. Als Vorraussetzung hierfür *sinkt* die Muskeltemperatur. Außerdem werden die Lymphproduktion und die Nervenleitgeschwindigkeit eingeschränkt.
1980 führten japanische Wissenschaftler die Kältekammer zur *Ganzkörper-Kryotherapie* ein (1 bis 2 min, ca. -180 °C). Die Analgesie hält etwa vier Stunden an. Indikationen: Chronisch-entzündliche Gelenkprozesse, chronisch-entzündliche und degenerative Wirbelsäulenkrankheiten, Lumboischialgie.

1.1.4.4. Reaktionen auf thermoindifferente Reize

Eine Zwischenstellung zwischen Warm- und Kaltapplikationen nehmen in der Wirkung die thermoindifferenten Applikationen ein.
In der *unteren Indifferenzzone*, zwischen 30 und 34 °C = lau-kühl, sind *milde entwärmende*

Effekte möglich. So temperierte Bäder sind besonders bei extrem wärmeempfindlichen Menschen und bei vegetativer Labilität angebracht.
Bäder in der *oberen Indifferenzzone* mit Wassertemperaturen zwischen 34 und 38 °C = lauwarm mit Übergang zu warm lassen eine *geringfügige Erwärmung* erwarten, besonders bei relativ niedriger Ausgangslage. Hierbei treten allgemeine Entspannung und Muskeldetonisierung, Beruhigung und Schlafförderung ein.

> Die Entwärmung ist um so größer, je niedriger die Indifferenztemperatur ist, am besten um 30 °C.

Appliziert wird das indifferent temperierte Bad auch als *Bürstenhalbbad*, vorwiegend bei hypotonen Blutdruckwerten, als *Schöpfhalbbad*, vorwiegend bei hypertonen Ausgangslagen.
Zur *Unterwassergymnastik* sind bei kälteempfindlichen Personen und Krankheitsprozessen 34 °C oder etwas mehr, bei wärmeempfindlichen Personen und Krankheitsprozessen 32 bis 34 °C oder niedriger angebracht. *Je größer der Bewegungsumfang, je höher die Bewegungsgeschwindigkeit, um so niedriger sollte man die Temperatur wählen.* Ist die Unterwassergymnastik mit Schwimmen verbunden, ist Kaltstufe I (= kühl) indiziert.
Unterkühlung ist ebenso wie Überwärmung zu vermeiden.

> Indifferent temperierte Wickel und Packungen führen nicht zur Vasokonstriktion und daher auch nicht zur reaktiven Vasodilatation mit reaktiver Erwärmung, sondern zu einer Auskühlung des Körpers.

Auch bei warm und heiß temperierten Wickeln besteht die Gefahr der *raschen Auskühlung*, so daß der Wickel während der Applikation bereits abgekühlt, aber noch nicht kalt ist. Die kurzzeitige Abkühlung und anschließende Wiedererwärmung bleibt aus, der Patient fröstelt und friert schließlich.

1.1.4.5. Reaktionen auf Warmreize

Bei Erregung der wärmerezeptiven Strukturen in der Haut stellen sich *Wärmegegenregulationsvorgänge* im Körper ein, die konträr zu denen der Kältegegenregulation verlaufen:

- Senkung des Aktivitätsgrades der Formatio reticularis mit allgemeiner Entspannung und Schlafförderung;
- Erweiterung der Hautgefäße, auch durch vasoaktive Stoffe („H-Substanzen"), mit Hautrötung (Hyperämie), Venendrucksenkung, Venenrückflußhemmung, Ödem, erniedrigtem peripherem Gefäßwiderstand und Blutdruckabfall als Zeichen der Kreislaufdezentralisation und Gefahr der orthostatischen Insuffizienz;
- Wärmetachykardie zur Beschleunigung des Wärmetransports an die Körperoberfläche und damit zur Förderung des Wärmeabstroms an die Umgebung, Verringerung der Koronardurchblutung, Beruhigung und Vertiefung der Atmung;
- reflektorisch Spasmenlösung in inneren Hohlorganen;
- Peristaltik- und Sekretionsanregung, vor allem in den Bronchien, sobald die Haut an nichtbehandelten Stellen feucht wird;
- Muskeldetonisierung und Senkung der Eigenreflexerregbarkeit der Muskulatur;
- Einschränkung der Wärmebildung in Muskulatur und inneren Organen;
- Erregung der Drüsenapparate der Haut mit Förderung der Sekretion von Schweiß und Hautfett;
- Blutstromanregung in der Haut mit Förderung der Zufuhr von Sauerstoff, Energieträgern und Phagozyten im betroffenen Gebiet; Verstärkung des Stoffaustausches;
- höhere Sauerstoffausnutzung in der Haut;
- bei stagnierenden Entzündungsprozessen Abszedierung oder Resorptionsförderung, je nach Wärmeintensität und Tendenz im Körper;
- im Extremfall (bei hoher Hydrothermostufe und längerer Dauer) Kerntemperaturanstieg (Hyperthermie).

In der *Wiederabkühlungsphase* gehen die Wärmewirkungen allmählich zurück. Dabei kann vorher *erhöhter Blutdruck* sich auf ein *niedrigeres Niveau* einstellen, die *Tachykardie klingt ab.*

Bei bestehender Tachykardie sind Wärmeapplikationen kontraindiziert, abgesehen von kleinen lokalen Anwendungen.

Besonderheiten temperaturansteigender Teilbäder und Bäder

Temperaturansteigende Bäder nach Schweninger und Hauffe haben sich durch ihre besonders *schonende Wirkung für die Regulationssysteme* einen hervorragenden Platz in der Hydrotherapie erobert. Negative Effekte an Kreislauf und Atmung, wie sie bei primär sehr warmen und heißen Applikationen beobachtet werden, sind durch ansteigende Teilbäder zu vermeiden.
Der *Reaktionsverlauf* ist von vornherein *vasodilatatorisch* – im Gegensatz zu plötzlichem Heißreiz.

Das linksseitige oder das besser verträgliche rechtsseitige temperaturansteigende Unterarmbad, innerhalb von 20 min von 34 °C auf 39 °C (maximal 42 °C) geführt, ist geeignet, erhöhte Blutdruckwerte zu senken, die Pulsfrequenz zu verlangsamen und ein Gefühl der Entspannung zu erreichen.

Längere Dauer, höhere Endtemperaturen und Beidarmigkeit sind oft mit negativen Wirkungen verbunden, z. B. Pulsfrequenz- und Blutdruckanstieg. *Schweißausbrüche* treten durchschnittlich bei Wassertemperaturen von 41 bis 42 °C (sehr warm) ein. *Vorübergehende Herzfrequenzzunahmen* sind durch schonende Wärmezufuhr und nicht zu hohe Endtemperaturen zu vermeiden.
Damit ist die *Kreislaufbelastung steuerbar.* Wesentliche Ekg-Veränderungen oder Ischämiezeichen kommen selbst bei stärker belastenden temperaturansteigenden Armbädern nicht vor. Sie sind daher *auch bei ischämischer Herzkrankheit* indiziert.

Wenn auch das rechtsseitige temperaturansteigende Armbad nicht vertragen wird, ist auf die schonender wirkenden Unterschenkelbäder umzustellen.

1.1.4.6. Heißreizwirkungen

Wassertemperaturen von 42 °C aufwärts (Warmstufe III bis IV) gelten als heiß.

Wegen der erheblichen Belastung aller Regulationen, speziell von Kreislauf und Atmung, sind Heißapplikationen hauptsächlich zur lokalen Anwendung geeignet.

Als *kleinflächiger Heißreiz* kommen sie zur *Panaritiumbehandlung* vor (Stufe V bis VI, Sekundenbäder).
Auch als *Druckstrahlgüsse* mit Stufe IV und zur *Unterwasserstrahlmassage mit überwärmtem Strahl* sind sie üblich.
Sehr intensiv ist die Wirkung, die durch *55 °C heiße Paraffinpackungen* erzeugt wird. Schonender sind dagegen Peloidpackungen (s. 1.1.4.7.), die mit 45 bis 55 °C appliziert werden.

Gerade bei Heißreizen ist die Wirkung des Blutstromes als „Kühlstrom" wesentlich. Je besser die Durchblutung der Haut ist, um so rascher wird die Hitze in das Körperinnere abgeführt. Dadurch werden Verbrennungen vermieden.

1.1.4.7. Wirkungen von Peloidpackungen

Peloidpackungen (Moor, Schlamm, Schlick, Fango) haben eine hohe Viskosität; die Wärmeübertragung geschieht durch Wärmeleitung. Packungstemperaturen bis 55 °C werden vertragen (s. Balneotherapie).
Für *dünnbreiige oder flüssige Moorbäder* gilt dagegen die *Hydrothermoskala.*
Peloidpackungen werden vorwiegend als *Teilpackungen* appliziert, die den *Vorteil* der besseren, den lokalen Bedingungen angepaßten Dosierbarkeit und der Kreislaufentlastung haben.
Die Wärmewirkung auf den Körper ist schonend. Es tritt ein Ausgleich zwischen schlecht- und gutdurchbluteten Hautregionen ein. Günstig ist eine Schichtdicke von 2 bis 5 cm. Der äußere Wärmeverlust wird durch entsprechende Maßnahmen in Grenzen gehalten, so daß bei der *hohen Wärmehaltung* von Peloid-

packungen genügend Wärme auf den Körper übergeht.
Bei *großen Packungen* kann es Hauttemperaturanstiege auf knapp 40 °C geben, Subkutantemperaturen von etwa 38 °C und geringfügige Rektaltemperaturanstiege. Auch *intramuskulär* kann die Temperatur bei solchen umfangreichen Packungen um etwa 3 °C ansteigen (Schlammpackung von 45 °C, 30 min).
Je mehr kleine Packungen gleichzeitig verabreicht werden, um so größer ist auch der Kerntemperaturanstieg (zwischen 0,3 und 0,75 °C).
Huminsäuren und *Gerbstoffe* enthaltender Moorbrei wirkt *adstringierend* auf die Haut, antiphlogistisch, *entquellend*, viro- und bakterizid. Im übrigen sind die Wirkungen denen der Hydrotherapie ähnlich.

> Je nach Temperatur-, Flächen- und Zeitdosis sind vegetative Allgemeinreaktionen im Behandlungsverlauf möglich.

Moor hat eine *Sorptivwirkung*, es kann Stoffe von der Hautoberfläche aufnehmen. Das trifft besonders für organische Peloide zu.
Jedoch ist die perkutane Aufnahme von Stoffen aus den Peloiden in den Körper bis jetzt nicht sicher nachgewiesen.
Schlamm ist im allgemeinen alkalisch und hat daher eher eine *quellende* und keratolytische Wirkung, die kosmetisch und therapeutisch genutzt werden kann.

1.1.4.8. Reaktionen auf temperaturabsteigende Applikationen

Temperaturabsteigende Applikationen kommen hauptsächlich als *absteigende Regenduschen* und als *Wannenabkühlung* vor. Durch die allmähliche Reduzierung der Wassertemperatur können sich die Regulationen ganz *allmählich auf die neue Temperatur* einstellen. Häufig praktiziert wird die Abkühlung von 40 °C auf etwa 30 °C, das ist die Grenze zur Kaltstufe I.
Überschießende Reaktionen an Kaltrezeptoren, wie bei Temperatursprüngen, werden bei temperaturabsteigenden Maßnahmen *vermieden*.
Der Übergang von Vasodilatation auf Vasokonstriktion geschieht nicht abrupt. Der Reaktionsablauf ist also vasodilatatorisch – vasokonstriktorisch – vasodilatatorisch. Der *gefäßübende Effekt* ist allerdings *geringer* als bei wechselwarmen Applikationen.

> Temperaturabsteigende Anwendungen sind reizmilder als kalte. Sie sind besonders angebracht als Kaltabschluß nach Warmapplikationen.

1.1.4.9. Reaktionen auf wechselwarme Applikationen

Diese Applikationen sind etwas reizstärker als die temperaturabsteigenden Anwendungen, zumal da der Wechsel zwei- oder dreimal erfolgt, manchmal auch häufiger. *Begonnen* wird grundsätzlich *mit dem Warmreiz*, *abgeschlossen mit dem Kaltreiz*. Üblich sind wechselwarme Applikationen als Bäder, vor allem als Teilbäder, und als Duschen, speziell als wechselwarme Stacheldusche mit hypertensiver Wirkung.
Bei niedriger Ausgangstemperatur, namentlich an den Zehenakren, ist eine *zeitliche Proportion von 10:1* zwischen Warm- und Kaltanwendung erforderlich. *Das gilt besonders für wechselwarme Güsse und wechselwarme Druckstrahlgüsse.*
Zunächst hat der Körper Antwort auf den Warmreiz, *dann* auf den Kaltreiz zu geben. Dadurch werden die Regulationen gefordert, erkennbar zum Beispiel am Wechsel der Herzfrequenz und des Blutdruckes – je nach Führung der wechselwarmen Behandlung.

> Der Körper wird mehr beansprucht als bei Wärmeanwendungen gleicher Art und Dosis, reagiert aber speziell vasodilatatorisch günstiger als bei Kaltapplikationen gleicher Art (Beispiel: Kalte Unterschenkelgüsse).

1.1.4.10. Reaktionen auf die Wechselreize der Sauna

Die *Hauttemperatur* steigt infolge starker Schweißsekretion nur auf 40 °C oder wenig darüber, die *Kerntemperatur* auf maximal 39,5 °C (milde Hyperthermie) – je nach Führung des Saunabades.

Die *Wasserausscheidung* beträgt etwa 400–800 (2000)ml pro Sauna.

In der **Aufheizungsphase** steigt die *Pulsfrequenz* auf 100–140/min, je nach Führung des Bades, im Durchschnitt kaum über 120/min. Das *Herzminutenvolumen* steigt auf etwa 150%. Damit verbunden sind erhöhte Blutumlaufgeschwindigkeit, erniedrigte periphere Kreislaufwiderstände durch Senkung des Gefäßtonus und Eröffnung arteriovenöser Kurzschlußverbindungen, einschließlich des Koronarkreislaufs. Vor allem durch Senkung des diastolischen Blutdruckes wird die Blutdruckamplitude größer, bei langem Aufenthalt und sehr hohen Temperaturen auch durch Steigerung des systolischen Blutdruckes.
Die *stärkere Durchblutung* der Körperdecke, insbesondere der Haut, führt zu gesteigerter *Schweißsekretion*. Die Schleimhäute der Luftwege steigern ebenfalls ihre Sekretion, die Bronchien erweitern sich. Damit verbunden sind *Obstruktionslösung* und Herabsetzung der Atemwiderstände.
Natrium, Chlorid, Kalium und andere Elektrolyte werden ausgeschieden, die innere Sekretion, der Stoffwechsel und Immunvorgänge werden angeregt.
Es kommt zur Muskelentspannung, Zunahme der Dehnfähigkeit des Unterhautbindegewebes und zur Verbesserung der Beweglichkeit.

In der **Kühlungsphase** *sinkt* die *Pulsfrequenz*, bei intensiver Kaltanwendung *steigt* der diastolische *Blutdruck*. Aus diesem Grund ist vor allem das kalte Tauchbad bei Hypertonikern kontraindiziert.

Bei **Serienanwendung** führt die Sauna zum *Training* für Vasomotorik der Haut, für Blutdruck- und Schlagfrequenzregulation, zur Senkung der Puls- und Atemfrequenz sowie des erhöhten Blutdruckes und zur Erhöhung des erniedrigten Blutdruckes.
Nierentätigkeit, Stoffwechsel, Endokrinum und Immunvorgänge werden angeregt.
Die Verbesserung der Hautfunktion ist wesentlich z. B. für die Aknebehandlung. Die Trainingseffekte sind denen bei sportlichem Training ähnlich. Hinzu kommen die *Kälteanpassung* und die *Steigerung der Infektresistenz*.

Der Physiotherapeut braucht heutzutage Kenntnisse über *Indikationen* und vor allem *Kontraindikationen* der Sauna, zumal diese auch außerhalb von Gesundheitseinrichtungen in Hotels und Erholungsheimen installiert ist und ohne Rezept benutzt wird.

Indikationen für die Sauna

- Mangelnde Hautreaktion, mangelnde Schweißsekretion, Psoriasis im Schubintervall
- schlechte Wundheilungstendenz
- chronisch entzündliche und degenerative Krankheiten am Bewegungsapparat und deren Restzustände
- chronische und rezidivierende Infekte der Luftwege, chronische Bronchitis, Asthma bronchiale, Rhinitis vasomotorica
- Angina pectoris vasomotorica und vera (ischämische Herzkrankheit), Myokardinfarkt in der Konvaleszenz- und Postkonvaleszenzphase, ab Herzleistungsstadium III
- arterielle Hypertonie Stadium I und II
- rekompensierter Kreislauf (auch zur Tonisierung des Deckgewebes)
- Angiopathien, Stadium I und II (III)
- chronisch entzündliche Adnexprozesse.

Kontraindikationen für die Sauna

- Akute Entzündungen parenchymatöser Organe
- Myorkardinfarkt in Phase I (Hospitalisationsphase)
- akute Lungen- und Hilustuberkulose
- akute Virusinfekte mit Zeichen toxischer Kreislaufschädigung
- Karditis
- Herz-Kreislauf-Dekompensation, Herzkrankheiten mit wesentlich erhöhtem pulmonalem Widerstand
- erhebliche neurovegetative Störungen
- epileptiforme Anfälle
- florides Ulcus ventriculi oder duodeni
- Malignome
- Arterielle Hypertonie, Stadium III
- fortgeschrittene Arteriosklerose, speziell Koronar- und Zerebralsklerose
- Arterielle Verschlußkrankheiten, Stadium IV (III)
- Venöse Angiopathien, hochgradige Varizen und Varikose, Phlebitis, Thrombose, Emboliegefahr
- Psychosen
- Schwangerschaftskomplikationen, auch Anämie

- Übertragbare Krankheiten, ekelerregende Krankheiten
- Hyperthyreose, Hypothyreose
- Unterfunktion der Nebennieren

> Vorsicht ist geboten bei Säuglingen und Kleinkindern, bei denen die relativ große Körperoberfläche im Verhältnis zum -volumen ungünstige thermoregulatorische Bedingungen bietet.
> Vorsicht ist auch beim Glaukom geboten.

1.1.4.11. Körperbaulich bedingte Wirkungsunterschiede

> Infolge der reduzierten mittleren Dicke der Hautschicht und des Unterhautfettgewebes geben Leptosome (Magere) etwa dreimal soviel Wärme bei niedriger Umgebungstemperatur ab wie Pyknosome („Dicke"), im kalten Wasserbad aber etwa zehnmal soviel.

Leptosome kontrahieren ihre Hautgefäße zunächst, öffnen sie aber bald wieder und geben damit unnötig viel Wärme an das umgebende Wasser ab. Das ist ein Zeichen für uneffektive Temperaturregulation.
Pyknosome verengen ihre Hautgefäße hauptsächlich durch physikalische Thermoregulation. Das erfolgt aber wegen der guten Wärmeisolation ihrer Oberfläche nicht so rasch wie bei Mageren.
Grundsätzlich ist der Wärmeabstrom aus dem Körper wie der Wärmezustrom in den Körper maßgeblich vom *Durchblutungsgrad* der Haut abhängig (Wärmekonvektion im Körper).
Weitere körperbauliche Unterschiede bei der Wärmeübertragung aus dem Bad besagen, daß die *aus warmen Bädern* in den Körper *aufgenommene Wärmemenge um so geringer* ist, *je größer Körperlänge und Gewicht* des Badenden sind. Bei diesem Personenkreis muß man demnach das Bad höher dosieren, sowohl die Temperatur als auch die Dauer.
Das gilt auch für *örtliche Abkühlungszeiten* bei kalten Handbädern: Bei kleineren Personen mit niedrigerem Gewicht und geringerer Körperoberfläche sinkt die Handtemperatur rascher als bei Menschen mit größeren Körpermaßen, die offenbar durch ihren höheren Grundumsatz Vorteile bieten.
Dem entspricht auch die durchschnittlich niedrigere Akraltemperatur an den unteren Extremitäten bei Menschen mit niedrigerem Gewicht bei gleicher Körpergröße. Somit ergibt sich bei *Leptosomen* im Durchschnitt eine *niedrigere akrale Ausgangstemperatur*, die einmal die ohnehin meist bestehende vasokonstriktorische Ausgangslage bestätigt. Das erklärt die bereits genannte Reaktion der Mageren auf Kaltreize auch von der thermischen Ausganglage her, läßt andererseits aber die Gegenindikation von Kaltapplikationen in solchen Fällen plausibel erscheinen.

1.1.4.12. Wirkungseigenschaften der Hydrotherapie als Indikationsgrundlage

Im Kapitel 1.1.4. sind die Wirkungen von warmen, kalten, indifferent temperierten, wechselwarmen Hydrotherapieapplikationen beschrieben. Hervorgehoben wurde dabei die außerordentlich schonende Wirkung temperaturansteigender und temperaturabsteigender Anwendungen (1.1.4.5).
Für die Praxis etwas abgewandelt werden in Tabelle 9 die Wirkungen der Hydrotherapie durch Adjektive charakterisiert und in einer Liste in alphabetischer Reihenfolge aufgeführt.
Der Benutzer der Tabelle kann auf der linken Seite die von ihm beabsichtigte, also vom Arzt verordnete Wirkungseigenschaft ablesen, die zugleich das momentane Behandlungsziel bedeutet.
Auf der rechten Seite findet er dazu die geeignetste Hydrothermostufe, die in der Regel andere thermische Stufen des Wassers ausschließt. So kann er ganz gezielt vorgehen und sich und den Patienten vor Fehlern bei der Wahl des Hydrotherapeutikums bewahren.

> Zu beobachten ist nach wärmezuführenden Maßnahmen die Reaktion in der Wiederabkühlungsphase, bei wärmeentziehenden Maßnahmen die in der Wiedererwärmungsphase.

Kühlt ein Patient nach einer Wärmeapplikation *zu rasch und zu sehr wieder ab*, dann ist entweder die *Wärmedosis*, die *Flächendosis*

Tabelle 9 Durch Hydrotherapie momentan erreichbare Wirkungen und die zu ihnen führenden thermischen Stufen

Beabsichtigte Wirkung	Zu wählende Hydrothermo-Stufe –II bis –VI kalt 24 bis – 6 °C	–I kühl 30–24 °C	0/– lau–kühl 30–34 °C	0/+ lau–warm temperaturansteig. 34–38 °C	+ I bis + II warm 38–42 °C	+ III bis + VI heiß 42–50 °C
abszedierend						×
analgetisch	× auch – VI			v. 0/+ auf + I ×		
antiembolisch	×	×	(×)			
antihämatomatös	×					
antihämorrhagisch	×	(×)				
antiischämisch				v. 35 auf 38 °C		
antiobstruktiv				v. 0/+ auf + I bis II		
antiödematös	×	(×)				
antiphlogistisch, absz.						×
antiphlogistisch, resorp.	×(We)	×(We)		v. 35 auf 40 °C (Wb)		
antisudorifizierend		×(30 °C)				
antithrombotisch	×	(×)				
bradykardisch	×	×	CO_2			
bradypnoisch	×	×				
hyperämisch	× (reaktiv)	(×)(reaktiv)		v. 0/+ auf +II		×
hyperthermisch					×	(×)
hypertensiv	× (– IV)					
hypothermisch		× 30 °C	(×)			
hypotensiv				v. 35 auf 40 °C		
mukolytisch				v. 35 auf 40 °C (Arme)		
myodetonisch				×	×	
myotonisch	×	(×)				
resorptiv	×(We)	×(We)			×(Wb)	
seborrhoisch					×	×(+III)
sebostatisch		×				
sedativ			×(We)	×(Wb)	(×)	
sekretolytisch				v. 35 auf 40 °C		
spasmolytisch, visz.				v. 35 auf 40 °C		
stimulativ	×	(×)				
sudorifizierend					×	×(+III)
tachykardisch					×	×
tachypnoisch					×	×
vasodilatierend				v. 35 auf 40 °C		
vasokonstringierend	×	(×)				
venentonisierend	×	×				

(Wb) = bei Wärmebedürftigkeit
(We) = bei Wärmeempfindlichkeit

oder die *Zeitdosis*, oder es sind alle drei Faktoren *ungenügend* gewesen. Das trifft insbesondere bei niedriger Ausgangstemperatur an den Zehen- und Fingerakren zu. Dem ist bei den weiteren verordneten Hydrotherapieanwendungen Rechnung zu tragen.

Umgekehrtes ist für *wärmeentziehende Maßnahmen* gültig: Setzt die Wiedererwärmung zu spät, zu schwach oder gar nicht ein, dann ist ebenfalls eine niedrige thermische Ausgangslage dafür verantwortlich zu machen. Kaltapplikationen sind bei ungenügend durchwärmtem Körper oder Körperteil kontraindiziert.

Durch gründliches Studium der Wirkung verschieden temperierter Hydrotherapie auf die einzelnen Systeme und ihre Kenngrößen, nicht zuletzt auf Wärmehaushalt, Kreislauf und Atmung, bekommt der Physiotherapeut, bekom-

men durch ihn auch seine Mitarbeiter Sicherheit bei der Anwendung der Hydrotherapie und die Gewißheit, Fehler zu vermeiden. *Nur so wird die Hydrotherapie zu einer wirksamen, risikofreien und sinnvollen Behandlungsform.*
Die Tabelle 9 bietet auch eine Übersicht darüber, daß manche Ziele der Hydrotherapie nicht durch dieselbe Hydrothermostufe erreichbar sind, so daß man sich entscheiden muß, *welches Ziel im Vordergrund steht.* Als Beispiel sei angeführt, daß bei einer bestehenden Tachykardie eine bradykardische Wirkung erreicht werden soll, die aber mit einer vasokonstriktiven, hypertensiven, stimulierenden und zugleich hypothermischen Wirkung verbunden ist. Diese schließt entgegengesetzte Effekte aus.
Dabei ist zu berücksichtigen, daß in der Wiedererwärmungsphase die primäre Wirkung allmählich aufgehoben wird. Es tritt eine Optimierung gestörter Funktion ein, z. B. der Herzfrequenz, die beabsichtigt ist. Eine mukolytische, sekretolytische und sedative Wirkung kann aber z. B. nicht erwartet werden.

> Da die Kaltbehandlung am ungenügend durchwärmten Körper kontraindiziert ist, kann man versuchen, mit einer kalten Herzkompresse lokal und segmentalreflektorisch einen günstigen Einfluß auf die Tachykardie zu nehmen und gleichzeitig die niedrig temperierten Akren durch eine lokale lau-warme Applikation vor weiterem Temperaturabstieg zu schützen.

Durch gründliche Kenntnisse und Nachdenken ist man in der Lage, in jedem Fall für den Patienten die momentan richtige Hydrotherapie oder Hydrotherapiekombination zu verabreichen.

1.1.5. Drei Prinzipien der Hydrotherapie

1.1.5.1. Prinzip der Vorwärmung

Vor Kaltapplikationen soll die Ausgangstemperatur an den Zehen mindestens 31 °C, am Rumpf 33 °C betragen (s. Tab. 8). Wenn die Ausgangstemperatur niedriger ist, muß allgemein oder zumindest örtlich (bei lokalen Applikationen) ein Wärmeüberschuß durch reichliche „Auftemperierung“ geschaffen werden, ehe die Kaltapplikation vorgenommen wird (s. 1.1.4.1.).

1.1.5.2. Prinzip des Kaltabschlusses

Nach jeder Warmapplikation ist ein „Kaltabschluß“ erforderlich. Das gilt auch für Peloidbäder, Peloidpackungen, Paraffinpackungen, also nach intensiver Wärmezufuhr, um Kreislauf- und Temperaturregulation zu restabilisieren, die Schweißsekretion zu beenden, Kälteentwöhnung mit Kältedeadaptation vorzubeugen und Infekte durch inadäquate Abkühlung des überwärmten Körpers zu vermeiden.
Auch bei CO_2-Bädertemperaturen oberhalb 35 °C, die zwar etwas belastender sind, aber andererseits eine stärkere Senkung des peripheren Gefäßwiderstandes ermöglichen, ist die „Schlußabkühlung“ zu empfehlen.

1.1.5.3. Prinzip der Kälteadaptation

In unseren Breitengraden besteht der Gegensatz zwischen thermischer Verweichlichung (Kältedeadaptation) und häufigen Anforderungen an intakte Kältegegenregulationsmechanismen. Das einwandfreie Funktionieren dieser Mechanismen ist daran gebunden, daß sie *ständig geübt* werden müssen – im Sommer wie im Winter.

> Die Anregung der Wärmebildung (chemischen Temperaturregulation) geschieht durch Kaltapplikationen am Stamm, besonders am Gesicht und Rücken.
> Die Förderung der vasomotorischen (physikalischen) Temperaturregulation erfolgt am besten an den Extremitäten.

Geeignet sind für kälteadaptive Maßnahmen wechselwarme Reize, deren *Kaltteil in Zeit und Fläche* zunehmend *ausgedehnt* wird, bei denen die *Wassertemperatur allmählich* immer mehr *gesenkt* wird.
Dadurch sind nicht nur Kälte-, sondern auch *Kreislaufadaptationserscheinungen* erreichbar. Sie sind daran zu erkennen, daß Pulsfrequenz- und Blutdruckanstieg unter Belastung bei Kälteadaptierten geringer sind als bei Nichtkälteadaptierten.

Kälteanpassende Serien ersetzen bis zu einem gewissen Grade das physische Training im Sinne einer „Kreuz-Adaptation".

In Frage kommen vorwiegend große Hydrotherapie, Saunabäder und Freiluftexposition, wenn möglich durch Klimawechsel. Zur unterschiedlichen Wertigkeit der oberen und unteren Extremitäten siehe 1.1.3.2.
Die Adaptation des thermoregulatorischen Systems an Kälte dauert etwa 6 Wochen, wenn man intensiv und regelmäßig vorgeht.

Zeichen für Kälteadaptation
- Die mittlere Hauttemperatur steigt an.
- Die Hauttemperatur an den Extremitätenenden steigt an, vor allem an den Zehen, z. B. aus dem Kaltbereich in den Indifferent-Kalt-Bereich oder aus diesem in den Indifferent-Warm-Bereich (suboptimale Variante) oder in den Warmbereich (Optimum), s. Tabelle 8.
- Die *Kälteempfindlichkeit* ist geringer geworden.
- Bei *Kältebelastung* ist die *Wärmebildung* vorwiegend „zitterfrei", die *Hauttemperatursenkung* adäqut (je höher die Ausgangstemperatur, um so größer), die *Wiedererwärmung* nach dem Kaltreiz bis zum Ausgangspunkt erfolgt rascher und vollständiger – je höher die Ausgangstemperatur, um so besser.
- Die *Rachentemperatur* ist in der Regel höher, ihr Wiederanstieg nach Kaltapplikationen an den unteren Extremitäten ist rascher und bis zum Ausgangspunkt.
- Die *Infektresistenz* ist größer, die Infektanfälligkeit geringer.
- Die *Kreislauffunktion* ist stabiler.
- Die allgemeine *Leistungsfähigkeit* (Kondition) ist gewachsen.
- Die *Streßsensibilität ist* geringer, die Psyche stabiler und leistungsfähiger.

1.1.6. Empfehlungen für die differenzierte Nutzung der Hydrothermoskala

Voraussetzung für das Verständnis dieser Empfehlungen ist die Kenntnis der *Wirkungen der Hydrotherapie* (s. 1.1.4.) und der Hydrothermoskala mit den Erläuterungen (s. Abb. 22 u. 1.1.3.1.).

Hat man eine bestimmte Kaltstufe für die Anwendung bei einem Patienten gewählt, so gilt, daß bei Kälteempfindlichkeit die höheren Temperaturen der Stufe, bei Wärmeempfindlichkeit die niedrigeren Temperaturen der Stufe angebracht sind.

Das Beispiel sei Kaltstufe II: Im ersten Fall Wassertemperaturen zwischen 24 und 21 °C, im zweiten Fall zwischen 21 und 18 °C, auch Übergang zu Kaltstufe III, also 18 °C und niedriger – wenn verfügbar.
Zu berücksichtigen ist in jedem Fall: *Je höher die Kalt- oder Warmstufe, um so stärker die Erregung der Kalt- oder Warmrezeptoren.* Laukühles oder lau-warmes Wasser erregt die Thermorezeptoren nur geringfügig, am wenigsten bei Wassertemperaturen zwischen 33 und 35 (34) °C.

Je erregter Vegetativum und Psyche beim Patienten sind, um so mehr indiziert sind indifferente Wassertemperaturen, bei Wärmebedürftigkeit im oberen Indifferenzbereich, bei Wärmeempfindlichkeit im unteren.

1.1.6.1. Kaltapplikationen (s. 1.1.4.2. u. 1.1.4.3.)

Kaltstufe I. Geeignet zur Abkühlung, auch nach Wärmezufuhr, besonders bei Wassertemperaturen um 29 °C, und zur milden Kreislauftonisierung, z. B.
- als *absteigende Dusche* (Regendusche): Wassertemperatur von etwa 40 °C auf Kaltstufe I senken – je nach Kältegewöhnung obere oder untere Kaltstufe I wählen;
- als *wechselwarme Dusche* (Stacheldusche), Stufe + I/II im Wechsel mit Stufe – I/II;
- als *„Wannenabkühlung"* nach warmen und heißen Bädern, nach denen die Wassertemperatur bis Stufe – I gesenkt wird;
- zum *therapeutischen Schwimmen.*

Kaltstufen II und III. Nötigenfalls Vorwärmung. Geeignet zur Hautgefäßübung und allmählichen Kälteanpassung (bei Serienanwen-

dung), zur Kreislauftonisierung, Blutdruckhebung (Hypotoniebehandlung);
zur Schmerzbekämpfung und Entzündungsbehandlung bei gesteigertem Stoffwechsel, auch mit dem Ziel der Resorptionsförderung;
zur vegetativen Umschaltung – je nach Ausgangslage im ergo- oder trophotropen Sinne, z. B.

- als *Wickel* und *Packungen*
- als *Güsse, Blitzgüsse* oder *Duschen,*
- als *Tauchbäder, Wassertreten* oder *Schwimmbäder* (bei Kältegewöhnten).

Sofortbehandlungen bei Verbrennungen jeder Lokalisation und aller Grade durch Bäder oder Anwendungen mit fließendem Wasser (Stufe –II bis –III) haben folgende Wirkung:

- Verhütung oder Unterbrechung des „Nachbrennens" im geschädigten Gewebe;
- Schmerzbekämpfung und damit auch Schockverhütung und -bekämpfung;
- Verhinderung der Freisetzung selbstauflösender (autolytischer) Enzyme (Fermente) und der Entstehung des Verbrennungstoxins.

Die Ausführung der Sofortbehandlung bei Verbrennungen wird unter 1.2.3.9. beschrieben.

Kaltstufen IV und V. Geeignet bei Kälteangepaßten etwa mit den gleichen Wirkungen und Applikationsformen wie bei Stufen –I und –II, auch als *Winterbaden* (–schwimmen).

Kaltstufe VI. Kryotherapie.

> Verändert sich der Puls erheblich in Frequenz und Füllung, sind dies ungünstige Reaktionszeichen.

1.1.6.2. Indifferent temperierte Applikationen

Thermoindifferente Applikationen nehmen in der Wirkung eine *Zwischenstellung* zwischen Kalt- und Warmapplikationen ein (s. 1.1.4.4.).

Untere Indifferenzstufe. Geeignet bei *Wärmeempfindlichen*, besonders zur *Entwärmung* und *Beruhigung* oder bei Bewegung im Wasser, z. B.

- als Unterwassergymnastik
- zur Unterwasserstrahlmassage
- zum Schöpf- und Bürstenbad
- zum CO_2-Bad (bei normotonem Blutdruck).

Obere Indifferenzstufe. Geeignet bei *Kälteempfindlichen*, besonders zur geringen Erwärmung, Entspannung, Beruhigung, Einschlafförderung, gelegentlich auch zur Schmerzlinderung, falls kalte und warme Applikationen nicht in Betracht kommen, z. B.

- als *„Schlafbad"* (eine Stunde und mehr), auch bei allgemeiner Erregung
- zur *Unterwassergymnastik* mit geringer Bewegungsintensität
- bei Schmerzen durch Muskelspannung oder psychische Spannung.

1.1.6.3. Temperaturansteigende Applikationen

Temperaturansteigende Applikationen werden hauptsächlich als Teilbäder und Bäder gegeben, gelegentlich auch als temperaturansteigende Duschen (s. 1.1.4.5.).
Die allmähliche Vasodilatation kann sich je nach Ausgangstemperatur des Körpers, Temperaturanstieg und Anwendungsfläche des Wassers über die Körperoberfläche ausbreiten. Der Kreislauf wird ökonomisiert, die Koronarfüllung, die in der Diastole erfolgt, wird verbessert.

> Wie bei allen wärmezuführenden Maßnahmen ist die Wärmebedürftigkeit oder Wärmeempfindlichkeit bei der Temperaturführung des Wassers zu berücksichtigen.
> Bei Niereninsuffizienz sind temperaturansteigende Bäder, wie jede wärmezuführende Maßnahme, kontraindiziert, da breitflächige Hautgefäßerweiterung die Durchblutung der Nierengefäße einschränkt.
> Je größer die Applikationsfläche, um so stärker die Wirkung.
> Auch Arzneibäder und Mineralbäder können temperaturansteigend geführt werden.

Die therapeutische *Wirkung der Überwärmungsbäder* betrifft vor allem die Überwindung bestimmter chronischer (entzündlicher)

Prozesse und die umstrittene Behandlung maligner Tumoren.
Es ergeben sich bei diesen Bädern Kreislaufumstellungen, die zumindest bei höheren Temperaturen des Wassers und damit des Körperkerns zu einer beträchtlichen Belastung des Organismus führen. Solange die Schlagfrequenz des Herzens sich nicht wesentlich erhöht, wird allein durch die Erhöhung des Schlagvolumens ein für den Kreislauf ökonomischer Ausgleich geschaffen. Das erhöhte Blutangebot an das Herz wird weniger durch eine Vergrößerung der zirkulierenden Blutmenge, sondern durch *veränderte Blutverteilung* mit Vergrößerung des zentralen Blutvolumens und durch Erhöhung der Blutumlaufgeschwindigkeit bewältigt.
Überwärmungsbäder (allgemeine und lokale) bedürfen besonderer Vorsichtsmaßnahmen.

1.1.6.4. Warm- und Heißapplikationen (s. 1.1.4.5. u. 1.1.4.6.)

Warmstufe I. Geeignet zur Erwärmung mit den beschriebenen Wirkungen, besonders bei ungenügendem Gewebsstoffwechsel.

Warmstufe II. Geeignet zur stärkeren Erwärmung des Körpers, ebenfalls mit der beschriebenen Wirkung, besonders bei ungenügendem Gewebsstoffwechsel, als Duschen, Bäder und Teilbäder.

Warmstufe III und IV. Eine wesentliche Wirkung ist die intensive Gewebserwärmung der Körperoberfläche. Diese ist besonders angezeigt bei stärkerer Wärmebedürftigkeit des Körpers und des Krankheitsprozesses.

Warmstufe V und VI. Bei Tauchbädern ergibt sich eine örtlich *abszedierende* Wirkung. Bei mangelnder Neigung zur Abszedierung entzündlicher Oberflächenprozesse kann die Heißapplikation auch *resorptionsfördernd* wirken.

- Dampfbehandlung (Kapnotherapie)
- lokale Tauchbäder (Stufe V und VI) zur *Abszedierung* bei Panaritien, auch zusätzlich zur Antibiotikabehandlung,
- segmental angeordnete Heißreize (Dampfkompresse) können *spasmenlösend* und *schmerzlindernd* bei intraabdominellen Koliken wirken. Durch intensive Heißreize kann ein Mundtemperaturanstieg von mehr als 38,5 °C erreicht werden, der ein Zeichen für Kernerwärmung ist.

> Bei Hypertonikern sind Heißreize in der Regel kontraindiziert im Gegensatz zu warmen und temperaturansteigenden Applikationen.

In höherem Grade wärmezuführende Maßnahmen sind mit *vermehrter Schweißsekretion* verbunden, durch die unter anderen folgende Stoffe aus dem Körper ausgeschieden werden können: Harnsäure, Zucker, Aceton, Medikamente wie Jod oder Salicylsäure, Metallgifte wie Quecksilber- oder Bleisalze, arsenige Säure, Bakterien und Bakterientoxine. Das Wasser wird aus den Wasserspeichern ersetzt (Haut, Unterhautbindegewebe, Muskulatur, innere Organe).

1.1.6.5. Temperaturabsteigende Applikationen

Sie sind als Kaltnachbehandlung zur *Bluthochdruckbehandlung*, zur *Übung der Gefäßfunktion* und zur milden „Abhärtung" bei schwächlichen Personen geeignet (s. 1.1.4.8.).

1.1.6.6. Wechselwarme Applikationen

Wechselwarme Applikationen werden gegeben
- als Bäder, vor allem als Teilbäder
- als Güsse
- als Duschen (wechselwarme Stachelduschen)

mit zwei- oder dreimaliger Wiederholung.

In der *Serie* gegeben, erreicht man eine erhöhte Reaktionsfähigkeit der Gefäße mit Förderung des örtlichen Gewebsstoffwechsels und Steigerung des peripheren Gefäßwiderstandes mit (geringer) *Blutdruckhebung* und *Kreislaufanregung*; Verbesserung der *Schleimhautdurchblutung* an den (oberen) Luftwegen; *Schlafförderung,* besonders bei chronischer Akrohypothermie an den unteren Extremitäten; Überwindung kalter Extemitätenakren, an denen als wechselwarme Unterschenkelbäder die häufigste Anwendung über längere Zeit in der Praxis zu empfehlen ist.

Bei *Angiopathien*, Stadium I nach Fontaine, bei *hypotoner Dysregulation, mangelnder Kälteadaptation*, habituell kalten Extremitätenakren, *Infektanfälligkeit* sind wechselwarme Extremitätenbäder indiziert.

1.1.7. Voraussetzungen für sachgerechte Ausführung der Hydrotherapie

1.1.7.1. Räumliche Voraussetzungen

Grundvoraussetzung ist das Vorhandensein der erforderlichen Hydrotherapiekapazitäten, deren qualifizierte Leitung und personelle Besetzung.
Für Warmanwendungen ist eine nicht zu hohe *Raumtemperatur,* etwa 22 bis maximal 24 °C Voraussetzung, für Kaltanwendungen sind mindestens 25 bis 27 °C erforderlich.
Die *Belüftung* durch Fenster, Ventilatoren, Klimatruhen oder Klimaanlagen muß gewährleistet sein.
Zu hohe oder zu niedrige Raumtemperaturen, mangelnde Belüftung, Unsauberkeit, mangelnde Ruhe bietet ein ungünstiges Milieu mit schlechten Voraussetzungen für eine Hydrotherapiemaßnahme.
Die notwendige Anzahl von *Ruhe- oder Liegemöglichkeiten* ist wesentlich (s. auch 1.1.7.6.).
Die Toilettenanzahl muß der Größe der Hydrotherapieabteilung entsprechen.
Schließlich sind die *hygienischen Voraussetzungen* nach den gesetzlichen Bestimmungen zu schaffen, besonders bezüglich der Benutzung frischen Wassers für jeden Patienten und der einwandfreien Desinfektion.
Bei *größeren* Hydrotherapie-Einrichtungen mit Bewegungsbecken, Bewegungs- oder Schwimmbädern lohnt sich die Verwendung einer *Wasseraufbereitungsanlage für Kleinschwimmbecken*, aus hygienischen Gründen und zur Einsparung des kostbaren Wassers.

Sollten *häusliche, betriebliche oder andere Möglichkeiten* zur Ausführung der Hydrotherapie genutzt werden, ist die eingehende *Belehrung* und praktische Unterweisung der die Hydrotherapie ausführenden Personen Bedingung.
Die häusliche Behandlung bietet den Vorteil, daß der zu Behandelnde unmittelbar nachruhen kann, keinen Zeitverlust durch den Weg hat und sich nicht dem meist ungünstig wirkenden Einfluß des Wetters aussetzen muß.

1.1.7.2. Verordnung der Hydrotherapie

Das ärztliche Rezept soll *detaillierte Angaben* zur Person des Patienten, zur Diagnose und Situationsdiagnose, zur kardiorespiratorischen Belastungsfähigkeit aufweisen. Dazu gehören auch sogenannte *Nebenkrankheiten,* die bei der Anwendung der Hydrotherapie zu beachten sind, zumindest aber Angaben über pathologische Werte des Blutdruckes, des Ekg, über die Herzleistungsstufe (s. Lehrgebiet Innere Medizin).

> Die Verordnung von Warm- oder Kaltapplikationen muß der Wärmebedürftigkeit oder Wärmeempfindlichkeit des Patienten entsprechen.

Werden *Warmanwendungen* mit dem Tuch für angebracht gehalten, ist die *Peloidpackung* oder *Paraffinpackung* die bessere Möglichkeit, sofern man nicht Güsse, Duschen oder Bäder vorzieht.

1.1.7.3. Organisation der Hydrotherapie

Die Disposition eines Behandlungsrhythmus mit *unveränderter Tageszeit* ist eine wesentliche Voraussetzung für gute Wirkung.
Bereits nach 1 bis 2 Behandlungen stellt sich der Organismus des Patienten darauf ein. *Ein Wechsel der Tage und Tageszeiten ist dazu geeignet, Fehlreaktionen im Organismus zu provozieren..*
Bewährt hat sich bei größerer Physiotherapie ein Intervall von einem Tag, also ein *Dreierrhythmus.*
Kleinere, lokale Behandlungen können am selben Tag oder am Intervalltag gegeben werden. Auch bei diesen ist jedoch eine *Pause von etwa vier Stunden* einzuhalten, wenn nicht ausdrücklich in der Verordnung eine Kombination gefordert wird, z. B. als wechselwarme Applikation, Vorwärmungen vor Kaltanwendungen, Kaltnachbehandlungen nach Warmanwendungen usw.

1.1.7.4. Ausgangssituation

> Eine der wichtigsten Voraussetzungen für eine Hydrotherapieanwendung ist beim Patienten die Intaktheit seines thermischen Empfindens. Dies gilt zumindest für thermische Hydrotherapiestufen von III aufwärts.

Der Behandler braucht außerdem *Informationen* über Verschlimmerungen im Krankheitsbild und im Allgemeinbefinden, über frische Infekte, momentane Indispositionen, über Schlafmangel, akute Stuhlverstopfung, ablaufende Mensis, über mangelndes Warmsein des Körpers, besonders der Extremitäten.
In diesen Fällen ist die Hydrotherapie entweder in der Wärmedosis, in der Flächendosis oder Zeitdosis, (s. 1.1.3.2. u. 1.1.3.3.) zu *reduzieren* oder auf eine *andere Maßnahme* umzustellen oder *auszulassen*. Das geschieht im Zweifelsfall nach *Rücksprache* mit dem zuständigen Leiter oder mit dem *Arzt*.

Der Patient findet sich *entspannt, nicht gehetzt* und *rechtzeitig* mindestens 15 min vor der Behandlungszeit ein.
Der *Darm* soll vor größeren Bädern (ab Halbbad aufwärts) entleert sein, da sonst unangenehmes Völlegefühl, krampfartige Beschwerden im Bauch, Kopfschmerzen und Herz-Kreislaufstörungen im oder nach dem Bad zu erwarten sind.
Die *Harnblase* ist unmittelbar vor der Applikation zu entleeren.
Der *Patient darf keine Angst, Abscheu, Abwehr gegenüber der Behandlung oder dem Behandler haben,* sonst fehlen die Voraussetzungen für eine günstige Wirkung.

> In Zweifelsfällen ist eine Behandlung lieber auszulassen. Emotionale Barrieren sind beim Patienten abzubauen.

Es ist daran zu denken, daß *ältere Menschen geringere Reizstärke,* dafür aber häufig längere Dauer der Behandlung benötigen.
Kinder vertragen *keine Extreme* in der Reizstärke und in der Dauer.
Im *Fieberanstieg* sind *keine Kaltanwendungen* indiziert, dagegen kann Wärmezufuhr den Fieberanstieg beschleunigen.
Bei *guter Hautdurchblutung* werden *extreme Temperaturen* (Stufe III bis VI) *besser vertragen,* da der Blutstrom als Wärmestrom (bei Kaltanwendungen) oder als Kühlstrom (bei Heißanwendungen) wirkt (Wärmekonvektion von der Körperoberfläche zum Körperinneren).
Ist der zu Behandelnde nicht völlig durchwärmt, ist *Vorwärmung* erforderlich.

1.1.7.5. Ausführung und Bekömmlichkeit der Hydrotherapie

Bei der Ausführung einer Hydrotherapie ist die *Reaktion des Patienten zu beobachten*, besonders die *Gesichtsfarbe* und die Hautfarbe überhaupt (s. Lehrgebiet Reaktionslehre).

> Im Zweifelsfall ist eine Hydrotherapieanwendung vorzeitig zu beenden.

Das gilt besonders bei zunehmenden *Schmerzen* oder anderen den Patienten *beunruhigenden Symptomen.*
Ist der Behandler bei Bädern, Duschen oder anderen Behandlungen nicht ständig anwesend, muß einwandfreier *Rufkontakt oder ein akustisches oder optisches Rufsignal* dem Patienten die Gewißheit bieten, daß er im Notfall sofort den Behandler alarmieren kann.
Die Patienten sind darauf aufmerksam zu machen, daß sie bei *Zwischenfällen* während des Bades sofort *den Stöpsel* für den Wasserablauf *ziehen,* um der Gefahr des Ertrinkens zu begegnen.
Die *„Bekömmlichkeitsregel“* besagt, daß eine Behandlung dem Patienten bekommen muß, um eine gute Wirkung zu entfalten.
Daher ist die Bekömmlichkeit ein wichtiger Gradmesser für die Qualität der Ausführung. Sie ist auch von der Qualifikation und dem Verhalten des Behandlers wie vom gesamten Behandlungsmilieu abhängig.

1.1.7.6. Verhalten nach der Hydrotherapie

Folgendes gilt als Regel, jedoch nicht als Dogma:
Nach großen Kaltapplikationen (Dusche, Guß, Druckstrahlguß, Bad) ist *Körperbewegung* zur Förderung der Wiedererwärmung nahezu obligatorisch.

Nach kleineren Kaltapplikationen läßt sich die Wiedererwärmung durch reichliches *Frottieren* der behandelten Hautflächen fördern. Auch die Reibung mit der flachen Hand ist an diesen Stellen wirkungsvoll. Bettruhe ist nur ausnahmsweie indiziert, z. B. bei besonders geschwächten, erholungsbedürftigen und reizentwöhnten Patienten, bei Rekonvaleszenten. *Bei Bettlägerigen* versteht es sich von selbst, daß diese ihre Applikation – sie ist meist ohnehin wechselwarm, es sei denn, es besteht Fieber – im Bett erhalten.
Schließlich gibt es ein anderes Vorgehen: Wer sich vor *der Kaltapplikation bewegt hat, ruht hinterher. Wer vor der Kaltapplikation geruht hat, der bewegt sich hinterher.*
Nachruhe ist nach wärmezuführenden Maßnahmen jeder Art, d. h. nach der Schlußabkühlung, erforderlich. Dies gilt auch für höher temperierte CO_2-Bäder (s. Balneotherapie), nach denen Kreislauf und Wärmehaushalt durch Kaltabschluß ebenso restabilisiert werden müssen wie bei anderen Warmanwendungen.
Schwitzt ein Patient nach einer Wärmeapplikation, auch nach der Sauna, noch nach, *darf er den Raum nicht verlassen.* In diesen Fällen war die Kaltnachbehandlung unzureichend.

> Auf jeden Fall muß der Patient weiter abtemperieren, ehe er ins Freie geht.

1.1.8. Hautbürstungen

Trockenbürstungen sind in der Hydro- und Balneotherapie üblich, besonders unmittelbar vor Waschungen und Bädern. Deshalb wird diese eigentlich nicht zur Hydrotherapie gehörende Behandlung vor den Anwendungsformen beschrieben.
Diese Maßnahme erhöht die Wirkung anschließender hydrotherapeutischer Applikationen und wird unter diesen Umständen trokken ausgeführt.
Sie kann aber auch als Feuchtapplikation vorgenommen werden und wird dann nur durch Abfrottieren abgeschlossen.

Material
- Eine möglichst harte Haut-oder Badebürste mit Borsten oder Kunstfaserstiften, Härtegrad je nach Verträglichkeit;
- Hautöl oder Hautcreme, z. B. Kamillencreme, zum Einreiben der Haut im Anschluß an die Hautbürstung oder nach der anschließenden Hydrotherapieapplikation.

Vorbereitung
Die Raumtemperaturen sollen bei etwa 24 bis 27 °C liegen, anderenfalls erfolgt die Hautbürstung zugedeckt im Bett. Eventuell läßt man zunächst den Oberkörper bedeckt, während die Haut des Unterkörpers gebürstet wird. Dann wird der Unterkörper zur Förderung der Wirkung bekleidet, während man die Haut des Oberkörpers bürstet.

> Die Bürstung kann zur Wirkungsförderung auch feucht-heiß und anschließend feucht-kalt vorgenommen werden. Hierfür sind etwas härtere Borsten oder Stifte angebracht.

Grundsätze
- Die Bürstung erfolgt rasch, aber nicht hastig, so lange, bis die Haut sich rötet und ein angenehmes Wärmegefühl eintritt.
- Empfindliche Menschen bürsten anfangs weniger intensiv und steigern Druck und Bürstenhärte allmählich.
- Knochenvorsprünge und Varizen sind vorsichtig oder gar nicht zu behandeln (z. B. bei Entzündungsneigung!).
- Die Bürstung wird abgeschlossen durch eine kalte Waschung oder Teilwaschung,
- Anschließend wird die Haut abfrottiert und – besonders bei trockener Haut – intensiv mit Öl oder einer geeigneten Hautcreme eingerieben.

Sehr vorteilhaft ist eine Hautbürstung vor Bädern oder Mineralbädern sofern keine Sedativwirkung beabsichtigt ist.

Ausführung
- *Beginn* der Bürstung am *rechten* Bein mit Fußsohle und Fußrücken, Längsbürstung von Unter- und Oberschenkel, allseitig, in ruhigen Strichen, hin und her. In Herzrichtung den Druck etwas zu verstärken, ist nicht erforderlich.
- Bürstung des *linken* Beines in gleicher Weise.
- Analoge Behandlung der Arme, von den Händen bis zu den Schultern, erst rechts, dann links.
- Bürstung von Nacken, Rücken (Bürste mit Stiel oder Gurt) und Gesäß.

– Mit kreisenden Bürstenbewegungen Behandlung der Brust (unter Auslassung der Brustwarzen) und des Bauches, etwa in der Blinddarmgegend beginnend, im Uhrzeigersinn um den Nabel herum.

Aufgaben

1. Definieren Sie die Begriffe Wärmeleitung, Wärmekonvektion und Wärmestrahlung und ordnen Sie sie den Thermotherapieverfahren zu, die diese Eigenschaften besitzen!
2. Nennen Sie die Reizfaktoren der Hydrotherapie und erklären Sie deren Bedeutung für die Dosierung!
3. Grenzen Sie die thermischen Hydrotherapiestufen gegeneinander ab und schildern Sie die Wirkungen von kalten, indifferenten, temperaturansteigenden, warmen und anderen Anwendungen der Hydrotherapie!
4. Warum kann man den Körper bei einer bestimmten Temperatur am besten entwärmen?
5. Schildern Sie die sichtbaren Reaktionen auf Hydrotherapie und ihre Bedeutung!
6. Äußern Sie sich zu den Folgen des hydrostatischen Druckes eines Vollbades für den Organismus!
7. Erläutern Sie die besondere Bedeutung kleiner Hydrotherapieapplikationen, besonders der temperaturansteigenden Teilbäder im Rahmen der Hydrotherapie. Berücksichtigen Sie dabei die Regulationsstufen des autonomen Systems, die unterschiedliche Thermotopographie an oberen und unteren Extremitäten, die Reiz- und Dosisfaktoren der Hydrotherapie und den Unterschied zwischen Erhaltungsreiz, Trainingsreiz und überforderndem Reiz!
8. Erklären Sie, warum mit Hydrotherapiemaßnahmen auch segmentale Wirkungen und Fernwirkungen im Körper erzielt werden können!
9. Wo müssen Sie die Hydrotherapie ansetzen, wenn Sie segmental auf das Herz einwirken wollen?
10. Welche Segmente sind zur Behandlung von Störungen in abdominellen Organen geeignet?
11. Auf welche Gewebe, Organe und Systeme des Organismus erstrecken sich Hydrotherapiewirkungen?
12. Mit welchen autonomen Integrationsstufen sind diese verbunden?
13. Erläutern Sie die Beziehungen zwischen Ausgangslage, Reiz und Reaktion in der Hydrotherapie. Nennen Sie den Begriff, der diese Beziehungen kennzeichnet!
14. Zählen Sie die therapeutischen Ziele auf, die mit Hydrotherapiemaßnahmen zu erreichen sind, z. B. im Wärmehaushalt, im Kreislauf, im Atmungs- und Bewegungssystem!
15. Nennen Sie die Kennzeichen für Kälteadaptation und Kältedeadaptation!

1.2. Anwendungsformen der Hydrotherapie

Die Einteilung der Anwendungsformen geschieht nach pragmatischen, nicht nach reaktionsphysiologischen Gesichtspunkten. Zu unterscheiden sind 4 große Gruppen:

- Anwendungen mit dem Tuch
- Anwendungen mit fließendem Wasser
- Bäder mit hydrostatischem Druck
- Bäder ohne hydrostatischen Druck.

Als bewährte Therapieform, die allerdings nicht zur Hydrotherapie gehört, sind in diesem Beitrag die *Paraffinpackungen* enthalten.

1.2.1. Anwendungen mit dem Tuch

> Bei den Anwendungen mit dem Tuch wirken außer thermischen auch mechanische Reizfaktoren.

Zu ihnen gehören Waschungen, Abreibungen und Abklatschungen. Einige von ihnen sind vorzüglich für häusliche Behandlungen geeignet.

1.2.1.1. Waschungen (Abwaschungen)

> Waschungen werden kalt, heiß oder wechselwarm vorgenommen und sind in diesem Fall eine Form der Hydrotherapie, nicht der Hygiene.

Man unterscheidet *Ganz-* und *Teilwaschungen.* Letztere kommen als Oberkörper-, Unterkörper- oder Gliedmaßenwaschungen vor. Sie können aber auch jeden anderen Körperteil betreffen (s. Reihenfolge).

Ganzwaschungen

Reihenfolge der Waschungen (7 Regionen)

- Gesicht mit vorderer Halspartie – danach abtrocknen;
- *rechtes Bein*, „vorn“, von Fußrücken bis Leistenbeuge; dann „hinten“ Gesäß bis Fußsohle;
- *rechter Arm*, „außen“, vom Handrücken bis zur Schulter; dann „innen“ von Achselhöhle (auswaschen) bis Hohlhand;
- *linkes Bein* wie rechtes Bein behandeln;
- *linken Arm* wie rechten Arm behandeln;
- *Hals und Rücken*, im Sitzen oder in Seitenlage: von Haargrenze über beide Schultern mit etwa 4 langen Strichen den Rücken bis zum Gesäß waschen;
- *Brust und Bauch* mit Seiten – Genitalregion evtl. vom Patienten selbst waschen lassen.

> Wenn eine stärkere Reaktion erwünscht ist, muß die Waschung der Region evtl. mehrmals wiederholt werden.

Material

Kalte Waschungen

- 2 Gefäße mit kaltem Wasser, Stufe −II bis −IV;
- 2 Waschtücher, grobkörnig, Größe 20 × 20 cm oder ein Waschungshandtuch, auch aus industrieller Fertigung;
- ein trockenes Handtuch;
- eine Gummi- oder andere Unterlage.

Heiße Waschungen

- 1 Gefäß mit 2 bis 3 l heißem Wasser, Stufe +IV;
- 1 Gefäß mit Wasser von 70 bis 100 °C zum Nachgießen;
- 2 Waschtücher, wie bei kalten Waschungen.

Wechselwarme Waschungen

Wie bei kalten und heißen Waschungen zusammen.

Vorbereitung und Grundsätze

Patient liegt entkleidet auf dem Rücken im Bett (bei Waschungen durch den Behandler). Jeweils ist nur der zu waschende Körperteil (s. unten) aufgedeckt.

Bei *Kaltwaschungen* wird das Tuch zumindest nach Waschung jeder der 7 Körperregionen im Kaltwassergefäß aufgefrischt und mit dem anderen Tuch weitergewaschen.

Bei *Heißwaschungen* wird das Tuch genauso oft in das heiße Wasser zurückgelegt und mit dem anderen Tuch weitergewaschen. Kein Kaltabschluß.

Bei *wechselwarmen Waschungen* wird jede Körperregion zuerst warm, dann kalt gewaschen. Das Tuch gibt man inzwischen in das Gefäß zurück, dem es entnommen wurde.

> Je wärmebedürftiger der Patient ist, um so länger wird der Warmreiz und um so kürzer und schwächer der Kaltreiz bei der Wechselwaschung gewählt.
> Gute Bedeckung der nicht behandelten Körperteile ist Bedingung.

Ausführung

Die Waschung geschieht *großflächig*, mit langen, breiten Strichen über die Haut (Abb. 23). Das Gesicht wird abgetrocknet. Die anderen gewaschenen Körperregionen unabgetrocknet zudecken.

> Je stärker das Waschtuch ausgewrungen wird, um so schwächer ist der Reiz der Waschung.

Am Schluß zieht der Patient Nachthemd oder Schlafanzug an. Er wird, ähnlich wie bei der Trockenpackung, mit der Decke umhüllt und bleibt mindestens 20 min liegen. Wenn verordnet, läßt man ihn leicht schwitzen („dünsten“). Anschließend wird er nötigenfalls trocken abgerieben.

Teilwaschungen

Bei mangelnder Belastbarkeit des Patienten (Allgemeinbefinden, Kreislauf) kann man die Behandlung entweder auf *gliedweise Teilwaschungen* oder auf Ober- oder Unterkörperwaschungen reduzieren, bei denen die Gürtellinie die Grenze zwischen Ober- und Unterkörper bildet. *Kalte Serienwaschungen*, etwa in halbstündlichen Abständen 3- bis 6mal wiederholt, sind bei Fieberkontinua bis zum

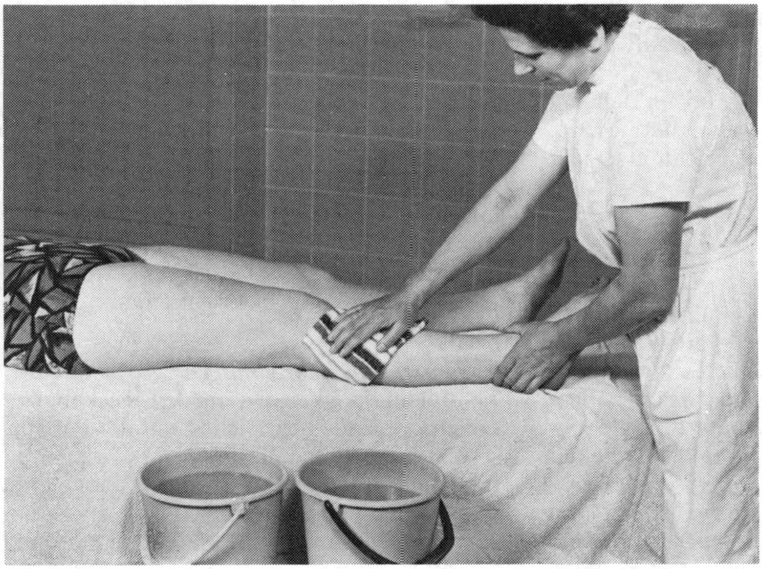

Abb. 23
Wechselwarme Waschung
Je 1 Eimer für heißes
und für kaltes Wasser

Schweißausbruch zu führen, der meist die Einleitung der lytischen Entfieberung anzeigt.

Selbstanwendung von Waschungen

Gliedweise Ganzwaschungen. Die Behandlung wird oft im Anschluß an Hautbürstungen (s. 1.1.8.) angewandt. Nach Bereitstellung des für die Waschung üblichen Materials wäscht sich der Patient, auf einem Badevorleger oder ähnlichem stehend oder sitzend, wie vorher beschrieben. Lediglich die *Rückenwaschung* geschieht mit einem *feuchten Handtuch*, das der Patient zunächst mit beiden Händen quer über Nacken und Schulterblatt, schließlich diagonal in beiden Richtungen über Brustkorb hinten und Lendengegend hin und her führt. Der Patient geht danach entweder ins Bett, um leicht zu schwitzen („dünsten"), sich 20 min später trocken abzureiben und dann anzuziehen, oder er zieht sich unmittelbar nach der Behandlung an und fördert die Wiedererwärmung durch Bewegung. Bei guter Hautreaktion bleiben die Patienten vor dem Anziehen unabgetrocknet, von den unbedeckten Stellen abgesehen. Bei schlechter Hautreaktion ist evtl. ein Abfrottieren notwendig, damit die Reizwirkung sich entfalten kann.

Triefwaschungen. Sie sind bei überwärmtem Körper, am besten in einer Wanne stehend, möglich, indem man sich wiederholt mit einem triefend nassen Tuch, das immer wieder ins kalte Wasser getaucht wird, in entsprechender Weise wäscht.

1.2.1.2. Abreibungen

> Prinzip ist die Reibung mit der flachen Hand auf einem feuchten Tuch, das einen Körperteil umhüllt oder auf dem Körperteil liegt.

Man unterscheidet Arm-, Bein-, Rücken-, Brust- und Bauchabreibungen oder auch Ganzabreibungen.

Material
- 1 Eimer mit kaltem Wasser der Stufe −III oder −IV;
- 3 grobkörnige Tücher, auch Handtücher.

Vorbereitung und Grundsätze
2 Handtücher werden in den Eimer mit kaltem Wasser gelegt, das dritte bleibt trocken.
Der Patient liegt entkleidet im Bett und entblößt jeweils nur den Körperteil, der behandelt wird. Das feuchte Tuch wird schnell-kräftig auf dem Körper „*warm gerieben*". Dabei beschränkt man sich auf einzelne Körperteile, die nachfolgend beschrieben werden, oder nimmt zur Ganzwaschung in der Reihenfolge wie bei den Waschungen einen Körperteil nach

dem anderen vor. Die teils noch in Büchern zu findende Lakenabreibung ist sehr aufwendig, bedeutet einen sehr starken Reiz für den Körper und verlangt große Kraft vom Behandler. Sie wird hier, da sie durch andere hydrotherapeutische Maßnahmen leicht ersetzbar ist, nicht berücksichtigt.

Ausführung

Armabreibungen
Das Behandlungstuch wird faltenfrei um den gestreckten Arm gelegt. Der Patient hält das obere Ende am Schultergelenk fest. Ist er dazu in der Lage, faßt er mit der Hand des zu behandelnden Armes auch das untere Ende des Tuches an. Unter diesen Umständen kann der Behandler beidhändig im *„Strich- und Gegenstrichverfahren“* reiben, andernfalls nur einhändig, da er das untere Ende des Tuches am Handgelenk selbst fixieren muß. Die Reibung geschieht rasch, allseitig und so *kräftig*, wie der Patient es verträgt, bis das feuchte Tuch auf dem Körper warm geworden ist. Danach wird der Arm abfrottiert und unter die Bettdecke zurückgelegt.

Beinabreibungen (Abb. 24)
Die Ausführung entspricht der der Armabreibungen. Der Patient hält das Tuch am oberen Ende, das untere Tuchende wird möglichst um den Fuß gewickelt, damit der Behandler beidhändig arbeiten kann.

Rückenabreibungen
Die Behandlung geschieht im Sitzen. Zum Schutz des Bettzeuges wird evtl. eine Gummiunterlage benutzt. Das nasse Tuch wird glatt über den Rücken ausgebreitet, die beiden oberen Zipfel hält der Patient mit über der Brust gekreuzten Armen fest. Das andere Tuchende wird unter das Gesäß des Patienten geschoben. Der Behandler kann so beidhändig die gesamte Fläche des Rückens – wiederum im Strich- und Gegenstrichverfahren – abreiben.

Brust- und Bauchabreibungen
Die Behandlung erfolgt in der Rückenlage. Das untere Ende des Tuches hält der Patient, das obere der Behandler, der mit der anderen Hand die Vorderseite des Rumpfes ähnlich wie bei der Rückseite abreibt.

Eine Teilabreibung erfordert etwa 3 bis 5 min Zeit – je nach Erwärmung.

1.2.1.3. Abklatschungen

Abklatschungen geschehen am Rücken durch den Behandler (häufigste Form), an Gliedmaßen, speziell Gelenken, auch als Selbstbehandlung.

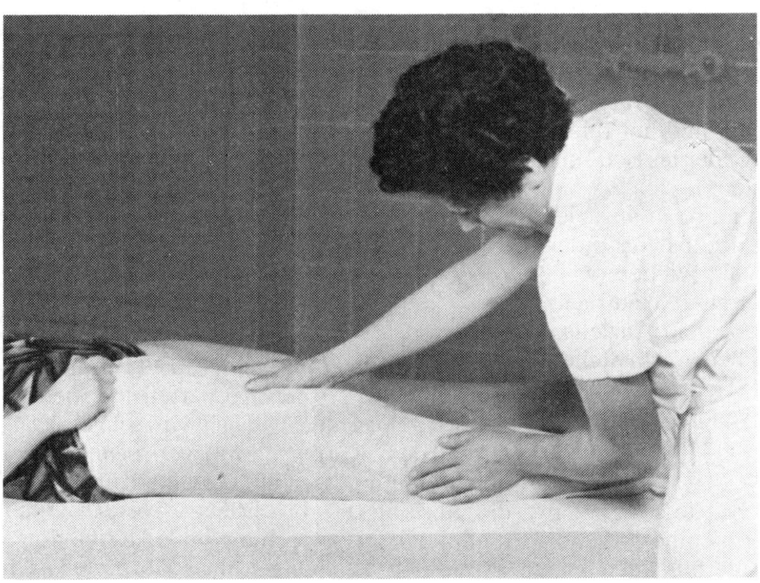

Abb. 24
Beinabreibung

Material

- 1 Gefäß mit kaltem Wasser, Stufe −II bis −IV;
- 1 Handtuch;
- 1 Frottiertuch.

Geeignet ist nur ein dünnes, zu einem etwa 10 cm langen Streifen gefaltetes Handtuch. Es wird ins Wasser getaucht, ausgewrungen und so angewandt, daß es den Körper in rhythmischer Bewegung nur *tangiert*, also berührt, nicht schlägt. So wird die Abklatschung zu einem mit anderen Maßnahmen nicht vergleichbaren Hydrotherapeutikum.

Ausführung

am Rücken

- Vorgesehene Körperpartie so abklatschen, daß die *kreisende Bewegung*, einerlei ob links- oder rechtsherum, zu einer *peitschend knappen* Berührung des Tuchendes an der Körperoberfläche führt (Abb. 25).
- Sobald an der abgeklatschten Fläche *Rötung* eintritt, wird die Nachbarfläche in gleicher Weise behandelt, bis die zu behandelnde Körperpartie insgesamt erfaßt ist.
- Schlecht reagierende Hautflächen *wiederholt* abklatschen.
- *Schmerzempfindung* ist zu *vermeiden*.
- Bei Rückenabklatschungen *Nierengegend und Wirbelsäule auslassen*.
- Abtrocknen und anziehen.

> Falls die Wiedererwärmung ungenügend ist, kann man mit der flachen trockenen Hand oder dem Frottiertuch etwas nachreiben.

Gelenkbehandlung

Sie geschieht sinngemäß ringsum genauso wie die Abklatschung am Rücken. Auch der Oberschenkel läßt sich auf diese Weise abklatschen. An diesen Stellen ist die Behandlung durch den Patienten möglich.

1.2.1.4. Wickel

> Wickel (Kneipp) oder Umschläge (Priessnitz) sind zirkuläre, feuchtkalte Anwendungen mit Tüchern unterschiedlicher Größe und Lokalisation.

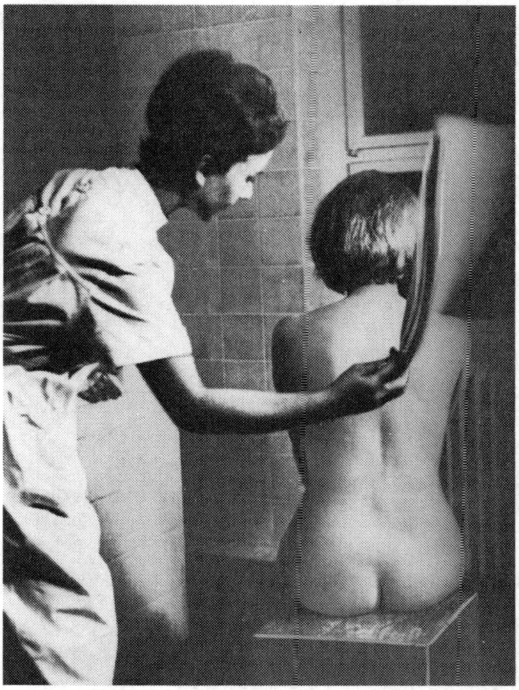

Abb. 25 Rückenabklatschung

Warme Wickel kühlen während des Anlegens so ab, daß die notwendige Vasokonstriktion mit der *reaktiven Vasodilatation* und Erwärmung ausbleibt. Dadurch kühlt der Patient aus. Auch heiße Wickel entfalten nicht die gewünschte zweiphasige Wirkung, da sie bis zur Anwendung abkühlen.
Prießnitz sagt deshalb: Es ist ja nicht die Kälte, die wirkt, sondern die Wärme, die durch das kalte Wasser erzeugt wird. Dieser Satz gilt nicht für wärmeentziehende Wickel.

> Bei mangelnder Reaktionsfähigkeit gegenüber Kaltanwendungen ist eine Peloidpackung oder auch eine Dampfkompresse das bessere Mittel.

Wickel sind an jeder (genügend durchwärmten) Körperstelle applizierbar und benötigen außer dem äußeren trockenen Tuch aus hygienischen Gründen und zur Erleichterung der raschen Wiedererwärmung ein *Zwischentuch*.
Die *gebräuchlichsten Wickel* sind: Hals-, Brust-, Leib-, Rumpf- und Wadenwickel. Wikkel gehören zu den *Teilanwendungen* und

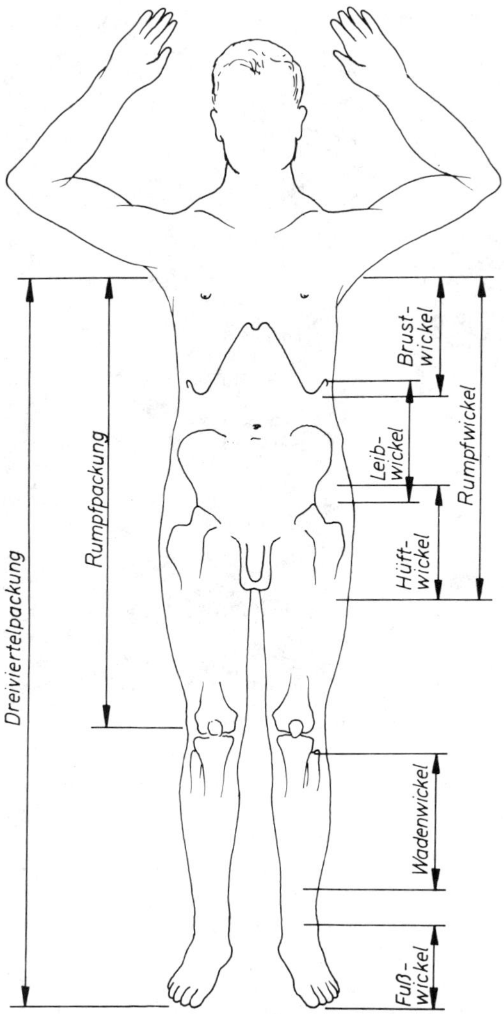

Abb. 26 Positionen für die wichtigsten Wickel und Packungen

umfassen im Gegensatz zu Packungen entweder nur den Rumpf, Teile des Rumpfes oder Gliedmaßen oder Teile von Gliedmaßen (Abb. 26).
Die Wahl des Wickels und seine Lokalisation richten sich nach dem Krankheitsbild; bei inneren Krankheiten ist der Wickel im zugehörigen Segment anzulegen.
Dem *Ziel* nach kennen wir wärmeentziehende, wärmestauende und schweißtreibende Wickel.

Wärmeentziehende Wickel liegen *so lange*, bis das Tuch am Körper *warm* geworden ist (etwa 20 bis 30 min). Oft sind es *kleine, wenig ausgewrungene* Wickel, die einen hohen Kältereiz ausüben und bei örtlichen Entzündungsprozessen an Venen und Gelenken, bei frischen Distorsionen oder ähnlichem angebracht sind. Sobald der Wickel erwärmt ist, frischt man ihn mit Wasser der angegebenen Kaltstufe auf und legt ihn erneut an. Bei kälteempfindlichen Menschen, Kindern und alten Personen wird die Kaltstufe II bevorzugt.

> Für die Senkung der Körpertemperatur bei Fieber sind wärmeentziehende Packungen erforderlich.

Wärmestauende Wickel („Dunstwickel") haben eine *Liegedauer* von etwa 1 h. Das nasse Tuch wird *reichlich ausgedrückt*, der Kältereiz ist daher schwach und erzeugt eine rasche Erwärmung mit geringer Hautfeuchtigkeit („Dünsten"), aber keine Schweißbildung (bei Erregtheit, Schlafstörungen, Obstipation u. a.).

> Bei Dunstwickeln ist eine Schweißperlenbildung zu vermeiden.

Schweißtreibende Wickel haben eine *Liegedauer* von 2 h oder mehr (zur Infektüberwindung) und werden entfernt, sobald der Patient genügend geschwitzt hat. Zu diesem Zweck wird das nasse Tuch *sehr gut ausgewrungen*. Die Außenbedeckung kann man durch Daunendecke oder Federbett verstärken.

> Da das starke Schwitzen meist mit Ergotropie verbunden und für manche Patienten daher zu belastend ist, gilt dem „Dunstwickel", der nur eine geringere Feuchtigkeit am Körper bewirkt, oft der Vorzug.

Material für Wickel aller Art

Prinzipiell werden zu Wickeln (wie zu Packungen) – von wenigen Ausnahmen abgesehen – 3 Tücher benötigt;
- das feuchte Innentuch,
- das trockene Zwischentuch
- das trockene Außentuch, meist ein Lakentuch.

Als wärmende Bedeckung fungiert eine Wolldecke.

Wird ein Deckbett verwendet, ist das Lakentuch entbehrlich. An seiner Stelle *kann* ein drittes Tuch angebracht sein, das etwas größer als das Zwischentuch ist und um dieses Tuch gewickelt wird.
Jedes Zwischentuch soll den Körper vor unmittelbarer Berührung mit dem vielfach die Haut reizenden wollenen Außentuch schützen.
Zumindest das Innen-, das Zwischen- und das Lakentuch müssen wasch- und auskochbar sein und jedes Mal nach einer Behandlung *gewaschen* und *ausgekocht* werden.

Für das *nasse Innentuch* verwendet man porösen, saugfähigen Leinen- oder Baumwollstoff. Das *Zwischentuch* aus Nessel oder Baumwolle braucht weniger locker gewebt zu sein. Dieses bedeckt stets vollständig und reichlich das Innentuch und soll mindestens 2 cm breiter als das Innentuch sein. Am *Hals* und Kinn des Patienten soll zum Schutz gegenüber der Wolldecke quer ein *Handtuch* um das obere Ende der Wolldecke gelegt werden.
Keinesfalls wähle man als Zwischentuch wasserundurchlässige Stoffe (Plaste oder Gummi), die Verdunstung verhindern, so daß die Haut schlecht durchblutet, schrumpelig wird und quillt.
Die bei den einzelnen Wickeln aufgeführten *Größenmaße* gelten für die feuchten *Innentücher*. Aus praktischen Erwägungen sind einige Tücher für verschiedene Körperteile verwenbar und damit austauschbar.
Bei Patienten mit auffällig von der Norm abweichenden Körpermaßen versteht sich von selbst, daß der Behandler größere oder kleinere Tücher anstelle der vorgeschlagenen Größe nimmt.
Die *Wickelwäsche* ist übersichtlich nach Größe und Verwendungszweck aufzubewahren, muß jederzeit griffbereit und in tadellosem Zustand sein.

Vorbereitung und Grundsätze für jede Wickelbehandlung
(Gültig auch für Packungen)

- Voraussetzung für kalte Wickel ist gute Durchwärmung des Patienten am ganzen Körper.
- Für Wickel kommt Wasser der Kaltstufe II bis IV in Frage.
- Wickel (wie Packungen) sind am besten im Bett anzulegen.
- Beim Anlegen kleinerer Wickel entblößt der Patient nur die zu behandelnde Körperstelle.
  Kleine Wickel können geschickte Patienten *selbst* handhaben, wenn man es ihnen gründlich gezeigt hat.
- Wickel müssen *faltenfrei* sein und dem Körper glatt anliegen, sonst entstehen „Luftlöcher“, der Patient friert.
- Guten Sitz der Wickel erreicht man durch *Zug und Gegenzug* (s. Abb.33 b) wie bei der Dreiviertelpackung.
- *Sicherheitsnadeln* werden *nur ausnahmsweise* quer zur Zugrichtung des Wickels angebracht, besser steckt man die Wickelenden unter den Wickel.
- Wenn zwischen Haut und Wickel Luft bleibt, fehlt der notwendige Hauttemperaturanstieg; der Patient beginnt zu frösteln.
- Der Wickel ist *fehlerhaft* angelegt, wenn die zügige Wiedererwärmung ausbleibt, die sich etwa innerhalb von 30 bis 40 min eingestellt haben soll.
- Beginnt die *Wiedererwärmung* nicht kurzfristig, ist Bedeckung des Patienten mit einer weiteren Wolldecke, einem Deckbett oder anderem erforderlich. Nötigenfalls gibt man eine Wärmflasche an die Füße oder ein Heißgetränk.
- Die Wickelbehandlung ist *abzubrechen*, wenn sich innerhalb der angegebenen Frist trotz weiteren Zudeckens des Patienten und erwärmenden Maßnahmen keine Erwärmung einstellt.
- Während der Behandlung soll weder gelesen, noch Radio gehört, noch soll der Patient durch Unterhaltung abgelenkt werden. Bei langliegenden Wickeln sind gewisse Ausnahmen zulässig.
- Man achte auf *Zustand* und *Reaktion* des Patienten und bleibe in Rufnähe, wenn keine Signalanlage vorhanden ist.
- Als *Abschluß* der Wickelbehandlung folgt meist eine kalte Waschung und Trockenfrottierung, sofern der Patient nicht einfach zugedeckt wird, ohne ihn abzutrocknen.
- Die *Nachruhe* zur Abtemperierung (Abdünsten oder Abschwitzen) beträgt zwischen $^1/_2$ und 2 h.

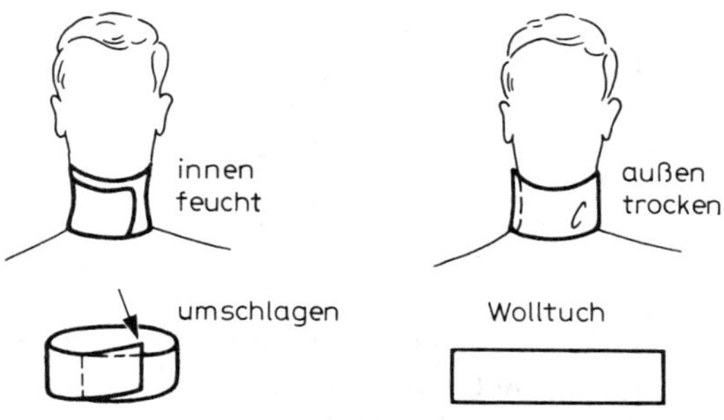

Abb. 27 Halswickel

> Je nasser das Wickeltuch ist, um so stärker ist seine Wirkung (vgl. Differenzierung der Wickel nach dem Ziel).
> Je trockener das Wickeltuch, um so schwächer ist der Reiz.
> Wenn keine Vasokonstriktion eintritt, ist der Wickel wirkungslos oder schädlich.

Man *unterscheidet* Hals- und Kopfwickel, Wadenwickel, Arm- und Beinwickel, Hand- und Fußwickel, Schulterwickel, Brustwickel mit ihren Modifikationen (Schottenwickel und Kreuzwickel), Leib- oder Lendenwickel, Unterleib-, Hüft- oder Beckenwickel, auch als T-Wickel, Rumpfwickel.

Halswickel (Abb. 27)

Material

- 1 Tuch der Größe 8 × 45 cm,
- 1 etwas größeres Woll- oder Baumwolltuch.

Ausführung

Das mit Kaltwasser getränkte Innentuch wird um den Hals gelegt und mit dem breiteren Außentuch abgedeckt. Das dritte Tuch entfällt meistens, da der Wickel die Kopfbewegung nicht einschränken und nicht beengen soll.

Nach *Erwärmung* kann man den Wickel abnehmen und bei Bedarf mehrmals täglich erneuern.

Der *Nässegrad* richtet sich nach der Haut- und Kerntemperatur des Patienten. Bei Fiebernden ist ein größerer Feuchtigkeitsgrad des Wickels erforderlich.

Der Wickel ist sorgfältig anzulegen, bei Verrutschen besteht *Verkühlungsgefahr.* Außer den üblichen Halswickeltüchern eignen sich ersatzweise entsprechend gelegte Servietten oder Taschentücher. Beim kleinen Handtuch wird nur der Teil, der dem Halsumfang entspricht, in kaltes Wasser getaucht, ausgewrungen, um den Hals gelegt und der trockene Teil als die Erwärmung fördernde Außenhülle darübergewickelt. In gleicher Weise verfährt man mit Leinenbinden u. ä.

Kopfwickel

Sie werden besser durch Kopfauflagen ersetzt, die durch Bindenwickel fixiert werden.

Wadenwickel

Material

Variante 1: 1 dünneres Tuch, Größe 90 × 60 cm doppeltgelegt, 1 etwas dickeres, größeres Tuch als trockenes Außentuch.

Variante 2: 1 Handtuch.

Variante 3: 2 Leinenbinden, Breite etwa 25 cm.

Variante 4 für häusliche Anwendung): 1 Paar Baumwollsocken, 1 Paar Wollsocken.

Ausführung

Variante 1: Das nasse Innentuch wird doppelt gelegt, um die Wade gewickelt und mit Wolltuch oder Schal so reichlich abgedeckt, daß das Wolltuch außen trocken bleibt.

Variante 2: Das Handtuch ist nur zur Hälfte naß, wird um die Wade gelegt und mit der anderen, trocken Hälfte umwickelt.

Variante 3: Die nasse Leinenbinde wird in Kreistouren, ähnlich wie bei einem Verband, um die Wade gewickelt. Die zweite, trockene Binde wird in gleicher Weise über die erste Binde gewickelt, so daß die erste Binde vollkommen von der zweiten Binde überdeckt wird.

Variante 4: Die Baumwollsocken werden feucht angezogen und die trockenen, etwas größeren Wollsocken darübergestreift.

> Bei akuten entzündlichen lokalen Prozessen an der Wade oder bei Fieber wiederhole man den Vorgang zur Wärmeentziehung, sobald sich der Wadenwickel erwärmt hat.

Arm- und Beinwickel

Material

Armwickel: 1 Tuch, 60 × 80 cm.
Beinwickel: 1 Tuch, 70 × 100 cm.
Für beide: Je 1 etwas größeres Außentuch.

Ausführung
Es empfiehlt sich, mit Binden für das feuchte Innen- und das trockene Außentuch zu arbeiten, da deren Anschmiegsamkeit an die Formen der Extremitäten am größten ist. Man kann auch die für Mehrfachzwecke vorgesehenen Brustwickel, längs angelegt, als Extremitätenwickel gebrauchen.

> Bei allen Wickeln, die mit Binden ausgeführt sind, ist besonders darauf zu achten, daß die äußere Binde nicht durchfeuchtet. In diesem Fall ist eine weitere Binde zum Abdecken erforderlich.

Hand- und Fußwickel

Material
- 1 Tuch, 65 × 65 cm oder 70 × 70 cm, zum Dreieck falten,
- 1 etwas größeres Tuch als Außentuch.

Ausführung
Wie in der Verbandtechnik wird das gleichschenklige Tuch mit dem rechten Winkel nach ventral so hingelegt, daß der Fuß darauf gestellt werden kann (Abb. 28a). Das äußere, trockene Tuch wird zuerst auf die Unterlage gebracht, dann das feuchte, etwas kleinere Tuch.
Zuerst wird das Tuch von den Zehen her umgeschlagen (Abb. 28a), danach von den Seiten (Abb. 28b). Das feuchte Tuch wird mit den Enden eingesteckt. Das trockene Tuch kann man knüpfen (Abb. 28c).
Am einfachsten ist die Verwendung von Binden, die wie bei den Extremitäten gewickelt werden.
Eine Kombination zwischen Fuß- und Wadenwickel wird als Beispiel, auch für die obere Extremität, beschrieben.

Abb. 28 Fußwickel mit Dreiecktuch

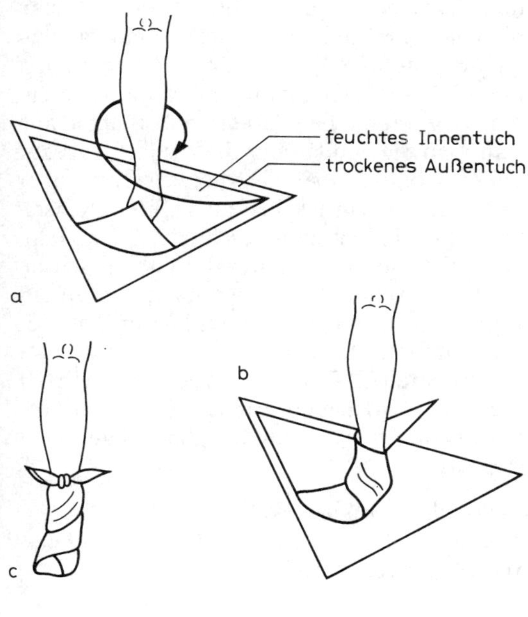

Fuß- und Wadenwickel (Bindenwickel)

Material
2-3 Binden

Ausführung
Zuerst die feuchten, dann die trockenen Binden anlegen.
Nochmals sei betont, daß die äußeren, trockenen Binden nicht nur die inneren, feuchten Binden vollständig überdecken, sondern auch trocken bleiben müssen.

Schulterwickel

Material
- 1 Tuch, 30–35 cm × 130–160 cm, als Innentuch.
- 1 Tuch, etwas größer als das Innentuch, für die Umhüllung.

Ausführung
Das feuchte Tuch wird wie ein Schal über Nakken und Schultern gelegt. Seine Enden werden in Spiralen um die Oberarme gewunden. Das breitere, trockene Tuch zum Abdecken wird zweimal um die Oberarme geführt, seine Enden werden unter den Wickel gesteckt.
Für die häusliche Anwendung verrichtet ein kurzärmeliges; in entsprechender Lage zugeschnittenes Hemd diesen Dienst, dem ein Wollpullover zur Wärmeentwicklung übergezogen wird.

Brustwickel

Material
- 1 Tuch, 25 × 130 cm als Innentuch,
- 1 etwas größeres Zwischentuch.

Diese Tuchgröße ist ebenso geeignet für den Leib- und den Unterleib-, Hüft-Beckenwickel.

Ausführung (Abb. 29)
Ausbreiten der Wickelwäsche im Bett: zuerst das äußere Wolltuch als größtes Tuch, dann das Laken, das trockene Zwischentuch, etwas größer als das feuchte Innentuch, das obenauf gelegt wird.

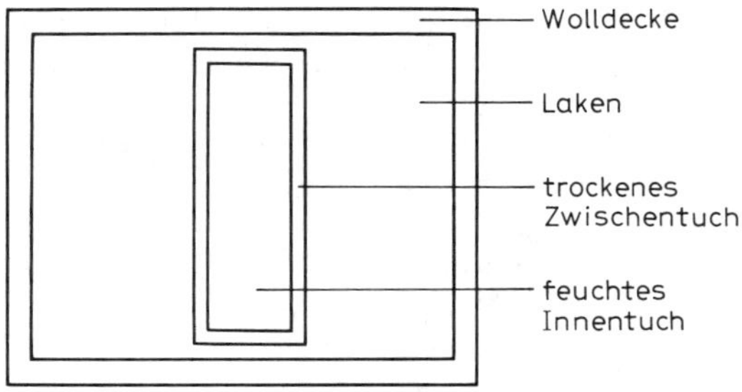

Abb. 29 Tuchfolge für Brust-, Leib und Unterleibwickel

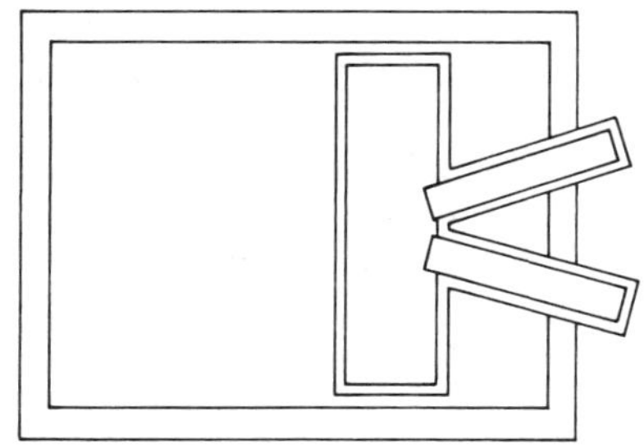

Abb. 30 Schottenwinkel (Brustwickel mit Trägern)

Die Feuchte des Innentuches richtet sich nach der Körperwärme. Je mehr der Körper durchwärmt, desto feuchter das Tuch. Bei Fieber über 39 °C kommt eher ein Rumpfwickel oder eine Rumpfpackung (s. dort) in Frage.

Der Patient, der sich vor dem Ausbreiten der Wickeltücher im Bett oder auf einer geeigneten Pritsche aufgerichtet hat, legt sich nun mit erhobenen Armen auf die Tücher und hält bis nach dem Umlegen des feuchten Tuches den Atem in einer Mittelstellung zwischen Ein- und Ausatmung an.
Die Tücher werden nacheinander *rasch, glatt* und *faltenlos* über die Brust gezogen. Die Zipfel werden untergesteckt.
Patienten gut zudecken, nötigenfalls mit einer zusätzlichen Decke.

Der Wickel wird, je nach Verordnung, als langliegender oder rasch zu wechselnder Wickel geführt.

Schottenwickel
(Brustwickel mit Trägern; Abb. 30)

Material
- wie beim Brustwickel,
- zusätzlich 2 feuchte „Träger" (10 × 60 cm) für das Innentuch,
- 2 etwas größere „Träger" als Zwischentuch.

Ausführung
Sie gleicht im Prinzip der beim Brustwickel, an dessen hinterer Mitte in V-Form zwei Träger angenäht oder nur durch Einstecken befestigt werden (Abb. 30). Die Träger, die wie üblich aus den zwei Lagen bestehen, werden über die Schultern nach vorn gezogen und darüber der Brustwickel, wie soeben beschrieben.
Die Führung des Wickels ist die gleiche wie beim Brustwickel. Auch der Rumpfwickel läßt sich in gleicher Weise mit Trägern anlegen.

Kreuzwickel
(Träger-Brustwickel mit Binden; Abb. 31a bis c).

Material
- 1 Binde (aus Wäschestoff), 250 bis 300 × 15 bis 20 cm als Innentuch,
- 1 Binde, etwas breiter und länger als die erste, als Zwischentuch.

Ausführung
Der Kreuzwickel ist eine Abwandlung des Brustwickels mit Trägern. Die Wickelbinden oder aufgerollten Tücher der entsprechenden Größe werden so angelegt, wie es die Abbildung 31 zeigt: mit der rechten Hand faßt man die schmalere, in kaltes Wasser getauchte und gut ausgedrückte Binde, während man mit der linken den Bindenanfang unterhalb der rechten Achselhöhle des Patienten festhält. Dann rollt man die Binde über die rechte Brust zur linken Schulter, über diese hinweg schräg über den Rücken, zurück bis zur rechten Achselhöhle (1. Bindentour), beschreibt einen Halbkreis über die Brust, unter der linken Achselhöhle (2. Bindentour) und führt rückenaufwärts über die rechte Schulter bis zur Brust (3. Bindentour). Das Ende der Binde wird unter den Brustteil (2. Bindentour) gesteckt. Mit der breiteren, trockenen Binde deckt man die feuchte ab und gibt dieser zugleich damit Halt und Sitz.

Leib- oder Lendenwickel
Material
Wie beim Brustwickel.

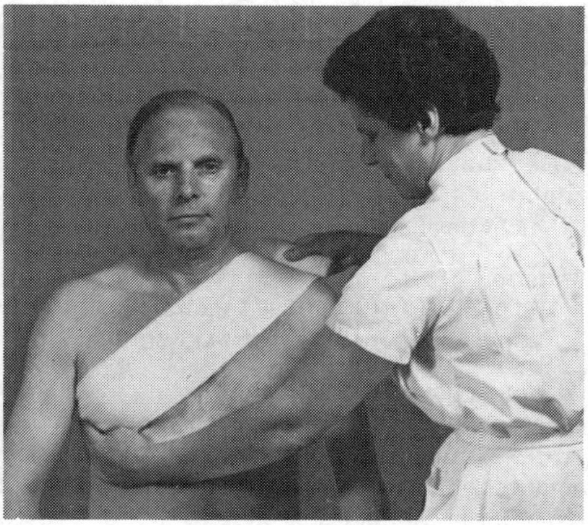

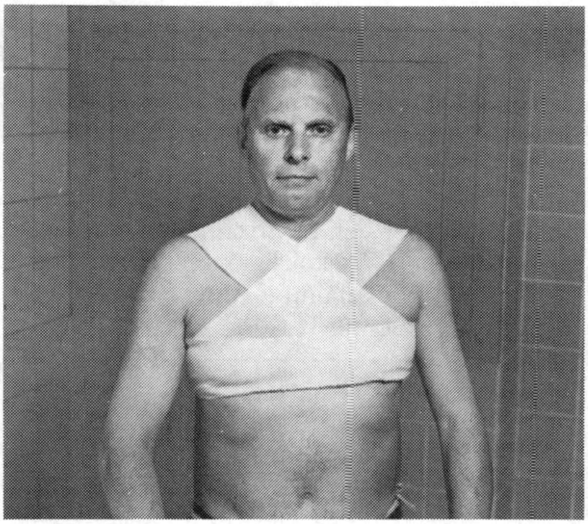

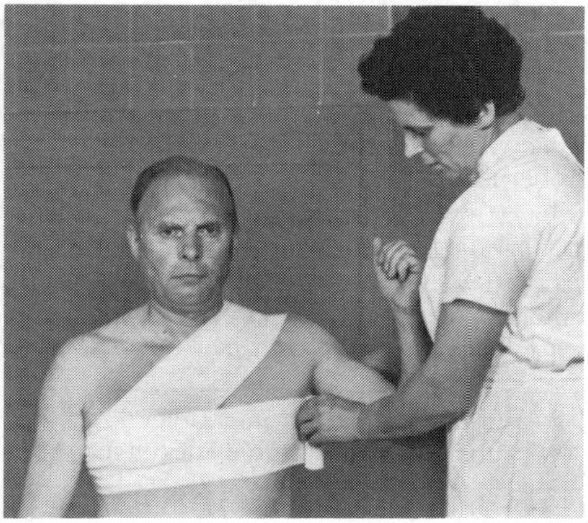

Abb. 31 Kreuzwickel
a 1. Bindentour
b 2. Bindentour
c 3. Bindentour

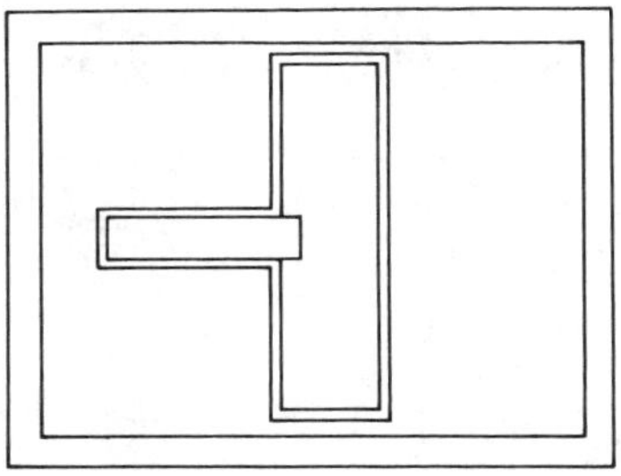

Abb. 32 Leib- oder Unterleibwickel mit Durchzug

Ausführung
Diese verlangt das gleiche Vorgehen wie bei dem Brustwickel. Die Position für den Leib- oder Lendenwickel gibt Abbildung 26 an.

Unterleib-, Hüft- oder Beckenwickel

Material
Wie beim Brustwickel.

Ausführung
Verlagerung des Leibwickels zum Becken (s. Abb. 26), keine methodischen Besonderheiten gegenüber Brust- oder Leibwickel.

T-Wickel
(Durchzug; Abb. 32)

Material
- 1 Tuch, 30 × 50–80 cm für Innentuch,
- 1 etwas größeres Tuch für die äußere Bedeckung des Durchzugs.

Ausführung
Leib-, Unterleib- und Rumpfwickel können zum T-Wickel werden, wenn man an diese Wickel für die Genitalregion einen schmalen Streifen als „Durchzug" anfügt.
In der Mitte der ausgebreiteten beiden Wickeltücher, des feuchten und des trockenen, fügt man nach kaudal den trockenen und obenauf den feuchten Durchzug an und zieht ihn nach Anlegen des Wickels zwischen den Beinen zum Unterleib durch, so daß die beiden Enden des Durchzugs sich hinten und vorne an den Wickel anschließen.
Der Durchzug wird auf der Vorder- und Rückseite unter den Wickel gesteckt.

Aus hygienischen Gründen müssen die Tücher für den Durchzug besonders sorgfältig gewaschen und gekocht werden. Die für Brust-, Leib- und Unterleibwickel übereinstimmenden Tuchmaße sind relativ groß, so daß bei den verschiedenen Positionen am Körper sich Überschneidungen zwischen den 3 Wickelregionen ergeben. Jeder der 3 Wickel umfaßt eine Fläche, die etwas größer als ⅙ ist.

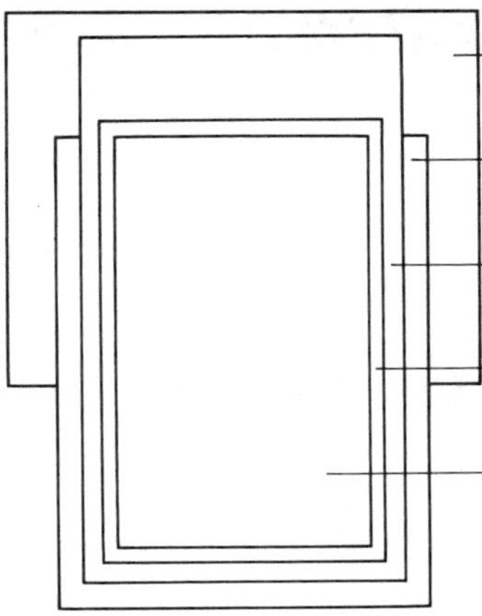

Abb. 33
Dreiviertelpackung
a Tuchfolge

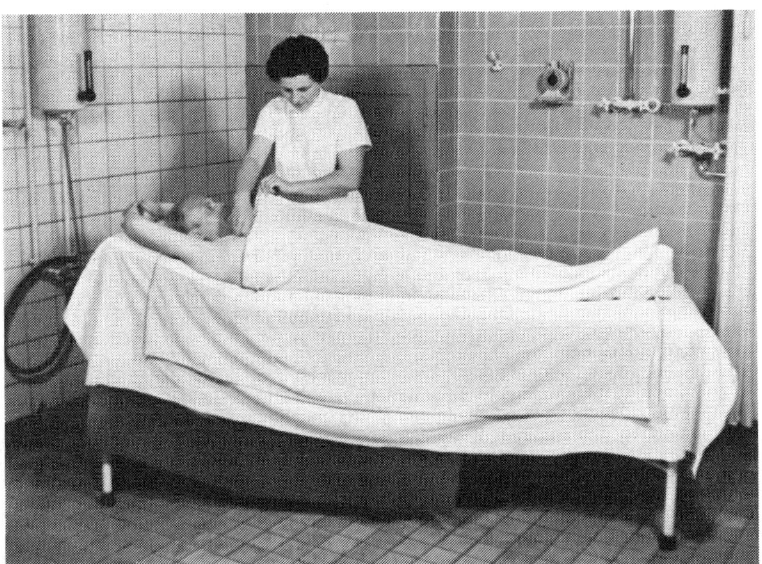

b „Zug und Gegenzug"

Rumpfwickel (s. Abb. 26)

Es handelt sich um eine Wickelform, die den Brust-, Leib- und Unterleibwickel (3/6 Körperfläche) kombiniert. Da jeder der 3 genannten Wickel mehr als ⅙ der Körperoberfläche einnimmt, betragen die Maße für den Rumpfwickel nicht das Dreifache.

Material
- 1 Tuch, 60 × 130 cm als Innentuch,
- 1 etwas größeres Tuch als Außentuch.

Ausführung (s. Abb. 29)
Abgesehen von der Größe des Rumpfwickels, gibt es keine nennenswerten Unterschiede gegenüber den anderen drei Wickeln, die er miteinander kombiniert.

1.2.1.5. Packungen

Packungen bedecken im Gegensatz zu den Wickeln mehr als 50 % der Körperoberfläche.

Sie sind größer als der Rumpfwinkel, der gerade 50 % der Körperoberfläche erfaßt. Zu unterscheiden sind Rumpfpackungen, Dreiviertelpackungen und Ganzpackungen.

Alle grundsätzlichen Bemerkungen zu den Wickeln gelten auch für die Packungen.

Als Variante zu den feuchten Packungen gilt die *Trockenpackung* mit eigener Indikation. Packungen sind nur dann indiziert, wenn im Körper ein *Wärmeüberschuß* besteht, entweder bei Fieber oder im Anschluß an reichliche Wärmezufuhr von außen mit Wärmeüberschuß.

Rumpfpackungen oder Kurzpackungen
(Kurzwickel nach Kneipp)

Material
- 1 Tuch, 80 × 100 - 150 cm als Innentuch,
- 1 etwas größeres Tuch als Außentuch.

Ausführung
Verlängert man den Rumpfwickel bis zum halben Oberschenkel (s. Abb. 26), wird er zur Rumpfpackung, die mindestens die Hälfte des Oberschenkels einbezieht. Der Name *Kurzwickel* ist so zu erklären, daß von den großen Wickeln nach Kneipp dieser der kürzeste ist.
Besonders *an den Oberschenkeln* müssen die Tücher an der Innenseite sehr sorgfältig und *glatt* angelegt werden.
Im übrigen gibt es keine Besonderheit gegenüber dem Rumpfwickel.

Dreiviertelpackungen
(Unterwickel nach Kneipp; Abb. 33)

Die Dreiviertelpackung entspricht tatsächlich 9/12 der Körperoberfläche.

Material
- 1 Tuch, 150 × 150 cm als Innentuch,
- 1 Tuch, etwas größer als das vorige als Zwischentuch,
- 1 großes Lakentuch,
- 2 Wolldecken.

Ausführung (Abb. 33 a bis c)
Die erste Wolldecke wird im Bett quer so ausgebreitet, daß deren obere Kante in Halshöhe (Haaransatz) liegt. Die zweite Wolldecke liegt längs mit ihrem oberen Ende in Höhe der Achselhöhle des Patienten. Auf die zweite Decke kommt das große Laken, längs, vom oberen Rand der ersten Wolldecke bis zum unteren Rand der zweiten Wolldecke reichend. Danach folgen das trockene Zwischentuch und das feuchte Innentuch, von der Achselhöhle bis über die Fußspitze ausgebreitet. (Abb. 33 a).
Der Patient legt sich mit über den Kopf erhobenen Armen auf die Tücher. Der Behandler nimmt eine Seite des feuchten Tuches, zieht es schnell und glatt über den Leib und hüllt besonders das an dieser Seite liegende Bein ein. Falten sind zu glätten, „Luftlöcher" zu vermeiden.
Auf der anderen Seite wird das Zwischentuch beiderseits genauso gehandhabt: Zug- und Gegenzugtechnik (Abb. 33 b). Die an den Füßen überhängende Wickelwäsche wird zehenaufwärts (nach oben) umgeschlagen und die zweite Wolldecke von rechts und links über

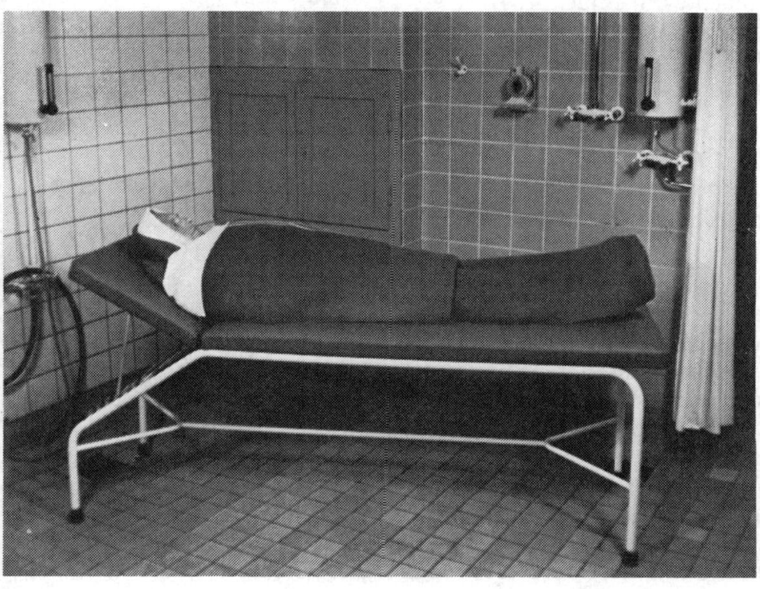

c Nach dem Umlegen aller Tücher und Decken

den Körper gezogen. Die Füße erhalten eine zusätzliche Umhüllung; auf bequemen Sitz ist auch hier zu achten. Schultern und Oberarme werden von dem größeren Lakentuch geschützt und umhüllt. Nötigenfalls ist ein Frottierhandtuch um Kopf und Hals zu legen. Die erste, noch übrige Wolldecke wird in Zug und Gegenzug um den Körper geschlagen.
Auf guten Abschluß am Hals wird geachtet (Abb. 33c).
Der ganze Wickelvorgang muß gekonnt sein und schnell vonstatten gehen. Zusätzliche Bettbedeckung wird faltenlos unter die Seiten des Patienten gefalzt.
Einfacher ist für die Dreiviertelpackung folgendes Vorgehen. Man nimmt die Packung wie eine verlängerte Rumpfpackung vor, packt also die Beine insgesamt mit ein, Schultern und Arme dagegen nicht. Diese hält man mit einem Bettjäckchen oder Pullover warm und legt außerdem eine Decke über Schultern und Armpartie. Der Kopf erhält eine Umhüllung mit einem Handtuch oder Frottiertuch.

> Die Packung muß faltenfrei anliegen und darf nicht beengen.
> Luftlöcher sind zu vermeiden.

Ganzpackungen
(Ganzwickel nach Kneipp)

Eine Ganzpackung anzulegen, erfordert schnelles und besonders geschicktes Arbeiten. Weil sie die Arme in das feuchte Innentuch einbezieht, wird die Ganzpackung oft als *beengend* empfunden, so daß meist eine Dreiviertelpackung vorgezogen wird.

Material

- 3 Tücher von etwa 200 × 250–280 cm für Innen-, Zwischen- und Außentuch,
- 1 große Wolldecke, etwas größer als die übrigen Tücher.

Ausführung
Im freistehenden Bett wird eine große Wolldecke so ausgebreitet, daß der dem Behandler gegenüberliegende Teil der Decke weiter herabhängt als auf der anderen Seite. Das Außentuch, gleichermaßen gelegt, steht möglichst am Kopfende handbreit über dem Wolltuch, damit der Patient beim Wickeln nicht mit der Wolldecke in Kontakt kommt. Eine andere Möglichkeit sieht vor, daß man ein Handtuch quer über den Wolldeckenrand legt, um Hals und Gesicht vor der Berührung mit der Wolldecke zu bewahren. Auch das trockene Zwischen- und das feuchte Innentuch hängen auf der einen Seite weiter herab. Sie sind oben etwas kürzer als die Wolldecke.
Der Patient hält die Arme über den Kopf, nachdem er sich auf die Tücher gelegt hat. Der Behandler nimmt das kürzere Tuchteil, führt es schnell zur gegenüberliegenden Seite und steckt das Tuch, es glattstreichend, unter Rükken, Gesäß und zwischen die Beine des Patienten – wie bei der Dreiviertelpackung.
Nun legt der Patient die Arme an den Körper. Mit dem längeren Tuchteil bezieht der Behandler beide Schultern ein und führt dabei das Tuch dicht am Hals vorbei. Es wird straff unter den Körper gesteckt. Das Zwischentuch wird genauso nach vorn zu den Schultern geführt. Der Behandler falzt mit seiner linken Hand das Tuch von der Schulter zur Brust des Patienten. Dabei entsteht eine Falte, die es gestattet, mit dem breiten Tuchteil das Innentuch völlig abzudecken. An den Füßen schlägt man die überhängenden Enden um. Nötigenfalls kann man auch hier zusätzlich ein Handtuch zur Umhüllung der Füße verwenden.
Mit dem Außentuch und der Wolldecke wird die festanliegende Packung vollendet. Das äußere Tuch wird oben über die rauhe Wolldecke gezogen oder, wie beschrieben, ein Handtuch als Kragen umgelegt.
Eine weitere Wolldecke oder die Bettdecke kann zusätzliche Wickelbedeckung zur Erwärmung und Warmhaltung sein.

> Auf das trockene Außentuch kann man u. U. verzichten.

Trockenpackungen oder Dunstpackungen

Grundsätze und Material
Läßt man bei der Ganzpackung das feuchte Innentuch weg, erhält man die Trockenpakkung. Sie wird oft nach Moor-, Mineral-, Überwärmungsbädern oder anderen Hydrotherapiemaßnahmen, auch nach Moorpackungen, als Schwitzpackung oder Abschwitzpakkung angewandt.
Eine Trockenpackung ist *bei ungenügender Körperwärme* vor einer Kaltanwendung zum *„Aufheizen“* angebracht, um die nötigen Voraussetzungen für die Verträglichkeit der Kaltanwendung zu schaffen.

Als *Schwitzpackung* kommt die Trockenpackung in Frage, wenn der Patient bei der vorherigen Hydrotherapieprozedur nicht oder zu wenig geschwitzt hat.
Als *Abschwitzpackung* ist die Trockenpackung zu führen, wenn der Patient vorher im Bad bereits reichliche Schweißsekretion entfaltete.

Ausführung
Soll der Patient schwitzen, wird die Packung mit reichlicher Bedeckung so geführt, daß es zu einer Wärmestauung mit Schweißausbruch kommt.
Als *Abschwitzpackung* ist die Packung locker anzulegen. Der Patient wird locker zugedeckt. Dadurch verringert sich die Schweißsekretion, und der Patient ist am Schluß der Packung kaum noch feucht. In diesem Fall handelt es sich also um eine *Nachruhe* nach einem Bad oder einer anderen Hydrotherapieapplikation zum Trocknen des Körpers.

Falls der Patient am Ende einer derartigen Trockenpackung noch feucht auf der Haut ist, muß zumindest gründlich nachfrottiert, besser aber eine Kaltwaschung mit Abfrottieren vorgenommen werden.

1.2.1.6. Aufschläge, Auflagen, Kompressen

Für Aufschläge, Auflagen und Kompressen werden zusammengefaltete Tücher überwiegend kalt, nur ausnahmsweise heiß aufgelegt und nötigenfalls durch Wärmflasche oder Heizkissen warmgehalten.

Allen 3 Anwendungsformen ist eigen, daß ein zusammengefaltetes Tuch *feucht* auf oder unter einen Körperteil gelegt und mit einem trokkenen Tuch zirkulär, um den Körperteil herum, fixiert wird. Das *feuchte Tuch* ist demnach *kein Wickel*, da es nur lokal appliziert wird. Nur das *Zwischentuch* hat *Wickelcharakter*. Das dritte Tuch kann etwas größer als das Zwischentuch sein, es kann aber auch auf dieses verzichtet werden.
Die äußere Bedeckung entspricht der beim Wickel.
Aufschläge haben die größten Ausmaße und sind für die Vorder- und Rückseite des Rumpfes und der Oberschenkel bestimmt.
Auflagen sind etwa halb so groß wie die Aufschläge und für Rumpf- oder Gliedmaßenteile vorgesehen.
Kompressen sind kleine Auflagen für ganz lokale Anwendung.

Aufschläge

Ober- und Unteraufschläge könnte man als halbe Rumpfpackung bezeichnen, da sie lokal am Rücken oder an der Brust- und Bauchseite appliziert werden. Sie beziehen jeweils den rumpfnahen Teil des Oberschenkels (hinten oder vorn) ein.

Material
- 1 Tuch 80 × 150 – 180 – 200 cm für den Aufschlag,
- 1 Zwischen- und Außentuch entsprechender Größe, oder eines von beiden.

Vorbereitung und Grundsätze
Bei der Wahl der Größe des Tuches ist zu berücksichtigen, wie häufig das Tuch gefaltet wird. Dies hängt von der Fähigkeit des Patienten ab, das Tuch zu erwärmen. Im Falle einer fieberhaften Pneumonie mit Hypostaseneigung kann man ein dünneres Tuch bis zu dreimal (achtfach) falten, in anderen Fällen darf es nur doppelt gelegt werden (einmal falten).
Die Feuchtigkeit des Tuches richtet sich ebenfalls nach der Fähigkeit des Patienten, es zu erwärmen. Allzustark ausgewrungene Tücher bedeuten einen zu geringen Reiz, der die erwünschte Reaktion vermissen läßt.

Ausführung
Unteraufschlag
Wenn er relativ feucht gegeben wird, sollte man eine wasserdichte Unterlage verwenden, auf die längs ein trockenes Laken gelegt wird. Es folgen das Zwischentuch von der Größe einer Rumpfpackung und obenauf der Unteraufschlag.
Auf diesen legt sich der Patient. Die *Umhüllung* erfolgt genauso wie bei der Rumpfpackung.

Oberaufschlag (Abb. 34)
Man verfährt analog, indem man zunächst das äußere Laken, dann das Zwischentuch wie bei der Rumpfpackung ausbreitet. Darauf legt sich der Patient. Der Oberaufschlag wird auf die Vorderseite des Rumpfes und der Ober-

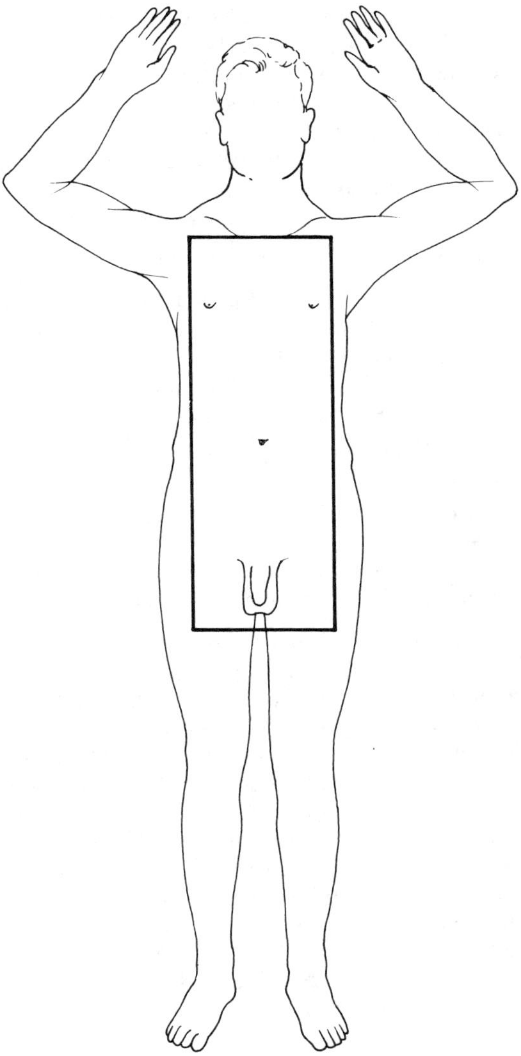

Abb. 34 Oberaufschlag (Umriß)

schenkel aufgelegt. Danach wird wie beim Unteraufschlag verfahren.
Der Oberaufschlag kommt in erster Linie bei Kranken in Frage, die sehr behindert oder geschwächt sind. Man braucht nur das Zwischentuch unter dem Körper durchzuziehen, das Laken auf dem Körper auszubreiten und seitlich zur Bedeckung unter den Körper zu schieben. Den *Abschluß* bildet die Wolldecke oder das Deckbett. Nach Beendigung des Aufschlages, der viele Stunden liegen bleiben kann, auch nachts, frottiert man gründlich die Haut.

Auflagen

Dem Umfang nach unterscheidet man Auflagen für den Leib, den Unterleib, die Lendengegend, das Becken oder für einen Gliedmaßenteil. Die Bezeichnung erfolgt nach der jeweiligen Lokalisation – analog zu den Wikkeln.

Material
- 1 Tuch, 80 × 90 – 100 cm für die Auflage,
- 1 Zwischen- und 1 Außentuch zum Umwikkeln oder eines von beiden.

Vorbereitung und Grundsätze
Ein für die vorgesehene Region des Körpers in der Größe ausgewähltes Tuch wird zumindest einmal gefaltetet, höchstens dreimal (achtfach) und mit kaltem Wasser der Stufe – II bis – IV getränkt. Die übrigen Vorbereitungen und Grundsätze entsprechen denen der Aufschläge und Wickel.
Auflagen können je nach erwünschter Wirkung und Bekömmlichkeit entweder länger liegen bleiben oder nach Erwärmung erneuert werden.

Ausführung
Die Auflage wird an der vorgesehenen Stelle appliziert. Im übrigen wird genauso vorgegangen wie bei den Wickeln und Aufschlägen.

Kompressen

Kompressen sind kleine, mehrfach gefaltete, gut lokalisierbare Auflagen.

Kalte Kompressen

Diese kann der Patient im Bedarfsfall auch selbst anlegen, falls er dazu in der Lage ist. Dafür sollten eine Schüssel kaltes Wasser griffbereit hingestellt werden und die passenden Tücher bereitliegen. Auf diese Weise kann der Patient die Kompressen selbst erneuern und ihre Liegezeit nach eigenem Bedarf bestimmen. Hat die Kompresse ihre kühlende oder schmerzlindernde Wirkung erzielt, wird der Patient die Behandlung von sich aus einstellen.
Beschrieben sei an dieser Stelle als Beispiel, auch für andere Lokalisation, die **Herzkompresse.**

Material
- 2 Tücher von etwa 50 × 50 cm, zweimal falten (vierfach).

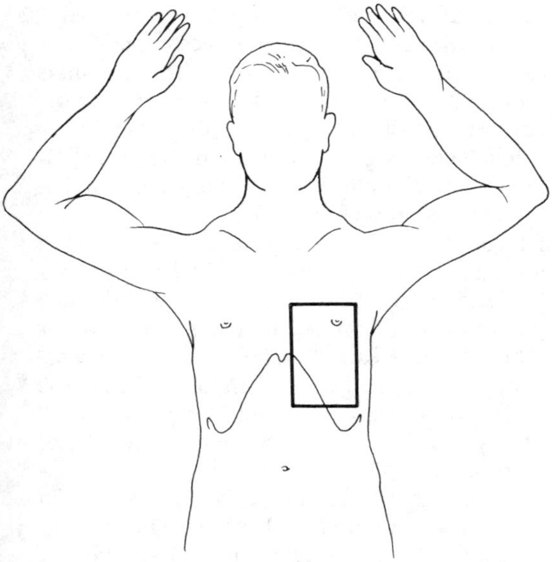

Abb. 35 Herzkompresse (klein)

Ausführung (Abb. 35)
Das genügend mit Wasser getränkte Tuch wird auf die gewünschte Stelle der kardialen Zonen gelegt und mit dem zweiten Tuch, das so gefaltet wurde, daß es das erste Tuch überragt, bedeckt. Nach Erwärmung des Tuches oder nach Bedarf wird der Vorgang wiederholt. Nötigenfalls werden beide Tücher mit einer elastischen Binde fixiert.

Heiße Kompressen
(Dampfkompressen)

Material
- 2 Tücher entsprechender Größe, etwa dreimal gefaltet (achtfach).

Ausführung
Die in mehreren Lagen gefaltete Kompresse legt man auf ein Handtuch und erfaßt dessen Enden mit den Händen. Die Mitte dieses Handtuchs, das die Kompresse enthält, wird in kochend heißes Wasser getaucht. Durch gegensinniges Drehen (Abb. 36a) der die Tuchenden haltenden Hände wringt man die Kompresse aus und bringt sie unter zunächst vorsichtigem Auftupfen und Probieren auf die schmerzende Körperstelle (Abb. 36b). Darauf legt man ein Moltontuch und umhüllt fest mit wollenen Decken, um vorzeitige Auskühlung zu vermeiden. Um die Temperatur länger zu halten, kann man auf die Kompresse eine Gummiwärmflasche legen. Klingt der Warmreiz ab, wird die Kompresse erneuert, und zwar bis zum Nachlassen der Schmerzen oder nach Verordnung. Am Schluß wird die mit der Dampfkompresse behandelte Körperstelle (z. B. rechter Oberbauch oder Lendengegend – bei Gallen- oder Nierenkoliken) kurz kalt nachgewaschen. Danach wird der Patient wieder zugedeckt, um gegebenenfalls noch leicht zu schwitzen.

Abb. 36 Dampfkompresse
a beim Auswringen des Kompressentuches

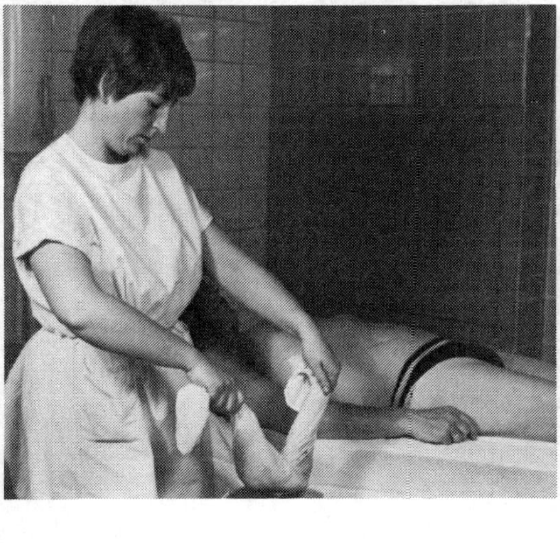

b beim Auflegen auf den rechten Oberbauch

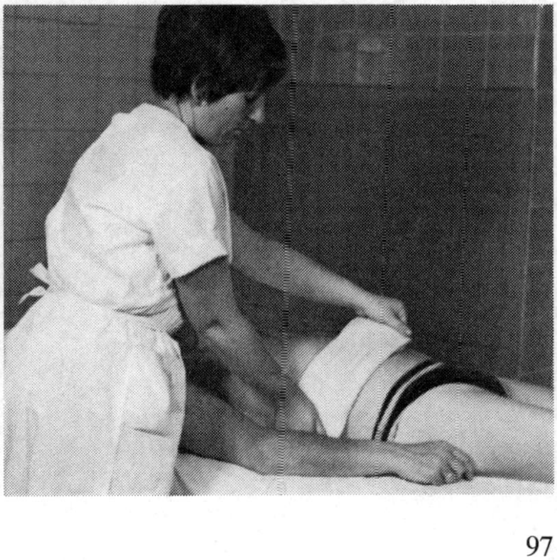

Eine recht aufwendige, aber wirksame Variante der Dampfkompresse ist die heiße Rolle.

Material
- 5 Frottierhandtücher,
- 1 l kochend heißes Wasser.

Ausführung
Eines der Handtücher wickelt man straff zu einer Rolle (Abb. 37a), und zwar so, daß der innen liegende Anfang an einer Seite etwas hervorragt, einem Trichterhals ähnlich. Die andere Seite zeigt demgemäß eine Vertiefung wie ein Gefäß. In gleicher Weise rollt man das zweite Handtuch auf und vergrößert damit den „Trichter". Das dritte und vierte Handtuch wickelt man um die beiden ersten, berücksichtigt aber den Trichterhals nicht mit. In dieses entstandene „Gefäß" gießt man vorsichtig das kochendheiße Wasser (Abb. 37b), das die Tücher durchtränkt. Ist richtig fest gewickelt, läuft kein Tropfen heraus. In das ausgebreitete fünfte Handtuch wickelt man die heißdurchtränkte Rolle und dreht die rechts und links überstehenden Enden zu Handgriffen zusammen. An diesen faßt man die Rolle, die inzwischen auf das fünfte Handtuch ihre Temperatur übertragen hat, und bringt sie vorsichtig auf die Haut des Patienten, zunächst mehrmals „tupfend", um keine Verbrennungen hervorzurufen. Ist die Temperatur für die Haut erträglich geworden, rollt man die Handtuchballen wie ein Nudelholz auf der zu behandelnden Stelle massierend hin und her.
Ist das äußere Tuch abgekühlt, beginnt man mit ihm eine *„Gegenrolle"* und wickelt die abkühlenden Tücher – eines nach dem anderen – darauf, so daß immer ein heißes Tuch auf der schmerzenden Körperstelle aufliegt. Der Vorgang geht langsam vonstatten, denn die „heiße Rolle" hält ihre Anfangstemperatur im Kern sehr lange. Verträgt der Patient große Hitze, wird das Abrollen schneller gehen als bei einem Patienten, der nur niedrige Temperaturen verträgt. Das letzte Handtuch wird nicht mehr abgerollt, sondern bleibt als Auflage liegen, solange es noch als heiß empfunden wird. Die gesamte Behandlung dauert etwa 15 bis 20 min. Anschließend muß man *kalt nachwaschen*, vorsichtig abtrocknen, die Haut etwas pudern, mit einem Flanelltuch abdecken und den Patienten nachruhen lassen.

Abb. 37 Heiße Rolle
a beim Wickeln

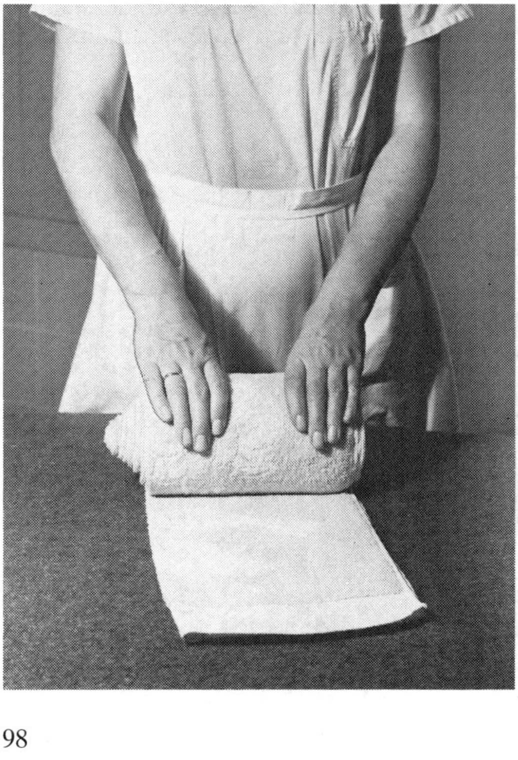

b beim Auffüllen mit kochendem Wasser

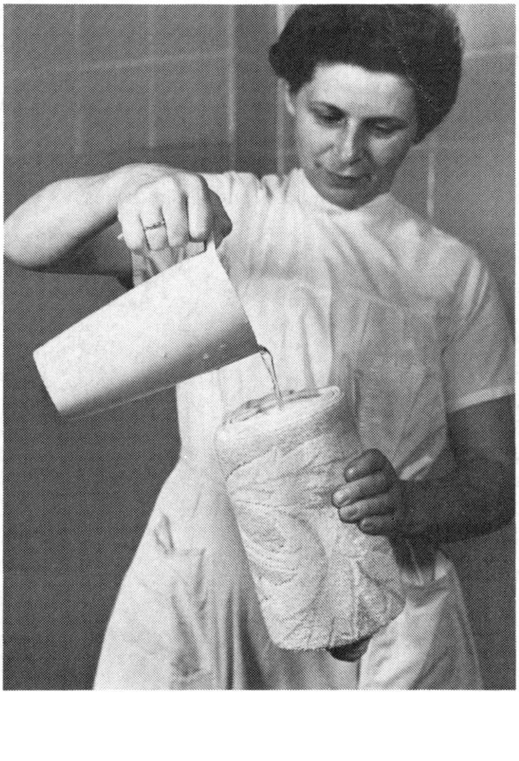

1.2.1.7. Peloidpackungen

Peloidpackungen (Peloid-Definition s. 2.2.3.) sind als eigentliche Packungen anzusehen, da hierbei tatsächlich etwas „gepackt" wird. Als Heiß- und Warmapplikationen sind sie den heißen Wickeln, Packungen und Auflagen überlegen.
Die Besonderheiten der Peloidpackungen ergeben sich aus der *hohen Wärmehaltung* des dickbreiigen Materials, die einen ganz allmählichen Wärmeübergang auf den Körper zur Folge hat. Die *Vorteile* gegenüber Peloidbädern bestehen in der Lokalisierbarkeit, der individuell dosierbaren Temperatur und der durch Wegfall des hydrostatischen Drucks geringeren Belastung des Herzens.

Material
In Frage kommen außer *Moor* auch *Pelose* (alkalischer Faulschlamm aus dem Schollener See bei Rathenow) und *Sachsenfango*, die beide auch zu häuslicher Therapie verwendbar sind.
Für eine *Rücken-Moorpackung* benötigt man mindestens 15 kg dickbreiigen Torf, für beide Arme ebenfalls 15 kg, für die Arme mit Schultergürtel 22 kg, für die Beine mit Becken etwa 30 kg.
An *Pelose* braucht man für einseitige kleine Gelenkpackungen und für Gesichtspackungen 2 kg, für größere Packungen 4 kg oder mehr.

Aufbereitung des Peloidpackungsmaterials
Diese geschieht in einem Kreiselmischer mit elektrischer Beheizung oder in einem Rührbottich, der mit Doppelmantel für die Dampfdurchströmung versehen ist.
Die Gefäße sollten aus nichtrostendem Material hergestellt sein.
Das *Aufwärmen* des Peloids *im Wasserbad* ist ein brauchbarer häuslicher Behelf.

> Je höher der Feuchtigkeitsgehalt ist, um so niedriger müssen hyperthermische Packungen temperiert werden, um so höher sind kalte Packungen zu temperieren.

Die *Temperatur* beträgt bei
- heißen Packungen zwischen 45 und 55 °C,
- warmen Packungen zwischen 37 und 45 °C,
- kalten Packungen zwischen 5 und 30 °C.

> Je kleiner die Packung, um so heißer oder kälter ist sie applizierbar, um so lokaler ist ihre Wirkung.

Je größer und heißer die Packung ist, um so stärker ist die blutdrucksenkende Wirkung, so daß bei Neigung zu Hypotonie oder bestehender Hypotonie vorher die Einnahme eines blutdruckhebenden Arzneimittels (nach Konsultation mit dem Arzt) angebracht sein kann.

Vorbereitung und Grundsätze
Das Packungsmoor wird grundsätzlich *unmittelbar auf die Haut* gebracht. Isolierendes Material (Gummi oder Folie) wird auf keinen Fall verwendet, da es sich um eine Verdunstungs- und keine Dunstpackung handelt. Die Umhüllungstücher für Moorpackungen, die gewaschen, gekocht und aus hygienischen Gründen möglichst gebügelt werden, bieten mit ihrer nicht mehr zu beseitigenden grauen Färbung einen unästhetischen Anblick. Anstelle dieser Tücher für die Umhüllung des Packungsmoores am Körper des Patienten wird darum mancherorts seit Jahren **naßfestes Natronsackpapier** mit guten Erfahrungen verwendet. Dies spart Arbeitskräfte ein und kommt hygienischen wie ökonomischen Forderungen entgegen.

Ausführung
Die Umhüllungstücher sind wie bei Wickeln und Packungen zu wählen, die äußere, zuerst auf der Liege ausgebreitete Umhüllung sind eine Wolldecke oder zwei Wolldecken (die eine quer, die andere längs gelegt). Darauf wird ein Laken gebreitet, dem die Packungstücher (oder das Papier) folgen.
Auf die Haut wird auf die vom Arzt angegebene, zu behandelnde Stelle eine 3 bis 5 cm dicke Schicht des dickbreiigen Materials möglichst gleichmäßig aufgetragen; bei *wärmeempfindlichen* Patienten evtl. zunächst 1 bis 2 cm kaltes oder kühles Moor, dann erst das heiße Moor.
Bei *Rückenpackungen* breitet man auf dem Packungstuch oder dem Papier das Moor an vorgesehener Stelle auf der Pritsche aus, der Patient legt sich darauf und wird mit dem inneren Tuch oder Papier, danach mit dem Laken und schließlich mit den Wolldecken umhüllt. Um die unmittelbare Berührung am Hals und Kinn des Patienten mit der Wolldecke zu vermeiden, wird zwischen Haut und Wolldecke

ein Handtuch gelegt, falls nicht das Laken diesen Zweck erfüllt.
Bei *anderen* Moor- oder Schlammpackungen wird das Peloid an entsprechender Stelle aufgetragen und im übrigen wie bei Rückenpackungen vorgegangen.
Die Dauer der Packungen beträgt 15 bis 20 bis 25 min und mehr. Je nach Krankheitsbild und Verordnung soll der Patient nur gut durchwärmt oder zum Schwitzen gebracht werden. Bei keiner oder ungenügender Schweißsekretion in der Peloidpackung kommt eine *anschließende Trockenpackung* in Betracht, die aber auch zum Abtemperieren gewählt werden kann.

> Falls während der Packung und durch die Packung Zeichen des Beengtseins, Stenokardie oder Atembeschwerden eintreten, ist zunächst durch eine *Lockerung* der äußeren Umhüllung, vor allem am Thorax, eine Erleichterung zu verschaffen. Im Zweifelsfall ist die Packung kurzfristig zu beenden.
> Hauterythem zeugt für gute Hautreaktion, fehlendes Erythem spricht für Durchblutungsmangel oder für zu niedrige Dosierung (Packungstemperatur, Dauer).
> Bei schlechter Hautdurchblutung nimmt die Haut nahezu die Packungstemperatur an, bei guter Hautdurchblutung ist eine deutliche Differenz zwischen Packungstemperatur und Hauttemperatur festzustellen.

In Physiotherapieabteilungen ist zur Beseitigung des gebrauchten Packungsmoores oder -schlammes eine *Absaugvorrichtung* in einem geeigneten Behälter („Schlammschlucker") zu installieren.

1.2.1.8. Eisauflagen

> Eisauflagen sind eine Anwendungsform der Kryotherapie (Kältebehandlung). Mit ihnen erreicht man die lokale Unterkühlung des Gewebes zu therapeutischen Zwecken.

Bei allgemeiner Unterkühlung spricht man von *Hypothermie*. Die Kryochirurgie verwendet Temperaturen zwischen −150 und −200 °C.
Die Kryotherapie zählt zur Thermotherapie; denn jede Temperatur oberhalb 0 Kelvin (−273 °C) bedeutet im physikalischen Sinne Wärme. Physiologisch gesehen handelt es sich jedoch bei der Kryotherapie um eine (relative) Kälte des Wassers, das in fester Form (Eis) angewandt wird und eine Art von *Kälteanästhesie* hervorruft (s. 1.1.4.2.).

Material
Frottiertücher 45 × 100 cm, in Salzwasser (1 Eßl. Kochsalz auf 1 l Wasser) tauchen, auswringen, 4fach falten, in Plastfolie hüllen und in Tiefkühlfach (-schrank) legen.

Vorbereitung
Unter Tiefkühlbedingungen frieren die so präparierten Tücher bei −12 bis −18 °C zu Platten – wegen des Salzgehaltes nicht allzu hart.
Durchfrierungszeit für das Tuch: etwa 30 bis 40 min.
Vor der Verwendung sind die Tücher mit kaltem Wasser kurz zu überspülen. Damit erreicht man die zur Behandlung nötige Feuchtigkeit und Elastizität.

Ausführung
Das gefrorene und befeuchtete Tuch wird auf den zu behandelnden Körperteil (Gelenk oder hypertone Muskelgrupppe) gebracht und gut anmodelliert. Noch etwas steife Tücher werden rasch weicher und plastisch.
Der *Behandler schützt sich* gegenüber der Kälte durch Plastik- oder Gummitücher, denen evtl. ein Textil aufgelegt werden kann. Die Einwirkungszeit beträgt ½ bis 1 min. Danach werden einige Minuten Pause eingelegt. Die Behandlung wird drei- bis viermal wiederholt.
Zwischen den Eistuchbehandlungen wird der kryotherapeutisch vorbereitete Körperteil *aktiv bewegt*.
Andere Möglichkeiten der Kryotherapie sind das Eisteilbad und die punktförmige Eisbehandlung von Maximalpunkten (triggerpoints) mit einem entsprechenden Gefäß.
Anstelle von Eistüchern kann man auch Eis unmittelbar oder Eisbeutel (um 0 °C) auf die Haut bringen und langfristig anwenden.
Dauer bis 60 min.
Bei dieser Applikationsform besteht keine Erfrierungsgefahr, im Gegensatz zu den Kältepackungen (−15 bis −35 °C).
Bei gesundem Gewebe hält die Abkühlung

50 bis 180 min an, bei entzündetem Gewebe steigt die Hauttemperatur bereits nach einigen Minuten wieder an – je nach Entzündungsgrad.
Die Analgesie hält etwa drei Stunden an. Daher empfiehlt sich die *Anwendung im 3-Stunden-Rhythmus*.

1.2.2. Anwendungen mit fließendem Wasser

Bei den Güssen und Duschen findet im Gegensatz zu den Anwendungen mit dem Tuch zwischen der Temperatur der Haut und der des kontinuierlich fließenden Wassers ein ständiger Ausgleich statt.

Daher werden an die Reaktivität der Haut und die Regulationsfähigkeit des Kreislaufs mit diesen Anwendungen höhere Anforderungen gestellt. Die *Effekte* sind nicht nur etwas *anders*, sondern auch *größer* als bei der ersten Gruppe.
Zusätzlich sind mit diesen Anwendungen durch Veränderungen des Wasserdrucks sehr *variable mechanische Reize* verbunden.

1.2.2.1. Güsse (Flachgüsse)

Benannt sind die Flachgüsse nach dem „flachen" (druckschwachen) Hervortreten des Wassers aus dem senkrecht mit der Austrittsöffnung nach oben gehaltenen Schlauch.

Gegensatz zu den Flachgüssen sind die Druckstrahlgüsse.

Material und Grundsätze
Der Gießschlauch für Flachgüsse soll zwischen 2 und 3 m lang sein und eine lichte Weite von 2 cm aufweisen. Für Flachgüsse reicht ein Wasserfluß aus, bei dem das Wasser aus dem senkrecht nach oben gehaltenen Schlauchende maximal einen Zeigefinger lang übersprudelt (Abb. 38a).

Ersatzweise sind eine Gießkanne, ein Litergefäß oder ähnliches für Güsse geeignet.

Der Schlauch wird zum Gießen *wie ein Federhalter* zwischen Daumen, Zeige- und Mittelfinger gelegt und bis auf 10 bis 15 cm an den zu begießenden Körper herangeführt (Abb. 38b). Wird bei der Ausführung „*Kletterhaltung*" verlangt, ist die Schlauchöffnung aufwärts zu richten.

Abb. 38 Flachguß
a Abmessung des Wasserstrahls mit dem Zeigefinger

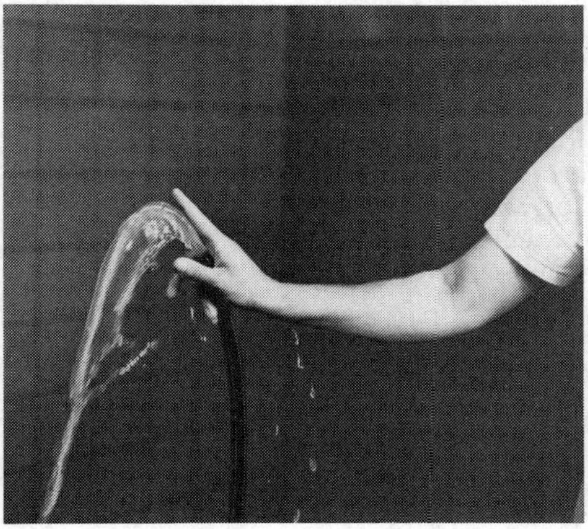

b Schlauchhaltung zwischen 3 Fingern

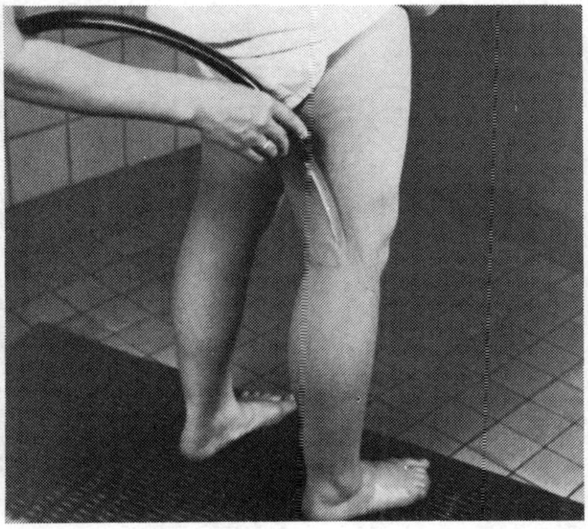

Der Patient legt beengende Kleidung vor den Güssen ab, zieht bei Teilgüssen aber nur so viel aus, wie der verordnete Guß dies verlangt. Die Bekleidung schützt man vor dem Naßwerden. Bei größeren Güssen läßt man den Patienten die *Herzgegend benetzen*. Im Stehen spreizt er leicht die Beine, seine Haltung sei locker und entspannt.

> Prinzipiell soll jeder Guß so gehandhabt werden, daß sich das Wasser breitflächig, wie ein Mantel oder eine Platte, über die Haut ausbreitet.

Der Guß beginnt an der herzfernsten Stelle, an den Füßen, und wird, der Verträglichkeit entsprechend, langsamer oder schneller geführt. Begossen wird zunächst die rechte Rückseite eines Körperteils und zuletzt seine linke Vorderseite: an der Außenseite aufwärts, an der Innenseite abwärts. Jede Körperstelle kann bei günstiger Reaktion und zu deren Verstärkung wiederholt begossen werden.
Für manche Güsse braucht man den *Gießbock* (s. Abb. 40), über den sich der Patient beugt, z. B. bei Obergüssen. Der Gießbock schirmt die untere Körperhälfte des Patienten ab.

Flachgüsse sind hauptsächlich *thermisch stufbar:*
- kalte Güsse (Stufe -III bis -IV),
- heiße Güsse (Stufe III bis IV) mit anschließendem Kaltguß,
- wechselwarme Güsse (erst heiß, dann kalt, mindestens einmal wiederholen).

Abb. 39 Behelfsmäßiger Gesichtsguß

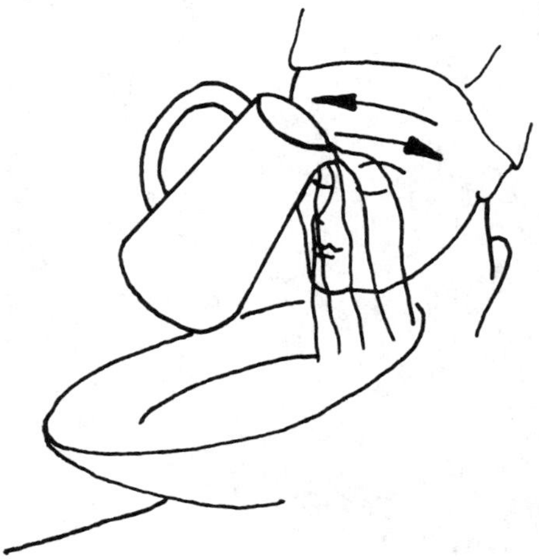

Kalte Güsse sind bei mangelnder Körperwärme kontraindiziert. Genügende *Vorwärmung* ist erforderlich.
Bei *wechselwarmen Güssen* ist besonders zu beachten, ob der Patient insgesamt durchwärmt ist. Bei niedriger Ausgangstemperatur an den Gliedmaßen (Zehen, Finger) ist der Warmteil der Güsse zehnmal so lange zu führen wie der Kaltteil. Die *Dauer* der Güsse beträgt durchschnittlich 40 s, aber auch 60, 80 und mehr Sekunden. Bei den *ersten* kalten Güssen ist – je nach Verträglichkeit – nur eine Dauer von 10 oder 15 bis etwa 25 s zu wählen. Durch gedankliches *„Sekundenzählen"* kann man als Behandler die Gußzeit einigermaßen einschätzen.
Abgießungen nennt man Güsse mit einer Dauer von weniger als 40 s.
Begießungen sind 5 bis 10 s dauernde, kreisende Bewegungen mit dem Wasserstrahl auf einer Stelle.
Bei *Umspülungen* wird nur eine kurze Tour mit dem Strahl beschrieben, z. B. am Schultergelenk.

> Abgesehen von Begießungen und Umspülungen bewegt man den Wasserstrahl auf der Haut stets weiter und bleibt mit dem Strahl nicht an einer Stelle stehen.

Unnötige *Gespräche* sind zu *vermeiden*.
Nach der Behandlung streife man dem Patienten das anhaftende Wasser vom Körper. Trocknet man nur die der Luft ausgesetzten Körperteile ab, ist der Reiz des Gusses stärker. Verträgt dies ein Patient nicht, ist Trocknen oder sogar Frottieren erforderlich. Üblicherweise zieht der Patient seine Kleidung über und bewegt sich, damit die Wiedererwärmung zügig vor sich geht. Nach den zeitlich ausgedehnten *heißen Güssen* wird der ganze Körper frottiert. Anschließend ist Bettruhe erforderlich. Das Bett muß in diesen Fällen manchmal vorgewärmt werden.
Wir unterteilen in Gesichts-, Arm-, Obergüsse, Unterschenkel-, Schenkel-, Untergüsse, Rükken- und Vollgüsse.

Gesichtsgüsse

Unterhalb der rechten Schläfe ansetzend, zieht man den Wasserstral abwärts zum Kinn, steigt zur linken Schläfe auf und führt den Strahl quer etwa dreimal über die Stirn. Anschlie-

ßend begießt man von der Nasenwurzel die rechte Gesichtshälfte bis zum Kinn und zurück. Die linke Gesichtshälfte ist gleichermaßen zu behandeln. Am Kinn wird jeweils etwas verharrt, um den Patienten durchatmen zu lassen. Abschließend umrundet der Strahl das Gesicht. Der Gesichtsguß wird ein- bis zweimal wiederholt. Nur einmal ausgeführt, ist er eine Gesichtsabgießung (weniger als 40 s; s. vorher). Das Gesicht wird abgetrocknet.
Behelfsmäßig arbeitet man mit einem Litergefäß über Ausguß oder Schüssel (Abb. 39), so bei Bettlägerigen.

Armgüsse

Der Patient *sitzt* mit entblößtem Oberkörper und läßt den zu behandelnden Arm seitlich locker über Gießbock oder Badewannenrand hängen. Der Wasserstrahl steigt von der Kleinfingerseite der rechten Hand aufwärts zum Schultergelenk, umspült dieses, damit das Wasser sich wie ein Mantel um den Arm legen kann, und gleitet an dessen Innenseite, in der Achselhöhle kurz verharrend, abwärts bis zur Handfläche. Der linke Arm erfährt anschließend die gleiche Behandlung.
Bezieht man die Brust ein, nennt man den Guß *verlängerten Armguß*. In diesem Fall beugt sich der Patient über den Gießbock. Man führt den Strahl an der Innenseite des linken Armes brustwärts, bewegt ihn von der linken Achselhöhle über die Brust zur rechten Achselhöhle und läßt ihn einige Male diese Tour nehmen und gleitet schließlich von der rechten Achselhöhle am rechten Innenarm abwärts zur Hand.

Obergüsse

Über Badewanne oder Gießbock gebeugt, stützt sich der Patient mit beiden Händen auf den Wannenrand oder die Verstrebungen des Gießbocks. Sein Oberkörper ist bis zur Gürtellinie entblößt. Von hier aus schützen Gummiumhang oder Handtücher die Bekleidung des Unterkörpers. Zunächst gießt man wie beim Armguß an der Außenseite des rechten Armes (Abb. 40) entlang zum Schultergelenk, umspült dieses und führt, von der *Achselhöhle* aus, an der Arm-Innenseite zurück. Am linken Arm ist die Verfahrensweise gleich. Der Schlauch wird nun in *Kletterhaltung* die Innenseite des linken Armes hinauf bis zur *Brust* gezogen und diese in 3 bis 5 Achtertouren begossen. Der Behandler faßt den Schlauch

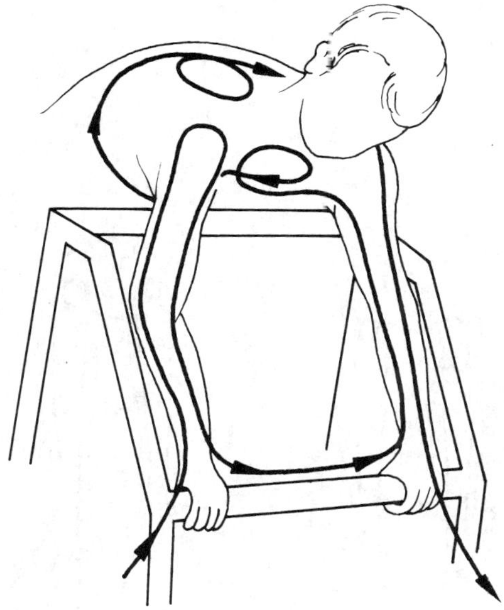

Abb. 40 Strahlführung beim Oberguß (über den Gießbock gebeugt)

linkshändig und legt die rechte Hand zum Schutz des Haaransatzes in den Nacken des Patienten. Er führt den Schlauch über die rechte Brustwand des Patienten zum *Rücken*, die Schlauchöffnung kopfwärts des gebeugt Stehenden, und läßt dessen *rechte* Rückenhälfte unter Einbeziehung des rechten Armes etwa 5 s vom Wasser mantelartig überfluten. Dann erfolgt der Wechsel zur *linken* Rückenseite bei gleicher Handhabung. Eine Kreistour über den Rücken beschließt den Oberguß, der *zuletzt* über den linken Arm abwärts geführt und an der Hand beendet wird.

> Während des Gusses achte man auf gleichmäßige Atmung des Patienten. Man halte ihn an, den Kopf hochzuhalten und bei den einzelnen Gußführungen entsprechend seitwärts zu drehen.

Unterschenkel-, Schenkel- und Untergüsse

Wie die Abbildungen 41–43 zeigen, besteht zwischen diesen 3 in der Schlauchführung gleichen Güssen nur ein *Größenunterschied*. Man entblößt den Körper bis zur entsprechenden Höhe.
Der **Unterschenkelguß** betrifft *Füße* und *Unterschenkel*.

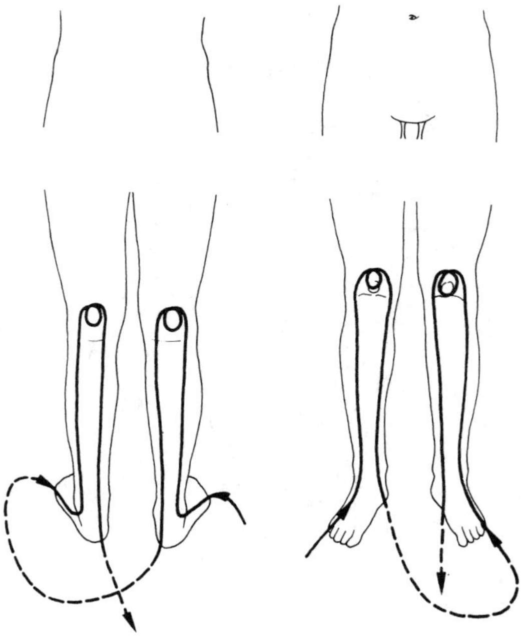

Abb. 41 Strahlführung beim Unterschenkelguß

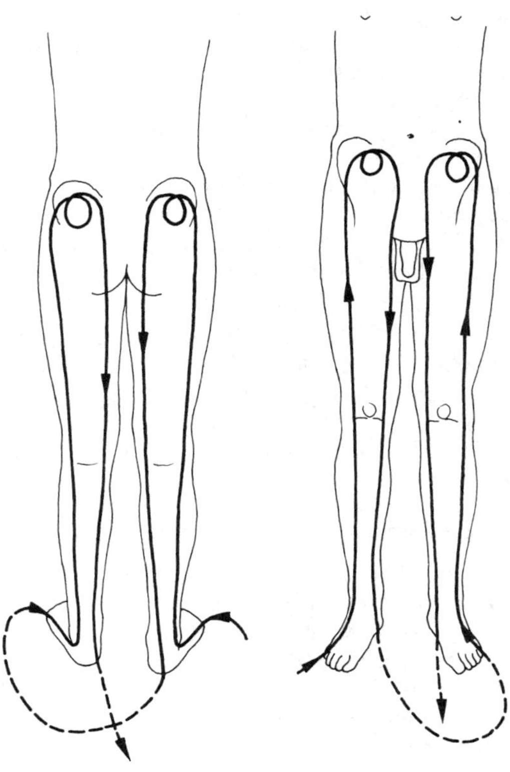

Abb. 42 Strahlführung (Gießfolge) beim Schenkelguß

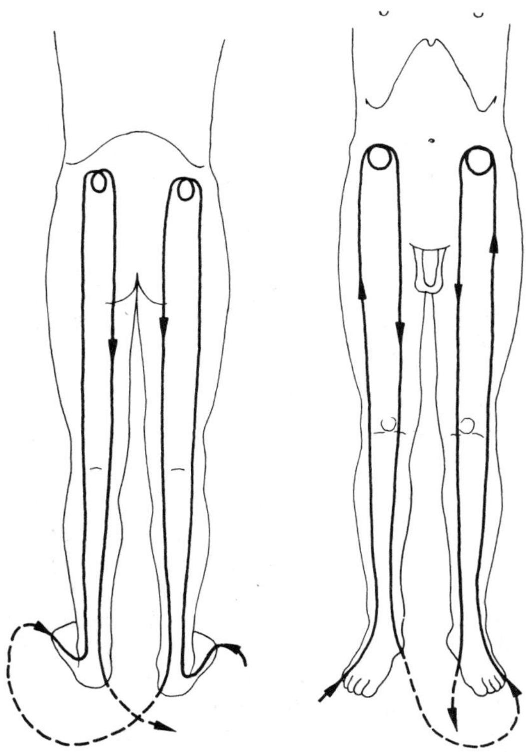

Abb. 43 Strahlführung beim Unterguß

Der Patient steht mit leicht gespreizten Beinen, dem Behandler den *Rücken* zugewandt. Der Wasserstrahl wird an der Kleinzehenseite des *rechten* Fußes (Abb. 41) angesetzt und am Fuß entlang über die *Außenseite* der Wade bis handbreit über die Kniekehle geführt. Hier verweilt man im Guß ca. 5 s und steigt an der *Innenseite* des Unterschenkels *abwärts*, springt zum *linken Fuß* über, auch dort an der Kleinzehenseite beginnend, folgt über Außenwade zur Kniekehle mit Verweilen wie vorher rechts und führt zur Ferse abwärts. Dann wendet der Patient dem Behandler seine *Vorderseite* zu. Der Guß zieht sich am *rechten* Bein außen empor über die Kniescheibe, verweilt dort wiederum 5 s und führt innen zum Fuß zurück, wechselt über zur Außenseite des linken Beines und verläuft gleichermaßen. *Zuletzt* werden die Fußsohlen begossen.

Schenkelgüsse erweitern die Gußführung hinten bis *unterhalb des Beckenkammes* und vorn bis zur *Leistenbeuge* (s. Abb. 42).

Untergüsse reichen vorn und hinten bis zum *Rippenbogen* (Abb. 43). Zur Verstärkung gießt man evtl. eine *Spirale* um den Nabel herum.

Vor allem bei kälteempfindlichen Patienten lautet die Verordnung zunächst meist „wechselwarme Unterschenkelgüsse“, bei denen der Warmteil ein mehrfaches an Zeit des Kaltteils (bis 10 : 1) beträgt, und steigert die Dosis durch die Flächenausdehnung über den Schenkel- bis zum Unterguß oder sogar bis zum Vollguß.

Rückengüsse im Sitzen

Der vollständig entkleidete Patient sitzt auf einem Hocker und wäscht sich die Herzgegend mit etwas kaltem Wasser. Der Behandler feuchtet ihm mit der Hand den Rücken an. Der Guß beginnt an der *Kleinfingerseite des rechten Armes* (Abb. 44), steigt *außen* bis zur Schulter und umspült diese, damit sich die Wassermenge breitflächig über die rechte Rückenhälfte ergießen kann. Nach etwa 5 s führt man den Strahl zum *Gesäß* abwärts, überquert es, geht am *linken Arm* außen hoch zur linken Schulter, läßt das Wasser breitflächig über die linke Rückenhälfte fließen und beendet den Guß am Gesäß.

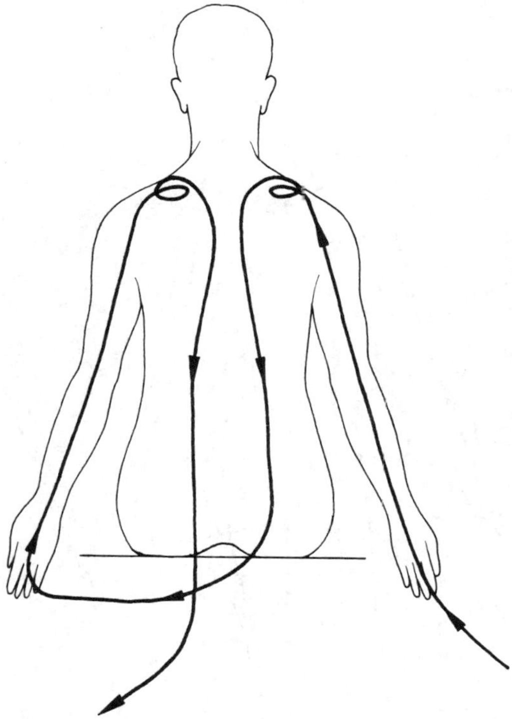

Abb. 44 Strahlführung beim Rückenguß

Rückengüsse im Stehen

Da die Beine einbezogen sind, ist diese Maßnahme *reizstärker* als die Rückengüsse im Sitzen. Man bearbeitet die hintere Beinpartie wie beim Schenkelguß, läßt den Patienten Brust und Stirn benetzen und bereitet ihn durch kurze Rückenwäsche mit der Hand auf den Kaltwasserreiz vor. Dann ist die *Gießfolge* gleich *wie die im Sitzen*. Man kann den Rückenguß verstärken, wenn man den Strahl zwischen beiden Schultern einige Male hin- und herlaufen läßt. Sollte dieser Reiz zu groß sein, darf er wegfallen.

Abb. 45 Rückenguß mit dem Eimer („Eimerguß“)

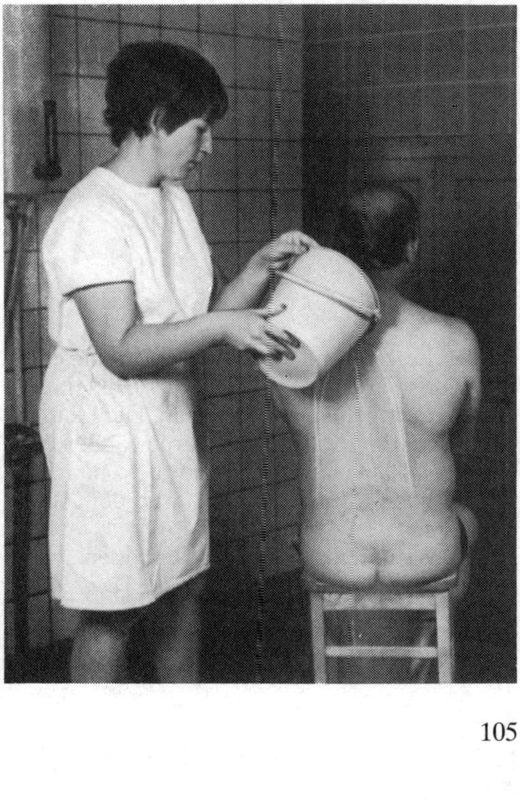

Rückengüsse mit dem Eimer
(„Eimerguß“)

Nachdem sich der Patient im *Stehen* durch kaltes Waschen der Herzgegend vorbereitet hat, wird der gefüllte Eimer, an den Waden beginnend, langsam bis zu den Schultern hochgezogen und dabei allmählich und breitflächig über Beine und Rücken entleert. Dieser *sehr reizstarke* Guß erfordert Wärmeüberschuß des Körpers, nötigenfalls nach vorangehenden wärmezuführenden Maßnahmen. Im *Sitzen* kann dieser Guß ebenfalls ausgeführt werden –

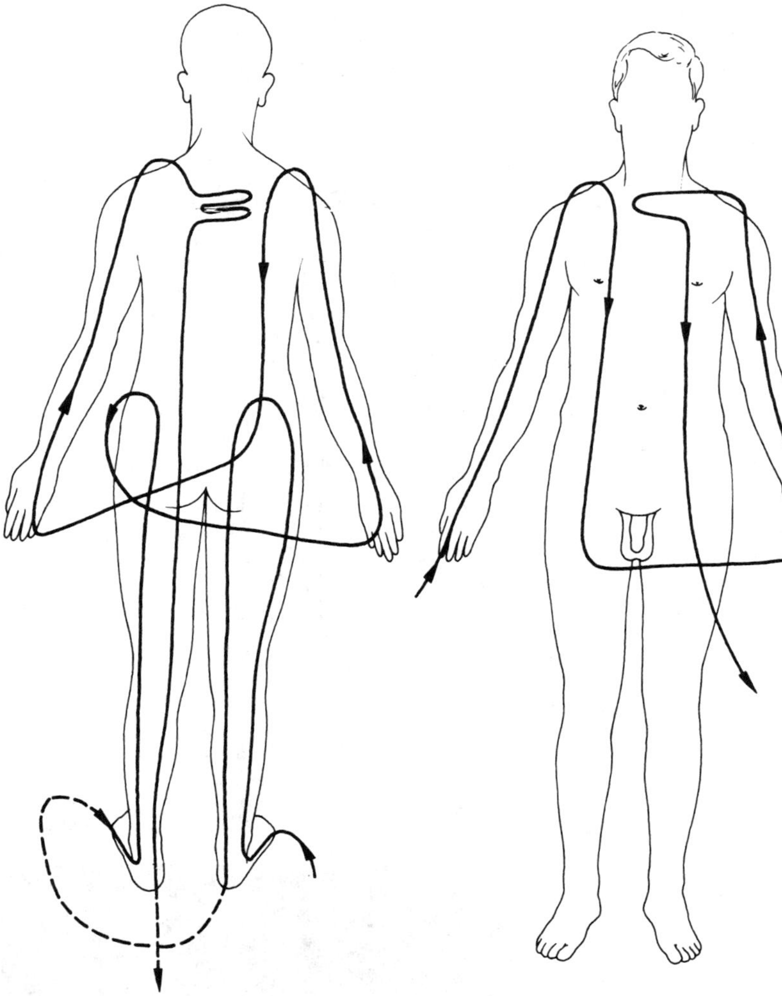

Abb. 46 Strahlführung beim Vollguß

in diesem Fall vom Gesäß des zu Behandelnden aufwärts (Abb. 45).

Vollgüsse

Diese Gußart wendet man nur bei wenig empfindlichen und schon eine Serie kleinerer Güsse vertragenden Personen an. Der Vollguß berücksichtigt den ganzen Körper außer dem Kopf. Da die Gußführung etwas kompliziert ist, informiere man sich genau an der Abbildung 46.

Der Wasserstrahl wird folgendermaßen an der *Rückseite* geführt: Außenkante des *rechten* Fußes, Außenseite des rechten Beines hoch zur Hüfte, Innenseite hinab zur Ferse, *Wechsel* zur Kleinzehenseite *links*, Bein-Außenseite bis Hüfte, Schleife beschreiben, unter dem Gesäß hinweg wechseln, nach Außenseite der *rechten* Hand, armaufwärts bis zur Schulter (das Wasser zu $^2/_3$ über den Rücken und zu $^1/_3$ über die Brust fließen lassen), *rechte* Rückenhälfte abwärts bis zum Gesäß, *Wechsel nach links*, armaufwärts zur linken Schulter in Kletterhaltung (ca. $^2/_3$ der Wassermenge über den Rücken und $^1/_3$ über Brust und Leib verteilen). Der Strahl wird zwischen den beiden Schultern kurz hin- und herbewegt und über die linke Rückenseite beinabwärts bis zur Ferse geführt. An der *Vorderseite* spart man die Beinbegießung ein, beginnt an der *rechten* Hand, führt armaufwärts zur Schulter. Von dort aus läßt man das Wasser zu $^2/_3$ über die Vorderseite und zu $^1/_3$ über die Rückenseite fluten, den Strahl über die rechte Brust- und Rumpfseite bis zur Leistenbeuge gleiten, *wechselt zur linken* Hand, über den linken Oberschenkel hinweg, steigt hoch zur linken Schulter und verteilt den Wassermantel auch hier zu $^2/_3$ über Brust und Rumpf, zu $^1/_3$ über den Rücken. Über der Brust führt man eine Schleife aus und beendet den Guß nach Herabführen des Strahls über linke Brust- und Rumpfseite in der Gegend der Leistenbeuge.

1.2.2.2. Druckstrahlgüsse („Blitzgüsse")

> Druckstrahlgüsse unterscheiden sich von den Güssen dadurch, daß sie mit stärkerem Druck auf den Körper gerichtet werden.

Material und Grundsätze
Bei den Druckstrahlgüssen wird dem Gießschlauch, am besten an einem Duschkatheder, ein Blitzgußkopf angesetzt, der den Wasserstrahl konisch auf 5 bis 10 mm verengt und so durch Variation des Druckes zwischen rund 100 und 300 kPa (1 und 3 kp/cm^2) dem thermischen Reiz einen erheblichen mechanischen Reiz hinzufügt.
Entfernung zum Patienten mindestens 3 m.
Duschkatheder sind *pultartige* Installationen, die über Kalt- und Warmwasserleitungen mit Regulierventilen, Thermometern und Manometern zur Anwendung von Druckstrahlgüssen und Duschen durch einen speziell ausgebildeten Behandler verfügen.

> Der Blitzgußstrahl darf nicht an einer Körperstelle verharren, sondern muß sich in vorgeschriebener Weise über den Körper bewegen.

Druckstrahlgüsse werden mit schwachem oder vollem Strahl angewandt
- schwacher Strahl: etwa 50 bis 100 kPa ($^1/_2$ bis 1 kp/cm^2)
- voller Strahl: etwa 100 bis 300 kPa (1 bis 3 kp/cm^2).

Der *schwache Strahl* kann durch Teilung des Wasserstrahls an der Blitzgußdüse mit dem Zeigefinger zum „Regen" werden, der die Blitzgüsse meist einleitet und beschließt. Der *volle Strahl* (Abb. 47) läßt sich ebenfalls mit dem Zeigefinger an der Blitzgußdüse zum *abgeschwächten Strahl* verteilen. Dieser kommt für empfindliche Körperstellen in Frage. Mit dem abgeschwächten Strahl kann man durch rasches Hin- und Herschwingen des Strahls am Körper leicht peitschende Effekte erzielen, die zur Bezeichnung „*Peitschen*" geführt haben. Damit alle Körperstellen von diesem Peitschen-Blitzguß erfaßt werden, *dreht* sich der Patient während der Behand-

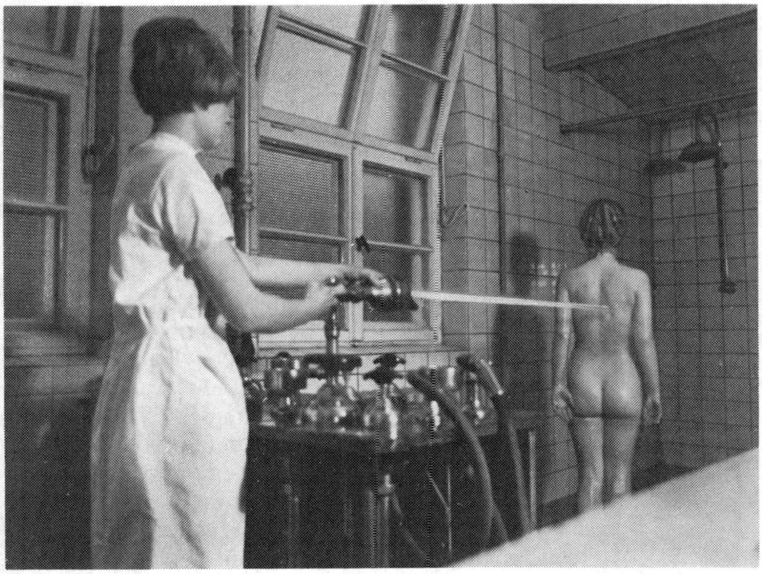

Abb. 47
Strahldusche mit gebundenem Wasserstrahl („vollem Strahl")

lung, nimmt vorübergehend *Schrittstellung* ein und hebt dabei den dem Behandler zugekehrten Arm in die Höhe. Der *volle Strahl* ist auch für Spiralen, Längs- und Querzickzackstreifen vorgesehen.

> Man beginnt mit „Regen", steigert auf „vollen Strahl", geht über zum „Peitschen", das durch „Regen" unter gleichzeitiger Drehung des Patienten um 360° abgeschlossen wird.
> An besonders behandlungsbedürftigen Körperstellen verweilt der Strahl kurz, umkreist sie und kehrt wiederholt an diese Stellen zurück.

Man unterscheidet Unterschenkel- und Schenkelblitzgüsse, Lenden-, Rücken- und Vollblitzgüsse.
Besonders beschrieben wird der *Heißblitzguß* nach Fey. Druckstrahlgüsse werden kalt, heiß und wechselwarm appliziert.
Zunächst wird die Führung *kalter Blitzgüsse* beschrieben.

Unterschenkelblitzgüsse

Die Strahlführung gleicht etwa der des Unterschenkelgusses (s. Abb. 41). Nach Behandlung der Rück- und Vorderseite nimmt der Patient *Schrittstellung* ein, so daß die *Außenseite* des *rechten* Unterschenkels und danach die *Innenseite* des *linken* Unterschenkels – diese mit dem abgeschwächten Strahl – vorgenommen werden können.
Nach *Drehung* um 180° wird vom *linken* Unterschenkel die *Außenseite* und vom *rechten* die *Innenseite*, wie zuvor auf der anderen Seite, mit anschließendem „Peitschen" behandelt. *Zuletzt* wird der Druckstrahl auf die Fußsohlen gelenkt. Der Unterschenkelblitzguß wird mit einem „Regen" beendet, bei dem der Patient sich um 360° dreht.

Abb. 48 Strahlführung mit Schenkelblitzguß

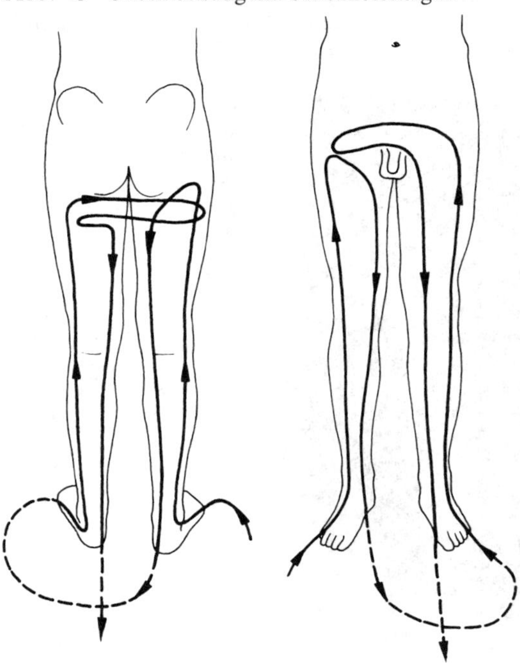

Schenkelblitzgüsse

Schenkelblitzgüsse entsprechen weitgehend den Schenkelgüssen: Beginn Außenkante *rechter Fuß* (Abb. 48), Blitzguß hinten lateral bis *Trochanter major* rechts hochziehen, hinten medial abwärts bis Innenkante rechter Fuß.
Analog werden das linke Bein und nach Drehung des Patienten um 180° die *Vorderseite* behandelt.
An Rück- und Vorderseite wird unterhalb des Tuber ossis ischii und über dem Os pubis der Strahl von rechts nach links und links nach rechts ein- bis zweimal hin- und hergeführt.

Lenden-Becken-Blitzgüsse (Abb. 49)

Zunächst Behandlung über dem *Os sacrum* in senkrechter und waagerechter Strahlführung. Der senkrecht geführte volle Strahl bezieht die *Paralumbalmuskulatur* bis zur Höhe des 12. Brustwirbeldornfortsatzes ein.
Danach *Glutäalregion* behandeln, schräg von lateral kaudal nach medial kranial, zunächst rechts, dann links.
Es folgt die Behandlung des *seitlichen Beckens* und der *proximalen Hälfte des Oberschenkels,* lateral und dorsal, erst rechts, dann links.
Zum Schluß wird noch einmal die Sakralgegend, wie beschrieben, behandelt.
Die nach den ersten Blitzgüssen möglicherweise auftretenden „blauen Flecke" (Extravasate) sind Zeichen dafür, wie notwendig eine derartige Behandlung zur Verbesserung der Gefäß- und Gewebefunktion ist, Ausschluß von Blutkrankheiten vorausgesetzt. Die Mikrohämatome werden nach 3 bis 5 Blitzgüssen resorbiert, neue treten immer seltener und schwächer auf.

Rückenblitzgüsse

Man beginnt am *rechten Arm*, zieht den Strahl vom Handrücken bis zur Schulter (dorsaler Teil des M. deltoideus) und zur rechten Rükkenseite bis etwa Tuber ossis ischii. Nach Überwechseln zum *linken Handrücken* wird auf der linken Seite der Blitzguß genauso ausgeführt wie rechts. Beendet wird er am Tuber ossis ischii links.

Bei den Rückenblitzgüssen ist auf folgende *Strahlführung und -stärke* zu achten:
- zunächst Regen
- dann voller Strahl für Michaelis-Raute, Beckenkamm und Gesäß,
- mit vollem Strahl neben der Wirbelsäule aufwärts,
- mit Anhakstrichen neben der Wirbelsäule behandeln,
- Nierengegend mit behandeln,
- Interkostalmuskulatur mit dem Strahl durcharbeiten,
- Schulterblatt mit dem Strahl umkreisen und in der Mitte behandeln,
- auf Nackenmuskulatur übergehen,
- Patienten drehen lassen und dabei „beregnen".

Vollblitzgüsse

In der Regel ist die Gußführung wie bei den Flachgüssen (s. Abb. 38). Beim Vollblitzguß wird der *volle Gußstrahl* in Seitenstellung bis zur Achselhöhle hochgezogen. An *empfindlichen Stellen* kommt nur der *abgeschwächte Strahl* zur Anwendung.

Besonderheiten der Wechselblitzgüsse

Während der Behandler in seiner rechten Hand den Gießkopf hält, ist seine linke an der Mischbatterie des Duschkatheders, um die zwischen 45 und 50 °C liegende *Temperatur des heißen Blitzgusses konstant* zu halten, der sich auf dem Wege zum Patienten abkühlt.

> Bei plötzlichen, durch Druckschwankungen bedingten Erhöhungen der Wassertemperatur lenkt man den Strahl sofort vom Patienten auf den Fußboden ab.

Bei Wechselblitzgüssen wird bis zu zweimal wiederholt. *Strichführung* und *Dauer* entsprechen dem üblichen kalten Blitzguß. Der abschließende *Kaltblitzguß* wird durch Weglassen von Wiederholungen *verkürzt* gegeben.

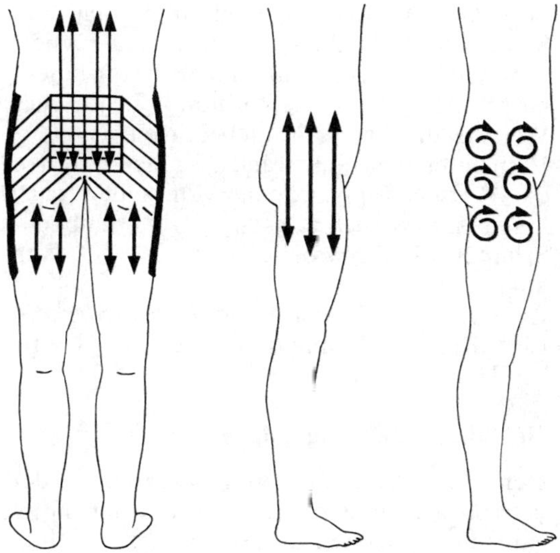

Abb. 49 Strahlführung beim Lenden-Becken-Blitzguß

Besonderheiten der Heißblitzgüsse nach Fey

Aus der Erfahrung heraus, daß heißt Anwendungen bei bestimmten Krankheiten von größerer Wirksamkeit sein können als Wechselanwendungen, entwickelte Fey den „Heißblitz". Der heiße Wasserstrahl gestattet längeres Verweilen auf dem Körper des Patienten, so daß *segmentale Behandlungen*, auch bei *spondylogenen* Beschwerdekomplexen, besonders indiziert sind.
Um die Frisur zu schützen, setzt der Patient eine Badekappe auf.
Man beginnt mit einem *Schenkelguß* und führt den Wasserstrahl danach zwei- bis dreimal vom rechten äußeren Beckenrand bogenförmig zum Steiß zurück. Die rechte Gesäßhälfte wird schräg im Zickzack von innen nach außen und zurück beblitzt. Unter dem Gesäß wechselt man nach links und arbeitet gleichermaßen. Dann läßt man den Strahl quer über die Wirbelsäule etwa fünfmal zwischen rechter und linker Gesäß- und Lendenseite hin- und herschwenken, vom Kreuzbein zum Nacken aufsteigen und führt ihn zurück. Ab 4. Lendenwirbel zieht man rechts von der Seite bis an die Wirbelsäule und zum unteren Schulterblattrand Anhakstriche, dasselbe wird links wiederholt.

Oberhalb des Beckenkamms führt man den Strahl von der rechten Außenseite in Fächerform zur Wirbelsäule und im Zickzack hinauf bis zum unteren Brustkorbrand. In gleicher Weise ist die linke Seite zu beblitzen.
Vom untersten Rippenrand ausgehend werden die Zwischenrippenräume von außen nach innen zur Wirbelsäule zu bis oberhalb der Schulter durchgearbeitet, erst rechts, dann links.
Zur *Reizverstärkung* wird der *Guß wiederholt*. Ein „Regen" (Temperaturstufe −I bis −II) beschließt das Ganze.

Heißblitzgüsse mit Schultern

Der Patient kann auf dem *Hocker* sitzen oder *tiefe Bückstellung* in Richtung zum Behandler einnehmen, so daß dieser den Strahl auf Schultern und Nacken richten kann.
Der Heißblitzguß verläuft bis zu den Anhakstrichen („Tannenbäumchen"), wie beim Heißblitzguß angegeben, dehnt diese jedoch bis zum *Hinterhaupt* aus. Dann *umkreist* der Strahl einige Male gezielt das rechte oder linke *Schulterblatt* und bewegt sich zwischen beiden Schulterblättern mehrmals hin und her. Eventuell erfolgt eine *Wiederholung*. Den Abschluß bildet ein Regen.

1.2.2.3. Duschen

> Als Duschen bezeichnet man einmal die fest installierten „Brausen", zum anderen die von einem Duschkatheder aus steuerbaren Duschen mit dem Schlauch.

Zu den ersten gehören die *Regenduschen* (Abb. 50) und die durch besondere Duschköpfe einen etwas stärkeren mechanischen Reiz ausübenden *Stachelduschen*. Zur zweiten Gruppe, den Duschen mit dem Schlauch, zählen die *Druckstrahlgüsse* mit dem stärksten mechanischen Reiz aus größerer Entfernung. Duschen werden *kalt, heiß* oder *wechselwarm*, *an-* oder *absteigend*, *druckschwach* oder *druckstark* verabreicht.

Duschen mit fester Installation

Regenduschen. Am häufigsten ist die absteigende Regendusche, die bzgl. der Anwendungsfläche am Körper zwar groß ist, aber mechanisch und thermisch auch bei Hoch-

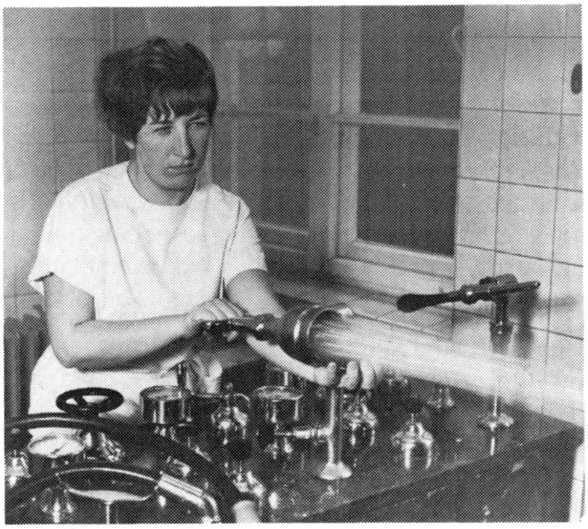

Abb. 50 Strahldusche („Regen")

druckkranken sehr günstige Effekte zu erzielen vermag. Sie dient auch als Abschluß von Peloidanwendungen.

Stachelduschen. Sie werden in der Regel als wechselwarme Duschen verabreicht. Bei ihnen läuft die kalte und die heiße Dusche gleichzeitig. Die Verweildauer unter der heißen Dusche ist etwa 5 bis 10mal länger als die unter der kalten Dusche.
Bei Hypotonikern ist diese Art der Dusche indiziert. Bei stärkerer vegetativer Labilität und Hautempfindlichkeit empfiehlt sich die schwächere *Regendusche*.

Sitz- oder Unterduschen (s. Abb. 59). Sie sind in der Gynäkologie und Andrologie üblich. Ihre Wasserstrahlen senden sie senkrecht gegen die Genitalregion. Sie werden im Sitzen verabreicht.

Duschen mit dem Duschkatheder

Strahlduschen. Sie erfolgen mit dem gebundenen Wasserstrahl („voller Strahl", s. Abb. 47) mit so starkem Druck, daß der Patient die Temperatur kaum noch empfindet. Körperregionen mit großer Empfindlichkeit, Operationsnarben, Wunden, Krampfadern u. ä. sind beim Duschen auszulassen.

Fächerduschen. Dadurch, daß der Behandler den Strahl mit dem vor die Schlauchöffnung gehaltenen Finger „fächert", wird dieser druckschwächer („abgeschwächter Strahl").

Regenduschen (s. Abb. 50). Man erzielt sie durch Aufsetzen eines entsprechenden Duschkopfes auf den Schlauch (durch Teilung des schwachen Strahls entsteht „Regen“).

Staubduschen. Diese Regenduschen mit besonders feinen Düsenöffnungen können auch bei fest installierten Duschanlagen angebracht werden.

Schottische Duschen. Sie sind wechselwarm und bedienen sich entweder des gebundenen Strahles („voller Strahl“) oder des Fächers, auch im Wechsel mit Regen- oder Stacheldusche an der Wand oder Decke: 1–2 min 40 °C, 20–30 s 20 °C oder weniger, zwei- bis dreimal wechseln.

Dampfduschen. Verwendet wird gespannter Dampf von etwa 100–200 kPa (1 bis 2 kp/cm^2) bei 48 bis 50 °C.
Vor der Anwendung muß man warten, bis das Kondenswasser völlig aus der Leitung heraus ist, sonst besteht Verbrennungsgefahr. Die Temperaturkontrolle erfolgt an der eigenen Hand – dabei ist auf reichlichen Abstand zu achten, um Verbrennungen zu vermeiden. Erst wenn der Dampf für den Patienten erträglich und gefahrlos („trocken“) ist, bringt man die Dampfdusche mit einem den Bedürfnissen des Patienten entsprechenden Abstand auf die vorgesehenen Körperstellen. Behandlungsdauer 10–20 min.

1.2.3. Anwendungen mit hydrostatischem Druck

> Gegenüber den Anwendungen mit dem Tuch und den Anwendungen mit fließendem Wasser unterscheiden sich die Bäder durch den mit der Höhe des Wasserspiegels wachsenden hydrostatischen Druck.

Dieser kann zumindest bei Dreiviertel- und Vollbädern für das kranke Herz oft eine unzumutbare, sogar riskante Belastung bedeuten.

1.2.3.1. Bäder

Man unterscheidet Drittel- oder Schenkelbäder, Halb-, Dreiviertel- und Vollbäder.

Schenkelbäder

Schenkelbäder werden im *Sitzen* ausgeführt, bedecken die Beine *bis zur Leistenbeuge*, haben damit in der Reihe der Bäder die *geringste Reizfläche* (⅓) und üben nach den Teilbädern den *schwächsten hydrostatischen Druck* aus.

Kalte Schenkelbäder (Reibeschenkel- oder Reibesitzbäder). *Wannenfüllung* mit Wasser der Stufe −II bis −III, etwa 15 bis 20 cm, so daß die Beine mit Wasser bedeckt sind.
Mit der Hand wird erst das eine, dann das andere Bein des in der Wanne sitzenden Patienten von distal nach proximal im Strich- und Gegenstrichverfahren (analog zu den Bürstenbädern), so lange und so kräftig gerieben, bis *Hautrötung* eintritt.
Zur *Selbstbehandlung* reibt oder bürstet der Patient sich die unteren Gliedmaßen und kann diese Behandlung bei guter Verträglichkeit auch auf Arme, Brust und Leib ausdehnen.
Bei höherem Kälteanpassungsgrad ist das Eintauchen des Rückens ins Wasser – nach Beugung in den Kniegelenken kurzfristig möglich. Dadurch erhöht sich der Reiz.
Anschließendes Abfrottieren und intensive Bewegung fördern die Wiedererwärmung.

Temperaturansteigende Schenkelbäder. *Wannenfüllung* etwa 15 bis 20 cm, mit einer Wassertemperatur der oberen Indifferenzzone.
Diese erfolgen wie bei temperaturansteigenden Teilbädern, die lediglich eine geringere Bedeckungsfläche und damit auch geringere Wärmezufuhr (= Blutdrucksenkung!) gegenüber dem ansteigenden Schenkelbad bei gleicher Temperaturführung und Badedauer bieten.

Halbbäder

Halbbäder reichen *bis zum Beckenkamm* (Taille = etwa bis zum Nabel). Sie umfassen damit die *untere Körperhälfte*. Der *hydrostatische Druck* ist bei den Halbbädern relativ *gering*, im Gegensatz zu Dreiviertel- und Vollbädern.

> Halbbäder werden grundsätzlich im Sitzen gegeben, nur auf ausdrückliche ärztliche Verordnung im Liegen.
> Die Schultern sind durch Tücher zu bedekken.

Kalte Halbbäder. *Wannenfüllung* etwa 25 bis 30 cm, mit Wasser der Stufe −II oder −III. Der Patient entkleidet nur den Unterkörper, rollt evtl. Bekleidung des Oberkörpers etwas auf und fixiert sie.
Nach dem Einsteigen in die Wanne *kniet* der Patient zunächst vorsichtig und setzt sich erst dann allmählich hin, die Herzgegend mit kaltem Wasser etwas befeuchtend.
Dauer des Bades etwa 5 bis 10 s.
Dann wird die Nässe abgestreift, abgetupft oder abgetrocknet, besonders am Becken.
Nachruhe im evtl. vorgewärmten Bett ist erforderlich, bei mangelnder Wiedererwärmungstendenz erfolgt Nachhilfe mit heißem Tee oder Saft, nötigenfalls ist eine Wärmflasche zu benutzen. Bei guter Verfassung des Patienten kommt auch Bewegung in Frage, wie bei anderen kalten Bädern.

Indifferent und warm temperierte Halbbäder. Als milde temperierte Bäder, Zusatz- oder natürliche Mineralbäder, die einen beruhigenden und leicht blutdrucksenkenden Effekt ausüben, werden sie mit Wasser der Stufe 0 bis +I gegeben. Sie kommen bei Patienten in Frage, denen die stärkere Kreislaufbelastung der Dreiviertel- und Vollbäder nicht zugemutet werden kann. *Am Schluß* erfolgt in der Regel *Wannenabkühlung*. Beschreibung dieser Bäder bei warmen Vollbädern.
Sie sind mit Wasser der Temperaturstufe II bis III, 4 bis 5 min, *bis kurz vorm Schweißausbruch* zu führen. Die Hände bleiben außerhalb des Wassers. Am Schluß wird der Oberkörper kurz eingetaucht und mit der Handfläche abgerieben. Die Wassertemperatur kann, wie bei temperaturansteigenden Halbbädern, auf Stufe 0/+ (etwa 37 °C) gesenkt werden. Kalte Nachwaschung für Oberkörper, Gesicht und Nacken, oder auch andere Kaltapplikationen. Es handelt sich hier um eine massive Auftemperierung, bei der erhebliche Leistungsfähigkeit des Kreislaufs verlangt wird, die nur bei völlig gesunden Menschen erwartet werden kann.

Temperaturansteigende Halbbäder. *Wannenfüllung* etwa 25 bis 30 cm, mit Wasser der thermischen Stufe 0/+ (35 bis 36 °C). Eine Trockenpackung ist vorzubereiten. Besonders ganz zu Beginn eines akuten Infektes gegeben, ist vorher ein Kreislauftonikum angebracht.
Der Patient sitzt, ausnahmsweise *mit eingetauchten Händen*, in der Wanne. Die Schultern sind durch ein Tuch bedeckt, evtl. Kopfkompresse. Die Wassertemperatur wird bis auf Stufe II bis III gesteigert. Da der *Temperaturanstieg* etwa 1 °C in 5 min betragen soll, ist die *Dauer* rund 30 min. Falls starker Schweißausbruch eintritt, wird das Bad vorher beendet.
Die *Mundtemperatur* steigt auf Werte zwischen 37 und 38 °C an. Während des Bades sind wiederholt Brust, Gesicht und Nacken mit dem heißen Wasser der Wanne, am besten mit der Hand, zu bespülen. Als *Abschluß* wird die Wassertemperatur kurz auf Stufe 0/+ (etwa 37 °C) gesenkt. Brust, Gesicht und Nacken werden kalt abgewaschen. Unterstützung beim Aussteigen aus der Wanne ist erforderlich. *Anschließend* gibt man eine *Trockenpakkung* als kurze Schwitzpackung. Hinterher führt man kalte Teilwaschungen für die einzelnen Körperregionen durch – jeder Teil wird gewaschen und wieder zugedeckt. Einige Zeit bleibt der Patient locker bedeckt liegen, wenn nicht ohnehin wegen eines Infekts Bettruhe angebracht ist.

Heiße Halbbäder. Sie kommen in der Therapie kaum vor. Ihnen sind temperaturansteigende Halbbäder vorzuziehen.

Dreiviertelbäder

Entsprechend der Flächenbedeckung des Körpers (zwischen 4/6 und 5/6) und dem Ausmaß des hydrostatischen Drucks nehmen sie eine Zwischenstellung zwischen Halb- und Vollbädern ein. Sie werden im *Liegen* ausgeführt, die *Arme* werden *eingetaucht. Außerhalb* des Wassers befinden sich der vordere Anteil des Brustkorbes, besonders die Herzgegend, und die Schultern.
Die *Ausführung* gleicht der bei Vollbädern.

Vollbäder

Der Körper taucht bei ihnen bis über die Schultern, sogar *bis zum Kinn* ins Wasser ein. Sie üben damit den *stärksten hydrostatischen Druck* aus und sind nur bei voll kompensiertem Herz-Kreislaufsystem indiziert. Die *Reizfläche* beträgt 6/6 also das Maximum. Der *thermische Reizfaktor* kommt – je nach Kalt- oder Warmstufe – maximal zur Entfaltung.

Kalte Vollbäder. Wie die kalten Halb- oder Dreiviertelbäder sind die *Tauchbäder* mit

Wasser der Temperaturstufe −II oder −III und *dauern* nur wenige Sekunden, bei Kältegewöhnung maximal 20 s.
Anschließend abtrocknen oder abfrottieren und möglichst körperliche Bewegung oder Ausarbeitung (Gymnastik, Lauf, Rudern, Radfahren).

Thermoindifferente Vollbäder. Je nach Wärmebedürftigkeit und Hormonfunktion (Schilddrüse, Ovarien) ist Wasser der Temperaturstufe 0 (0/+ oder 0/−) angebracht. Kälteempfindliche erhalten 36 °C (35 bis 37 °C), Wärmeempfindliche 34 bis 32 oder sogar nur 30 °C Wassertemperatur. Indifferent temperierte Vollbäder gelten als beruhigend und einschläfernd („Schlafbad") und sind bei Menschen angezeigt, denen temperaturdifferente Bäder im Vegetativum, Endokrinium, Stoffwechsel und Kreislauf Schwierigkeiten bereiten. Der Patient soll ruhig und entspannt in der Wanne liegen. Sedativ und hypnotisch wirkende *Bäderzusätze* sind zu empfehlen.
Da das Bad bei *längerer Dauer*, die eine Stunde und mehr betragen kann, auskühlt, ist *Auftemperierung* des Wassers von Zeit zu Zeit erforderlich.
Indifferente Temperaturen werden auch bei *Unterwasserstrahlmassage, Unterwassergymnastik* und in *Bewegungsbädern* bevorzugt, sofern nicht besondere thermische Effekte beabsichtigt sind.

Abb. 51 Bürstenbad (Strich- und Gegenstrichverfahren)

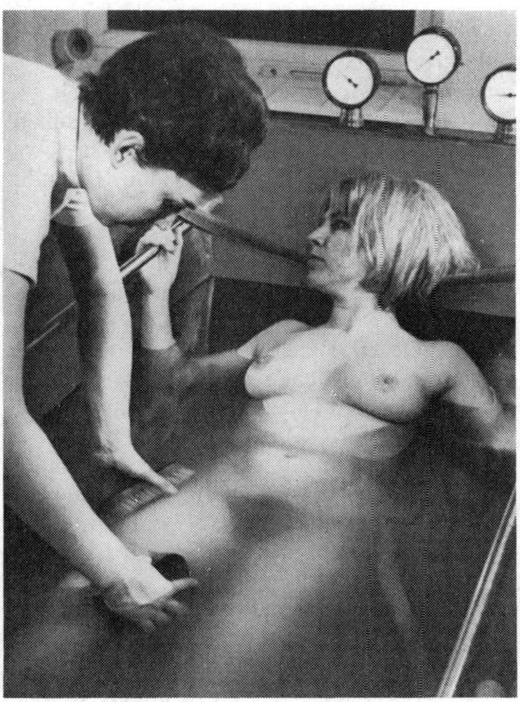

Warme Vollbäder. Mit Wasser der Temperaturstufe I werden sie anstelle der indifferent temperierten Vollbäder häufig zur Schmerzlinderung, Beruhigung und Muskelentspannung (selbst bei spastischen Paresen) und zur Blutdrucksenkung mit weiter Verbreitung gegeben. Ebenso kommen sie mit *Badezusatz* oder als natürliche *Mineralbäder* in Betracht.
Dauer in der Regel 10 bis 20 min oder mehr.
Zum *Abschluß* wird die Temperatur allmählich bis etwa Stufe −I gesenkt (Wannenabkühlung).

Im Anschluß an alle wärmezuführenden Bäder jeder Größe ist eine Kaltnachbehandlung angebracht: als Wannenabkühlung, Dusche, Wickel, Dreiviertelpackung oder zumindest als Kaltwaschung, der eine Trockenpackung zum Nachschwitzen oder zum Abtemperieren angeschlossen wird.

Temperaturansteigende Vollbäder. Siehe Überwärmungsbäder.

Heiße Vollbäder. Wie die heißen Halbbäder werden sie mit Wasser der thermischen Stufe III genommen.
Dauer: 1 bis 3 min.
Die *Reizdosis* ist *nur völlig Gesunden* zuzumuten.

Temperaturabsteigende Vollbäder. Diese werden im Prinzip wie die temperaturabsteigenden Halbbäder geführt und sollen der Wärmeentziehung dienen, z. B. bei Fiebernden.

1.2.3.2. Schöpf- und Bürstenbäder

Beide sind indifferent temperierte Halbbäder mit unterschiedlichen mechanischen Reizfaktoren.

Schöpfbäder

Eine möglichst große Wanne, etwa wie bei der Unterwasserstrahlmassage, wird bis zu einem Wasserspiegel von 25 bis 30 cm Mindesthöhe gefüllt, Temperaturstufe 0.
Der Patient *liegt* in der Wanne schräg zurückgelehnt. Der Behandler streicht mit der Hand unter leichtem Druck im Strich- und Gegenstrichverfahren, wie beim Bürstenbad, zunächst rechtes Bein und rechten Arm, dann linkes Bein und linken Arm.
Bei Rumpfbeuge des Patienten streicht der Behandler nun den Rücken mit beiden Hohlhänden unter Mitnahme von Wasser kräftig aufwärts bis zu Schultern, Nacken und Hinterkopf und, mit flach angelegten Händen, in entgegengesetzter Richtung wieder abwärts – diesen Vorgang mehrmals wiederholen. Der Patient legt sich in die Wanne zurück.
Mit einem Litergefäß wird ohne großen Kraftaufwand durch den Behandler 40 bis 50 mal Wasser gegen die Brust geschöpft. Nach erneuter leichter Vorbeugung und Vorrückung des Patienten an das Fußende der Wanne wird in ähnlicher Weise der Rücken mit dem Schöpfgefäß behandelt.
Lange Haare des Patienten muß der Behandler vor Nässe schützen.
Am *Schluß* wird das Bad temperaturabsteigend geführt (Wannenabkühlung, Temperatursenkung um 5–10 °C).
Anstatt dieser Wannenabkühlung kommt auch ein kalter Guß für Brust und Rücken nach dem Exspirium in Frage, besonders bei Asthmakranken, und zwar als Eimerguß.
Kaltnachbehandlungen können unterbleiben, wenn bei mangelnder Wiedererwärmungstendenz der Patient zunächst im Bett nachruhen und eine kalte Waschung oder einen kalten Guß erst danach erhalten soll.

Bürstenbäder

Sie bedienen sich zusätzlich zum milden thermischen und hydrostatischen Reiz eines dem Schöpfbad gegenüber etwas *stärkeren mechanischen Reizes*.
Die Wannenfüllung erfolgt wie beim Schöpfbad (große Wanne). Man benutzt *Badebürsten mit Gurt*, bei reizempfindlichen Patienten mit weichen, bei reizunempfindlichen und schlecht reagierenden mit härteren Borsten. Eine Steigerung im Laufe der Behandlungsserie ist erwünscht.
Der Behandler arbeitet mit 2 Bürsten *erst rechtsseitig*, indem er beim im Wasser liegenden Patienten zunächst Fußrücken und Fußsohle, dann allseitig erst Unter- und dann Oberschenkel im *Strich- und Gegenstrichverfahren* (Abb. 51)) rhythmisch hin und her bürstet. Das erfolgt unter leichtem Druck, sich den Körperformen anpassend, bis die Haut sich *rötet*. Entsprechend wird der rechte Arm behandelt.
In gleicher Weise werden die Extremitäten der *anderen* Körperseite behandelt, indem der Behandler die Wannenseite wechselt.
Nach Aufsetzen des Patienten und leichter Rumpfbeuge werden zunächst *Nacken- und Schulterpartie* von oben über die Seite bis an den Übergang zum Oberarm gebürstet.
Danach folgt die Bürstung des *Rückens* mit langen gegensinnigen Strichen bis zum Gesäß. Dabei wird immer etwas Wasser mitgeführt.
Der Patient lehnt sich wieder zurück und erhält die Bürstenbehandlung an *Brust, Bauch* und *Flanken:* ovale oder *kreisförmige* Strichführungen zunächst an der Brust, gleichzeitig beiderseits, unter Auslassung der Brustwarzengegend, bis zum Trochanter über die Flanken bürsten. Von den Flanken aus führt man einige Striche zur Mitte, dann erfolgt die kreisförmige Behandlung des Bauches im Uhrzeigersinn.
Eventuell verbleibt der Patient noch einige Minuten ruhig in der Wanne, bevor die *Wannenabkühlung* bis Temperaturstufe −I erfolgt.
Als Schlußabkühlung kommen auch Rückenflachgüsse mit dem Eimer („Eimergüsse"), wie beim Schöpfbad, oder absteigende Regenduschen in Frage.

1.2.3.3. Arzneibäder (Zusatzbäder)

Die in der DDR hergestellten Bäderzusätze sowie die pflanzlichen Bäderzusätze nach H. Krauß sind in den Tabellen 10 und 11 aufgeführt.
Bei den Arzneizusätzen für Bäder handelt es sich um Substanzen sehr unterschiedlicher Herkunft, teils um Mischungen. Häufig enthalten sie *ätherische Öle, gerbende* und vielfach *synthetische Stoffe* wie Salicylsäure, Humussäuren oder Huminsäuren. Die *Kohlensäurebäder* beruhen auf dem Prinzip der Freisetzung von CO_2 durch einen chemischen Prozeß.
Künstliche Kohlensäurebäder werden aber auch durch Instillation gasförmiger, in Fla-

schen abgefüllter Kohlensäure mit dem Saturator (Abb. 52) zubereitet.
Die Wirkung der künstlichen CO_2-Bäder entspricht bei gleicher Konzentration der der natürlichen (s. 2.2.1.5.).
Die übrigen Arzneibäder haben mit ihren pharmakologischen Komponenten eine der Indikationsgruppe entsprechende *verstärkende Wirkung des jeweiligen Bades oder Teilbades.* Daher müssen auch die Temperierung und Führung des Bades mit den Prinzipien der Hydrotherapie übereinstimmen.

Tabelle 10 Übersicht über die in der DDR produzierten Bäderzusätze in alphabetischer Reihenfolge mit den Indikationen (Die Angaben entsprechen dem Arzneimittel-Verzeichnis Ausgabe 1988, Teil 1)

Zusatz	Indikation
Balnostim-Bad „neu“	Erschöpfungszustände, Rekonvaleszenz, Sportmedizin
Brobalil-Bad	Erregungszustände
Eichenrinde	mit adstringierender Wirkung
Eucabal-Bad	Adjuvans bei Erkrankungen des Respirationstraktes
Hidrox-Bad	Kohlensäure-Tonerde-Bad bei Hyperhidrosis
Hoecutin-Bad	Subakute und chronische Ekzeme, Akne vulgaris
Hoepixin-Bad	Subakute und chronische juckende Dermatosen (nicht infiziert, nicht nässend)
Hoevenol-Bad	Variköser Symptomenkomplex
Kalmus-Bad flüssig	Seborrhoische Hauterkrankungen, abgeheilte Hauterkrankungen
Kohlensäure-Bad	Herz-Kreislauf-Krankheiten
Pelose-Heilschlamm	Krankheiten des Bewegungsapparates und des Bindegewebes
Pykaryl „T“-Bad	Myalgien, Neuralgien, periphere Durchblutungsstörungen
Rheubalmin-Bad	Erkrankungen des rheumatischen Formenkreises
Sachsen-Fango-Kompressen	Krankheiten des Bewegungsapparates und des Bindegewebes
Salimar-Bad	Erkrankungen des rheumatischen Formenkreises
Solupix-Bad	chronische und juckende Dermatosen

Fortsetzung Tabelle 10

Zusatz	Indikation
Staßfurter Badesalz	Katarrhalische Erkrankungen der Luftwege, Rekonvaleszenz
Sulfosan-Bad	Seborrhoische Hauterkrankungen, degenerative und rheumatische Gelenkerkrankungen
Tannolil-Bad	Hyperhidrosis (wirkt adstringierend
Thiocutan-Bad	Subakute und chronische Ekzeme, Akne
Thymian-Bad	Katarrhe der Luftwege
Tripinat-Bad	Erschöpfungszustände
Tripinol-Bad „neu“	Erschöpfungszustände, Rekonvaleszenz
Valmarin-Bad	Erregungszustände

Abb. 52 Saturator zur Herstellung kalten Kohlendioxid-Wassers (für Kohlensäurebäder), ausgeführt für mehrere CO_2-Flaschen zur individuellen Anwendung für mehrere Bäder (Chirana)

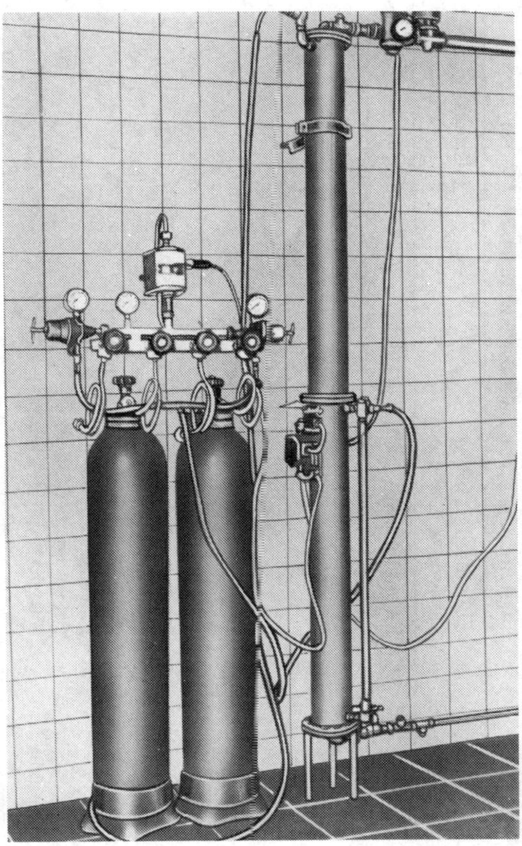

Tabelle 11 Die wichtigsten pflanzlichen Bäderzusätze (nach H. Krauß)

	Zubereitung und Dosierung	Pharmakologische Eigenschaften	Anwendungsformen	Gebräuchlichste Indikationen
Arnika (Arnica montana)	für ein Vollbad (250 l) 2–4 Eßl. Arnika-Badeextrakt, für Umschläge 1–3 Eßl. Tinct. arnicae auf 1 l Wasser	resorptionsfördernd, schmerzlindernd	Vollbad, Teilbäder, Wickel, Einreibungen	stumpfe und scharfe Verletzungen, Hämatome, subakute Verlaufsformen des Rheumatismus, Extremitätenbeschwerden nach Überanstrengung
Baldrian (Valeriana officinalis)	Zumeist fertige Badeextrakte	sedative Wirkung	zumeist als Vollbad	Schlaflosigkeit, Hyperthyreose nervöse Unruhe
Eichenrinde (Cortex quercus)	für ein Vollbad (250 l) 1–3 kg Eichenrinde mit 5 l Wasser ansetzen, $^1/_2$ Std. kochen, abgießen und dem Bad zusetzen; Teilbäder entsprechend weniger	gerbsäurehaltig, adstringierende Wirkung	Vollbad, Teilbäder, Spülungen von Wunden und Körperhöhlungen	nässende Hautausschläge, Analekzem, Verbrennungen, Vulvitis
Fichtennadel	150 g Extr. pinus silvestris für ein Vollbad	enthält ätherische Öle, u. a. Terpentin, wirkt beruhigend; sekretionsfördernd, desodorierend	Vollbäder, seltener Teilbäder	vegetative Dystonie, klimakterische Beschwerden, Thyreotoxikose, Katarrh der oberen Luftwege
Heublumen (Semina graminis)	für ein Bad 1–1$^1/_2$ kg Heublumen in 5 l kaltem Wasser ansetzen, eine halbe Stunde kochen, durchseihen, dem Bad zusetzen oder 150 g Badeextrakt	ätherische Öle, Hyperämie steigernd, spasmolytisch	Voll- und Teilbäder, Wickel, Auflagen (Heusack)	weichteilrheumatische Beschwerden, Arthritis, chronische Bronchitis, pyogene Entzündungen
Kalmus (Acorus calamus)	für ein Vollbad 250 g Rhiz. Calami in 3 l Wasser kalt ansetzen und aufkochen, durchgesiebt dem Bad zusetzen	enthält ätherische Bitterstoffe, Gerbstoffe, Terpene; stark hyperämisierend	Vollbad, Kinderbad	Rachitis, konstitutionelle Unterentwicklung, eiternde Wunden
Kamille (Matricaria chamomilla)	Vollbad: Aufguß aus $^1/_2$ bis 1 kg Flores chamomillae mit 5 l kochendem Wasser übergießen, 30 min ausziehen, absieben und dem Bad zusetzen; für Teilbäder entsprechend weniger oder Kamillen-Badeextrakt	ätherische Öle, Glukoside; entzündungs- und fäulniswidrig, desodorierend	aus Kostengründen seltener als Vollbad, öfter als Teilbäder verwendet, Spülungen von Körperhöhlungen (Darmbad, Schleimhautpflege), Tränkung von Wickeltüchern	akute, nässende Ekzeme, eitrige, insbesondere Höhlenwunden, Ulcus cruris, Fisteln

Kastanie (Aesculus hippocastanum)	für ein Vollbad 1–1½ kg gemahlene Roßkastanie mit 5 l kaltem Wasser ansetzen und 30 min kochen, abgießen, dem Bad zusetzen oder Kastanien-Badeextrakt	reich an Saponinen, Gerb- und Bitterstoffen; erhöht die Kapillarresistenz; Thrombinhemmung	Voll- und Teilbäder, Umschläge	Weichteil- und Gelenkrheumatismus, Neuralgie, Pruritus, periphere Durchblutungsstörungen
Lavendel (Lavendula offcinalis)	1–2 Eßl. Badeextrakt	Sedativum, leicht hautreizend, desodorierend	Vollbad, Waschungen	klimakterische Beschwerden, neurozirkulatorische Dystonie
Lohtannin-Bad	Vollbad: 1 kg Gerberlohe (Eichenrinde, Fichtenrinde) mit 5 l Wasser 30 min kochen, Abguß dem Bad zusetzen oder Badeextrakt	stark gerbstoffreich	Vollbad, Sitzbad	Weichteilrheumatismus, Neuralgie, chronisches Hautleiden
Rosmarin (Rosmarinus officinalis)	Vollbad: 1–2 Eßl. Rosmarin-Badeextrakt	reich an ätherischen Ölen, durchblutungssteigernd für Haut und Beckenorgane	Vollbäder, Sitzbäder, Waschungen	spastische Kreislaufstörungen, klimakterische Beschwerden, Weichteilrheumatismus, Quetschungen
Salbei (Salvia officinalis)	Vollbad: 250 g Folia salviae mit 5 l siedendem Wasser übergießen, 20 min ziehen lassen, Abguß dem Bad zusetzen oder Salbeibadezusatz, insbesondere für Spülungen	enthält ätherische Öle, Harze, Bitterstoffe, Gerbstoffe	Vollbad, Teilbäder Spülungen von Körperhöhlen (Schleimhautpflege), Aufschläge	juckendes Analekzem (Sitzbad, Aufschläge), Spülungen bei Schleimhautkatarrhen und Wunden
Zinnkraut (Equisetum arvense)	Teilbad 100–200 g Herba Equiseti mit 2 l Wasser kalt ansetzen, 1 Std. kochen, absieben und dem Bad zusetzen	enthält Kieselsäure, Oxalsäure, Bitterstoffe; Förderung der Gewebsproliferation	verwendet für Teilbäder, seltener Vollbäder, Wickel, Aufschläge	nässendes Ekzem, Ulcus cruris und andere schlecht heilende Wunden, chronische Eiterungen (Osteomyelitis)

Arzneibäder entfalten ihre Wirkungen auf folgende Weise:
- epikutan oder perkutan, im Sinne der verstärkten Reizwirkung des Wassers auf die Haut oder durch die Aufnahme von Stoffen in die Haut oder sogar durch die Haut (transkutan) in den Körper;
- über Riechstoffe, die die Geruchsrezeptoren reizen;
- über die Farbe des Zusatzes, die über das Sehorgan kortikale Eindrücke hervorruft;
- über und durch die Atemwege, inhalativ und resorptiv.

> Auch bei Bädern mit Arzneizusätzen ist die Hydrothermostufe unbedingt zu beachten.

1.2.3.4. Überwärmungsbäder

> Überwärmungsbäder sind temperaturansteigende Bäder, bei denen Mundtemperaturen von mindestens 38 °C erzielt werden.

Überwärmungsvollbäder

Im Gegensatz zum Fieber handelt es sich um eine *Wärmestauung* im Körper, hervorgerufen durch intensive Wärmezufuhr und verminderte Wärmeabgabe durch Abstrahlung, Ableitung und Schweißverdunstung unter den Bedingungen des Vollbades.
Das Überwärmungsbad stellt einen *erheblichen Eingriff* in sämtliche Regulationen des Köpers dar.

Vorbereitung und Grundsätze
Verwendet werden *Spezialwannen mit Hebevorrichtung* für den Patienten, Innenlänge etwa 1,90 bis 2 m (Abb. 53).
Lampert gibt *3 Stufen der Überwärmung* an: bis 38,5 °C, bis 40 °C, bis 42 °C Mundtemperatur.
Jede der 3 Stufen hat eigene Indikationen.
Der Patient soll ausgeglichen und zum Überwärmungsbad bereit sein, vor dem Bad nicht essen, die letzte Flüssigkeit 1 bis 2 h vor dem Bad zu sich nehmen. Er muß Urin lassen.

Ausführung
Körper- und Wasserthermometer sollen übereinstimmen.
Die Wassertemperatur liegt zu Beginn bei 35 bis 36 °C, höchstens 1 °C über der Mundtemperatur, und ist laufend zu messen.

> Alle 10 min sind Pulszahl, Körper- und Wassertemperatur im Protokoll zu notieren.
> Bei Mundtemperaturen *bis 39,5 °C* ist ständige Beobachtung durch den Behandler erforderlich, *bis 41 °C* im Kontakt mit dem erreichbaren Arzt, *über 41 °C* durch den persönlich anwesenden Arzt.
> Kreislauf- und Gesamtkörperbelastung wachsen mit zunehmender Körperinnentemperatur.

Der Patient darf, falls er dazu fähig ist, *allein* das Bad besteigen. Es läuft heißes Wasser zu, bei Spezialwannen meist an mehreren Stellen, bis zu 40 oder 42 °C etwa in 20 bis 30 min – je nach Verträglichkeit.
Wasserdampfentwicklung im Baderaum soll durch *Lüftung* beseitigt werden. Reichlich Sauerstoffzufuhr ist während des Überwärmungsbades besonders wichtig.
Der Patient bleibt *bei konstanter Wassertemperatur*, die durch Zulaufenlassen heißen Wassers gehalten wird, bis zum Erreichen der gewünschten Mundtemperatur in der Wanne.
Reichlich Flüssigkeit ist zuzuführen. Die Temperatur soll der Mundtemperatur entsprechen oder höher, keinesfalls niedriger sein.
Nach dem ersten *Schweißausbruch* (nach etwa 10 min) wird der Patient in 10-min-Abstand unter Wasser abgebürstet oder abgerieben. Bei *unangenehmen Empfindungen* des Patienten: Überrieselung der Arme und Beine mit kaltem Wasser oder Hochlegen der Beine auf den Badewannenrand, *kalte Kompresse* auf den Kopf des Patienten legen.
Die Badedauer beträgt bis zu 1 h oder mehr – je nach Verordnung des Arztes. Am *Ende des Bades* wird das Wasser abgelassen, der Patient hochgehoben, am besten mit Hebevorrichtung, und auf die Trage gelegt. Dann hüllt man ihn in vorgewärmte Tücher einer Trockenpakkung ein und läßt ihn nach Angabe des Arztes in dieser liegen. Nach Abschluß der Packung erfolgt eine kalte Waschung des ganzen Körpers.

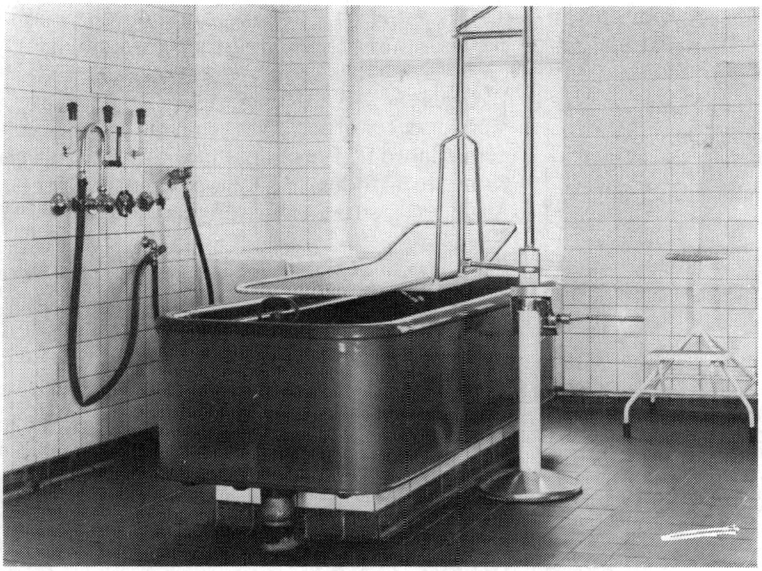

Abb. 53
Spezialwanne für Überwärmungsbäder, mit hydraulischer Hebevorrichtung

Vorzeitige Beendigung des Überwärmungsbades bei:
- schlechter Pulsfüllung und Kollapsgefahr;
- dauernder Pulszahl von 140 bis 160/min;
- mangelnder Schweißsekretion;
- plötzlichem Anstieg der Mundtemperatur auf 41,5 °C oder mehr ohne Pulsfrequenzsteigerung.

Maßnahmen in dieser Situation:
- Badewanne sofort ablaufen lassen;
- kaltes Wasser ins Gesicht und über die freiwerdenden Hautpartien – so lange bis Puls wieder fühlbar und regelmäßig wird.

Überwärmungsteilbäder

Diese temperaturansteigenden Teilbäder, bei denen die Wassertemperatur und damit die Temperatur des gebadeten Gewebes höhere Grade erreichen als bei den üblichen ansteigenden Teilbädern, sind *lokale* Überwärmungsbäder.

Vorbereitung und Grundsätze
Man kann die üblichen ansteigenden Teilbadewannen verwenden, wenn die vorgesehene Extremität darin Platz hat. In besonderen Fällen ist eine spezielle Wanne mit Wasserpumpe und Heizspirale erforderlich.

Bei Patienten mit örtlichen Kokkeninfektionen, schlecht heilenden Wunden, Ulcus cruris, Osteomyelitis, arteriellen und venösen Durchblutungsstörungen wird die Wassertemperatur von 35 auf 44 bis 45 °C innerhalb von 5 bis 10 min erhöht, bei gestörter Durchblutung maximal auf 42 °C.
Zumindest *beim Armbad* soll der Patient möglichst *liegen*, beengende Kleidung ist zu entfernen. Die Vorbereitung entspricht der beim temperaturansteigenden Unterarm-, Fuß- oder Unterschenkelbad.

Ausführung
Bei Lokalisation auf den Oberschenkel wird das Überwärmungsteilbad evtl. als Schenkelbad ausgeführt mit Gurt oder anderweitiger Stütze für den Rücken (Schräglage).
Der *Wassertemperaturanstieg* wurde bereits beschrieben. Es erfolgt laufend die *Messung der Mundtemperatur*, deren Anstieg maximal 0,9 °C betragen soll.
Die Hauttemperatur steigt fast bis zur Wassertemperatur an, wenn das Wasser intensiv gerührt wird (das ist auch ohne Technik durch entsprechende Bewegung mit der gebadeten Extremität möglich). Bei unbewegtem Wasser ist die Hauttemperatur 1 bis 2 °C niedriger als die Wassertemperatur.
Sobald die *Schmerzgrenze* erreicht wird, beendet man den Wassertemperaturanstieg. Patient bleibt noch etwa 15 bis 20 min bei dieser Temperatur im Bad. Danach wird das Wasser

abgelassen. Die gebadete Extremität wird in ein Badetuch eingeschlagen. Der Patient hält einige Stunden Ruhe.

> Sofern die Schmerzgrenze beachtet wird, ist das lokale Überwärmungsbad auch bei obliterierenden Gefäßkrankheiten Stadium I und II nach FONTAINE gefahrlos. Kontraindiziert ist es bei Stadien III und IV.

Lokale Überwärmungsbäder in Blutleere sind Spezialkliniken zu überlassen. Auf diese Applikationsform wird hier nicht eingegangen.

1.2.3.5. Unterwasserdarmbäder (Sudabäder)

Unter dem Sudabad versteht man eine umfangreiche Spülung des Dickdarmes, während der Patient in der Wanne sitzt.
Da diese Maßnahme nur in ganz wenigen Einrichtungen durchgeführt wird, soll in diesem Lehrbuch nicht näher darauf eingegangen werden.

1.2.3.6. Unterwasserstrahlmassage (UWSM; Hydromassage)

> Die Unterwasserstrahlmassage kombiniert ein Wannenbad mit einem Unterwasserstrahl, der massageähnliche Effekte entfaltet.

Variiert werden können
- die Wassertemperatur und deren Führung
- die Wannenfüllung und damit der hydrostatische Druck und der Auftrieb,
- Strahldruck und Strahltemperatur.

Anwendung von Badezusätzen ist möglich.

Technische Anlage
Gebräuchlich sind stationäre Anlagen (Abb. 54a), durch einen Installationsbetrieb hergestellt und montiert, oder ein transportables Gerät (VEB TuR Hohen Neuendorf; Abb. 54b).
Bei *stationären Anlagen* befinden sich die Aggregate in Neben- oder Kellerräumen. Der Nachteil der *fahrbaren Geräte*, der Lärm durch die Pumpe, läßt sich neuerdings durch räumliche Trennung der Pumpanlage vermeiden.

Wannen für UWSM)
Verwendet werden Wannen aus verschiedenem Material. Besonders bewährt haben sich Kunststoff- oder V2A-Stahlwannen, Größe 220 × 120 × 80 cm, Fassungsvermögen etwa 700 l.
Die UWSM-Anlagen arbeiten nach dem *Umwälzverfahren*, das das Wasser aus der Wanne durch die Pumpe in den Massageschlauch leitet, mit dem man den Strahl durch eine Düse auf den Körper des zu Behandelnden richten kann.
Die Schwankungen der Wannenwassertemperatur werden durch eine Mischbatterie mit Thermostaten weitgehend ausgeglichen.

Vorbereitung und Grundsätze
Die *Wannenfüllung* erfolgt als Vollbad oder bei mangelnder Kreislaufbelastungsfähigkeit für die Behandlung der unteren Extremitäten auch als Halbbad mit Wasser der Temperaturindifferenzzone (34 bis 36 °C), bei Wärmeempfindlichen zwischen 30 und 34 °C (untere Indifferenzzone), nötigenfalls wird nacherwärmt.

Ausführung (s. Abb. 54 a)
Die *Düsengröße* kann bei Anlagen mit mehreren Düsen variiert werden. Kleine Düsen wirken mehr punktförmig in die Tiefe, größere, vor allem die Regendüse, mehr flächig und oberflächlich. Je größer die Düsenöffnung, um so schwächer und weicher ist bei gleichbleibender Pumpenleistung der Strahl. Bei zunehmender Düsenöffnung, z. B. von 40 auf 140 mm^2, und gleichbleibendem Strahldruck, z. B. von etwa 200 kPa (2 kp/cm^2), wächst mit der erhöhten Pumpenleistung und der vermehrten Wasserschüttung auch die Dosisstärke.
Der „Applikationswert", der durch Multiplikation der Werte von Strahldruck und Wassermenge in Liter pro Minute berechnet wird, ist für die Praxis entbehrlich. *Bevorzugte* Düsen: 80 mm^2. Meist wird vom Behandler – unter Einschränkung der Variationsmöglichkeiten – nur eine Düsengröße verwendet.
Der *kalte Strahl* ist angebracht, wenn man örtlich eine Gefäß- und Muskelkontraktion erreichen will. Auch zur Kälteanpassung eines besonders kälteempfindlichen oder gegenüber der Umgebung niedriger temperierten Gewebes ist er indiziert.

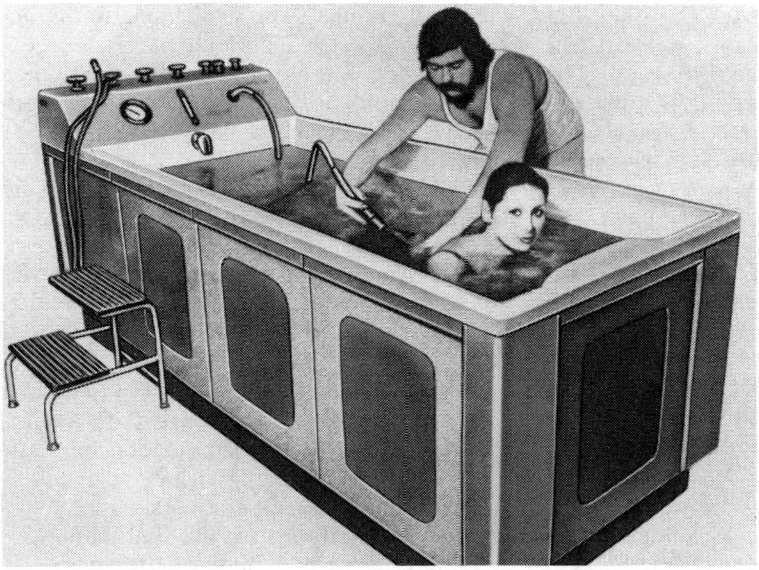

Abb. 54
Anlagen für Unterwasserstrahlmassage
a Stationäre Unterwasserstrahlmassage-Anlage (Chirana). Plastewanne, höhenverstellbar. Schalttafel für alle Funktionen mit Manometer und Thermometer, Massageschlauch und Handdusche. Pumpenaggregat am Fußboden (Werkfoto)

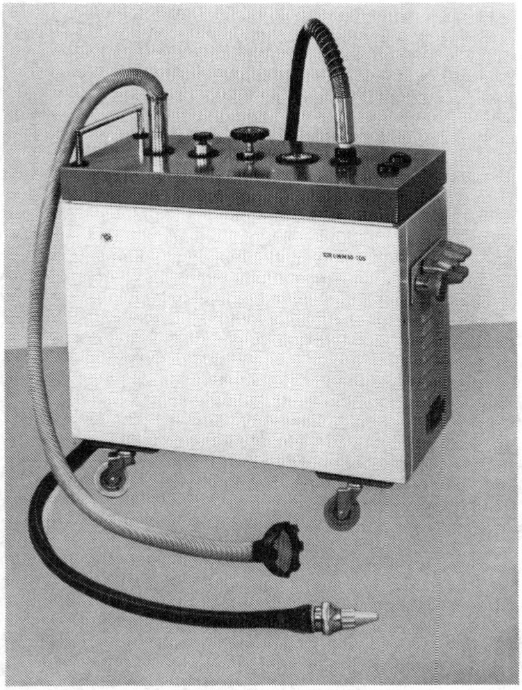

b Fahrbare Unterwasserstrahlmassage-Anlage („Tangentor", „TuR"). Pumpe variabel montierbar. (Werkfoto)

Der *heiße Strahl* kann zur zusätzlichen Entspannung des Gewebes beitragen, so auch bei Muskelhypertonus, Muskelspasmus und örtlicher Gefäßkontraktion.

Der *wechselwarme Strahl* übt die Vasomotorik.

Der *Strahldruck* beträgt anfangs höchstens 100 kPa (1 kp/cm^2), im Laufe der Behandlung kann man auf etwa 250 kPa (2,5 kp je cm^2) steigern, sofern dies verträglich ist. Bei 2 min stehendem Strahl, 10 cm Entfernung, 80-mm^2-Düsen, 90° Einstrahlwinkel werden 200 bis 250 kPa (2 bis 2,5 kp/cm^2) vertragen. 400 kPa (4 kp/cm^2) sind für den Kranken unerträglich. Der tatsächlich an der Körperoberfläche auftreffende Strahldruck reduziert sich infolge der Druckabschwächung durch die subaquale Applikation auf 20 bis 35 % (50 bis 80, maximal 100 kPa).

Zeichen für richtige Applikation ist die zentrale blasse Delle, in der die Blut- und Lymphgefäße leer sind, mit einem ringförmigen, je nach lokaler und individueller Gewebsbeschaffenheit unterschiedlich ausgeprägten roten Wall. Dunkelroter Wall ist meist auf zu langes Verweilen mit dem Strahl an einem Ort zurückzuführen.
Höherer Druck erzeugt eine Spannungsvermehrung des Gewebes, ist demnach bei mangelndem Turgor der Haut und bei Muskelhypotonie und -atrophie angebracht.
Besonders milde Wirkung erzielen Brausekopf und Luftbeimischung.

Bei einem *Strahlwinkel von* 90 °C, d. h. senkrechtem Auftreffen des Strahls, ist die Dosis am schwächsten, die Delle kreisrund. Die Delle wird bei Verkleinerung des Strahlwinkels birnenförmig. Je kleiner der Einstrahlwinkel, um so größer ist die Dosis. Das Maximum liegt bei etwa 10 bis 15 ° zum Körper. Anfangs sollte man demnach 90 ° wählen, später den Einstrahlwinkel immer mehr verkleinern.

Anfangs wählt man 15 bis 20 cm **Düsenabstand vom Körper,** durchschnittlich etwa 12 cm. Das verträgliche Minimum liegt bei 3 cm, je nach Gewebslokalisation, Gewebsbeschaffenheit und individueller Verträglichkeit. Je größer der Abstand, um so milder ist die Wirkung.

> Düsengröße, Strahldruck, Einstrahlwinkel, Düsenabstand sind richtig gewählt, wenn die zentrale Delle keine ungünstige Reaktion erkennen läßt, wenn keine Schmerzen oder andere Beschwerden auftreten.

Je nach Indikation überwiegt mehr die örtliche, allgemeine oder segmentale *Strahlführung*. Um Oberflächeneffekte zu erzielen, geht man mit dem Strahldruck etwa die Spaltlinien der Haut entlang, bei beabsichtigter Tiefenwirkung richtet man sich nach dem Verlauf der Muskeln.

Nach 3 bis 5 min Gewöhnungszeit beträgt die *Dauer* der eigentlichen Strahlbehandlung etwa 20 min, bei strenger Lokalisation weniger.

Der *Abschluß* der Behandlung erfolgt entweder als Wannenabkühlung oder mit anschließendem kalten Guß individueller Größe und Dauer.

> Gegenüber manueller Massage ist die Kraft der UWSM zwar größer, besonders bei der Behandlung umfangreicher Weichteilflächen am Gesäß, Oberschenkel oder Schulterblatt; doch kann das Einfühlungsvermögen der Hand mit der Differenzierung der Griffe und der individuellen Dosierung nicht durch die UWSM ersetzt werden. Sie weist daher auch nur einen geringeren Indikationsbereich auf.

Abb. 55 Unterwassergymnastikbecken

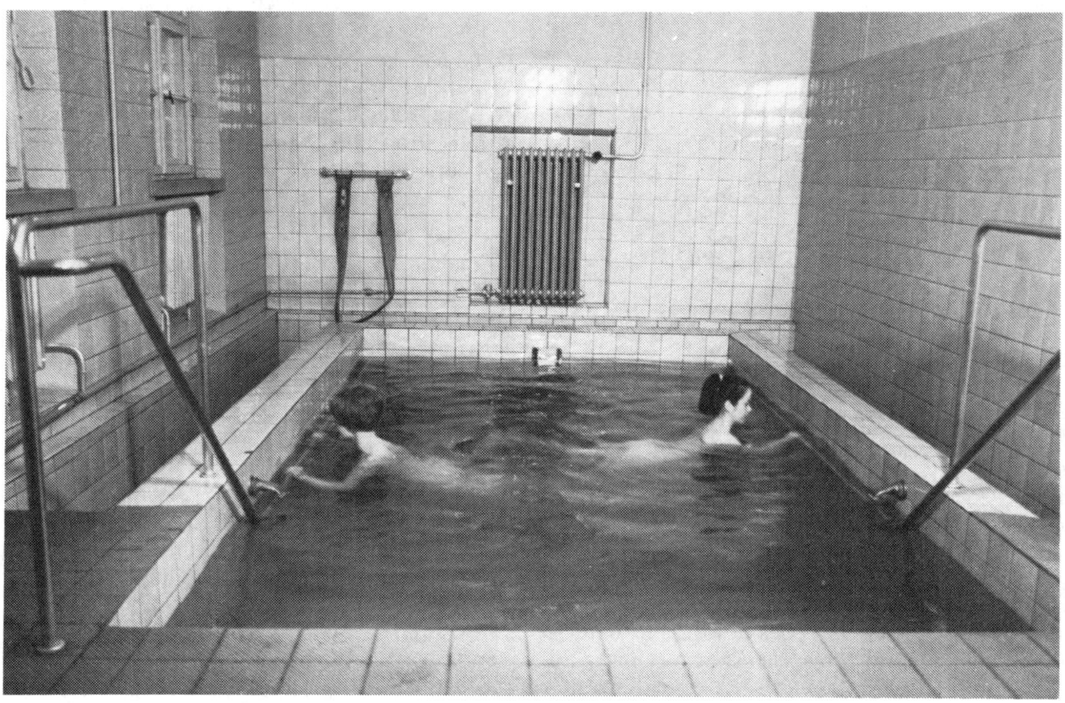

1.2.3.7. Unterwassergymnastik (UWG; Hydrogymnastik)

Unter Ausnutzung der Reizfaktoren des Wassers (Temperatur, hydrostatischer Druck mit Auftrieb, Reibungswiderstand) wird, ergänzend zur üblichen Krankengymnastik, bei bestimmten Indikationen mit Erfolg die Bewegungsbehandlung im Unterwassergymnastikbecken (Bewegungsbad, Abb. 55) angewandt. Die *Vorteile* der UWG liegen darin, daß die Beweglichkeit bei Erkrankungen an Rumpf und Gliedmaßen durch die entspannende milde Wärme des Wassers leichter wieder herzustellen ist als durch Kinesitherapie im Trocknen. Dabei wirken der Auftrieb und eine Verbesserung der Ausatmung infolge des hydrostatischen Druckes mit.

Die UWG bietet unschätzbare und unersetzliche therapeutische und psychologische Effekte, die die Unterwassergymnastik zugleich zu einer rationellen Behandlungsmethode machen. Gelenke, die im Wasser wieder beweglich werden, lassen sich schließlich auch außerhalb des Wassers besser bewegen. Dies gilt namentlich für Schulter- und Hüftgelenke, für die Wirbelsäule (M. Bechterew), aber im Prinzip für jedes Gelenk. Die Übungen können den Auftrieb nutzen, sie können gegen den Auftrieb gerichtet sein oder die Bewegung in der Horizontalen (auf dem Rücken liegend) bevorzugen, können durch Wassertiefe und die Gestaltung des Programms den Schwierigkeitsgrad wandeln.

Die allgemeinen Kontraindikationen der Hydrotherapie und Kinesitherapie sind zu beachten.

Als besonders wassersparend gilt die Schmetterlingswanne (Abb. 56), die auch für Unterwasserstrahlmassage geeignet ist.

Unterwassergymnastikbeckenmaße sind zu bevorzugen, die die *Gruppenbehandlung* für etwa 4 oder mehr Patienten und sogar das therapeutische Schwimmen zulassen.

Zu sorgen ist – je nach Indikation – für entsprechende Einstiegsmöglichkeiten oder Hebevorrichtungen, für Haltestangen und Haltegriffe, Gurte, Geländer, Gehbarren, sprossenwandartige Vorrichtungen, Rutschfestigkeit des Bodens und evtl. Distraktionsmöglichkeiten

Abb. 56 Schmetterlingswanne (Chirana), besonders geeignet für Bewegungsbäder im Liegen. Höhenverstellbarkeit des Wannenbodens. Aggregat mit Armaturen für Unterwasserstrahlmassage und Wirbelbäder (Wirbelmassage), Düsen sind höhen- und seitenverstellbar. Wasserdruck bis 390 kPa. 1400 Liter Nutzinhalt.

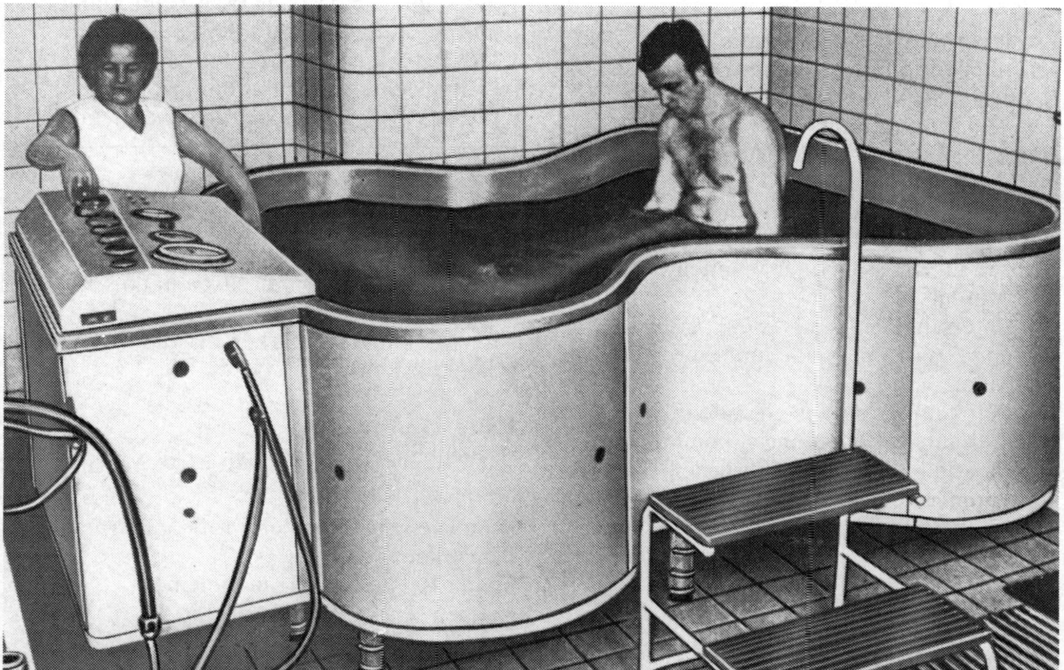

für die Hals- und Lendenwirbelsäule und manches andere. Die Wassertemperatur ist bei intensiven Bewegungen für das Schwimmen in Stufe –I optimal.
Für weniger intensive UWG, bei der es besonders auf den Wärmefaktor ankommt, sind Wassertemperaturen in der unteren Indifferenzzone zu wählen, sogar 34 bis 36 °C, also obere Indifferenzzone. Entsprechende Wasserumwälzanlagen erleichtern die notwendige Erneuerung des Wassers.

> Unterwassergymnastik und therapeutisches Schwimmen werden heute auch in der Kardiologie, Broncho-Pneumologie und in anderen Disziplinen mit Erfolg eingesetzt.
> Dabei ist eines der Ziele die Kälteanpassung, vorausgesetzt, daß eine entsprechende Temperatur (Stufe –I oder –II) gewählt wird.

1.2.3.8. Teilbäder

> Teilbäder sind mit dem geringsten hydrostatischen Druck verbunden.

Zu ihnen zählen die Unterarm-, Fuß-, Unterschenkel- und Sitzbäder. Sie bedecken eine Körperfläche von weniger als $^1/_{12}$ bis etwa $^1/_6$. Für die Extremitäten- und Sitzbäder stehen spezielle Wannen zur Verfügung (s. Abb. 57 u. 59).
Diese Teilbäder können aber auch improvisiert in entsprechend dimensionierten und geformten Schüsseln oder Wannen vorgenommen werden.
Zu unterscheiden sind *kalte, temperaturansteigende, warme, heiße* und *wechselwarme* Teilbäder.
Da den temperaturansteigenden Teilbädern eine besondere Bedeutung zukommt, seien zu diesen Applikationen ausführliche Bemerkungen vorangestellt, die auch für temperaturansteigende Bäder gelten.

Grundsätze für temperaturansteigende Teilbäder
Je kleiner das ansteigende Teilbad, um so schonender ist es. Je ausgekühlter ein Organismus ist, um so größer muß das ansteigende Bad sein (Schenkel- und Halbbad), um so höher sind meist auch die Anstiegsgeschwindigkeit, die Endtemperatur und um so länger die Badedauer zu wählen.
Die *Anstiegsgeschwindigkeit* kann von 0,2 bis 1,0 °C/min variieren, z. B. von 34 auf 37 °C in 15 min (= 0,2 °C/min) oder von 35 auf 40 °C in 5 min (= 1 °C/min).
Sofern ansteigende Bäder bei zentralisiertem Kreislauf und Hypotonie überhaupt indiziert sind, muß der Temperaturanstieg rascher erfolgen: das Bad soll kurz sein, damit die gegenregulatorische Blutdrucksenkung möglichst vermieden wird. Der Wassertemperaturanstieg soll so sein, daß der Patient dabei eine ganz allmähliche Erwärmung ohne Erhitzung empfindet: im allgemeinen dehnt man den Temperaturanstieg des Bades auf 5 bis 10 oder 15 min aus.
Das Bad wird bei der erreichten Endtemperatur fortgeführt, wenn Patienten sich bei niedriger Ausgangstemperatur an den Extremitätenenden (Akren) schwer erwärmen, und zwar je nach Bedarf um 10 bis 15 min, selten länger.

> Sobald plötzliche Pulsfrequenzanstiege auf 120/min und mehr, auffällige Röte oder Blässe des Gesichts, unmotivierte Schweißausbrüche oder unangenehme Sensationen, anhaltende Gänsehaut oder Hautbrennen auftreten, ist das Bad sofort zu beenden. Der Patient ist hinzulegen und mit einer Kaltanwendung (Waschung, Kopfkompresse, Guß, Tauchbad) zu behandeln.

1.2.3.8.1. Unterarmbäder (Armbäder)

Sie umfassen die obere Extremität bis etwa zur Hälfte des Oberarmes.
Ihre Wirkung ist stärker als die der Unterschenkelbäder.

Kalte Armbäder
(Tauchbäder)

Vorbereitung
Wanne entsprechender Größe mit Wasser der Kaltstufe III.
Dauer 10 bis 30 s (60 s und mehr).

Ausführung
Die Wanne steht auf dem Tisch, der Patient sitzt so, daß er seine Arme bequem eintauchen

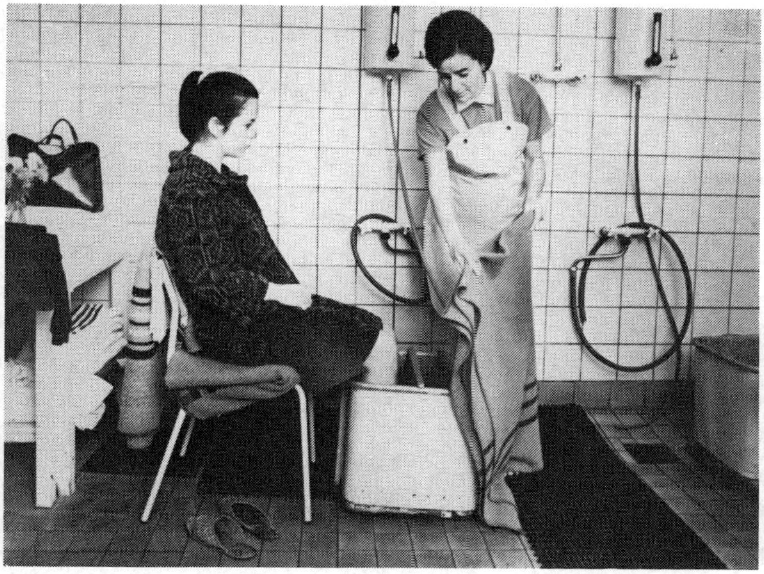

Abb. 57
Halbautomatische Anlage für temperaturansteigende Fuß- und Unterschenkelbäder

kann (Wannenrand soll Brustkorb nicht drükken). Das Armtauchbad ist auch im Stehen möglich. Danach wird die Feuchtigkeit von den Armen abgestreift, die Hände werden abgetrocknet. Falls die Wiedererwärmung an den Armen unzureichend ist, wird kräftig nachfrottiert.
Anschließend soll der Patient entspannt unter gleichmäßiger Mitbewegung der Arme gehen. Im Falle der Bettruhe werden die Arme trokken eingepackt.

Warme Armbäder

An ihrer Stelle sind ansteigende Armbäder angebracht.

Heiße Armbäder

Besser sind lokale Überwärmungsbäder

Temperaturansteigende Armbäder nach Schweninger/Hauffe

Material
In Frage kommen vollautomatisierte (elektronische), halbautomatische Anlagen oder das Provisorium mit für die Zwecke passenden Wannen.
Die halbautomatischen Anlagen (Abb. 57) haben den Vorteil, daß sie einen manuell leicht regulierbaren Zufluß ermöglichen.

Ausführung
Die *Ausgangstemperatur des Wassers* entspricht der Temperaturstufe 0/+ (um 35 °C), selten 0/− (33 °C und weniger). Bevorzugt wird das einseitige Armbad (links, bei schlechter Verträglichkeit rechts), da diese Beschränkung bei nahezu gleichem Effekt eine größere Kreislaufschonung bedeutet. Bei guter Kreislaufleistung und Verträglichkeit sind doppelseitige temperaturansteigende Armbäder indiziert.
Der *Wasserzulauf* geschieht bei der halbautomatischen Anlage aus dem Wandgefäß mit Wasser von 60 bis 70 °C. Ein Regulierventil erlaubt über einen Schlauch den gleichmäßigen Zulauf in die Teilwanne. Diese ist mit einem doppelten Boden versehen, durch dessen Öffnungen sich das heißere Zulaufwasser ohne Verbrennungsgefahr in das Wannenwasser mischt. Ein Überlaufrohr sorgt für gleichmäßigen Wasserstand.
Die *Anstiegsgeschwindigkeit der Wassertemperatur* wird nach der Verträglichkeit geregelt. Bei niedrigem Blutdruck ist rascher Temperaturanstieg erforderlich, bei hohem Blutdruck langsamer Temperaturanstieg. Die Anstiegsdauer beträgt minimal 5 min, im allgemeinen 10 min.
Die Endtemperatur schwankt zwischen 37 und 40 °C oder mehr.
Besonders bei niedriger Ausgangstemperatur an den Akren, speziell an den Zehen, ist ein

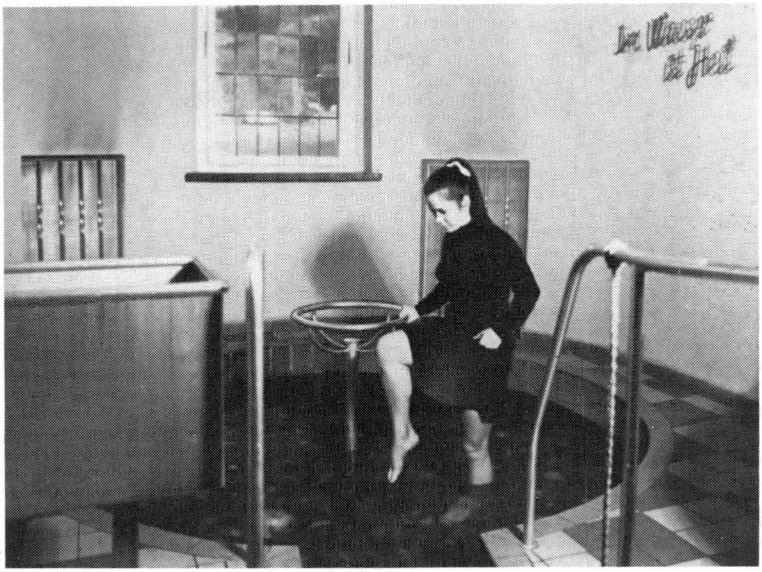

Abb. 58
Wassertretbecken

weiteres Verweilen von 10 min bei einer Endtemperatur von etwa 40 °C notwendig.
Falls das gewünschte Ziel (Durchwärmung der Gliedmaße, des Körpers oder leichtes Schwitzen) mit der Endtemperatur des Wassers nicht erreicht ist, führt man das Bad, unabhängig von der Ausgangstemperatur, noch 10 bis 15 min weiter. Die *Beendigung* erfolgt mit einem kalten Guß, Brust-, Leib- oder Rumpfwickel.

Improvisierte ansteigende Armbäder

Die Führung des Bades entspricht der bei halbautomatischen Anlagen. Der Unterschied besteht lediglich darin, daß man den Temperaturanstieg des Wassers durch vorsichtiges Zugießen heißen Wassers am Wannenrand, um Verbrennungen zu vermeiden, erzielt. Mit ruhigen Bewegungen des Armes läßt man das Wasser durchmischen.

Wechselwarme Armbäder

Sie sind entbehrlich. Besser sind temperaturansteigende Armbäder mit anschließender Kaltapplikation.

1.2.3.8.2. Fuß- und Unterschenkelbäder

Sie unterscheiden sich lediglich durch die Höhe des Wassers: Fußbäder reichen bis über die Fußknöchel, Unterschenkelbäder bedekken die Wade möglichst vollständig.

Kalte Fuß- oder Unterschenkelbäder (Tauchbäder)

Sie entsprechen den kalten Armtauchbädern und werden sinngemäß geführt.
Die Dauer kann im Laufe der Behandlungsserie auf 1 bis 2 min oder mehr gesteigert werden.

Bei bleibendem Kälteschmerz wird das Fußbad, wie jede Kaltbehandlung, unverzüglich abgebrochen.

Wassertreten

Es erfolgt in einem eigens dafür vorgesehenen Wassertretbecken (Abb. 58), in halbgefüllter Badewanne, auch Fußbadewanne (Treten auf der Stelle), oder im Bach, für eine Dauer von 10 bis 30 s oder mehr, zur Schlafförderung nur 10 s.
Die Füße werden beim Wassertreten rhythmisch in ruhiger Gangart vollständig aus dem Wasser gehoben (Storchenschritt), die Zehen nach unten gerichtet, bis eine schwache reaktive Rötung eintritt.
Nach der Beendigung wird die Haut entweder abgetupft (besonders bei hoher Umgebungs- und Außentemperatur), abgetrocknet oder

sogar abfrottiert. Anschließend soll der Patient zur weiteren Förderung der Wiedererwärmung gehen.

> Kalte Fußbäder, Wassertreten und wechselwarme Fußbäder sind zur Kälteadaptation geeignet, vor allem, wenn sie mit Gehtraining, Wandern oder sportlicher Betätigung verbunden werden. Voraussetzung: Momentan warme Füße.

Taugehen

Entsprechende Effekte wie beim Wassertreten werden erreicht, wenn man einige Minuten in taufrischem oder nassem Gras geht.

Schneegehen

Dieses ist eine weitere Abwandlung des Wassertretens, am besten bei frisch gefallenem Schnee, möglichst unmittelbar vor dem Haus, in raschem Tempo, auch als Lauf – unter Beachtung der Rutschgefahr.
Die Behauptung, das Schneegehen sei auch mit kalten Füßen richtig, die sich durch diesen Kaltreiz angeblich erwärmen, ist nicht zutreffend, von seltenen Ausnahmen abgesehen.
Hinterher muß man die Nässe abstreifen und trockene baumwollene oder wollene Strümpfe überziehen, sich reichlich bewegen, nötigenfalls die Füße frottieren oder reiben.

Temperaturansteigende Fuß- und Unterschenkelbäder

Sie entsprechen denen des temperaturansteigenden Armbades. Das ansteigende Fußbad ist im allgemeinen verträglicher, auch mit höherer Anstiegsgeschwindigkeit und Endtemperatur.
Bei einseitigen peripheren Durchblutungsstörungen wählt man den kontralateralen Fuß oder Unterschenkel, bei beidseitigem Befall ist das ansteigende Sitzbad vorzuziehen. Bei Durchblutungsstörungen, Stadium I bis II nach Fontaine, kann man auch beide Füße oder Unterschenkel behandeln, steigert aber langsamer und höchstens bis 38 oder 39 °C.

Wechselwarme Fußbäder (Wechselfußbäder)

Benötigt werden 2 Wannen oder Schüsseln, eine mit Wasser der Warmstufe II bis IV, eine mit Wasser der Kaltstufe II bis III.

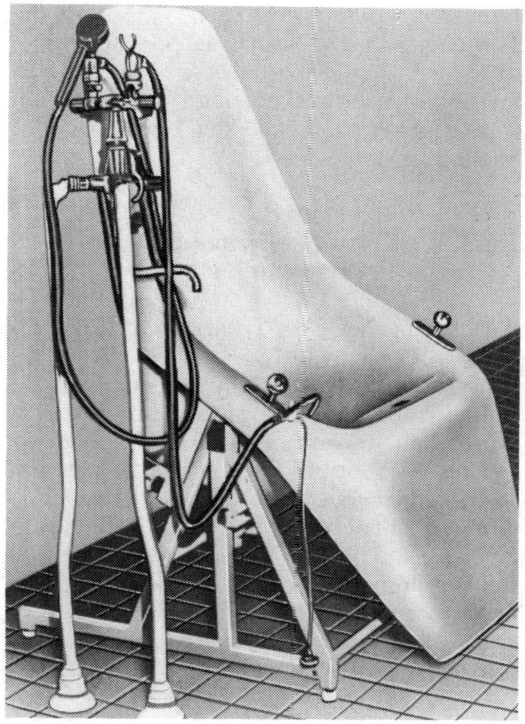

Abb. 59 Sitzbadewanne (Chirana) für segmental-reflektorische Behandlung innerer Organe mit verschiedener Temperatur, auch als subaquale Duschmassage

Die Behandlung beginnt mit dem heißen und endet mit dem kalten Bad, der Wechsel erfolgt 2- bis 3mal.
Die Verweildauer im heißen Bad ist bei niedriger Zehenausgangstemperatur etwa zehnmal so lang zu wählen wie im Kaltbad, z. B. im Warm- oder Heißbad 5 min, im Kaltbad maximal 30 s. Der Fuß soll durch das warme Bad so durchwärmt sein, daß das kalte Bad ohne weiteres vertragen wird.

1.2.3.8.3. Sitzbäder (Abb. 59)

Diese werden am besten in einer für diese Zwecke konstruierten Wanne – dafür ist verschiedenes Material geeignet – vorgenommen. Sitzbäder können aber auch als Schenkelbäder in der großen Wanne erfolgen.
Sitzbäder kommen kalt, temperaturansteigend und wechselwarm vor. Die Ausführung entspricht der bei Arm- und Fuß- bzw. Unterschenkelbädern.

Beim *temperaturansteigenden Sitzbad* ist die *Umhüllung des Patienten* in der Sitzbadewanne wesentlich. Um gleichzeitig die Füße zu erwärmen oder nicht auskühlen zu lassen, ist ein warmes Fußbad (etwa 38 °C) während des Sitzbades empfehlenswert.

1.2.3.9. Kaltwasserbehandlung bei Verbrennungen

Ausführung bei *allen* Graden und Lokalisationen.
Entsprechend den Wirkungen ist möglichst frühzeitig die Anwendung sauberen, bakterienarmen kalten Wassers, Temperaturstufe −II (−I bis −III) erforderlich, je frühzeitiger um so erfolgreicher (s. 1.1.6.1.).
Geeignet ist am besten das Bad mit ständigem Zu- und Abfluß, oder fließendes Wasser.
Bei Verbrennungen ersten Grades sind die hygienischen Voraussetzungen nicht so bedeutungsvoll wie bei höheren Graden der Verbrennung.

Abb. 60
Elektrischer Saunaofen (Geburtig)

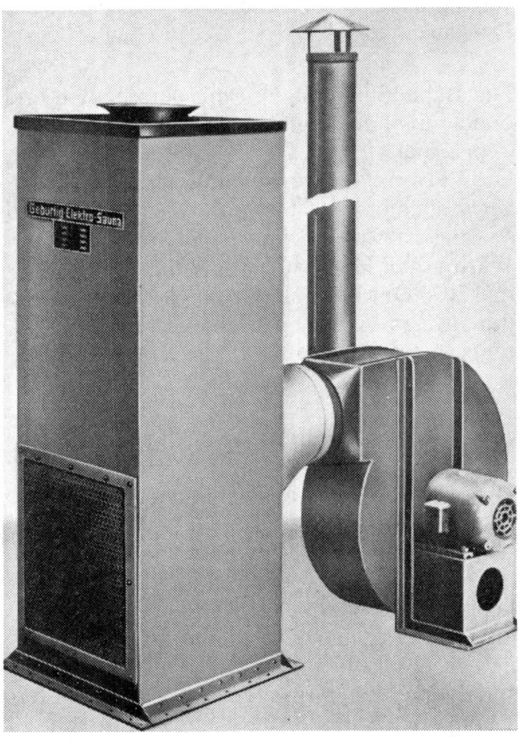

Falls die Anwendung kalter *Bäder* oder fließenden kalten Wassers sich als nicht zumutbar herausstellen sollte, kann man nach 20 bis 30 min auf eine häufig wiederholte Anwendung kalter *Wickel* übergehen, selbstverständlich ohne isolierende Zwischentücher, wie sie bei jeder Wickelbehandlung kontraindiziert sind. Die *Dauer* beträgt im allgemeinen bis zu 2 h, aber auch länger. *Abbrechen* kann man die Kaltapplikation, sobald bei einer kurzen Unterbrechung sich keine wesentliche Schmerzverstärkung wieder einstellt. Auch soll die *Schockgefahr* möglichst gebannt sein. *Weiterbehandlung* nach der Kaltwasseranwendung: Abdeckung durch sterile Mulltücher, möglichst locker, auch durch Metall-Wundkompressen (Alufolie).

1.2.4. Bäderanwendungen ohne hydrostatischen Druck

> Bei Sauna- und Dampfbädern entfällt im Prinzip der hydrostatische Druck des Wasserbades in der großen Wanne.

Es ist möglich, zusätzlich Wasserbäder anzuwenden, z. B. die Tauchbäder beim Saunabad, wenn das Kreislauf-System dies toleriert.

1.2.4.1. Saunabäder

Als Bad ohne hydrostatischen Druck mit starken Temperaturgegensätzen hat das Saunabad, ursprünglich aus Finnland stammend, sich in den letzten Jahrzehnten in Mitteleuropa bei jung und alt, Gesunden und Kranken einen festen Platz erobert. (Wirkungen der Sauna s. 1.1.4.10.).

Saunaräume und Saunaheizung
Benötigt werden: Vorbereitungs-, Geräte-, Lager- und Personalräume, Heizraum, Toiletten und die eigentliche Saunaanlage mit Saunaraum, Freiluftbad oder Freiluftraum, Abkühl-, Kaltwasser- und Ruheraum.
Ursprüngliche Beheizung mit Birkenholz, jetzt häufig mit elektrischem Saunaofen (Abb. 60). Für den Dampfstoß ist eine entsprechende Vorrichtung mit Steinen zu schaffen. Der Saunaofen muß so leistungsstark sein, daß eine Temperatur von etwa 100 °C unter

der Decke des Raumes entsteht, auf den oberen Pritschen bis 95 °C, auf den unteren etwa 60 °C. Für den Charakter des Saunaraumes ist die Gestaltung der Wände und der Decke aus Holz unabdingbar.

Grundsätze für Saunabäder

Beachtung der Indikationen und vor allem der Kontraindikationen (s. 1.1.4.10.) und der Hydrotherapie-Regeln. Im Zweifelsfall ist ärztliche Beratung erforderlich.

Saunabäder werden im allgemeinen einmal wöchentlich zur Gesundheitsförderung und Erhöhung der Leistungsfähigkeit durchgeführt, sonst nach Verordnung. Die *Dauer* beträgt etwa 1½ bis 2 h.

Mitzubringendes *Material*: 2 Handtücher, davon eines als Unterlage beim Liegen auf der Pritsche, Seife, Hautbürste, Badepantoffeln. Die *Vorreinigung* erfolgt unter der warmen Dusche: gründlich abseifen, kalte Füße nötigenfalls gesondert auftemperieren durch temperaturansteigendes Fuß- oder Unterschenkelbad, *abtrocknen*. Es ist *keine* sonstige *Vorbehandlung* erforderlich.

Ausführung

Erster Saunagang

Erhitzen und Schwitzen: Der Saunaraum ist unbedingt durchwärmt zu betreten. Hitzeempfindliche feuchten das Gesicht vorher an. Auf der unteren, mittleren, bei Gewöhnung oberen Bank legt man sich nieder oder setzt sich mit angezogenen Beinen bequem hin: Füße in Sitzhöhe, Handtuch unterlegen. Während des Aufenthalts kann man evtl. eine höhere Bank aufsuchen. Zur besseren Verträglichkeit werden beim Liegen die Füße hoch an die Wand des Saunaraumes gestellt. Während des Saunabades soll man sich körperlich und gedanklich entspannen, nicht unterhalten. Der (evtl. wiederholte) Dampfstoß durch Aufgießen von ½ bis ¾ l Wasser auf die Ofensteine verstärkt den Heißreiz.

Dauer: etwa 5 bis 10, maximal 15 min. Fühlt man sich abkühlbedürftig, verläßt man ohne Hast den Saunaraum – aus dem Liegen nach 1 bis 2 min Sitzen. Das Handtuch ist mitzunehmen.

Abkühlen: Im Luftbad zur Vermeidung orthostatischer Effekte gehen und etwas bewegen, kräftig ausatmen, evtl. sitzen. Vor dem Frösteln geht man in den Bade- und Duschraum zurück. Es erfolgt ein kalter Guß für die unteren, dann die oberen Extremitäten, Gesicht und Nacken, evtl. auch ein Eimerguß. Anstatt dessen ist auch eine Ganzdusche möglich, zuerst die Beine, dann allmählich die übrigen Körperregionen. Gesunde und Saunagewöhnte können Tauch- (Abb. 61) oder Schwimmbäder nehmen. Bis die Haut nach einigen Minuten wieder warm ist, soll man im Raum verweilen, nötigenfalls die Füße gesondert auftemperieren. Danach erfolgt die erneute Abkühlung durch Guß, Dusche oder

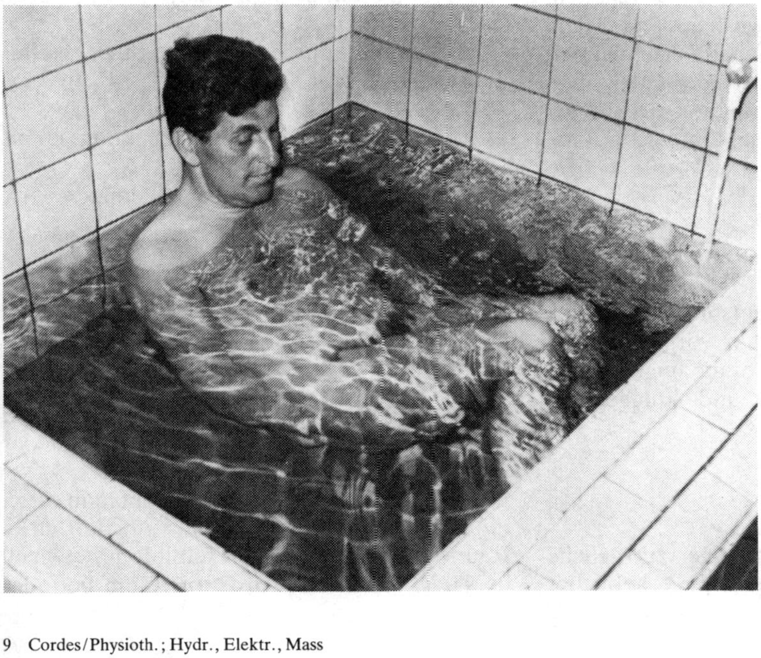

Abb. 61
Tauchbad in einer Saunaanlage

Tauchbad, bei Bedarf nochmals Füße auftemperieren. Die Abkühlphase wird nach maximal 5 min beendet. Zum zweiten Saunagang abtrocknen.

Zweiter Saunagang
Das Erhitzen und Abkühlen mit Fußwärmbad erfolgt wie beim ersten Saunagang.
Dauer: etwas länger als beim ersten Saunagang.
Geübte wiederholen das Ganze.

Dritter Saunagang
Ausführung wie beim ersten und zweiten.
Der Abschluß erfolgt durch ausreichende Abkühlung, auch von Gesicht und Kopf. Dabei ist auf gute Wiedererwärmung der Füße besonders zu achten.

Beendigung des Saunabades und Verhalten danach
Der *Kaltabschluß* soll so reichlich sein, daß jedes Nachschwitzen unterbleibt.
Weitere Reize, wie die mancherorts übliche Ultraviolettbestrahlung oder Massage, auch Gymnastik oder Körperübungen sind zu *vermeiden*. Lediglich die Auftemperierung kalter Füße, evtl. mit kurzer Nachwaschung, ist erlaubt.
Zeichen für ein richtig abgelaufenes Saunabad ist die *Erfrischung*. Die trophotrope Umschaltung mit *Ruhebedürfnis* tritt erst nach einer oder mehreren Stunden ein. Die Nachtruhe ist meist gut und erholsam.
Eine *ungünstige Nachreaktion*, die oft als Unverträglichkeit angesehen wird, aber nach dem sechsten oder achten Saunabad verschwindet, kann durch *geringere Dosis* vermieden werden: nur untere Pritsche benutzen, kürzere Saunagänge, kein Dampfstoß, nur 2 Saunagänge.

1.2.4.2. Dampfbäder

Dampfbäder werden in entsprechend dafür eingerichteten Badeanstalten vorgenommen. Dampfteilbäder sind nicht unbedingt an entsprechende Vorrichtungen und Anlagen gebunden.

Heißluftdampfbäder
(Russisch-Römische Bäder)

Diese sind für Gesunde eine zuträgliche Schwitzprozedur, die aber mit erheblicher Kreislaufbelastung verbunden ist. Vorherige Befragung des Arztes ist zweckmäßig.
Beim *Kranken* ist dieses Heißluftdampfbad nur auf Verordnung des Arztes und unter Aufsicht von Fachkräften zu empfehlen.
Es handelt sich um die *Kombination* eines Heißluftbades (trocken-heiß) mit einem Dampfbad (feucht-heiß) und nachfolgenden Abkühlungen und Massagen.
In den Räumen ist die freie Bewegung der Badenden möglich. Eine Kühlung durch Wasser, auch Brause, ist gegeben.
Es strömt dauernd Dampf zu, so daß ständig eine Temperatur von etwa 45 °C oder mehr gewährleistet ist.
Die Temperatur des Dampfraumes wird nach oben höher. Deshalb sind mancherorts Holzgestelle im Dampfraum, auf die der Badende im Laufe des Bades steigen kann, wenn er stärkere Erwärmung verträgt.
Ein *Klingelzug* ist im Dampfraum erforderlich.

Reihenfolge der Prozeduren in den Heißluftdampfbädern
- Abseifen unter warmer Dusche, warmes Fußbad,
- Aufenthalt im Warmluftraum, 40 bis 50 °C, 10 bis 20 min,
- Aufenthalt im Heißluftraum, 60 bis 70 °C, 10 bis 20 min,
- Laukühle bis lauwarme Brause (33 bis 35 °C),
- evtl. örtliche Dampfdusche,
- Aufenthalt im Dampfraum, 45 bis 50 °C, 10 bis 30 min,
- Abkühlung durch Brause, kurzes kaltes Tauchbad oder Schwimmbad,
- Massage
- Nachschwitzen in lockerer Packung, 60 bis 120 min.

Allmähliche Steigerung der Badedauer.

Heißluftbäder
(Römisch-Irische oder Türkische Bäder)

Diese Heißluftbäder (trocken-heiß) mit nachfolgender Abkühlung und Massage sind heute durch Saunabäder abgelöst.
Bei den Heißluftbädern handelt es sich um eine Heißluftkammer. Sie sind nicht mit der Lichtkastenbehandlung identisch.
Unter der Heißluftkammer versteht man einen möglichst ganz gekachelten, gut lüftbaren Raum, der mit trockener Heißluft auf etwa 60 bis 80 °C aufgeheizt wird. Im Raum befindet

sich ein Stufengestell, auf dem der Badegast Platz nimmt. Außer der guten Durchwärmung des Körpers sollte damit zugleich gründliche Schweißabsonderung und eine Anregung des Stoffwechsels erreicht werden. Die Anforderungen an Herz und Kreislauf sind hoch.
Die *Warmluftkammer* hat eine Raumtemperatur von maximal 50 °C. Der Aufenthalt in der Warmluftkammer ist wesentlich schonender als in der Heißluftkammer.
Eine Heißluftkammer läßt sich durch Installation von Dampfrohren in eine Dampfkammer umwandeln.
Die feucht-heiße Luft läßt keine so hohe Schweißsekretion des Körpers zu, so daß maximal Raumtemperaturen von 50 °C vertragen werden.
Nach dem Heißluftbad, ebenso wie nach dem Aufenthalt in der Dampfkammer, ist ein kühles oder absteigendes Halb- bis Vollbad oder eine kalte Dusche angebracht.

Dampfteilbäder

Diese kommen als Kopfdampfbäder, Sitzdampfbäder oder auch als Andampfung, zum Beispiel aus dem „Bronchitiskessel" vor.
Alle 3 Teilanwendungen sind *improvisiert* in jedem Haushalt möglich.
Geeignet ist ebenso die im Handel erhältliche „Gesichtssauna".

Kopfdampfbäder. In eine Schüssel entsprechender Größe (Emaille oder Plaste) wird kochend heißes Wasser gegossen, möglichst unter Verwendung von Kamillentee oder ähnlichem oder unter Zusatz einiger Tropfen ätherischer Öle.
Der Kopf wird in entsprechendem Abstand über die Schüssel gebeugt. Das bereits parat liegende Hand- oder Badetuch wird über den Kopf und die Schulter gelegt, so daß der Dampf mit einer verträglichen Temperatur eingeatmet werden kann. Nötigenfalls kann der Abstand von der Wasseroberfläche zu Beginn vergrößert werden. Sobald die Temperatur des Dampfes nachläßt, kann der Kopf der Wasseroberfläche immer mehr genähert werden. Man richtet den Dampf hauptsächlich auf die Regionen des Gesichtes, die behandelt werden sollen: Obere Luftwege (durch Mund- oder Nasenatmung), Stirnhöhlenregion, Kieferhöhlenregion, Kehlkopfgegend, ganzes Gesicht.
Auch die Andampfung des Brustbeines und der Gegend über der Luftröhre ist auf diese Weise möglich.
Die *Dauer* beträgt etwa 5 bis 15 oder 20 min.
Im Anschluß an das Kopfdampfbad sind eine *kalte Waschung* oder ein *kalter Gesichtsguß* erforderlich, nötigenfalls mit anschließendem Frottieren des Gesichtes, des Halses und der Brust.

Sitzdampfbad. Dieses kann durch einen Stuhl, möglichst mit runder Sitzfläche und am besten mit einem Rohrgeflecht versehen, ohne Schwierigkeiten improvisiert werden.
Man nimmt einen unter den Stuhl passenden Eimer und füllt ihn mit kochend heißem Wasser. Ebenso kann das Sitzdampfbad mit Tee erfolgen.
Indem man sich in ein Badetuch einhüllt und dabei den unter dem Stuhl stehenden Eimer mit einbezieht, setzt man sich auf den Stuhl und läßt den Dampf unmittelbar auf die Analgegend und das Becken einwirken.
Zweckmäßig ist oft die gleichzeitige Applikation eines warmen oder, wenn möglich, *temperaturansteigenden Fuß- oder Unterschenkelbades.* Hierdurch wird die Wirkung des Dampfbades noch verstärkt, vor allem aber wird verhindert, daß die unteren Extremitäten abkühlen und dadurch unter Umständen den Effekt des Sitzdampfbades beeinträchtigen.
Im Anschluß an das Sitzbad ist eine örtliche *kalte Waschung* und *Abfrottierung* angebracht.

1.2.5. Paraffinpackungen als Sonderform der Thermotherapie

Paraffin, ein Grenzkohlenwasserstoff, ist ein besonders schlechter Wärmeleiter, der die in ihm gespeicherte Wärmeenergie ganz allmählich und daher, als Wärmepackung gegeben, sehr schonend an den Körper abgibt.
Als *Ganzpackungen* erreichen Paraffinpackungen eine milde Überwärmung und sind für Schwitzpackungen geeignet. Als *Teilpackungen* dienen sie der lokalen Behandlung.

Material
Verwendet wird Hartparaffin, das bei 52 bis 56 °C schmilzt. Die Erhitzung erfolgt am besten in einem geeigneten Kessel im Wasserbad mit Gasheizung oder in Doppelmantelgefäßen

mit Dampfdurchströmung. Die Heizung muß sofort abschaltbar sein, damit das Paraffin nicht überkocht.
Arbeitsschutz- und Brandschutzbestimmungen sind einzuhalten. Benötigt werden für eine Ganzpackung etwa 7,5 kg Hartparaffin, etwa ein Eimer voll.
Chirana produziert zwei fahrbare Anlagen (TEP 5, TEP 8).

Ausführung
Die Anwendung erfolgt im *Liegen*. Empfindliche Haut wird vorher mit Paraffinöl behandelt. Bei hitzeempfindlichen Personen schlägt man das flüssige Paraffin schaumig, bringt dieses zuerst auf die Haut und erst dann das flüssige Paraffin.
Das etwa 70 bis 80 °C heiße Paraffin kühlt sich auf dem Wege zwischen Aufbereitungskessel und Anwendungsort soweit ab, daß es sofort mit einer weichen Auftragebürste (Ziegenhaar) auf die Haut gebracht werden kann, und zwar schichtweise. Die *Dicke* der Paraffinschicht ist etwa 5 bis 6 mm, bei Teilpackungen örtlich bis zu 20 mm, die Dauer etwa 20 bis 30 (35) min.
Für Arme und Beine ist ein *Paraffinbad* (im Sitzen) möglich, in das der Patient die zu behandelnde Gliedmaße eintaucht. Bei Ganzpackungen entstehen 1 bis 1,5 l Schweißverlußt. Die Körperinnentemperatur steigt bis auf Werte zwischen 38 und 39 °C an. Das Paraffin läßt sich am Ende der Packung in der Regel leicht vom Körper entfernen (abschälen).
Nach jeder Packung wird das Paraffin abgewaschen und, um es hygienisch wieder einwandfrei werden zu lassen, 10 bis 15 min im Aufbereitungskessel mit etwas Wasser bei einer Temperatur von 70 bis 80 °C von allen Fremdstoffen befreit.
Der Schwund an Paraffin beträgt je Packung etwa 1 %.

1.3. Fehler, Gefahren und ihre Verhütung in der Hydrotherapie

Zu beachten sind grundsätzlich alle Regeln und Voraussetzungen für die Anwendung der Hydrotherapie.
Hier werden noch einmal häufig auftretende Fehler der Hydrotherapie aufgeführt, die den Behandlungserfolg negativ beeinflussen. Die Kenntnis dieser *Gefahrenquellen* ist im Interesse des Patienten unbedingt wichtig.

- Nichteinhaltung des Rhythmus und der gleichen Stunde für die Hydrotherapieanwendungen bei den zeitlichen Dispositionen und deren Realisierung.
- Zu niedrige oder zu hohe Raumtemperatur, mangelnde Raumbelüftung, Unruhe in der Umgebung der Patienten.
- Gehetzsein des Patienten und andere ungünstige psychische oder physische Ausgangslagen, z. B. akute Infekte, eine Kontraindikation für nahezu jede Hydrotherapie. (Ausnahme: Maßnahmen, die der Infektüberwindung dienen.)
- Versäumnis des richtigen Zeitpunktes für dringende andere, z. B. chirurgisch-operative Behandlungen durch mangelnden Kontakt mit dem Arzt.
- Fehlende Thermosensibilität, obgleich das thermische Empfinden des Patienten bei Hydrotherapiemaßnahmen wesentlich ist.
- Wahl einer wärmezuführenden Maßnahme bei wärmeempfindlichen Patienten und bei akuten zwischenzeitlichen Krankheitsprozessen, die dadurch eine Verschlimmerung erfahren.
- Nichtbeachtung niedriger thermischer Ausgangslage, besonders vor Kaltanwendungen und wechselwarmen Anwendungen, so daß die Wiedererwärmung ausbleibt oder wesentlich verzögert ist.
- Nichtbeachtung mangelnder kardialer Kompensation bei der Wahl der Größe des Bades (maximal Halbbad bei insuffizientem Herzen).
- Wahl eines blutdrucksenkenden Hydrotherapeutikums bei niedrigem Blutdruck.
- Mangelnde Kontrolle des Blutdruckes bei der Anwendung blutdrucksenkender Hydrotherapie, besonders wenn gleichzeitig blutdrucksenkende Medikamente gegeben werden.
- Ungenügende Größe der Applikationsfläche bei blutdrucksenkender Hydrotherapie, so daß der beabsichtigte Effekt ausbleibt.
- Mißachtung der Bekömmlichkeitsregel.
- Unkorrekte Ausführung ärztlicher Verordnungen (Wasserspiegelhöhe bei Bädern, Temperatur, Temperaturführung, Temperaturwechsel, Dauer der Applikation, Nachruhe usw.).

- Mißachtung des Prinzips, daß entsprechend der jeweiligen Ausgangslage (Indikation der einzelnen Stunde) kleinere, kürzere und niedriger temperierte Applikationen zulässig sind, das Gegenteil nicht.
- Bei Druckschwankungen im Wassernetz Gefahr der Verbrennung bei heißen Applikationen.
- Mangelnde Beobachtung des Patienten, seiner Hautreaktion und des Eintritts von negativen Kreislaufreaktionen mit Gesichtsblässe, unmotivierten Schweißausbrüchen usw., besonders bei wärmezuführenden Maßnahmen.
- Nichtbeachtung der zeitlichen Proportion zwischen Warm- und Kaltteil, z. B. bei Vorwärmung, bei Kaltnachbehandlung, bei wechselwarmen Applikationen.
- Applikation eines Tauchbades als Abkühlungsmaßnahme während der Sauna bei Bluthochdruck.
- Nichtbeachtung der Nachreaktion mit erhöhter Schweißsekretion, während der die Behandlungsstätte nicht verlassen werden darf (Abkühlungsgefahr, mangelnde Verträglichkeit, fehlerhafte Wirkung); Blutdruckabfall und Ruhebedürfnis in der gegenregulatorischen Phase, dem nicht entsprochen wird.
- Technische Mängel und Defekte an Installationen, Geräten, Apparaten und in der Bereitstellung warmen und kalten Wassers.
- Mißachtung der Bestimmungen des Gesundheits-, Arbeits- und Brandschutzes und mangelhafte Belehrung auf diesem Gebiet (Nichteinhaltung der Termine und des praxisverbunden Belehrungsinhalts).

Aufgaben

1. Welche Unterschiede im Wärmeaustausch zwischen Wasser und Körper bestehen bei den Anwendungen mit dem Tuch, mit fließendem Wasser und mit hydrostatischem Druck?
2. Warum sind Anwendungen mit dem Tuch im Durchschnitt thermisch reizschwächer als andere Anwendungen der Hydrotherapie? Was ist das Wesentliche bei ihrer Ausführung, und wie ist ihre Wirkung?
3. Erläutern Sie die Reizunterschiede und die methodischen Unterschiede zwischen den einzelnen Anwendungen mit dem Tuch!
4. Differenzieren Sie die Wickel nach ihrem Ziel!
5. Warum sind kalte Wickel und Packungen den warmen und heißen vorzuziehen?
6. Wodurch läßt sich eine wärmezuführende Packung am besten erreichen? Begründen Sie Ihre Entscheidung!
7. Teilen Sie die Wickel nach ihrer Einwirkung auf die verschiedenen Organe ein!
8. Erklären Sie den Unterschied zwischen Wickeln und Packungen! Wie ist die Tuchfolge bei diesen?
9. Begründen Sie, warum bei Wickeln und Packungen die Verwendung von isolierenden Zwischentüchern abzulehnen ist!
10. Erläutern Sie den Begriff Kryotherapie und deren Wirkungen
11. Unterscheiden Sie die Anwendungen mit fließendem Wasser nach ihrem Reiz und der Methodik!
12. Welche Grundsätze in der Strahlführung der Güsse kennen Sie?
13. Erklären Sie den Unterschied zwischen Güssen und Druckstrahlgüssen!
14. Warum ist die Strahlführung bei den Güssen so genau festgelegt?
15. Welche zwei gleichartigen Indikationen kennen Sie für absteigende Regenduschen und wechselwarme Stachelduschen, für Schöpf- und Bürstenbäder?
16. Nennen Sie alle Hydrotherapieanwendungen, die den Blutdruck senken, und alle, die den Blutdruck steigern! Erläutern Sie die Wirkung!
17. Erklären Sie die Beziehungen zwischen Flächen-Dosis und Druck-Dosis!
18. Von welcher Höhe des Wasserspiegels aufwärts wirken Bäder herzbelastend?
19. Beschreiben Sie die Führung temperaturansteigender Bäder und ihre Wirkungen im einzelnen!
20. Nennen Sie einzelne Arzneibäderzusätze und Bäderzusätze und deren Einsatzmöglichkeiten!
    Erläutern Sie das Besondere der Wirkung!
21. Welche Prinzipien der Anwendung gibt es bei Arzneibädern im Verhältnis zur Hydrotherapie?
22. Welche Vorsichtsmaßregeln (Kautelen) sind bei Überwärmungsbädern zu beachten?
23. Erläutern Sie die Besonderheiten der Unterwasserstrahlmassage im Gegensatz zur Massage mit der Hand!

24. Führen Sie alle Kenngrößen für die Dosierung der UWSM und ihre Charakteristik auf!
25. Was ist das Besondere der Unterwassergymnastik gegenüber der Gymnastik im Trockenen?
26. Welche Besonderheiten weisen Teilbäder gegenüber den Bädern in der großen Wanne auf?
27. Warum ist die Verträglichkeit von Unterarm- und Unterschenkelapplikationen verschieden?
28. Geben Sie die Wirkungen und die Methodik der Kaltwasserbehandlung bei Verbrennungen an!
29. Beschreiben Sie die Ausführung, Wirkung und Besonderheiten bei Saunabädern! Gehen Sie in diesem Zusammenhang auf Kontraindikationen ein!
30. Welche Verfahren der Thermotherapie kennen Sie?
31. Beschreiben Sie die Ausführung von Paraffinpackungen! Welcher grundsätzliche Gegensatz besteht zwischen ihnen und gleichartigen oder ähnlichen Wasseranwendungen?
32. Nennen Sie einige wichtige Fehler und Gefahren der Hydrotherapie! Erläutern Sie die Besonderheiten der Dosierung der Hydrotherapie bei älteren Menschen und Kindern.

2. Balneo- und Klimatotherapie

2.1. Einführung

Unter **Balneo- und Klimatotherapie** versteht man die Behandlung in Heilbädern oder Kurorten, in erster Linie mit Heilwässern, Heilpeloiden und Heilklimafaktoren.
Heilbäder oder Kurorte, die nicht über weitere ortsgebundene Kurmittel – abgesehen vom Klima – verfügen, wenden Kurmittel an, die die übrige Physiotherapie betreffen (s. Heilkur).

Der Begriff **Kurortbehandlung** geht über den Begriff Balneotherapie hinaus, da er auch andere Therapieformen einbezieht, z. B. die gesamte Physiotherapie, Pharmakotherapie und Diätetik.

Der Begriff **Balneologie** (Kurortwissenschaft) umfaßt die Grundlagen der Balneotherapie. Dazu gehören die Geologie, Geophysik und Geochemie, Mineralogie und Hydrologie, Geographie, Architektur und Technik, zählen Gartenbau, Gastronomie und Ökonomie und nicht zuletzt die Balneobiologie, Balneochemie, Balneotechnik und andere Fachgebiete.
Die **Heilkur** umfaßt außer der eigentlichen Balneotherapie die gesamte Physiotherapie mit ihren Teilen (Hydrotherapie, Kinesitherapie, Massagetherapie, Elektrotherapie, Ultraschallbehandlung, in manchem Kurort auch die Aerosoltherapie, Phototherapie, Manuelle Therapie), die Diätbehandlung, die medikamentöse Behandlung, den Einfluß des Milieus, Arbeit und Sport als Therapeutika ebenso wie Psychagogik und kleine Psychotherapie.
Eine wachsende Bedeutung gewinnt die *Gesundheitserziehung* während der Heilkur, die Erziehung des Patienten zu einer gesundheitsfördernden Lebensweise, zu körperlicher Aktivität, zum Training, zu kälteanpassenden Maßnahmen.
Außer Heilkuren gibt es in der DDR **Genesungskuren** und **prophylaktische** Kuren; beide dauern 3 Wochen.
Heilkuren für Erwachsene dauern in der Regel zwischen 3 und 4 Wochen, Frührehabilitationskuren (als Direktbelegungskuren) nach Herzinfarkt, Phase II, 5 Wochen, nach Schlaganfall 6 Woċchen.
Während der Kur erhalten die Patienten entweder ihr Gehalt (90 %), oder, sofern sie schon längere Zeit arbeitsunfähig waren, die Bezüge der Sozialversicherung.
Kuren werden in der DDR durch die *Versicherungsträger* gewährt: für Arbeiter und Angestellte durch die Sozialversicherung des Freien Deutschen Gewerkschaftsbundes (SV des FDGB), für Angehörige von sozialistischen Genossenschaften und Selbständige durch die Sozialversicherung der Staatlichen Versicherung der Deutschen Demokratischen Republik.
Die Entscheidung über die „Gemeinsamen Kurvorschläge" des Arztes und der Gewerkschaftsleitung trifft eine *„Kurkommission"*, der ein Arzt angehört.
Bei der Sozialversicherung der Staatlichen Versicherung wird die Entscheidung über einen Kurvorschlag durch die *Kurleitstelle* getroffen.
Im Einklang mit der *Indikation* zu einer Heilkur (Krankheiten am Herz-Kreislauf-System, am Bewegungssystem, Atemsystem, Magen-Darm-System usw.) sind folgende Beeinträchtigungen der Gesundheit *vorrangig* für eine Heilkur zu berücksichtigen (vorrangige medizinische Indikation): Gehäufte Krankheitsphasen, besonders wenn diese mit Arbeitsunfähigkeit verbunden sind, Krankheitsprozesse mit fortschreitendem Charakter, abgelaufene schwere Krankheiten und Operationen, die mit verzögerter Rekonvaleszenz und Rehabilitation verknüpft sind, drohende Frühinvalidität u. a.

Sozial gesehen, sind bei entsprechender medizinischer Indikation zur Heilkur Menschen vorrangig einzuweisen, die unter besonders belastenden Arbeitsbedingungen stehen: Schwerarbeiter, Schichtarbeiter, Arbeiter überhaupt, werktätige Mütter mit mehreren Kindern usw.

2.1.1. Historischer Überblick

Schon in uralten Zeiten nutzte man die aus der Tiefe der Erde stammenden Wässer mit hoher Temperatur (Thermalwässer) und ebenso die aus Erdklüften oder Niederschlägen stammenden Wässer, einerlei ob mineralarm oder mineralreich, ebenso wie Moor, Schlamm, Schlick und ähnliche an der Erdoberfläche entstandene Stoffe zur Vorbeugung und Heilung von Krankheiten.
Bei allen alten Kulturvölkern standen die Mineralquellen, vor allem die warmen und schwefelhaltigen, in hohem Ansehen.
Heilquellen wurden zu heiligen Quellen. Ihre Wirkung wurde mit Aber- und Wunderglauben verknüpft. Die Quellorte entwickelten sich zu Stätten religiösen Kultes und zu Wallfahrtsorten.
Man badete zunächst in den Teichen, Tümpeln, Flüssen und Bächen, in die derartige Quellen flossen. Manche der sog. „Wildbäder" entstanden so. Schon frühzeitig lernte man, die Quellen in einfacher Form als Schachtbrunnen zu fassen, und badete an den Austrittsstellen der Quellen in faßartigen, meist hölzernen Gefäßen. Erst viel später wurden Pumpanlagen zur Förderung und Weiterleitung von Quellwasser eingeführt.
Bald entwickelten sich bevorzugte Formen der Wasseranwendung, so Voll- und Teilbäder, Duschen, Teilwaschungen und auch Trinkkuren.
Rituelle Gebräuche wurden von zahlreichen alten Kulturvölkern, auch außerhalb Europas, mit der Anwendung des Wassers zu Vorbeugungs- und Heilzwecken verbunden. Verschiedene berühmte Ärzte der Vergangenheit, wie Hippokrates und Galenos, würdigten in der Praxis und ihren Schriften die Anwendung von Bädern und Heilwässern, die vorübergehend im Mittelalter stark vernachlässigt wurde.
Im 18./19. Jh. trat eine Renaissance der Heilquellen und des Bäderwesens ein.
In der Deutschen Demokratischen Republik ist unter der Arbeiter- und Bauernmacht ein Aufschwung des Kur- und Bäderwesens zugunsten des werktätigen Menschen eingetreten. Viele Bäder und Sanatorien wurden rekonstruiert. Die Ausstattung und die Besetzung mit Ärzten und mittleren medizinischen Fachkräften machte Fortschritte. Die Indikationen und Kontraindikationen für Kuren wurden wissenschaftlich immer mehr fundiert und auf die Krankheiten beschränkt, bei denen Aussichten auf Erfolg durch Heilkuren bestehen.
Die erste *Kurortverordnung* wurde 1957, die jetzt gültige Kurortverordnung 1968 von der Regierung der Deutschen Demokratischen Republik herausgegeben. In dieser Kurortverordnung und in ihren Durchführungsbestimmungen sind alle grundsätzlichen Fragen des Kur- und Erholungswesens gesetzlich geregelt.
Für die Durchsetzung der notwendigen Maßnahmen auf dem Gebiete des Kur- und Bäderwesens ist ein dem Ministerium für Gesundheitswesen der DDR, Abt. Kur- und Bäderwesen, unterstelltes *Forschungsinstitut* in Bad Elster zuständig.
Für die *Einweisung zur Kur* ist gegenwärtig die Broschüre „Die Indikationen der Bäder und Sanatorien", herausgegeben 1978 vom Ministerium für Gesundheitswesen der Deutschen Demokratischen Republik, gültig.
Eine Liste der Bäder und Sanatorien in der DDR befindet sich im hinteren Vorsatz des Buches.

2.1.2. Reizfaktoren der Balneotherapie

Die Reizfaktoren entsprechen *bei Bädern* denen der Hydrotherapie: Wassertemperatur, Applikationsfläche, hydrostatischer Druck und Auftrieb, Dauer, zusätzliche Reize.
Dabei spielen die Heilpeloide eine besondere Rolle. Bei den *Trinkkuren* gelten als Reizfaktoren die Wassermenge, die Wassertemperatur, der Füllungszustand des Magens, die Trinkgeschwindigkeit.
Bei den *Inhalationen* kommt es darauf an, ob diese an einem Gradierwerk, im Inhalatorium oder in der Brandungszone des Meeres erfolgen. Hierzu sind bei den Chloridwässern entsprechende Ausführungen zu finden.
Als *zusätzliche chemische Reizfaktoren* kommen bei Bädern die Inhaltsstoffe des Heilwas-

sers in Frage, die spezielle Wirkungen an der Haut und über die Haut im Organismus hervorrufen können. Die Haut passieren wasser- und lipoidlösliche Stoffe, wie Eisen, Natrium, Chlor, Sulfat, Sulfid, Iodid. Die Resorption von Stoffen aus dem Bademedium in die Haut ist von der Badedauer abhängig: Kohlendioxid und Schwefel werden schon bei relativ kurzer Badezeit resorbiert. Die Wirkungen des gebadeten Heilwassers auf der Haut modifizieren oder verstärken die Wirkung der neutralen und inhaltslosen Wässer jedoch. Manche Ionen findet man noch einige Zeit nach dem Bad auf der Haut, so z. B. Kochsalz.

2.1.3. Wirkungen auf den Organismus

Die Wirkungen der verschiedenen Heilwässer, Heilgase und Heilpeloide auf den Organismus sind auch bei den Anwendungsformen skizziert.
An dieser Stelle werden sie in der gleichen Reihenfolge kurz zusammengefaßt dargestellt.

Chloridwässer. Als *Bad* rufen sie eine lokale Hyperämie hervor, so daß diese Bäder kreislaufwirksam werden. Eine Förderung des Fettstoffwechsels der Haut ist anzunehmen.
Als *Trinkkur* fördern Chloridwässer mit Konzentrationen von 3,0 g/l die Salzsäureproduktion im Magen und regen die Gallen- und Pankreasfunktion an. Vor allem in Kombination als Chlorid-Sulfatwasser verstärken sie die Diurese. Eine entzündungshemmende und adstringierende Wirkung ist besonders bei Vorhandensein von Kalzium gegeben.
Magnesiumchloridwässer sind zur *Oxalatsteinbehandlung* geeignet.
Die Wirkungen der Natriumchloridwässer auf dem Wege der Inhalation werden in den Abschnitten 2.2.1.1. behandelt.

Meereswasser. Seine Wirkungen zu Bade-, Trink- und Inhalationskuren werden in 2.2.1.2. erläutert.

Sulfatwässer. Die Wirkungen der Sulfatwässer als *Bad* werden in 2.2.1.3. beschrieben.
Als *Trinkkur* genossen, fördern diese Wässer die Diurese, die Gallenbildung und den Gallentransport. Sie haben eine *Abführwirkung*, hemmen den Abbau von Leberglykogen, fördern die Harnsäureausscheidung und bieten damit eine Prophylaxe gegen die Harnsteinbildung. Magnesiumsulfat ist für die Oxalatsteinbehandlung geeignet.

Hydrogencarbonatwässer. Für *Bäder* kommen diese Mineralwässer kaum in Betracht. *Getrunken* wirken sie alkalisierend mit gegenregulatorischer Salzsäureproduktion („Säurelocker", rebound-effect; s 2.2.1.4.). Die Gallenproduktion und die Gallenausschüttung werden angeregt. Sie wirken prophylaktisch gegenüber Harnsteinbildung.
Kontraindiziert sind sie bei Oxalatsteinen.

Kohlensäure-Wässer. Kohlendioxidbäder haben zusammengefaßt folgende Wirkung (vgl. auch 2.2.1.5.): CO_2 wird perkutan resorbiert, es bewirkt eine Gefäßerweiterung an der Haut mit Erythem, senkt dadurch den peripheren Gefäßwiderstand, erhöht die Volumarbeit des Herzens, verringert die Herzfrequenz, steigert das Blutangebot für die Koronarien und die Sauerstoffausnutzung im Myokard. Über die perorale Wirkung der Kohlensäure s. 2.2.1.5.

Radioaktive Wässer. Das Radon weist auf dem Wege über die Inhalation die größte Resorptionsquote auf (s. auch 2.2.1.6.). Wahrscheinlich ist die Gesamtwirkung des Radon im Organismus wesentlich: Schmerzlinderung, Anregung der Zellregeneration, Stimulierung der Nebennierenrindenfunktion, Erregbarkeitsänderungen am neuromuskulären System, Beeinflussung des RNS-Phophors und der Ribonukleaseaktivität. Eine Verstärkung der Harnsäureausscheidung über die Nieren erfolgt nicht.

Thermalwässer. Sie werden unter 2.2.1.7. abgehandelt.

2.2. Anwendungsmöglichkeiten der Balneotherapie

2.2.1. Heilwässer

Voraussetzung für die *staatliche Anerkennung* eines natürlichen Mineralwassers *als Heilwasser* ist die Erfüllung folgender Bedingungen.
Das *Vorhandensein gelöster fester Stoffe* (Mineralien, Ionen), *mindestens 1 g/kg Wasser.* Die im folgenden besprochenen Wässer werden nach den überwiegend im Wasser vorhandenen Anionen benannt und so in Grup-

pen eingeteilt. Die genauere Charakterisierung dieser Wässer geschieht nach den hauptsächlichen Kationen, zum Beispiel Natrium, Calcium, Magnesium. Grundlage für die Kennzeichnung einer Heilquelle ist der Millivalanteil ihrer Anionen und Kationen.

Minimalgehalt an folgenden Ionen oder Gasen in natürlichen, aus der Erde hervorquellenden oder abgepumpten Wässern (pro Liter)

Eisenwässer	10,0 mg Fe
Arsenhaltige Wässer	0,7 mg As
Iodwässer	1,0 mg I
Schwefelwässer	1,0 mg S (titr.)
Radonwässer, Radioaktive Wässer	29 nCi = 1073 Bq
Radiumwässer	10^{-7} mg Ra
Kohlensäure-Wässer, Säurewässer, Sprudel, Säuerlinge	1,0 g gelöstes freies CO_2

Für die *staatliche Anerkennung als Thermalwasser* ist eine Wassertemperatur von mehr als 20 °C über das ganze Jahr erforderlich.

Akratothermen sind mineralarme warme Wässer, *Akratopegen* mineralarme kalte Wässer.

Für den menschlichen Körper ungenügend temperierte Thermalwässer werden für Bäderzwecke durch Erwärmung auf die erforderliche Temperatur gebracht.

2.2.1.1. Chloridwässer, Solewässer

> Hochprozentige Natriumchlorid- oder Kochsalzwässer mit mehr als 3 g/kg Na- und Cl-Ionen heißen Solen oder Solewässer.

Sie kommen in der DDR in *Bad Frankenhausen, Seebad Heringsdorf, Bad Kösen, Salzelmen, Bad Salzungen, Bad Sülze* und *Bad Sulza* vor.

Sole wird besonders zu *Inhalations- und Trinkkuren*, aber auch zu *Bädern* genutzt.

Trotz moderner Aerosolgeräte hat das *Gradierwerk*, das in alten Zeiten als Kochsalzgewinnungsstätte diente, in der Behandlung von Krankheiten des Respirationstraktes nicht an Bedeutung verloren. Die über Dornenreisergestrüpp herabrieselnde Sole verbreitet ein so feines Aerosol, daß der bei frischer Luft im Spazierengehen, evtl. mehrmals täglich genossene, bis in die tiefen Regionen der Atemwege reichende therapeutische Effekt unvergleichlich ist. Selbst bei einem Abstand von einigen 100 m ist die Luft noch salzhaltig. Das Aerosol des Gradierwerkes hat Ähnlichkeit mit dem in der Brandungszone des Meeres. Außer dem *mukolytischen* (schleimlösenden) Effekt der Sole wurden kürzlich auch *bakteriostatische* Effekte gegenüber bestimmten Erregern nachgewiesen.

Für *Trinkzwecke* eignet sich die Sole bei Magen-Darm-Krankheiten, als Bad gegenüber mangelnder Hautreaktion, bei Herz-Kreislauf-Krankheiten und, nicht zuletzt in Kombination mit der Inhalation, zur Prophylaxe und Therapie der chronisch-unspezifischen Lungenkrankheiten und des Asthma bronchiale.

Magnesiumchloridwässer sind bei *Oxalatsteinen* der Harnwege angebracht.

2.2.1.2. Meereswasser

Das Wasser der Meere gehört in die Gruppe der Chloridwässer, wird wegen seiner Bedeutung hier aber gesondert besprochen.

> Die Thalassotherapie (Meeres- oder Meerwasserbehandlung) ist als Heilwasserbehandlung Balneotherapie, als Behandlung an der Meeresküste Klimatotherapie. Beides läßt sich miteinander kombinieren.

Das Meerwasser kann man als eine *kolloidale Salzlösung* bezeichnen, die große Plasmamassen, Minerale, Gase, Spurenstoffe und Schwebstoffe enthält. Der Salzgehalt des Meerwassers ist in der Ostsee mit 11 ‰ deutlich niedriger als in der Nordsee mit 35 ‰. Die hauptsächlichen Kationen sind Natrium, Kalium, Magnesium, Calcium, Strontium, die wesentlichen Anionen Chlor, Brom, Fluor, Sulfat, Hydrogencarbonat. Die große Zahl von Spurenstoffen macht allerdings weniger als 1 ‰ des Salzgehalts aus.

Wie bei jedem Wasser ist prophylaktisch und therapeutisch der thermische Faktor von größter Bedeutung.

Der Eingriff des *kalten Seebades* in Wärmehaushalt, Stoffwechsel und Kreislauf ist um so stärker, je geringer die Fettschichtdicke beim Badenden ist. Von der individuellen Reak-

tionsweise (Kälte- und Wärmeempfindlichkeit), der momentanen Raktionslage und dem Grad der Kälteanpassung abgesehen, ist auch die Dauer des kalten Seebades um so kürzer zu bemessen, je geringer sich die Fettschichtdicke erweist. Kältebradykardie und Leistungsfähigkeit bleiben auch bei körperlicher Arbeit nach dem kalten Seebad noch eine Weile erhalten.
Mineral- und Spurengehalt des Ostseewassers machen es nach entprechender *Aufbereitung* und Erfüllung hygienischer Voraussetzungen für **Trinkkuren** geeignet, die in einigen Kur- und Gesundheitseinrichtungen an der Küste möglich sind. Thalasso- und Heliotherapie (Sonnenbehandlung) lassen sich nicht voneinander trennen (s. Phototherapie).
Der **Aufenthalt unmittelbar an der Meeresküste** wirkt sich günstig bei *Katarrhen der Luftwege* und *kreislaufstimulierend* aus. Bei manchen *dermatologischen Krankheiten* sind Kuren in Sanatorien an der Ostseeküste indiziert.
Die wichtigsten Kureinrichtungen an der Ostseeküste der DDR befinden sich in folgenden Orten: *Seebad Ahlbeck (Usedom), Binz (Rügen), Garz (Rügen), Ostseebad Graal-Müritz (Seeheilbad), Ostseebad Heiligendamm, Kölpinsee (Usedom), Seebad Heringsdorf (Usedom), Zinnowitz (Usedom).*

2.2.1.3. Sulfatwässer

Natrium- und Magnesiumsulfatwässer, auch bekannt als Glaubersalz- und Bitterwässer. kommen besonders in *Bad Elster* vor und werden bei verschiedenen Magen-Darm-Krankheiten angewandt.
In *Bad Berka* findet man **Calcium-Sulfatwässer** (Gipswässer), die bei Stoffwechselkrankheiten geeignet sind.
Bad Lausick bietet **Calcium-Eisen-Sulfatwässer**, die durch ihren niedrigen pH-Wert, das heißt durch ihren sauren Charakter, einen besonders intensiven Reiz auf die Haut ausüben und dadurch einen leicht gerbenden und gegenüber gewöhnlichem Leitungswasser stärker durchblutenden Effekt an der Haut hervorrufen. Als Trinkkur genossen, sind eisenhaltige Heilwasser geeignet, den *Bluteisenspiegel* zu erhöhen.
Sulfatwässer kommen außerdem in *Bad Langensalza, Bad Muskau, Saalfeld* und *Bad Tennstedt* vor. Diese Wässer haben allgemein eine galleanregende und galleentleerende Wirkung bei peroraler Applikation. Da das Sulfat-Ion besonders über den Dünndarm in den Körper aufgenommen wird, ist auch an Wirkungen im Körperinneren zu denken, z. B. am aktiven und passiven Bewegungsapparat. Günstig wirken sich Sulfatwässer auf bestimmte Hautkrankheiten aus.
Prophylaktisch wirksam gegenüber der *Oxalatsteinkrankheit* sind magnesiumreiche und calciumarme Sulfatwässer.
In *Bad Langensalza* und *Bad Tennstedt* enthalten die schwefelsauren Quellen auch **Schwefelwasserstoff** als Gas.

2.2.1.4. Hydrogencarbonatwässer

Als Heilwässer sind sie meistens mit Natrium, Calcium oder Magnesium gekoppelt und kommen in der DDR in *Bad Brambach* und *Bad Elster* als Natrium-Calcium-Hydrogencarbonat-Sulfatwässer vor.
Die „reinen" Natriumhydrogencarbonatwässer (ohne freies gelöstes CO_2) sind *alkalische* Wässer.
Enthalten Hydrogencarbonatwässer freies gelöstes CO_2, handelt es sich um **Säuerlinge** (s. 2.2.1.5.).
Natriumhydrogencarbonatwässer wirken *getrunken* bei erhöhtem Säuregehalt des Magens zunächst alkalisierend, in der gegenregulatorischen Phase möglicherweise aber auch als „Säurelocker", vor allem wenn sie starke Alkalisierung im Magen hervorrufen.

2.2.1.5. Kohlensäure-Wässer

Als **Säuerlinge** bekannt, trifft man die meist mineralisierten Kohlensäurewässer in der DDR in *Bad Brambach*, *Bad Elster* und *Bad Liebenstein* an.
Die höchste CO_2-Konzentratioön hat die Radonquelle Bad Brambach mit 2,6 g/kg Heilwasser. Erst seit einem Jahrhundert genießen Kohlensäurebäder in der Balneotherapie von Krankheiten des Herzens und der peripheren Gefäße, einen Ruf, obgleich sie seit dem 14. Jahrhundert als Sauerbrunnen in Europa bekannt sind. Unter dem Einfluß des CO_2 wird an der Haut die Empfindlichkeit der *Kaltrezeptoren* gemindert, der *Warmrezeptoren* erhöht, das Kohlendioxidgas bildet eine Art

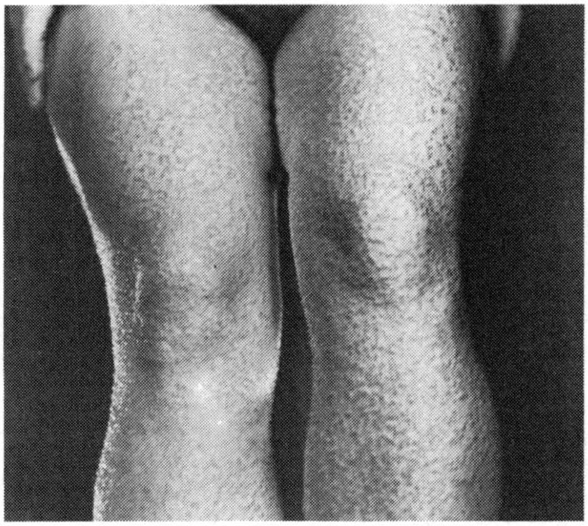

Abb. 62 Sichtbare Gasbläschen bei CO_2-Bad

„Wärmemantel", so daß die Indifferenztemperatur gegenüber der des Wasserbades gesenkt wird. Dadurch sind niedrige, kreislaufschonende Wassertemperaturen zwischen 35 und 28 °C verträglich. Kältevasokonstriktionen werden ebenso wie Wärmestauungen vermieden. Beispielsweise ist der Hautrötungseffekt des CO_2-Bades von 33 °C dem des äußerst kreislalufbelastenden Wasserbades von 43 °C vergleichbar, bei dem Bradykinin freigesetzt wird. Dadurch entsteht ein Hautödem.

Das freie gelöste (unsichtbare) CO_2 wird durch die Haut aufgenommen und direkt an den Gefäßen wirksam. Die (sichtbaren) Gasbläschen (Abb. 62) entfalten nur eine etwas wärmeisolierende Wirkung an der Haut.

Die während des Bades unverändert und unabhängig von der Badedauer bestehende *Hautrötung* an allen eingetauchten Teilen beruht auf einer Erweiterung der kleinsten Arterien und Arteriolen mit verstärkter Füllung (nicht Erweiterung) der Kapillaren und mit Strömungszuwachs. Nach dem Bad ist die Haut zunächst blaß (gegenregulatorisch), am ausgeprägtesten nach etwa 3 ½ min. Die Wirkung besteht nach Tiedt und Jordan[1] in einer signifikanten Abnahme der Herzfrequenz und Zunahme des Schlagvolumens, die auch 25 min nach dem Bad noch festzustellen ist. Hervorgerufen wird diese durch eine periphere Dilatation mit Erhöhung der Hautdurchblutung auf 300 %.

Die vermehrte *Volumenarbeit* des Herzens bei vermindertem peripherem Widerstand und relativer Bradykardie veranlassen eine erhöhte *Arbeitsökonomie* des linken Ventrikels und bessere Durchströmung der *Koronarien*, so daß die Indikation des CO_2-Bades bei der ischämischen Herzkrankheit sich unschwer ableiten läßt. Die *vegetative Umschaltung* durch die CO_2-Bäder ist der wichtigste Effekt, der gegenüber dem der Hydrotherapie keine grundsätzlichen, sondern nur graduelle Unterschiede aufweist.

Künstlich hergestellte Kohlensäurebäder haben im Prinzip bei gleichen CO_2-Konzentrationen auch gleiche Wirkungen wie die natürlichen.

Im Gegensatz zu bisherigen, teils widersprechenden Untersuchungsergebnissen bleibt der Blutdruck weitgehend konstant. Doch ist nach dem Bad eine längere Ruhepause erforderlich, da die Orthostase den Trainingseinfluß des CO_2-Bades für den Herzmuskel aufhebt, und zwar durch „Versacken" des Blutes in die abhängigen Partien, durch Reduzieren des venösen Rückstromes und des Schlagvolumens.

> Bei CO_2-Bädern sind die Wannen entweder abzudecken oder das CO_2-Gas ist abzufächeln.

Das Abstreifen der Gasbläschen von der Haut ist nicht üblich. Der Patient muß sich im Bad ruhig verhalten und ruhig aufstehen. Nach dem Bad wird die Haut nur mit dem Handtuch abgetupft, nicht abfrottiert. Eine *sofortige Nachruhe* von 30 bis 45 min ist erforderlich.

> CO_2-Wässer lösen als Trunk bei Herzkranken manchmal wegen ihres Gasgehaltes Stenokardie oder andere unangenehme Herzsensationen aus, die durch reichliches Umrühren des Wassers vermieden werden können. Dabei entweicht das Kohlendioxid.
> Manche Stoffe im Magen, auch Medikamente, werden durch Genuß kohlensäurehaltiger Wässer rascher resorbiert.

[1] Tiedt, N. und Jordan, H.: Analyse der vasodilatatorischen Wirkung der CO_2-Bäder-Therapie. Z. Physiother. 38 (1986), 329–338

2.2.1.6. Radioaktive Quellen, Radonwässer

In der Zerfallsreihe des Urans stehen Radium (Ra) an zweiter und Radon (Rn) an dritter Stelle.
Radon ist als Radiumemanation (Emanation = Ausstrahlung) ein radioaktives Edelgas, das in den Radonwässern der Deutschen Demokratischen Republik eine (biologische) Halbwertzeit von Minuten hat.
Gemessen werden die Strahlungsmengen in Becquerel.
Rn kann *durch die Haut* (perkutan), über den Darm (peroral) oder (am besten) durch *Inhalation* in den Körper aufgenommen werden.
Die *Strahlenbelastung* für Patienten und Personal ist nach neueren sowjetischen Untersuchungen bei den üblichen Dosen ohne Risiko.
Radon-CO_2-Kuren sind in der DDR nur im Staatsbad *Bad Brambach* (bei Herz- Kreislauf- und Gefäßkrankheiten, Krankheiten des Bewegungsapparates und neurologischen Krankheiten) möglich. Die *Wirkungen* sind wissenschaftlich noch nicht genügend geklärt, lassen sich aber empirisch nicht bestreiten, sie sind analgetisch und antiphlogistisch.

2.2.1.7. Thermalwässer

Die beiden Thermalbäder der DDR befinden sich in *Warmbad-Wolkenstein* und in *Wiesenbad* im Erzgebirge.
Die Thermalwässer werden hauptsächlich zu Bädern bei Krankheiten des Bewegungsapparates, in Wiesenbad speziell Morbus Bechterew, und bei Nervenkrankheiten angewandt.
Die *Wirkung* ist vor allem eine thermische, geht aber über diesen wichtigsten Wirkungsfaktor hinaus.

2.2.2. Heilgase

Die wichtigsten in der DDR vorkommenden, balneotherapeutisch genutzten Heilgase sind *Schwefelwasserstoff, Kohlendioxid* und *Radon*.
Sie wurden bereits in 2.2.1.3., 2.2.1.5. und 2.2.1.6. bei den entsprechenden Heilwässern beschrieben.

2.2.2.1. CO_2-Gasbäder

Gasbäder mit Kohlendioxid, sog. Kohlensäure-Gasbäder kommen als *Extremitäten- oder Ganzapplikationen* vor. Da sie in der Behandlung von Durchblutungsstörungen eine zunehmende Bedeutung bekommen, soll hier kurz darauf eingegangen werden.
Abbildung 63 zeigt eine Wanne für die Gasbehandlung der unteren Extremitäten. Am oberen Teil der Pritsche läßt sich zusätzlich beiderseits je eine Wanne zur Behandlung der oberen Extremitäten anbringen.
Die Gasbäder werden im Liegen angewandt, die Bäder für die oberen Extremitäten im Sitzen.

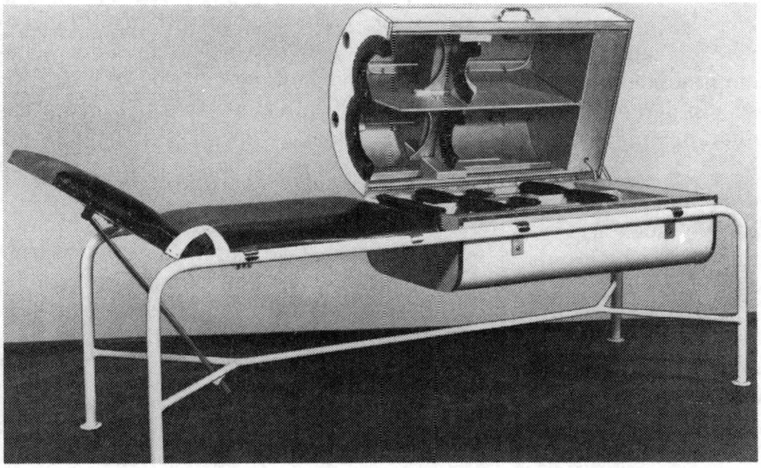

Abb. 63
CO_2-Gasbäder-Anlage für die unteren Extremitäten mit Montagemöglichkeit für gleichartige Bäder an den oberen Extremitäten (VEB Quarzlampen, Markkleeberg)
Foto: Foto-Hilse, Leipzig-Leutzsch

Ausführung
Die Wannen werden mit handelsüblichen CO_2 Druckflaschen über Druckminderungsventile, Druckschläuche, Verteilergabeln und Ventile gespeist. Alle diese Teile können einzeln betätigt werden.
Die Kammern lassen sich einzeln, für die Behandlung eines Beines, nutzen. Das gilt ebenso für die Armwannen.
Am Kontaktthermometer wird die verordnete, durch elektrische Heizung zu erreichende Temperatur des Gases eingestellt, die durch automatische Regelung gehalten wird. Der Gasdruck ist variabel, manuell einstellbar, wird aber nicht automatisch geregelt.
Über die Wannen sind während der Behandlung Decken zu legen, um möglichst wenig Gas entweichen zu lassen.
Für die einzelnen Teile der CO_2-Gasbadeanlage sind die gesetzlich geregelten Schutzgütebestimmungen und Schutzmaßnahmen strikt zu beachten.

Anwendung am Patienten
- Der Patient legt sich auf die Pritsche, die Beine in die Gasbadewanne, die etwa bis zum Trochanter major reicht, die zu behandelnde Hautfläche wird befeuchtet.
- Die Gasbadewanne wird geschlossen.
- Die gewünschte Temperatur wird eingestellt – angebracht ist eine durchschnittliche Temperatur von 38 °C, die durch das Regelsystem gehalten wird.
- Das CO_2-Gas strömt mit einem Druck von 1 atü 1 min lang in die Kammer(n) ein.
  Nach 5 min wird nochmals mit 1 atü 1 min lang Gas nachgefüllt. Dauer des Bades danach 10 (bis 15) min, also insgesamt maximal 20 bis 22 min.
  Die *Temperatur* in der Gasbadewanne richtet sich nach der Wärmeempfindlichkeit des Patienten entsprechend seinem Krankheitsprozeß – wie bei Hydrotherapieapplikationen.

> Durch die Verwendung von Wolldecken wird auch die Temperatur in der Gasbadewanne längere Zeit aufrecht erhalten.

Da das Gas unmittelbar und mit hoher Konzentration auf die Haut einwirkt, ist der *CO_2-Effekt größer* als bei CO_2-Wasserbädern.
Zur Wirkung siehe 2.2.1.5. Allerdings muß man bei einer Gastemperatur von 38 °C mit Warmreizwirkungen rechnen, z. B. mit Blutdruckabfall.

2.2.3. Heilpeloide

> Als Peloide bezeichnet man natürliche, durch geologische oder biologische Vorgänge entstandene feinkörnige Substanzen.

Sie finden sowohl nahezu ungemischt als auch mit Mineral-, Meeres- oder einfachem Wasser aufbereitet in Form von Suspensionen, dünn- oder dickbreiigen Bädern, Packungen, Knetungen oder Tampons Verwendung.
Zu den Heilpeloiden zählen Badetorfe („Moor"), Faulschlamme, Schlick, Kreide und Kalke, Heilerden, Sand und andere.

2.2.3.1. Heilmoore

Der Begriff Moor bezieht sich zwar auf die Lagerstätte, nicht auf deren Inhalt, den Torf, dennoch spricht man nach wie vor von Moorbädern.
Moorbäder verabreichen in der DDR: *Blankenburg/Harz, Bad Doberan, Bad Düben, Bad Elster, Bad Freienwalde, Bad Gottleuba, Bad Liebenwerda, Lobenstein, Bad Muskau, Bad Schmiedeberg, Bad Sülze* und *Bad Wilsnack*.
Einige von diesen Kureinrichtungen verfügen nicht über eigene Badetorfvorkommen, so z. B. Bad Elster.
Mineralreiche Flachmoore entstehen als Verlandungsmoore nur bis zur Höhe des Grundwasserspiegels durch abgestorbene Pflanzen. Sie sind meist nur schwach sauer und ascheréich. Die Umwandlung der Pflanzen ist fortgeschritten. Typisches Beispiel ist das „Schwarzmoor", eine schwarze, weitgehend homogene breiige Substanz. Das *mineralarme Hochmoor* entsteht durch Weiterwachsen des Moores über den Grundwasserspiegel hinaus. Hochmoor ist sauer, humus- und aschearm; die Umwandlung der Pflanzen in Torf (der Inmoorungsprozeß) ist weniger fortgeschritten. Beim Hochmoortorf kommt mehr das tiefer als 1,5 m unter der Oberfläche gelegene Material in Frage. Die höheren Schichten sind vor allem als Streu- und Brennmaterial geeignet.
Für die Beurteilung der *Qualität* eines Torfes

zu therapeutischen Zwecken gelten die Wasserkapazität, das Sedimentvolumen, die Wärmehaltung und der Huminsäuregehalt. Nach wie vor wird den *Huminsäuren* (humussauren Substanzen) und den *Bitumina* (Wachsen, Harzen, Kohlenwasserstoffen) neben den Mineralgehalten eine therapeutische Wirkung zugeschrieben. Die Bitumina sollen estrogene (brunsterregende) Wirkungen entfalten.
Für die Therapie wesentlich ist, daß Moor als Kolloid ein *Ionenaustauscher* ist, der Mineralien abgeben und an seiner Oberfläche aufnehmen kann. Je mineralreicher ein Torf ist, um so wahrscheinlicher ist die Aufnahme von Stoffen aus dem therapeutisch genutzten Moor in den Körper (Resorption). Je mineralärmer ein Torf ist, umsomehr ist der umgekehrte Vorgang, die Ad- und Absorption von aus dem Körper ausgeschiedenen Stoffen durch das Bade- und Packungsmoor, zu erwarten.

Packungsmoor enthält nur etwa 5 % Wasser. Ein **normalkonsistentes** (dickbreiiges, gequollenes) **Moorbad** besteht etwa aus 50 bis 65 % Torf. Neuerdings verwendet man die ebenso wirksamen **dünnbreiigen Moorbäder** mit etwa 30 % Torfanteil (90 kg/Wanne). Ihr Wärmecharakter ist mehr dem des Wasserbades angenähert, so daß *nicht so hohe Temperaturen* vertragen werden wie beim dickbreiigen Moor- oder Schlammbad oder bei Moor- oder Schlammpackungen.
Seit kurzem wird mechanisch stark zerkleinerter Torf als Moorpaste zu Packungen verwendet.

Die moderne **Aufbereitung** des Moores zu Badezwecken erfolgt nach Entfernung von Steinen und Holzresten meist mit einem *Moorraspler* (nach dem Fleischwolfprinzip). In einem *Rührbottich* erreicht der Badetorf nach Zusatz heißen Wassers und unter ständigem Umrühren seinen höchsten Quellungsgrad. Durch Saug-Druckpumpen-Systeme wird das aufbereitete Bademoor über Ringleitungen, an deren Zapfstellen das Bademoor jederzeit verfügbar ist, oder durch fahrbare Wannen, die am Ort der Aufbereitung gefüllt werden, in die Badekabinen befördert. In ähnlicher Weise kann auch die Aufbereitung von Packungsmoor vorgenommen werden. Die *Moorbadetemperaturen* werden bei hoher Konsistenz zwischen 40 und 43 oder sogar 45° C gewählt, bei niedriger Konsistenz ähnlich den warmen oder heißen Wasserbädern.

Die *Wiederverwendung* abgebadeten Moores, das in „Moortaschen“ aufbewahrt wird, ist aus hygienischen und biologischen Gründen erst nach 5 bis 10 Jahren und nur in einem Mischungsverhältnis von 1 : 3 mit Frischmoor gestattet.

Unter den *Wirkfaktoren* des Badetorfs zählt nach wie vor der *thermische* zu den wichtigsten (s. 1.1.4.7.).
Die *Kreislaufbelastung* für den Patienten ist beim Ablassen des Moores aus der Wanne am Ende des Bades am stärksten, wenn das Blut in die weitgeöffneten Hautgefäße flutet und durch das Aufstehen zusätzlich orthostatische Effekte eintreten, die den bereits im Moorbad abgesunkenen Blutdruck weiter abfallen lassen. Dies kann zu *Präkollapserscheinungen* führen, denen durch *blutdrucksteigernde Medikamente vor dem Moorbad* vorgebeugt werden kann. Der Blutdruckabfall bedeutet auch für die Koronarien einen verringerten Blutzustrom.

> Nach warmen und heißen Moorapplikationen ist, ebenso wie nach entsprechenden Wasserapplikationen, eine Kaltbehandlung erforderlich.

Außer der Wirkung der Temperatur des Moores (heiß, warm, indifferent oder kalt), die dem Krankheitsbild und der Wärmebedürftigkeit des Patienten angepaßt werden muß, werden dem Moor nach wie vor *entzündungshemmende, antirheumatische*, die Haut *gerbende, hormonelle Effekte entfaltende* und *gefäßwirksame Einflüsse* zugeschrieben.
Bei manchen Torfarten sind *antibakterielle Eigenschaften* nachgewiesen worden. Schwefelhaltige Torfe oder Schlamme und Schlicke können auf Bindegewebs- und Gelenkstoffwechsel wirken. Ebenso sind Wirkungen von Spurenstoffen, wie in manchen Heilwässern, bei Torfbehandlungen zu erwarten.
Dabei ist immer zu berücksichtigen, daß die Stoffaufnahme bei Moorbädern, Moorpakkungen, Moorkneten von der *Applikationsdauer* abhängig ist. Da aber vom Bade- und Packungsmoor ein Rückstand noch einige Zeit auf der Haut bleibt, wenn er nicht durch Anwendung von Seife oder anderen Mitteln von der Haut entfernt wird, sind Wirkungen über diesen „Moorfilm“ möglich. Recht wirksam für Beschwerden an den Händen (Arthro-

sen und anderes) ist das Moorkneten. Moor- und Schlammtreten (kalt) ist bei Venenerweiterungen an den unteren Extremitäten manchmal erfolgversprechend.

2.2.3.2. Heilschlamme

Heilschlamm gibt es in Kureinrichtungen der DDR nur in *Blankenburg/Harz*, das außerdem über eigene Moorvorkommen verfügt.
Auch Schollener *Pelose* wird in manchen Kureinrichtungen zu Bädern und Packungen verwendet.
Für *Bäder* löst man 3 bis 6 kg Pelose in einem Eimer auf, ehe man sie in das Badewasser gibt.
Ebenso finden in manchen Kureinrichtungen *Sachsenfango*, ein Tuff-Schlamm, *Rügenkreide* oder auch *Schlamm* aus Pieštany, ČSSR, Verwendung.
Pelose und Sachsenfango sind in Apotheken erhältlich, auch andere Schlammarten.

2.2.4. Heilklima

> Jede zu therapeutischen Zwecken genutzte Exposition des Kranken gegenüber Luft, Wind, Sonne, Regen ist als Klimatotherapie anzusehen.

Für eine Klimatotherapie ist Ortswechsel nicht unbedingt notwendig, obgleich gerade dieser für wirksame Klimaeffekte beste Voraussetzungen bietet, in vielen Fällen allein durch das Ausschalten ungünstiger luftchemischer Faktoren.
Ein Klima wirkt um so *reizstärker*, je größer die Unterschiede zwischen seinen Wetter- und Klimaeigenschaften gegenüber denen des Heimatortes, je größer aber auch die Schwankungen seiner Komponenten sind.
Nach G. Hentschel werden 4 Heilklimafaktoren unterschieden.

Thermohygrischer Komplex (Lufttemperatur, Luftfeuchte, Luftbewegung, Wärmestrahlung von Sonne und Himmel). Dieser Heilklimakomplex läßt sich bis zu einem gewissen Grad messen und daher auch bei der Anwendung dosieren.
Im Binnentiefland der DDR schwanken die *Lufttemperaturen* im Durchschnitt zwischen 0 und 18 °C, im Gebirge sind sie etwa um 5 °C niedriger (Winter:Sommer); der *Wasserdampfgehalt* schwankt zwischen 5 und 15 kPa (4 und 11 Torr). Schwüle kommt im Sommer an 20 Tagen vor, an der Küste und in höheren Lagen wesentlich seltener. Die relative Feuchtigkeit ist im Winter mit mehr als 90 % sehr hoch, im Sommer mit weniger als 70 % günstiger.
Die *Wärmestrahlung* von Sonne und Himmel ist im Sommer etwa viermal so hoch wie im Winter. Die thermohygrische Reizstärke nimmt für den normaltemperierten Organismus von Sommer zum Winter um das Drei- bis Vierfache zu.

Aktinischer Komplex. Das *sichtbare Licht* (400 bis 780 nm) ist kurzwellig. Das *UV-A* (400 bis 315 nm) und *UV-B* (315 bis 280 nm, Dorno-Bereich) können mit ihren Strahlen als Reizfaktor für die Haut und den gesamten Körper und zur Pigmentbildung genutzt werden. Das *UV-C* ist in der terrestrischen Strahlung nicht mehr vorhanden.
Einzelheiten über die UV-Bestrahlung sind unter dem Stichwort Phototherapie zu finden.

Luftchemischer Komplex (Luftverunreinigung, natürliches Aerosol, Sauerstoffpartialdruck). Wesentlich für die Therapie sind *Luftreinheit* und *Allergenarmut*. Das *Aerosol* der Meeresbrandung und der Gradierwerke ist für die Balneotherapie von Bedeutung. Die gesetzlich zulässigen Grenzkonzentrationen für Luftverunreinigungen sind in den unmittelbaren Kurbereichen einzuhalten. Lufthygienisch ungünstige Situationen kommen in der kalten Jahreszeit in Niederungen und in Talbereichen häufiger vor.

Atmosphärischer Gesamtkomplex. Wetter und Witterung wirken auf den Organismus insgesamt ein. Durch die Wiederholung ergeben sich Anpassungsreaktionen, die sich auf den gesunden und kranken Organismus, besonders auf seine vegetativen Funktionen auswirken und zu jahreszeitlichen Schwankungen führen können. Dabei ist der thermische Komplex besonders beachtenswert, namentlich seine Schwankungen im Tages- und Jahresrhythmus.
Die Auswirkungen zeigen sich besonders an den Atemwegen, am Kreislauf-System, an der Haut, am Stoffwechsel und am Nervensystem.

Besonders kritisch und die Anfälligkeit steigernd sind die Übergangsperioden zwischen Winter und Sommer (Frühjahr und Herbst). Im folgenden wird eine Kurzcharakteristik der für Europa 4 wichtigsten Klimaarten gebracht (nach G. Hentschel[1]).

2.2.4.1. Küstenklima

Dieses Klima zeichnet sich aus durch
- ausgeglichenes Temperatur-Feuchte-Milieu (Tages- und Jahresgang)
- ungehinderten Strahlungseinfall
- bis zu 30 % UV-Reflexion (Dünensand)
- starke Abkühlungsreize
- sehr gute Luftqualität
- Meerwasseraerosol
- sehr gute Reizdosierbarkeit

Konsequenzen für die Klimatotherapie
Der Grad der Ausprägung dieser Eigenschaften hängt von der örtlichen Häufigkeit der Winde von der See her (Ostküste, Westküste), von den thermischen Grundeigenschaften (Ostsee, Schwarzes Meer) und vom lokalen Landschaftscharakter ab (Strand, Dünen, Küstenwald). Die *starken thermischen Reizkräfte* des Küstenklimas stellen hohe Anforderungen an die Wärmeregulation. Die Charakteristik des Kurverlaufs kann dadurch stark geprägt werden. Für die *Atmungsorgane* ist der Küstenbereich mit seinen ausgeglichenen Temperatur-Feuchte-Verhältnissen und seinem in der Luft angereicherten Meerwasseraerosol (Brandungszone) ein *schonendes Milieu*.

2.2.4.2. Wald- und Hügellandschaftsklima

Dieses Klima zeichnet sich aus durch
- gemildertes Temperatur-Feuchte-Milieu
- gemilderte Strahlungswirkungen
- gemilderte Abkühlungsreize
- vorwiegend gute Luftqualität
- aber Luftstagnation und Verschärfung der thermischen Extreme in Niederungen und Senken (nächtliche Kaltluft- und Feuchteanreicherung, Luftverunreinigungen, Schwülehäufung im Sommer tagsüber)
- günstige Bedingungen in Hanglagen
- gute Reizdosierbarkeit.

Konsequenzen für die Klimatotherapie
Das Wald- und Hügellandschaftsklima stellt *keine besonderen Adaptationsanforderungen.*

2.2.4.3. Mittelgebirgsklima

Dieses Klima zeichnet sich aus durch
- gemildertes Temperatur-Feuchte-Milieu
- verringerte Lufttemperaturen
- gemilderte Strahlungswirkungen
- bei Schneelage Licht- und UV-Reflexion
- gemilderte Abkühlungsreize
- gute Luftqualität
- geringes Sauerstoffdefizit
- örtlich wechselnde Föhn- und Staueffekte
- nächtliche Talbelüftung durch Bergwinde
- starke Reizunterschiede (Tal, Hang, Höhe, freie Lagen, Wald)
- Luftstagnation in Talkesseln
- nächtliche Kaltluftbildung in Tallagen
- Schwülebelastungen in Tallagen, mit der Höhe abnehmend
- günstige Bedingungen in geschützten Höhenlagen, Hochtälern und oberen Hanglagen

Konsequenzen für die Klimatotherapie
Das Sauerstoffdefizit im Mittelgebirge zwingt zu einer noch nicht belastenden, aber ständig *vertieften Atmung.* Diesem trainierenden Effekt kommt die gute Luftqualität oberhalb der Bodendunstschicht zugute. Anomale Anpassungsschwierigkeiten treten im allgemeinen nicht auf.

2.2.4.4. Hochgebirgsklima

Dieses Klima zeichnet sich aus durch
- stark verringerte Lufttemperaturen
- Lufttrockenheit
- intensive Strahlung mit UV-Anteil auch im Winter
- starke thermische Kontraste
- hervorragende Luftqualität
- starkes Sauerstoffdefizit.

Konsequenzen für die Klimatotherapie
Durchgreifende Wirkung entfaltet das Sauerstoffdefizit, dem zunächst mit *erhöhten*

[1] Hentschel, G. in: Cordes, J. C. (Hrsg.): Physiotherapie, Lehrbuch für Medizinstudenten. 4. Aufl. Volk u. Ges., Berlin 1988.

Leistungen des kardiopulmonalen Systems begegnet werden muß, bis *Anpassungsreaktionen* (Akklimatisation) zur Verbesserung der Sauerstoffauswertung (z. B. Erythrozytenausschüttung) wirksam werden. Damit sind auch die Voraussetzungen für eine besondere Nachhaltigkeit des Höhenaufenthaltes geschaffen. *Anpassungsschwierigkeiten* können die Charakteristik des Kurverlaufes beeinflussen.

2.3. Fehler, Gefahren und ihre Verhütung in der Balneo- und Klimatotherapie

Fehler, die im Zusammenhang mit der Auswahl der Patienten, der Vorbereitung und Einweisung zur Kur gemacht werden können, betreffen die Kurbedürftigkeit, Kurfähigkeit und Bereitschaft des Patienten zur Kurdisziplin, die Wahl des Kurortes, seines Geländes (bei Behinderung) und des Kurtermins. Auch während der Kur können mangelnde Zusammenarbeit zwischen Arzt und Physiotherapeuten oder anderen Behandlern, durch mangelnde Qualifikation, durch Nichtbeachtung von Regeln und Prinzipien der Physio-Balneotherapie manche Fehler auftreten, die den Kurablauf und das Kurergebnis beeinträchtigen oder sogar Gefahren heraufbeschwören können. Im einzelnen kommen folgende *Fehler* vor, aus denen sich jeweils bereits die Verhütung logisch ergibt:

- Nichtbeachtung der analog für die Balneotherapie zutreffenden Regeln und Voraussetzungen der Anwendung, der Fehler und Gefahren der Hydrotherapie;
- Mißachtung eines optimalen Behandlungsmilieus (Raumtemperatur, Raumfeuchte, Belüftung, Ruhe, Vermeidung von unnötigen Unterhaltungen);
- Zu kleiner oder zu großer Abstand zwischen den einzelnen Kuranwendungen (Balneotherapie, Hydrotherapie, Kinesitherapie, Massagetherapie, Elektrotherapie usw.);
- Fehler in der Einhaltung des Behandlungsrhythmus und der Tageszeit der Behandlung (wechselnde Abstände zwischen den Behandlungen und wechselnde Tageszeiten – einmal vormittags, einmal nachmittags für die gleiche Behandlung);
- Unter- oder Überdosierung der therapeutischen Maßnahmen infolge Fehleinschätzung der Leistungs- und Belastungsfähigkeit des Patienten, der Stabilität seines Vegetativums, seiner Psyche. Das betrifft das Kurprogramm insgesamt einschließlich des Einsatzes der Klimafaktoren, auch der Sonne (UV-Überdosierung);
- Nichtberücksichtigung gleich oder entgegengesetzt wirkender Pharmako- und Physio-Balneotherapie;
- Dogmatische Ausführung von Verordnungen ohne Rücksicht auf die momentane Verfassung (Ausgangslage) des Patienten. Das betrifft beispielsweise erforderliche Abkürzungen von Behandlungen im Falle der Indisposition oder sogar der Notwendigkeit des Auslassens einer Behandlung oder die Proportionen zwischen Warm- und obligatem Kaltteil eines Bades oder einer anderen Applikation, bei der der Temperaturwechsel üblich ist, so daß der Patient entweder zu sehr nachschwitzt oder daß die Wiedererwärmung gefährdet wird;
  Mangelnde Beobachtung des Patienten, speziell der Hautreaktion, der Kreislaufregulation, der Verträglichkeit der Behandlung, der richtigen Wassertemperatur entsprechend dem Krankheitsprozeß und dem Bedürfnis des Patienten;
- Versäumnis der Berichtspflicht des Physiotherapeuten und seiner Mitarbeiter gegenüber dem Arzt über Verschlechterungen im Krankheitsbild, Funktionsstörungen, interkurrente Krankheiten, schlechte Verträglichkeit von Behandlungen u. a.;
- Ignorierung der Gefahren am Ende eines intensiv wärmezuführenden Bades, ganz besonders des Moorbades, wenn durch Nachlassen des hydrostatischen Druckes und der orthostatischen Belastung des Kreislaufs erhebliche Blutdrucksenkungen eintreten;
- Unkorrekte und unsachgemäße Ausführung von therapeutischen Maßnahmen durch mangelnde Qualifikation, Oberflächligkeit, Gleichgültigkeit, Fahrlässigkeit und alle dadurch bedingten Gefahren und Konsequenzen.
- Mangelnde Kontrolle der richtigen Ausführung der durch den Patienten selbst vorzunehmenden Behandlungen;
- Ungenügende Führung des Patienten während der Kur durch Arzt, Physiotherapeuten, Schwestern und andere Mitarbeiter zur

Vermeidung von Fehlverhalten und negativen Einflüssen auf den Kurablauf (z. B. Rauchen und Alkoholgenuß während der Kur);
- Bagatellisierung mangelnder sonstiger Kurdisziplin des Patienten (z. B. Einhaltung der Kur- und Hausordnung, der Behandlungszeiten, der durch den Patienten selbst vorzunehmenden Behandlung usw.);
- Nichtbeachtung psychischer Veränderungen beim Kurpatienten, durch die der Kurablauf gestört und das Kurergebnis gefährdet sein könnten;
- Mangelnde Beachtung der Arbeits-, Gesundheits- und Brandschutzbestimmungen, z. B. hinsichtlich
  der Temperaturschwankungen des Wassers mit Verbrennungsgefahr (auch infolge fehlender Technik: Thermostat),
  der Regeln und Vorschriften für die Zubereitung von Bädern,
  der Erwärmung des Badewassers in Badewannen mit Doppelmantelsystem (Verbrennungsgefahr),
  von Defekten in der Elektrik und in Installationen usw.

Aufgaben

1. Nennen Sie die 3 wichtigsten Gruppen der ortsgebundenen Kurmittel!
2. Nennen Sie die zugehörigen Kurmittel und ihr Vorkommen in Kurorten der DDR!
3. Auf welche Weise können ortsgebundene Kurmittel beim Patienten angewendet werden?
4. Welche hauptsächlichen Krankheitsgruppen werden zur Heilkur eingewiesen? Nennen Sie die Kurorte, in denen diese Krankheitsgruppen hauptsächlich behandelt werden!
5. Erläutern Sie die Wirkung der Kohlensäurebäder! Bei welcher Blutdrucklage sind sie nicht indiziert?
6. Beschreiben Sie die Aufbereitung von Moor zu Bädern und Packungen! Wie wirken diese?
7. Welche Besonderheiten bieten Moorpackungen gegenüber Wickeln und Packungen?
8. Grenzen Sie die Wirkungsunterschiede und die Gemeinsamkeiten von Balneotherapie und Hydrotherapie gegeneinander ab!
9. Gelten die Regeln der Hydrotherapie auch in der Balneotherapie? Begründen Sie Ihre Entscheidung!
10. Nennen Sie Fehler in der Balneotherapie und Möglichkeiten zu deren Vermeidung!
11. Beschreiben Sie die 4 für unsere Kurpatienten und Urlauber wichtigsten Klimaarten! Welche Wirkungsbesonderheiten hat jedes dieser Klimata?

3. Aerosoltherapie

3.1. Einführung

> Aerosoltherapie ist die Inhalation spezieller künstlicher Heilnebel (therapeutischer Aerosole), die durch verschiedene Techniken aus Medikamenten oder Heilwasser erzeugt und zur Therapie oder Prophylaxe bestimmter Krankheiten verabreicht werden.

Aerosole sind stabile bis quasi-stabile (nahezu stabile) Gassuspensionen von Partikeln des festen oder flüssigen Aggregatzustandes. Charakteristisch ist ihre *Schwebefähigkeit.* Suspensionen feinster Flüssigkeitströpfchen (-teilchen) in Luft werden als *Nebel* bezeichnet.
Für medizinische Zwecke benutzte **Aerosole** (Trockennebel) haben Tröpfchengrößen zwischen 0,5 und 5 µm, sie sind zur *Tiefeninhalation,* d. h. zur Inhalation in die Bronchien und Alveolen geeignet („lungengängig").
Größere Teilchen, d. h. grobtropfigere Gassuspensionen (Nebel), bei denen das Gesamtvolumen überwiegend aus Tröpfchen mit Durchmessergröße über 10 µm besteht, werden als **Sprays** oder **Feuchtnebel** bezeichnet. Infolge ihrer hohen Tröpfchengröße schlagen sie sich in den *oberen Luftwegen* nieder. Infolge ihres hohen Flüssigkeitsgehaltes üben sie eine *Spülwirkung* (Schleimhautwäsche) auf die Schleimhäute der Nase, des Rachens und der Trachea und der großen Bronchien aus, die bei Anwendung sog. *Feuchtvernebler* therapeutisch genutzt wird.
Sehr kleine Teilchen (etwa Molekülgröße) Teilchengröße < 0,001 µm werden als **Dampf** bzw. Gas bezeichnet und wieder ausgeatmet.
Die Inhalationsbehandlung mit therapeutisch wirksamen Aerosolen ist in erster Linie eine *Lokalbehandlung der Atemwege*, wobei diese Applikationsform gegenüber anderen (oral, parenteral) zahlreiche Vorteile bietet, auf die noch eingegangen wird.

3.1.1. Historischer Überblick

Altertum: Damals standen nur natürliche Aerosole mit günstigen therapeutischen Wirkungen, wie z. B. das Brandungsaerosol der Meeresküsten, zur Verfügung, über dessen günstige Wirkungen bei Lungentuberkulose bereits der griechisch-römische Arzt Galen (129–199) berichtete.

19./20. Jahrhundert: In Kurorten benutzt man das natürliche Aerosol von Gradierwerken, die früher der Salzgewinnung dienten, zur Behandlung chronischer Katarrhe der Atemwege.

1862: Bergson legt die apparativen Grundlagen der heutigen Düsenvernebler (Venturi-Düsen-System).

1920: Der Göttinger Pharmakologe Heubner beginnt, wichtige theoretische Grundlagen der Aerosologie zu erarbeiten (Eindringtiefe inhalierter Medien in die Luftwege, Resorption, Begriffe wie Nebeldichte u. a.).
1935: W. Findeisen klärt weiter die Beziehung Teilchengröße zu Ablagerungs-(Depositions-)ort.

Ab 1945: Starker Anstoß zur apparativen Weiterentwicklung der Aerosolinhalationstherapie durch die Antibiotikatherapie mit dem Versuch, diese inhalativ zur Lokaltherapie in den Körper einzubringen.

1954: Pickroth und Spitzenberg, Jena/Berlin, schaffen die Grundlagenforschungen zur Nutzbarmachung der Ultraschallverneblung in der Medizin.

163: Pickroth veröffentlicht das Buch „Ultraschall- und Düsenaerosole in der Medizin", Jena.

Um 1965: Erste serienmäßige Herstellung von Treibgasaerosolen (Dosieraerosolen, „Sprühdosen") durch eine amerikanische Firma (Reiker Lab. Inc.) zur Asthmatherapie.

3.1.2. Reizfaktoren und Reizgrößen

Das Besondere der Pharmakotherapie (medikamentösen Behandlung) mit Aerosolen ist der *inhalative Weg* der Applikation gegenüber der oralen bzw. parenteralen Art der Verabreichung. Mit der Einatmung werden die in feinster Verteilung aufbereiteten Wirkstoffe in den Luftstrom gebracht, aus dem sie sich bei Erfüllung bestimmter Gesetzmäßigkeiten (Teilchengrößen-, Teilchenvolumenspektrum u. a.) am Krankheitsort mehr oder weniger selektiv ablagern (deponieren) können. Damit ist eine topisch gezielte *Lokaltherapie* annähernd möglich.

Vorteile der medikamentösen Inhalationstherapie mit therapeutischen Aerosolen
Die *Dosierung* ist *niedrig*. Damit sind auch die Nebenwirkungen gering. Trotzdem besteht eine hohe Wirkungskonzentration durch Lokalwirkung am Krankheitsort. So fand man, daß bei bronchialerweiternden Pharmaka inhalativ der 12. Teil gegenüber oraler Aufnahme noch wirksam war.
Es treten *keine systemischen Nebenwirkungen* bei Corticosteroiden auf, wie sie sonst bei längerer oraler Verabreichung (z. B. Prednisolon-Tabletten) oder parenteraler Verabreichung in Form der Nebenniereninsuffizienz gefürchtet sind. Durch inhalierbare Corticosteroide, wie Beclomethasonpräparate, können eine Nebenniereninsuffizienz und andere systemische Nebenwirkungen (Cushing-Syndrom u. a.) vermieden werden. Dies hat bei einer notwendigen Langzeit- oder Dauertherapie große Bedeutung.
Der im Vergleich zur oralen Verabreichung *raschere Wirkungseintritt* ist besonders bei bronchialerweiternden Mitteln (beta-2-Sympathikomimetika) bei asthmatischen Zuständen mit Bronchokonstriktion von Vorteil.
Eine *gewisse Selektion des Zielortes* (z. B. Bronchiolen) ist möglich.

Voraussetzungen für eine erfolgreiche Anwendung
- Ein bronchialgängiges Aerosol muß apparativ erzeugt werden.
- Die vernebelten Teilchen, die das Medikament enthalten, müssen in ausreichender Menge im Bronchialsystem deponiert (abgelagert) werden.
- Das verabreichte Medikament muß wirksam sein.

3.1.2.1. Physikalisch-technische Grundlagen der Aerosoltherapie

Die *Eindringtiefe* und damit der *Depositionsort* wird bestimmt von dem Durchmesser der Luftwege und dem *Teilchendurchmesser des Aerosols.* Nur Partikel mit Tröpfchendurchmesser bis ca. 6 µm (s. Abb. 64) können bis zu den Alveolen vordringen (sog. lungengängige Aerosole). Zusammenprall (Aufprall) der Teilchen bei Richtungswechsel des Luftstromes besonders bei Teilchendurchmesser von 3 bis 10 µm führt bereits zu einer Ablagerung in den oberen Luftwegen. Sedimentation infolge der Schwerkraft (Gavitation) spielt als Mechanismus der Deposition besonders bei Teilchengrößen von 0,1–1 µm eine Rolle.
Durch Diffusion werden Teilchen von < 0,1 µm nicht abgelagert, sondern wieder ausgeatmet.
Von den Faktoren, die die Wirkung der Aerosoltherapie wesentlich bestimmen, kann man solche unterscheiden, die *apparativ* bedingt sind und die Technik der *Erzeugung* (Herstellung) der Aerosole betreffen und solche, die die Verarbeitung der eingeatmeten Aerosole von *seiten des Patienten* betreffen.

3.1.2.1.1. Apparativ bedingte Faktoren

Sie sind vom Behandler nur durch die Wahl eines geeigneten Inhalationsgerätes und dessen richtige Bedienung zu beeinflussen, sonst als vorgegeben zu betrachten.

Nebelleistung (Vernebelleistung) des Gerätes. Das eingeatmete Aerosolvolumen, d. h. die Nebelmenge, die das Gerät erzeugt, bestimmt die therapeutische Wirkung entscheidend. Sie muß hoch genug sein, um aus der vorgegebenen Medikamentenlösung (z. B. 10–20 ml) in einer vernünftigen Inhalationsdauer von ca. 15 min die angestrebte Wirkung (z. B. Mukolyse oder Bronchospasmolyse) zu erzielen. Ist dies nicht der Fall, so ist eine nicht vertretbare lange Behandlungszeit nötig. Allerdings spielt auch hierbei die oben genannte Patientenseite eine Rolle. Bei oberflächlicher Atmung sinkt das zur Aufnahme des Aerosols erforderliche Atemminutenvolumen so weit ab, daß ein therapeutischer Erfolgt in der üblichen Behandlungszeit unwahrscheinlich wird. Die Verneblungsleistung von *Düsenaerosolgeräten* ist im allgemeinen *niedriger* als die von *Ultraschallaerosolgeräten*. Für die Verneblung von 10 bis 15 ml werden deshalb mindestens 20–30 min benötigt.

Nebeldichte. Sie ist für den therapeutisch erwünschten Teilchengrößenbereich bei Ultraschallaerosolen wesentlich dichter als bei Düsenaerosolen.

Teilchenspektrum. Auf die Bedeutung des Teilchengrößen- (Tröpfchendurchmesser-) Spektrums wurde eingangs schon hingewiesen. Die Teilchendurchmesser müssen klein genug sein, um an den erwünschten Einwirkungsort – meist die Bronchiolen – zu gelangen.

Zu der *Beziehung Teilchengröße zu Depositions-(Ablagerungs-)-Ort* sind die in Abbildung 64 dargestellten Ergebnisse einer amerikanischen Forschungsgruppe von Interesse. Man sieht, daß im oberen Atemtrakt bis zum Kehlkopf (Kurve N) größere Teilchen (z. B. ab 4–6 μm) zu fast 100 % im Naso-Pharynx abgelagert werden und nicht in die Bronchien oder Alveolen gelangen. Therapeutisch von besonderem Interesse ist Kurve T (Trachea-Bronchialbaum), da in diesem Bereich oft der Zielort der Aerosoltherapie liegt. Man sieht, daß im Tröpfchendurchmesserbereich von ca. 2–5 μm kaum 10 % der Teilchen deponiert werden.

Abb. 64 Anteil der abgeschiedenen Teilchen nach ihrer Teilchengröße in den 3 Abschnitten des respiratorischen Systems:
N = Naso-Pharynx, T = Trachea-Bronchialbaum,
A = Bronchioli respiratorii-Alveolen

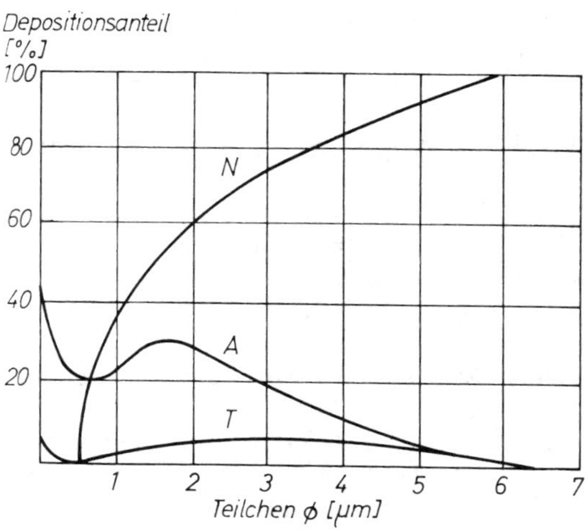

Trotz dieser niedrigen Depositionsrate fand man z. B. für das Bronchospasmolytikum Terbutalin („Arubendol-Spray“®) einen lokalen Wirkungseffekt, der zur Funktionsverbesserung des Atemstoßtestwertes führte (noch ehe der Blutspiegelanstieg des Medikamentes nachweisbar war). Die Kurve A zeigt den Tröpfchengrößenbereich, der in die Lungenalveolen und Bronchioli respiratorii gelangen kann. Er endet bei etwa 6 μm Tröpfchengröße, größere Teilchen sind nicht mehr lungengängig. Der Tröpfchengrößenbereich der USI 50 wird mit 0,6–4 μm angegeben. Für die Wirkung eines inhalierten Pharmakons spielt im Tröpfchenspektrum nicht nur das Tröpfchendurchmesserspektrum, sondern auch das sog. *Tröpfchenvolumenspektrum* eine sehr wichtige Rolle, besonders, was größere Teilchen im Spektrum betrifft. Da das Volumen eines Teilchens mit der 3. Potenz seines Durchmessers ansteigt, wächst selbst bei geringer Größenzunahme des Durchmessers die darin enthaltene Flüssigkeitsmenge. Zum Beispiel entfällt die gleiche Menge Medikamentenflüssigkeit auf 1000 Aerosolteilchen von 1 μm ∅, wie auf ein einziges Teilchen von 10 μm ∅. Bei einem inhomogenen Aerosol mit einem weitreichenden Durchmessergrößenspektrum (mit größeren bis kleineren Tröpfchen) können wenige große Teilchen den Hauptanteil bereits in höheren Abschnitten des Atemtraktes ablagern. Damit wird der eigentliche Zielort, die Bronchiolen, nicht erreicht. Deshalb soll sich, wie es bei Ultraschallaerosolen weitgehend der Fall ist, Volumen- und Durchmessergrößenverteilungsspektrum weitgehend miteinander decken und eng sein. Trotz der Bemühungen, die Technik der Aerosolherstellung apparativ zu verbessern, muß jedoch einschränkend gesagt werden, daß wir von dem angestrebten Ziel, mit der Aerosoltherapie Pharmaka exakt gezielt an einen bestimmten tiefen Abschnitt des Atemtraktes zu bringen und exakt zu dosieren, mit den vorhandenen Applikationsformen noch ein ganzes Stück entfernt sind.

3.1.2.1.2. Patientenbedingte Faktoren

Schon bei der Besprechung der Nebelleistung eines Gerätes wurde auf den Einfluß der *Atemtechnik* hingewiesen. Sie ist ein wichtiger Faktor, der den Effekt der Aerosoltherapie bestimmt. Damit kommt dem Verhalten des Patienten hinsichtlich der Verarbeitung des Aerosols eine entsprechende Bedeutung zu.

Bei Einzelinhalationen mit Ultraschall- oder Düsenaerosolgeräten sollte wegen der deutlich größeren Depositionsrate des Aerosols grundsätzlich im *geschlossenen System* inhaliert werden. Neben dem runden, weiten (2,3 mm ∅) Mundstück, durch das ein- und in das System ausgeatmet wird, darf keine „Neben"-Luft angesaugt werden. Deshalb wird die *Nase* mit einer Klemme *verschlossen*. Beim Inhalieren ist tief und langsam einzuatmen, die Luft für Sekunden auf der Inspirationshöhe anzuhalten und anschließend vollständig auszuatmen.

Eine *Maskeninhalation* statt der Atmung durch ein Mundstück ist dann von Vorteil, wenn eine Deponierung der Teilchen in den *oberen* Luftwegen beabsichtigt ist, sowie bei Kindern unter 3 Jahren. Dabei wird mit weit *geöffnetem Mund* inhaliert.

Auf die Atemtechnik bei Anwendung von Dosier- und Pulveraerosol wird dort noch näher eingegangen.

Das Vorliegen obstruktiver sowie restriktiver Ventilationsstörungen infolge von Bronchospasmus, Hypersekretion oder Dyskrinie (zähem Schleim), Air trapping (Luftfalle) beim Emphysem oder Verminderung der Lungenelastizität bei Lungenfibrose u. a. kann eine Beeinträchtigung der Aerosoltherapiewirkung von der Patientenseite her bewirken.

3.1.2.2. Methoden der Erzeugung therapeutischer Aerosole

Je nach der Energieform, die zur Dispergierung (Zerteilung) der Flüssigkeit zur Aerosolerzeugung dient, kann man 4 Grundprinzipien unterscheiden:

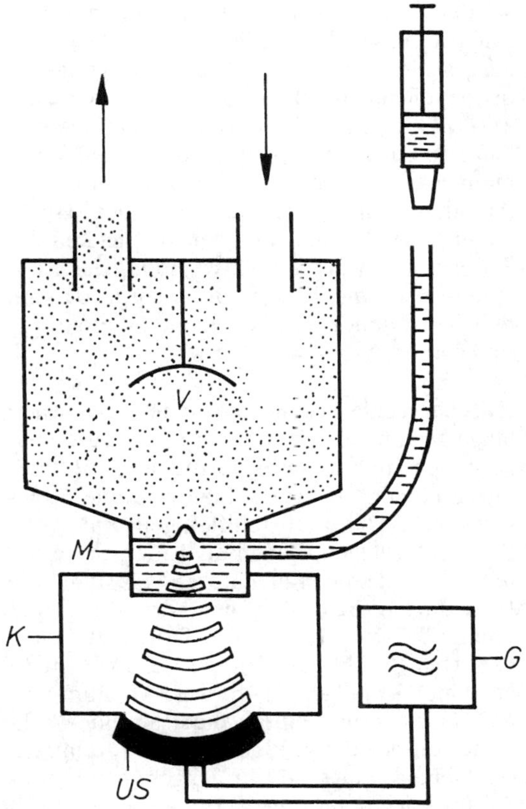

Abb. 65 Ultraschallaerosolerzeugung

- Ultraschallaerosolerzeugung
- Düsenaerosolerzeugung
- Treibgasaerosolerzeugung
- Pulveraerosolerzeugung.

Ultraschallaerosolerzeugung (Abb. 65). Ein Schwinger aus piezoelektrischem Material (Piezolan L = Bleititanatcirconat) erzeugt beim Anlegen einer hochfrequenten Wechselspannung (2,64 MHz), die von einem Generator (G) erzeugt wird, mechanische Schwingungen. Die dabei entstehenden Schallwellen werden durch Verwendung eines fokusierten, hohlspiegelartig gestalteten Schwingers (US) gebündelt und über die Vermittlung von Koppelwasser (K) durch eine ultraschalldurchlässige Membran (M) von unten her so auf die Oberfläche der zu vernebelnden Medikamentenlösung gerichtet, daß sich dort durch den Schalldruck ein Ultraschallsprudel hervorwölbt. An dessen Oberfläche (Außenmantel) präformieren Kapillarwellen den Durchmesser der Nebeltröpfchen, die durch den Schalldruck als relativ homogener dichter Nebel herausgeschleudert werden. Die Schwingungsfrequenz, die die Teilchengröße bestimmt, ist mit 2,64 MHz so gewählt, daß ein für die Tiefeninhalation günstiges Teilchengrößen- und Volumenverteilungsspektrum besteht, ebenso eine Applikationsmethode (Bedingung des „Hochatmens“ des Inhalats, mit der Möglichkeit der Tröpfchensichtung mit Abscheidung der grobtropfigeren Anteile), die dafür sorgt, daß ein möglichst hoher Tröpfchenanteil tiefenwirksam wird.

Düsenaerosolerzeugung (Abb. 66). Das schon lange bekannte Grundprinzip der Düsenverneblung wird zur Aerosolerzeugung mit Preßluftverneblern benutzt. Transportable Kompressoren, Druckluftstahlflaschen und große Druckluftanlagen dienen als Energielieferanten. Für Tascheninhalatoren entsteht die Druckluft durch Zusammendrücken eines Gummiballons. Die unter Druck stehende Luft (bei Preßluftgeräten etwa 250 kPa) reißt aus einer Kapillare das flüssige Medium heraus. Der erzeugte Spray fließt an eine Prallwand, an der die großen Tropfen zerplatzen, die kleineren elastisch zurückgeschleudert als Aerosol sich in feinster Verteilung der entweichenden Luft beimischen. Die Nebeldichte ist wesentlich geringer als die bei der Ultraschallaerosolerzeugung. Die Teilchengröße kann aus Düsenart, -größe und Druck festgelegt werden, wobei das Aerosol der Düsenverneblung meist inhomogener ist als das Ultraschallaerosol.

Abb. 66 Düsenaerosolerzeugung

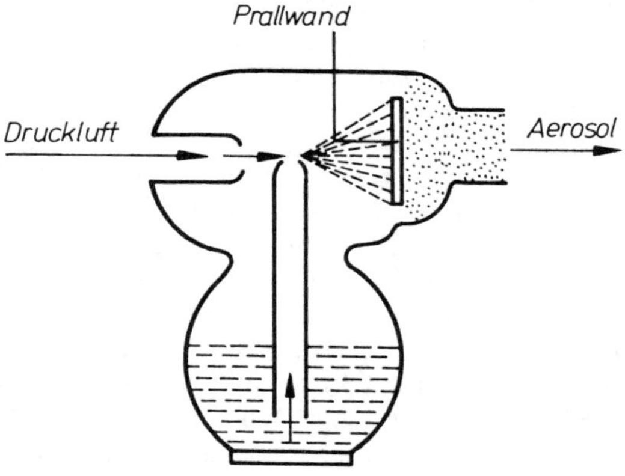

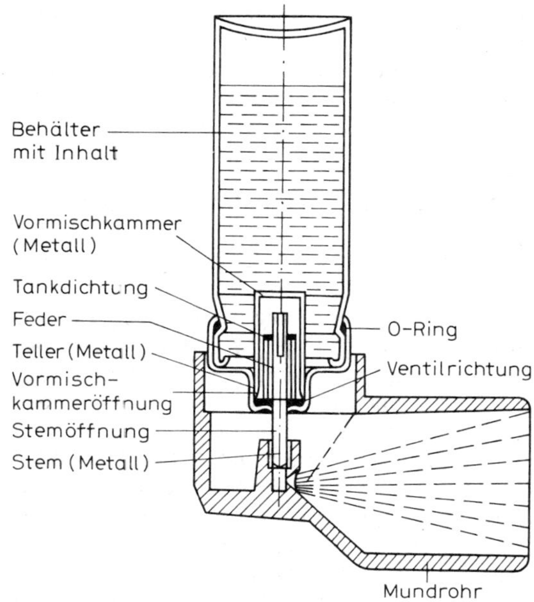

Abb. 67 Treibgasaerosolerzeugung

Treibgasaerosolerzeugung (Abb. 67). Bei der Treibgaszerstäubung benutzt man als Träger- bzw. Treibgas fluorierte Chlor-Kohlenwasserstoffe („Fri-dohna“, „Frigene“ u. a.) einzeln oder als Gemische. Sie lassen sich bei Raumtemperatur unter Druck (bis etwa 700 kPa) verflüssigen. Beim Entwickeln in normale atmosphärische Luft kommt es durch den Drucklabfall zum Verdampfen. Die 200- bis 300fache Volumenvergrößerung zerteilt dabei die in den Treibgasen (Trägergasen) gelösten bzw. suspendierten Substanzen so fein, daß sie in Luft schwebend als Nebel dem Atemstrom folgen und inhaliert werden können. Wegen der Unterbringung des Medikaments und des Treibgases in Aluminiumdosen spricht man auch von *Sprühdosenverfahren*. Da für medizinische Zwecke Ventile benutzt werden, die bei ihrer Betätigung eine ganz bestimmte Menge (eine Dosis des Medikaments pro Hub) freisetzen, ist auch die Bezeichnung *Dosieraerosol* üblich. Bei einer Überprüfung der Teilchengröße (Aludrindosieraerosol) lagen 99 % der Teilchen im Größenbereich unter 4 μm, so daß die meisten als Dosieraerosol verwendeten Medikamente (Broncholytika, Corticosteroide) ihren Zielort, das Tracheobronchialsystem, erreichen.

Trockenaerosol-, Pulveraerosolerzeugung. Dabei müssen die in feinster Pulverform vorliegenden Pharmaka, z. B. das Asthmaprophylaktikum Dinatrium cromoglicicum (Intal®) mit Hilfe eines kleinen Applikators (Turboinhalator, Spinhaler genannt) aus der Pulverkapsel freigesetzt und mit dem inspiratorischen Luftstrom in die Bronchien inhaliert werden. Eine richtige Inhalationstechnik ist für die Wirksamkeit von Bedeutung. Sie entspricht weitgehend der beim Dosieraerosol geschilderten. Die Prozedur wird wiederholt, bis die Kapsel entleert ist.

3.1.3. Wirkungen auf den Organismus

Die Wirkungen leiten sich in erster Linie aus den *pharmakologischen Wirkungen* der inhalierten Pharmaka ab. Dazu kommen, insbesondere bei Feuchtinhalaten, durch die zugeführte hohe Flüssigkeitsmenge *Spüleffekte* auf die damit erreichten Schleimhäute („Schleimhautwäsche"), die den Abtransport zähflüssiger, eingedickter Sekrete bewirken. Bei erwärmten Flüssigkeiten (Thermoaerosolen oder erwärmten Feuchtinhalaten) kommt noch der *Hyperämie-Effekt* hinzu. Entsprechend den zum Einsatz gelangenden Pharmaka sind die Hauptwirkungen:

Sekretolyse, Mukolyse. Anregung der Sekretmotorik mit dem Ziel der Verflüssigung, der Abtransportverbesserung, um letztlich den Reinigungsmechanismus des muko-ziliären Systems (Flimmerepithel der Schleimhäute) zu verbessern, zu entlasten. Dazu steht eine reiche Palette zur Auswahl: Solelösungen (1 bis 2%), andere Salzlösungen (Emser Salz), Bromhexin, N-Azetylzystein (Mucosolvin®), Netzmittel wie Tacholiquin® u. a.

Bronchospasmolyse. Lösung der verkrampften glatten Muskulatur in der Bronchialwand durch Spasmolytika. Die modernen Bronchospasmolytika (selektiv β_2-Rezeptoren stimulierend) verdienen wegen der geringen Herz-Kreislauf-Wirkung, wie z. B. das Terbutalinpräparat Arubendol® als Dosieraerosol den Vorrang vor Isoprenalin (Novodrin®) oder Orciprenalin (Alupent®).

Antiphlogistische Wirkung. Hemmung entzündlicher Schleimhautveränderungen durch Antiphlogistika, wie z. B. Kalziumpräparate, Pantothensäure (Panthenol®), ätherische Öle (Mischungen, wie Sanopin®) u. a. Ätherische Öle dürfen wegen ihrer Viskosität nicht mit Ultraschallgeräten vernebelt werden.

Bakterizide Wirkung. Bekämpfung bakterieller Schleimhautinfektionen durch Antibiotika, oft als Zusatzbehandlung oraler oder parenteraler Applikation, meist Nebacetin® (Neomycin), Gentamycin, Kanamycin.

Antimykotische Wirkung. Bekämpfung von Pilzen durch Antimykotika.

Antiallergische Wirkung. Insbesondere Corticoidpräparate, z. B. Beclomethasonpräparate, werden zur lokalen Therapie bei exogenem allergischem Asthma bronchiale eingesetzt.

Weitere Einzelheiten über Arzneimittel, die zur Aerosoltherapie benutzt werden, finden sich in den „Empfehlungen der Arbeitsgemeinschaft ‚Aerosole in der Medizin' der Gesellschaft für Bronchopneumologie und Tuberkulose der DDR, für die Durchführung der Aerosolbehandlung bei nichttuberkulösen Atemwegserkrankungen", abgedruckt in der Zeitschrift „Das deutsche Gesundheitswesen" 32 (1977) 1841–1843.

3.2. Anwendungsformen der Aerosoltherapie

Die Aerosoltherapie wird durchgeführt als Einzel- oder Gruppentherapie.

Zur *Einzelbehandlung* stehen je nach vorliegendem Behandlungsziel (Behandlung von Erkrankungen des oberen Atemtraktes oder Tiefeninhalation) verschiedene Gerätetypen zur Auswahl.

Für *Gruppenbehandlungen* in Form von Raumaerosol-Inhalationen werden im Gegensatz zur Einzelinhalation meist indifferentere Inhalate, wie Sole u. a. Heilwässer zu prophylaktischen, therapeutischen oder rehabilitativen Zwecken benutzt.

Einsatzorte der Aerosoltherapie sind:

- die *PALT* (Poliklinische Abteilungen, für Lungenkrankheiten und Tuberkulose), ambulante Behandlungseinrichtungen, die besonders auf die Diagnostik und Therapie chronisch unspezifischer broncho-pulmonaler Erkrankungen in Form der Dispensairebetreuung ausgerichtet sind,
- ambulante Physiotherapieabteilungen, Arztpraxen, Betriebssanitätsstellen, Schwesternstationen.

- Inhalationsabteilungen in stationären Einrichtungen des Gesundheitswesens.
- Kurorte, Sanatorien.
- Heimbehandlungen (besonders bei der Mukoviszidose).

3.2.1. Ultraschallgeräte zur Einzelinhalation

Einzelinhalationsgerät „TuR“ USI 50 (Abb. 68). Weiterentwicklung/Nachfolgegerät des „TuR“ USI 3. Arbeitsfrequenz: 2,64 MHz ± 5%, Verneblungsleistung 0 bis 4 ml/min, kontinuierlich regelbar, Luftstrom 2...20 l/min in 6 Stufen regelbar, Tröpfchendurchmesser 0,6–4 μm, volltransistoriert, Schutzklasse I, Bleititanatzirkonat (Piezolan L)-Schwinger.
Elektronisch gesteuerter Nachlauf aus graduierten Medikamentenbehältern (250, 50, 20 ml), Anschlußmöglichkeit für $^1/_2$ und 1 l Infusionsflaschen, Möglichkeit der Inhalation kleiner (5–10 ml) Mengen durch Ausschaltung des Nachlaufs durch direkte Einbringung des Medikamentes in den Medikamentenbehälter des Gerätes.
Atemhilfe mittels Ventilator für Atembehinderte, Möglichkeit der wahlweisen Verordnung von Thermoaerosolen von 33 °C ± 5 °C durch Erwärmung des Koppelwassers mit einer Heizspirale, die das Koppelwasser erwärmt.

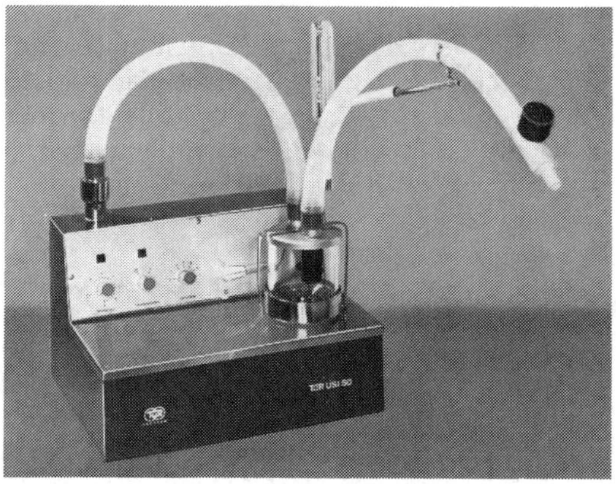

Abb. 68 Einzelaerosolinhalationsgerät „TuR“ USI 50 (Werkfoto)

Abb. 69 Kleinaerosolgerät „TuR“ USI 70 (Werkfoto)

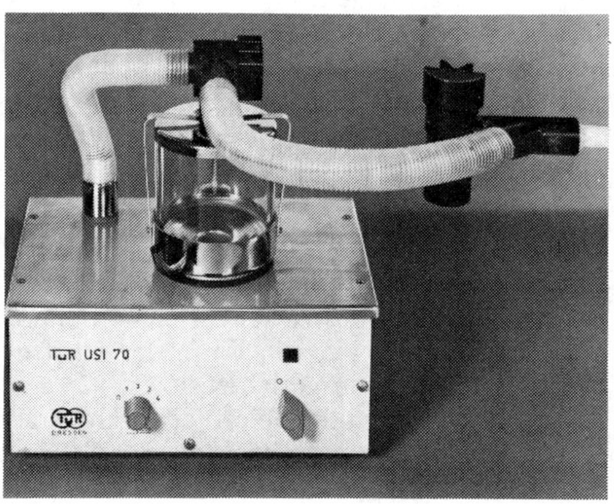

Kleinaerosolgerät „TuR“ USI 70 (Abb. 69). Ultraschall-Einzelinhalationsgerät, einfachere Konstruktion als USI 50, billiger ohne Nachlaufeinrichtung. Arbeitsfrequenz, Volltransistorierung wie bei USI 50. Verneblungsleistung 0...0,25 ml/min. Gewicht 5 kg. Einsatzmöglichkeiten besonders auch zur Heimbehandlung (Leihgeräte) zur Therapie der Mukoviszidose, bei Bronchiektasen, chronisch-rezidivierenden hypersekretorischen Bronchitiden. Damit mehrmalige tägliche Behandlung mit Mucolytika oder Broncholytika, Antibiotika, Panthenol möglich.

3.2.2. Ultraschallgeräte zur Rauminhalation

Stationäre Einrichtung „TuR“ USI 60 (Abb. 70). Besteht aus 3 Aerosolgeneratoren des Typs „TuR“ USI 50, die auch als Einzelinhalationsgeräte getrennt eingesetzt werden können. Unterbringung im Nebenraum des Inhalationsraumes (60 m^3), darüber eine Spezialabsaugvorrichtung (Zusatzgerät USI Z 60), die das Aerosol der 3 Geräte mittels einer kurzen Rohrleitung in den Inhalationsraum zur Gruppentherapie leitet. Verneblungsleistung: 12 ml/min, Vorratsbehälter Inhalt von 3mal 1 l Infusionsflaschen (Heilwässer, Sole).

3.2.3. Düsenaerosolgeräte zur Einzelinhalation

Aerosolgerät 450. VEB MLW Dentalfabrik Treffurt, Betriebsteil Erfurt. Das nach dem Prinzip der Preßluftdüsenverneblung arbei-

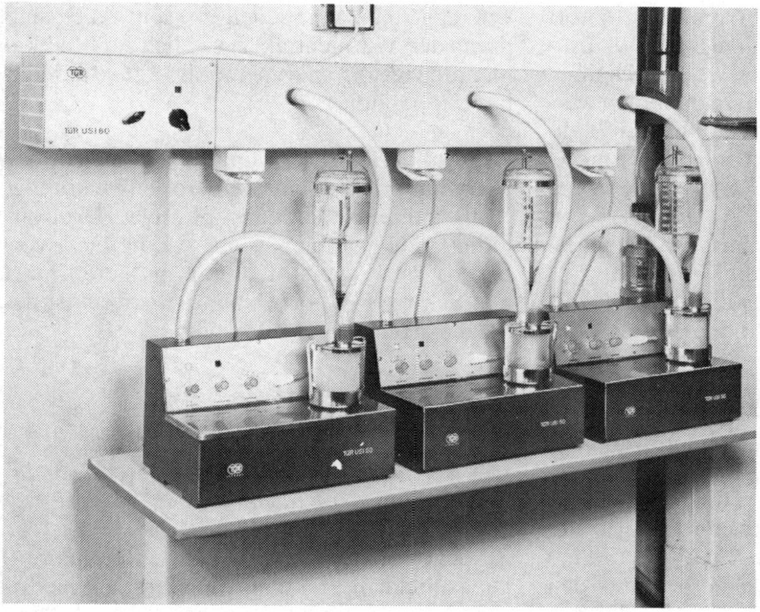

Abb. 70 Stationäre Einrichtung „TuR“ USI 60 (Werkfoto)

tende Gerät besteht aus dem Verneblerteil einschließlich Düse und einem Druckschlauch, der die Verbindung zu einem tragbaren kleinen Kompressor herstellt, der eine ölfreie Luft mit einem konstanten Druck von etwa 250 kPa liefert. Verneblerleistung 12 ml/min.
Medikamentenbehälter: 10 ml Fassungsvermögen. Tröpfchengrößenspektrum nach Angaben des Herstellers: 93 % 3 µm ∅ oder weniger, 99 % < 5 µm, mittlerer Durchmesser bei 0,8 µm. Die Nebeldichte ist etwa 10mal geringer als bei US-Generatorenaerosolen. Ölige Lösungen können im Gegensatz zu US-Geräten vernebelt werden. Der arbeitende Kompressor verursacht Lärm.

Aerosolvernebler 452. Gleicher Hersteller, wie Gerät 450, aber ohne tragbaren Kompressor, Anschluß an stationäre Druckluftverdichtungsanlagen (etwa 250 kPa) verschiedener Größen oder an Preßluftflaschen.

Tascheninhalatoren. Düsenverneblungsgeräte zur Asthmabehandlung, Luftstromerzeugung durch Zusammendrücken eines Gummiballes am Verneblerteil.
Vademecum Inhalator, VEB Medizinische Geräte Karl-Marx-Stadt: Die Lage der Düse zur Austrittsöffnung ist in 3 verschiedene Stufen veränderbar, so daß fein-, mittel- und grobtropfige Nebel erzeugt werden können. Für die Feineinstellung werden Mittelwerte des Tröpfchendurchmessers von 2 µm angegeben, für Grobeinstellung bis > 15 µm. Relativ große Verteilungsspektra sprechen für eine geringe Homogenität des Nebels.
Nascondo Inhalator der gleichen Firma in 3facher Ausfertigung: Modell A (rote Markierung) zur Feinverneblung öliger, glycerolhaltiger Medikamente, Modell B (blaue Markierung) für wäßrige Lösungen, großtropfiges Spektrum, Modell C (weiße Markierung) für Asthmainhalate, Tröpfchengrößen ∅ überwiegend 3–10 µm.

3.2.4. Dosieraerosol-, Sprühdosen-, Sprayverfahren

Prinzip der Treibgasaerosolerzeugung s. vorher.

Hersteller VEB *Ankerwerk Rudolstadt*:
- Novodrin Spray (Bronchospasmolytikum: Isoprenalin)
- Arubendol Dosieraerosol (Terbutalin).

Importpräparate
- *Alupent Dosieraerosol®* (Orciprenalin)
- Beclomethason-Dipropionat (Viarox® u. a.).

Dosieraerosole sind handlich, praktisch, sofort verfügbar, machen unabhängig vom Aufsuchen von Behandlungsstellen. Als Taschengeräte können sie überall mit hingenommen werden. Sie sind hygienisch. Ein Mißbrauch, d. h. zu häufige Anwendung von Bronchospasmolytika, wie z. B. „Novodrin-Spray"®, kann gefährlich werden.
Die Geräte sind nur für Pharmaka geeignet, bei denen die *therapeutische Dosis mit 1–3 Atemzügen* pro Einzelbehandlung erzielt werden kann, nicht zur „konditionierenden" Behandlung mit „Heilwässern" oder anderen nicht stark wirkenden (z. B. Solelösungen) Inhalten.
Verabreichungsprobleme entstehen, wenn der Patient nicht gelernt hat, mit dem Gerät richtig umzugehen. Nach Abnahme der Kappe, evtl. kurz schütteln (s. Gebrauchsanweisung), tief ausatmen, Mundstück zwischen die Zähne nehmen, Lippen darum schließen, auf den Boden der Sprühdose drücken, im gleichen Moment durch den Mund langsam (möglichst 3 s) einatmen. In maximaler Inspirationslage den Atem 5–10 s anhalten (günstig für die Teilchenablagerung). Rasches Einatmen führt zur Deposition in den oberen Luftwegen. Die genannte Prozedur ist, wenn so verordnet, evtl. noch einmal (selten insgesamt 3×) zu wiederholen. Eine Kontrolle der Inhalationstechnik des Patienten ist dringend anzuraten.

3.2.5. Spinhaler, Turboinhalator, Pulverzerstäuber

Die Zerstäubung fester Substanzen in Pulverform (Stäube), wie beim Asthmaprophylaktikum Dinatrium cromoglicicum (Intal®, Lomudal®, Import). Ein kleiner mit dem Luftstrom angetriebener Propeller (Turboinhalator) zerstäubt das feine Pulver des Medikaments (Aerosole mit festen Substanzen als Dispersum werden als Rauch, Staub bezeichnet) und bringt es bei Einatmung in die Bronchien.

3.2.6. Kombinationsmöglichkeiten für die apparative Aerosoltherapie

Thermoaerosole (s. USI 50). Durch Anwärmung des bei der Düsen- und US-Verneblung kühlen Aerosols 32–37 °C können eventuell dadurch auftretende Reizzustände bei Kaltunverträglichkeit vermieden werden. Auch sind durch den Wärmeeffekt zusätzlich zur Medikamentenwirkung therapeutische Effekte denkbar (Hyperämie).

Aerosoltherapie kombiniert mit assistierter Beatmung (passiver Überdruckbeatmung, IPPB = intermittierende positive Druckatmung). Sie vermindert die Atemarbeit, verbessert die Sauerstoffzufuhr und erleichtert den Sektrettransport. Hauptindikation ist dabei die mechanische Atemhilfe.

3.3. Behandlungstechnik

Die Bedienung der Geräte ist durch *gründliches Studium der Bedienungsanleitung* zu erlernen.
Zu dichter Nebel kann zu Hustenreiz führen. Die Nebeldichte ist dann am Gerät auf niedrigere Nebelleistung zu regulieren. Auch kann eine evtl. vorherige Verordnung von Codein den Reizhusten verhüten.

3.3.1. Atemtechnik

Eine optimale Atemtechnik ist für die inhalative Aerosoltherapie von großer Bedeutung. Der Behandler sollte es deshalb nicht versäumen, den *Patienten vor Beginn* der Inhalationstherapie zu *informieren.* Aufgeregte Patienten sind zu beruhigen. Der Patient sitzt in aufrechter Haltung mit entspanntem Schultergürtel in richtiger Sitzhöhe, der Atemschlauch verläuft zum Mund leicht ansteigend. Die Einatmung ist etwas tiefer als normal. Nach einer kurzen Atempause (sie bewirkt eine bessere Deposition der Teilchen in den Luftwegen) wird tief ausgeatmet. Bei der Mundstückatmung wird die Nasenatmung durch Anlegen einer Nasenklemme verhindert. Ausatmung wie Einatmung erfolgen durch das Mundstück. Bei Nasen- bzw. Nasennebenhöhlen-Erkrankungen erfolgt die Atmung durch die Nase unter Benutzung einer *Nasenolive* (VEB Industrie-Porzellan Elgersburg). *Atemmasken* sind wegen ihrer vermehrten Aerosoldeposition im Nasen-Rachen-Abschnitt wenig geeignet, bei Kleinkindern aber eventuell nützlich (2 Größen mit aufblasbarem Gummiwulst, Typ 410 12 G 20 über Versorgungskontor für Pharmazie- und Medizintechnik Leipzig).

Haubeninhalation aus Piacryl (PGH Haustechnik Dresden) kommt im Kindesalter als Applikationsform in Frage.

3.3.2. Wartung und Pflege von Ultraschall-Einzelinhalationsgeräten

Die Geräte bedürfen besonders hinsichtlich ihrer Verschleißteile *regelmäßiger Kontrollen*. *Membrandefekte* (kleine Löcher) oder lockerer Membranring sind folgenschwer, da Medikamente in das Koppelwasser eindringen und, wenn sie, wie z. B. Mucosolvin®, aggressiv sind, den Schwinger zerstören können. Auch kann das Koppelwasser bakteriell verseucht werden. Die Membran darf nicht fettig sein, es dürfen sich ebensowenig wie auf dem Schwinger Luftblasen ansetzen. Ist das Koppelwasser verdampft, muß es mit Aqua dest. wieder aufgefüllt werden. Das gute Arbeiten der (Glimmerscheiben-)*Ventile* ist zu überprüfen. *Medikamentenschläuche* sind, wenn sie unelastisch geworden sind, auszuwechseln. Der *Luftausgleichsschlauch* zwischen Elektroden und Aerosolgefäß ist einzusetzen. Bei Auslauf des Lüfters, z. B. durch Verklemmung, kann es zu Überhitzung und Brandgefahr kommen. Geräte mit *mangelhaften Verneblerleistungen* sind zu reparieren und nicht weiter im Betrieb zu benutzen.
Technische Dienste für den der Einrichtung nächstgelegenen Ort vermitteln die 3 Betriebsstätten des VEB „TuR“ in Berlin, Dresden und Leipzig, die auch für Geräteneu-, -ersatzbestellung und Materialbeschaffung zuständig sind.

3.3.3. Reinigung und Desinfektion der Geräte

Nach der Behandlung sind das Medikamentengefäß und das Medikamentennachlaufsystem sowie der Verneblerteil mit Wasser gründlich zu reinigen, insbesondere wenn andere Medikamente zur Anwendung gelangen sollen. Mundstück (sofern nicht mit Pappemundstükken gearbeitet wird, die verworfen werden), Ausatemventil und Atemschlauch sind nach jeder Behandlung *auszuwechseln* und zu *desinfizieren*. Als Desinfektionsmittel kommt z. B. Peressigsäure 0,5 % (Wolfasteril®) in Frage.
Am Ende jedes Behandlungstages bedarf das gesamte Gerät einer *Abschlußdesinfektion* durch Verneblung von 10 ml 0,5 % Peressigsäure, 20 min lang, oder einer 10 % Wasserstoffperoxidlösung, die sich durch rasche Umwandlung in H_2O und O_2 ohne wesentliche Rückstände verflüchtigt.
Die Aufstellung eines detaillierten *Reinigungs- und Desinfektionsplans* für jede Inhalationseinrichtung zur Einhaltung der notwendigen hygienischen Maßnahmen ist von großer Bedeutung. Sie betreffen neben Gerät und Zubehör auch die Aufbewahrung der Medikamentenlösungen und den Inhalationsraum.
Die *Gefahr der Kontamination* (bakteriellen Verseuchung) für Patienten und Behandler ist ein echtes Problem geworden, insbesondere, da sich auf den Atemwegen der Patienten gefährliche *Problemkeime*, wie z. B. Pseudomonas aeruginosa und andere Hospitalisationskeime befinden, die bei mangelhafter Hygiene übertragen werden und zu folgenschweren Erkrankungen führen können.
Regelmäßige *Hygienekontrollen* zur Fahndung nach Erregern sind von Wert und werden meist zu selten veranlaßt.

3.4. Indikationen und Kontraindikationen der Aerosoltherapie

Indikationen

(Entsprechend der schon erwähnten Empfehlung der Arbeitsgemeinschaft „Aerosole in der Medizin“)!

- Chronische Erkrankungen der Atemwege mit und ohne Lungenemphysem
- Bronchialasthma
- Deformierende Bronchitis, Bronchiektasen
- Mykosen der Lungen und Bronchien
- Mukoviszidose
- prä- und postoperative Schleimhautrehabilitation, Tracheotomien, Atelektasen post operationem
- Schleimhautprophylaxe Staubgefährdeter
- (Akute), subakute, chronische Nasen-, Rachen-, Kehlkopf-, Tracheal-, Bronchialerkrankungen.

Kontraindikationen

- Status asthmaticus
- Lungenödem

- irreversibles Lungenemphysem ohne Bronchitis
- Atemnotzustände durch Herz-Kreislauf-Insuffizienz
- massives Lungenbluten
- ungeklärte Atemnotzustände.

3.5. Fehler, Gefahren und ihre Verhütung in der Aerosoltherapie

3.5.1. Gefahren von seiten der Medikamente

Da zur Einzelinhalation auch differente Arzneimittel zur Anwendung gelangen (s. 3.1.3.), muß der Behandler Kenntnisse über deren Wirkungen, Nebenwirkungen und Gefahren bei Überdosierung besitzen.
Bronchospasmolytika der Katecholamingruppe, wie Novodrin® (Isoprenalin) und Alupent® (Orciprenalin), die Tachykardie, Unruhe, Tremor, Blutdruckabfall mit Kollaps, Schweißausbruch, aber auch Arrhythmien, in schweren Fällen bis zu tödlichen Herzzwischenfällen (Mißbrauch von Novodrin-(Spray) Dosieraerosol) hervorrufen. Bei Zwischenfällen ist der Patient sofort vom Gerät zu entfernen. In leichten Fällen genügt Flachlagerung, Lüften, Beruhigen, in schweren Fällen ist der Arzt zu verständigen.
Bei Antibiotikaverneblung können *durch Allergien schwere Schockzustände* eintreten, bei denen sofortige ärztliche Hilfe nötig ist. Das galt besonders für *Penicillin*, das deshalb heute als *kontraindiziert* gilt. Allergisierungen können sowohl Patienten als auch Behandler betreffen.
Reizwirkungen durch Medikamente, besonders wenn in zu hoher Konzentration verabreicht, können zum Behandlungsabbruch führen. Es ist allerdings zu klären, ob vielleicht der Kühleffekt des Aerosols (Verhinderung durch Thermoaerosole) oder die falsche Atemtechnik zu Reizwirkungen führten oder eine zu hohe Nebeldichte (Hustenreiz).

3.5.2. Gefahren von seiten des Gerätes

Sie drohen bei *defekten Geräten* und wenn versäumt wurde, technische Überprüfung oder sicherheitstechnische Belehrungen durchzuführen. *Brandgefahr* besteht bei Einklemmung am Lüfter. Wasser darf nicht in das Innere des Verneblerteils des Gerätes gelangen, weil dadurch das elektrische Aggregat beschädigt werden kann und auch *Elektrounfallgefahr* besteht. Auf Membrandefekte ist zu achten. Mangelhafte Leistungsabgabe des Gerätes wird durch gealterte oder defekte Schwinger verursacht. Dosier-(Treibgas-)Aerosolsprühdosen dürfen nicht in der Nähe der Heizung aufbewahrt werden (Explosionsgefahr). Inhalationsräume sind Feuchträume, sie bedürfen deshalb *spezieller Elektroinstallation.*
Neben hygienischen Maßnahmen ist bei Ultraschall- und Düsengeräten auch die *Einhaltung sicherheitstechnischer Maßnahmen* zu gewährleisten. Die Inhalationsgeräte dürfen nur an Schutzkontakt-(Schuko)Steckdosen angeschlossen werden. Wie bei allen elektrischen Geräten besteht alle 6 Monate eine technische Überprüfungspflicht durch einen Dienstleistungsbetrieb für Elektrogeräte-Reparaturen (mit staatlicher Berechtigung). Verträge für Leihgeräte müssen einen entsprechenden Hinweis über diese notwendige Maßnahme enthalten. Die Geräte müssen darüber hinaus ständig auf Fehler kontrolliert und sorgfältig gewartet werden.

3.5.3. Gefahren durch mangelhafte Hygiene

Durch die Aerosol-Inhalationstherapie besteht für Patienten, Behandler und Räumlichkeiten die Gefahr der bakteriellen Verseuchung (Kontamination). Hygienische Maßnahmen zur Verhütung einer Ansteckung mit z. T. schwer beeinflußbaren Keimen, sog. Problemkeimen, sind deshalb zwingend notwendig. Die *laufenden* notwendigen *Desinfektionsmaßnahmen* betreffen Inhalationsgeräte, Zubehör, benutzte Medikamentenlösungen und Heilwässer, Mobiliar, Inhalationsräume.
Eine *Hygieneordnung*, die im Detail alle täglich durchzuführenden Maßnahmen zeitlich fixiert und die dafür Verantwortlichen benennt, ist notwendig, damit keine Versäumnisse auftreten. Empfehlungen dazu sind 1979 von der Arbeitsgruppe Aerosole der Gesellschaft für Bronchopulmologie und Tuberkulose der DDR aufgestellt worden. Laufende Belehrung über die exakte lückenlose Durchführung ist nicht nur für das Personal der sta-

tionären oder ambulanten Inhalationseinrichtung erforderlich, sondern auch für den Personenkreis, der für die Bedienung von Leihgeräten zur Heimbehandlung (USI 70) verantwortlich ist.

3.5.4. Gefahren durch falsche Atem- und Applikationstechnik

Zu rasche, forcierte Atmung führt zu Hyperventilationsbeschwerden wie Unwohlsein und tetanischem Anfall.
Die *aufgeregten Patienten* sind zu *beruhigen* und zu langsamer Atmung anzuhalten.
Fehler können durch falsche Bedienungen von Dosieraerosolen entstehen: Ventilöffnung vor Einatmungsbeginn, ungenügende Lippenabdichtung am Mundstück, Sprühen gegen Lippen, Zähne, nach dem Sprühstoß rasches Ausatmen, statt einer Pause u. a.

Aufgaben

1. Erläutern Sie die physikalischen Unterschiede zwischen Trockennebel (Aerosol) und Feuchtnebel (Spray)! Wie wirkt sich das auf den therapeutischen Einsatz aus?
2. Warum ist nicht nur das Verteilungsspektrum der Durchmessergrößen der Flüssigkeitsteilchen eines Aerosols von Bedeutung, sondern auch das Volumenverteilungsspektrum?
3. Welche Methoden gibt es zur Aerosol-(Trockennebel-)Erzeugung? Versuchen Sie, Vorteile und Nachteile dieser Methoden gegeneinander abzuschätzen!
4. Begründen Sie, warum die Aerosoltherapie bei chronisch unspezifischen broncho-pulmonalen Erkrankungen eingesetzt wird!
5. Warum sind Reinigungs- und Desinfektionsmaßnahmen bei der Aerosolinhalationstherapie von großer Bedeutung?

4. Phototherapie

4.1. Einführung

> Phototherapie ist die Anwendung nicht ionisierender elektromagnetischer Strahlen im Wellenlängenbereich 1 nm bis 200 nm (Nanometer = 10^{-9} m) zur Prophylaxe, Therapie und Rehabilitation.

Die zur Anwendung kommenden Wellenlängen umfassen 3 Bereiche. Der Bereich der längeren Wellenlängen grenzt an den Hochfrequenzbereich (Mikrowellentherapie), der der kürzeren Wellenlängen an den der Röntgenstrahlen an.

- *Infrarot:* 1 nm–760 nm, langwelliges > 1400 nm, kurzwelliges < 1400 nm
- *Sichtbares Licht:* 760–400 nm (rot, gelb, grün, blau, violett)
- *Ultraviolett:* 400–200 nm
  UVA: 400–320 (langwelliges UV)
  UVB: 320–290, UVC: 290–200 nm.

Die Phototherapie (Lichtbehandlung) kann mit *künstlichen* Lichtquellen (Strahlern) oder mit *natürlichem* Licht als *Helio-(Sonnen-)Therapie* durchgeführt werden. Das Sonnenlichtspektrum, das die Erde erreicht, erstreckt sich vom langwelligen Infrarot bis zum Ultraviolett, das UVC wird durch das Ozon der Atmosphäre zurückgehalten.

4.1.1. Historischer Überblick

Antike: Die Heliotherapie ist uralt. Schon die Assyrer, Ägypter, Griechen, Römer und die Germanen kannten die Heilwirkung des Sonnenlichtes.

1690: Huygens begründete die Wellentheorie des Lichtes.

1704: Newton begründet die Korpuskulartheorie (Lichtquellen schleudern winzige kleine Lichtteilchen aus).

1800: Herschel entdeckt das Infrarot (Wärmestrahlung).

1802: Ritter entdeckt die Ultraviolettstrahlen.

1862: Maxwell erkennt, daß Licht ein elektromagnetischer Wellenvorgang ist.

1855: Richli, ein Schweizer Naturarzt, begründet die erste Heilstätte für Lichtbehandlung.

1893: Finsen, ein dänischer Arzt, Nobelpreisträger, ist der eigentliche Begründer der modernen Lichtbehandlung mit künstlichen Strahlern:
Kohlenbogenlampe zur Behandlung der Hauttuberkulose mit Ultraviolettlicht.
Planck und Einstein begründen die Quantentheorie des Lichts, wonach Licht aus Photonen und Lichtquanten besteht.

1902: Bernhard und Rollier (1904) begründen in der Schweiz Helioklimakurorte zur Behandlung der Knochen- und Gelenktuberkulose.

1911: Bach und Nagelschmidt entwickeln eine Quarzquecksilberlampe und nennen sie „künstliche Höhensonne“, die von der Firma Heraeus in Hanau produziert wird.

1919: Huldschinski, ein Berliner Kinderarzt, weist die Heilwirkung der Quecksilberdampflampe („Höhensonne“) bei der Rachitis nach.

1974: Parrish trägt den Ausdruck Photochemotherapie und entwickelt die orale Photosensibilisierung mit Psoralen, die zusammen mit UV-A zu einer erfolgreichen neuen Behandlung der Schuppenflechte (Psoriasis) führte.

4.1.2. Reizfaktoren und Reizgrößen

Der Reizfaktor der Lichttherapie sind die *Lichtquanten (Photonen)* des Lichtes, die unter 3 Voraussetzungen eine Wirkung entfalten:

Eindringen (Penetration) bis in die Haut (lebende Zellen und Gewebe). Die Lichttherapie ist durch eine sehr geringe Penetrationstiefe gekennzeichnet; kein Teil der als Licht bezeichneten elektromagnetischen Wellen erreicht eine Halbwertstiefe von 1 mm. Trotzdem der Hauptwirkungsort die Haut ist, besteht die Möglichkeit weitreichender Folgereaktionen und Allgemeinreaktionen.
Absorption der Lichtquanten an den erreichten Zellen. Durch Reflexion und Streuung entstehen erhebliche Lichtverluste in Abhängigkeit von der Beschaffenheit der Hautoberfläche und ihrem Pigmentgehalt (Bräune). Nur die zur Absorption kommenden Lichtquanten können wirksam werden.
Größe der Quantenenergie. Nur bei Vorliegen einer genügend großen Quantenenergie sind Wirkungen überhaupt zu erwarten. Die Energie des Lichtquants ist um so größer, je kleiner die Wellenlänge. Deshalb haben Infrarot- und Ultraviolett-Strahlen eine unterschiedliche biologische Wirkung: Die langwelligen **Infrarotstrahlen** führen infolge ihrer geringen Lichtquantenenergie nur zu einer *Wärmewirkung* (Thermotherapie). Die an Quantenenergie wesentlich reicheren kurzwelligen **Ultraviolettstrahlen** dagegen sind in der Lage, *photochemische Wirkungen* an den Zellen (Zellkörper, Zellkern) hervorzubringen, die neben direkten *Lokalwirkungen* an der Haut auch pharmakologische *Allgemeinwirkungen* durch die in der Haut erzeugten photochemischen Substanzen im Organismus herbeiführen (z. B. Vitamin D_3 bei der Heilung der Rachitis). Der Einsatz von *Photosensibilisatoren* (z. B. Psoralen, s. 4.1.1.) überträgt die Strahlenenergie auf die Substrate, die in Zellkern, -körper und Zellmembran gelegen sind. In den Zellen wird Ultraviolettlicht im wesentlichen von den Nucleinsäuren (DNA und RNA) absorbiert (Wirkungsspektrum zwischen 250 und 270 nm) und von Proteinen (Hauptabsorption unterhalb 245 nm und 310 nm, Nebenmaxima 280 nm). Auf der molekularbiologischen Basis der Lichttherapie sind trotz vieler Fortschritte noch zahlreiche Probleme offen.

4.1.3. Wirkungen auf den Organismus
4.1.3.1. Infrarotlichtwirkungen (IR)

Wie bereits dargelegt, werden die relativ energiearmen Lichtquanten des Infrarots am Ort der Absorption im Gewebe in Wärme umgesetzt. Je nach der Höhe der absorbierten Lichtquanten und der Bestrahlungsdauer steigt die Hauttemperatur an und führt in wenigen Minuten zu einem *Wärmeerythem*, das nach Beendigung der Bestrahlung u. U. noch Stunden bestehen bleiben kann. Zu häufige, intensive IR-Bestrahlungen können eventuell nicht erwünschte *fleckige Pigmentierungen* hinterlassen. Der Vorteil des Thermotherapieverfahrens der Infrarotbehandlung gegenüber anderen Oberflächenthermotherapieverfahren ist der, daß der behandelte Körperteil durch die Distanzbestrahlung *nicht direkt mit dem Wärmeträger in Berührung* kommt.
Langwelliges ($\lambda > 1400$ nm) IR, das von sog. Dunkelstrahlern (s. 4.2.1.) erzeugt wird, hat eine sehr geringe Eindringtiefe. Es wird deshalb schon in den obersten Hautschichten, wo die Thermorezeptoren liegen, in Wärme umgesetzt. Das kann schneller zu unerwünschten *Hitzebelästigungen* führen, als das von Hellstrahlern (s. 4.2.1.) erzeugte kurzwellige ($\lambda > 1400$ nm) IR. Neben lokalen Wärmewirkungen werden *konsensuelle Fernwirkungen* besonders der kontralateralen Gliedmaßen und auch *segmentale Beeinflussungen* erkrankter innerer Organe über HEAD-Zonen benutzt. Die *Hauptwirkungen der Wärme*, die therapeutisch genutzt werden, decken sich mit denen anderer Thermotherapieverfahren. Es sind:

- Durchblutungsförderung, Schmerzlinderung, Muskelrelaxation, Resorptionsförderung
- bei Ganzbestrahlung Hyperthermie, Steigerung der Schweißabsonderung und daraus resultierende günstige Effekte.

4.1.3.2. Blaulichtwirkungen (Chromotherapie)

Mit künstlichen Strahlern im Bereich des sichtbaren Lichtes wird derzeit die Blaulichttherapie im Wellenlängenbereich 420 bis 480 nm beim *Ikterus* (Gelbsucht) *der Neu- und Frühgeborenen* zu therapeutischen und prophylakti-

schen Zwecken genutzt. Durch einen photochemischen Prozeß der Blaulichtstrahlen (Oxydation) erfolgt eine Umwandlung des erhöhten Bilirubins in wasserlösliche, untoxische und unabhängig von der Glucuronidierung ausscheidungsfähige Substanzen und damit ein Rückgang der gefährlichen Hyperbilirubinämie.
Zur Prophylaxe werden Kinder mit niedrigem Geburtsgewicht (unter 2 kg) in den ersten 24 bis 48 h bestrahlt. Zur Therapie kommt Blaulicht zum Einsatz bei Kindern mit einem Geburtsgewicht von über 2 kg bis 2,5 kg, wenn Serumbilirubinkonzentrationen über 310 μmol/l bestehen, und bei Kindern mit einem Geburtsgewicht über 2,5 kg, wenn die Serumbilirubinwerte 220 μmol/l betragen.

4.1.3.3. Ultraviolettlichtwirkungen (UV)

Die an Lichtquanten reichen UV-Strahlen bewirken photochemische Reaktionen (s. 4.1.2.), die ihrerseits wesentliche Wirkungen auf den Organismus ausüben:

UV-Erythembildung an der Haut. Diese entzündliche Erythemreaktion (Lichtentzündung), besonders durch UV-B ($\lambda = 297$ nm), in geringerem Maße durch UV-C ($\lambda = 250$ nm) hervorgerufen, beruht auf dem Freiwerden histaminähnlicher Substanzen, die eine hyperämisierende Wirkung ausüben. Nach einer Latenzzeit erreicht das UV-Erythem seine stärkste Ausprägung nach 8 bis 24 h und hält einige Tage an. Anschließend geht es in *Bräunung* (Pigmentierung) über, die bei stärkeren Graden von einer Schuppung begleitet wird. Durch eine gesteigerte Zellneubildung in der Oberhaut mit beschleunigter Verhornung derselben kommt es zur Bildung einer sog. *„Lichtschwiele"*, die zusammen mit der Pigmentierung schnell zu einer *Unempfindlichkeit* (Adaptation) gegen weitere UV-Bestrahlung führt und Lichtschäden vorbeugt.

Pigmentation. Durch UV-A entsteht ein Direkt-(Primär-)Pigment. 48 h nach einem UV-Erythem entsteht ein Sekundärpigment (Tyrosin → Melanin), das nach 8–10 Tagen abblaßt.

Vitamin D_3. Durch UV-C und UV-B (Maxima bei 270 nm bis 280 nm) entsteht durch die photochemische Reaktion aus 7-Dehydrocholesterol Vitamin D_3, das eine antirachitische Wirkung ausübt.

Aktivierung von Fermentsystemen. Besonders des Redoxsystems der Sulfhydrilkörper, Freisetzung von Histamin und Serotonin, Bildung antigener Strukturen, die das Immunsystem und damit die Abwehrkräfte des Organismus aktivieren.

Denaturierung von Zelleiweiß (besonders Zellkerneiweiß). Besonders der Wellenbereich 280 nm bis 252 nm (Maximum bei 253,7), der von Quecksilberniederdruckstrahlern (HNU-6) entwickelt wird, hat eine abtötende Wirkung auf Bakterien.

Wirkungen auf das Zentralnervensystem und das vegetative NS.
Durch UV-Bestrahlung werden bei günstiger Dosierung euphorisierende Wirkungen auf die Psyche und Änderungen der Funktion der sympathischen und parasympathischen Abschnitte des vegetativen Nervensystems beschrieben. Eine einmalige Bestrahlung mit schwacher Erythemdosis stimuliert die Aktivität des Sympathikus, während größere Dosen sie unterdrücken. Eng damit verknüpft ist der Einfluß der UV-Strahlung auf die Funktion des Hypothalamus-Hypophysen-Nebennieren-Systems.

4.1.3.4. Sonnenlichtwirkungen (Heliotherapie)

Sonnenlichtwirkungen können besonders durch den Ultraviolettanteil hervorgerufen (s. 4.1.3.3.) werden. Die Einteilung erfolgt in Kurz- und Langzeitwirkungen.

Kurzzeitwirkungen. Das *Sonnenerythem* (Lichterythem) ist eine mit ca. 8–12 h Latenz auftretende Hautrötung. Bei starker Exposition wird es als *„Sonnenbrand"* (Verbrennung verschiedenen Grades) bezeichnet und geht mit Schmerzen, Ödem, Blasenbildung und anderen Veränderungen an der Haut, Unwohlsein, Fieber sowie weiteren Allgemeinsymptomen einher. Die maximale Reaktion tritt ca. 24–48 h nach Bestrahlung auf und klingt in 3–5 Tagen ab.
Wärmewirkungen durch Infrarotstrahlen füh-

ren zu Temperatursteigerung, Schwitzen und in der Folge zu Überwärmung und „Hitzschlag" (Hitzekollaps).
Antirachitische Wirkung s. 4.1.3.3.
Die *Bräunung* (Pigmentierung) tritt als Sofortbräunung durch UVA in 1–4 Stunden auf, als verspätete Hyperpigmentierung (klassische Sonnenbräune) durch gesteigerte Melaninproduktion erst in einigen Tagen. Bei weiterer Exposition schreitet sie in Wochen fort. Die sog. Lichtschwiele, eine epidermale Hyperplasie, eine Hautverdickung, tritt im Verlauf von Monaten auf und wirkt wie die Pigmentierung photoprotektiv als Lichtschutz.
Auch auf die Haut gebrachte Medikamente, wie Steinkohlenteer, und bestimmte Kosmetika (Parfüme, Seifen, Hautcremes, ätherische Öle) können zu solchen Reaktionen führen.

Langzeitwirkungen. Durch Monate und Jahre anhaltende Sonnenwirkung verlieren die Haut und die Bindegewebe der oberen Epidermisschichten ihre Elastizität (Elastose). Die *Haut altert* vorzeitig, wird faltig, runzelig, atrophisch, mit Warzen, Verhornungen und Gefäßerweiterungen (Teleangiektasien) bedeckt. Diese Erscheinungen werden auch unter Bezeichnungen wie Seemanns-, Landmanns- oder *Lichthaut* zusammengefaßt.
Durch Sonnenbestrahlung hervorgerufene Verhornungen der Haut (Keratosen) können als Präkanzerosen (Vorstufen des Hautkrebses) angesehen werden. Durch die in Mode gekommene übermäßige Sonnenbestrahlung ist der *Hautkrebs* (Basaliome u. a.) leider keine seltene Folge. Seine Prognose ist bei rechtzeitiger Diagnose und Therapie relativ günstig, im Gegensatz zu den seltener auftretenden Melanomen (Melanoblastomen), braunpigmentierten, flächen- oder papelförmigen Hautveränderungen.
Bestehende Hautkrankheiten, wie Lupus erythematodes oder Herpes simplex, können sich nach Sonnenexposition akut verschlimmern (exacerbieren), ebenso wie tuberkulöse Erkrankungen. Auch bei der Porphyrie spielen lichtsensibilisierende Eigenschaften der Porphyrine eine Rolle. Das Kardinalsymptom dieser Krankheiten ist die *Photosensibilität.* Personen, die unter bestimmten systemischen Arzneimitteleinwirkungen stehen, können dadurch in einen Zustand der Photosensibilisierung (Empfindlichkeitssteigerung des Körpers gegen Licht) geraten. Häufig trifft das für Patienten zu, die oral solche Medikamente einnehmen, wie das Antibiotikum Tetracyclin, Sulfonamide, phenothiazinhaltige Diuretika u. a. Photoallergische oder phototoxische Reaktionen, die zu sog. *Lichtdermatosen* führen, können die Folge sein (Photodermatitis, -urtikaria, „Sonnenallergie" u. a. Hautirritationen, auch mit Blasenbildung).

4.2. Anwendungsformen der Phototherapie

4.2.1. Anwendung des Infrarotlichtes

Geräte

Von der Größe des Behandlungsobjektes und dem Behandlungsziel her können *Lokalstrahler* (klein- oder großflächige) und Anlagen zur *Ganzkörpererwärmung* (Hyperthermie) unterschieden werden.
Von der *Strahlerart* unterscheidet man Hellstrahler, Glühlichtkästen und Dunkelstrahler.
„Hellstrahler" (Hochtemperaturstrahler) sind Lichtenergielieferanten, die auf dem Glühlampenprinzip hochbelasteter gasgefüllter Wolframdrahtlampen beruhen. Bei Oberflächentemperaturen der Strahler von 2600 bis 2700 °C geben sie 95 % kurzwelliges, tiefeindringendes IR ab und 5 % sichtbares Licht. Durch rotes Kolbenglas wird der blendende, sichtbare Anteil absorbiert und gleichzeitig dadurch langwelliges IR ausgestrahlt. IR-Hellstrahler werden in vielen Firmen der DDR als Tisch- oder Stativgeräte, auch in Kombination mit UV-Strahlern hergestellt.
Eine vielbenutzte weitere Form der IR-Therapie ist die Anwendung kleinerer IR-Glühlampen (IR-Lichtlampen), die in verschieden dimensionierten und gestalteten Kästen in einer größeren Anzahl postiert werden: sog. *Glühlichtkästen,* auch „Lichtbügel" genannt, z. B. als Kopflicht-, Extremitäten- oder Rumpflichtkasten, seltener als Vollichtbäder zur Ganzkörperhyperthermie.
„Dunkelstrahler" (sog. *„Heizsonnen"*) sind IR-Wärmestrahler mit niedrigeren Oberflächentemperaturen des Strahlers um etwa 700 bis 1000 °C. Sie senden dunkelrote Strahlen langwelligen IR ($\lambda = 2000$ bis 3000 µm) mit geringerer Eindringtiefe aus. Bei den „Heizsonnen" sind Heizspiralen auf Keramikstrahlkörpern mit Reflektoren versehen.

Behandlungstechnik

Die Strahlergröße ist entsprechend der Größe des Behandlungsfeldes auszuwählen. Besonders bei der Lichtkastenbehandlung müssen brennbare Zelluloidgegenstände (Kämme, Haarspangen, Brillen) entfernt werden. Es ist abzuklären, ob Störungen des Wärmeempfindungsvermögens vorliegen (Kontraindikation). Der Patient muß vor der Behandlung aufgeklärt werden, welcher Grad der Wärmeempfindung (mittel, stark), je nach der vorliegenden Krankheitsart bzw. dem Krankheitsstadium, auftreten soll. Der Physiotherapeut muß in Rufweite bleiben oder über eine Klingelwarnanlage im Notfall sofort erreichbar sein. Wärmeempfindliche, besonders frische Hautnarben sind abzudecken. Bei Gesichtbestrahlung ist ein Brillenschutz erforderlich oder die Augenlider müssen mit einer angefeuchteten Watte- oder Mullabdeckung versehen werden.

Dosierung

Sie erfolgt nach der *subjektiven Wärmeempfindung* des Patienten. Je nach Krankheitsart und Krankheitsstadium werden, entsprechend den bei der Kurzwellen-Elektrotherapie gegebenen Richtlinien, milde oder häufiger stärkere Wärmeempfindung bis zur gut tolerierbaren Verträglichkeit als Intensität verordnet. Die *Strahlenintensität* wird durch den Abstand Strahler – Behandlungsobjekt geregelt, wobei sich die Strahlenintensität umgekehrt proportional dem Quadrat der Entfernung verhält. Nach dem Cosinusgesetz ist die Strahlenintensität bei rechtwinkligem Einstellwinkel zur Bestrahlungsoberfläche am größten. Die *Behandlungsdauer* beträgt in der Regel zwischen 15 und 30 min. In akuten Krankheitsstadien kann auch mehrmals täglich behandelt werden. Größe der Behandlungsserie, Intervall zwischen den Einzelbehandlungen entsprechen den Richtlinien anderer Thermotherapieverfahren, wie z. B. denen der „Kurzwelle“.

Indikationen

- Erwärmung kalter Körperpartien vor klassischen Massagen, Bewegungsbehandlungen, Ultraschall u. a. physiotherapeutischen Maßnahmen
- Erkrankungen des rheumatischen Formenkreises
- posttraumatische Zustände, wenn keine Blutungsgefahr mehr besteht
- Entzündungsprozesse, wenn Wärme angezeigt ist
- zur segmentalen Beeinflussung innerer Organe über HEAD-Zonen.

Kontraindikationen

- Alle Krankheitsprozesse, die durch Wärme verschlimmert werden
- gestörtes Wärmeempfindungsvermögen
- anästhesierte Gebiete
- frische posttraumatische Zustände mit Blutungsgefahr
- schwere arterielle periphere Durchblutungsstörungen.

Weitere Kontraindikationen der Wärmetherapie s. Kurzwelle.

4.2.2. Anwendung des Blaulichtes

Geräte

Halogen-Metalldampflampen NC 400–40 des VEB Narva oder Blaulichtlampe KLA-1 der Firma Medicor Budapest.

Behandlungstechnik

Da die Blaulichtbehandlung der ikterischen Neugeborenen in der Regel vom Pädiater und nicht vom Physiotherapeuten durchgeführt wird, soll auf eine dataillierte Besprechung verzichtet werden.

4.2.3. Anwendung des Ultraviolettlichtes

Geräte

Als künstliche UV-Strahler sind *Quecksilberhochdrucklampen* (Quarzlampen, fälschlich auch als „künstliche Höhensonnen“ bezeichnet) im Gebrauch. Die ursprünglich zur UV-Erzeugung benutzten Kohlenbogenlampen (s. 4.1.1.) wurden wegen ihrer technischen Mängel nicht weiterentwickelt. Die in UV-durchlässigem Quarzglas vakuumdicht verschlossenen Brenner enthalten wenig Quecksilber. Über Wolframelektroden, bei über 133,3 kPa (100 Torr) Dampfdruck (daher Hochdrucklampen), wird das Quecksilber vollständig verdampft. Der entstehende Hg-Lichtbogen gibt das UV ab. Sein Linienspektrum enthält 59 % IR ($\lambda > 1500$ nm), 2,5 % IR ($\lambda = 1500$ bis 700 nm), 15 % sichtbares Licht, 7 % UV-A, 8,5 % UV-B, 8 % UV-C.

UV-Therapiegeräte stellen verschiedene Firmen in der DDR her.

Sogenannte *Impuls-Quarzlampen*, z. B. der Firma Medicor Budapest, ermöglichen Kurzzeitbestrahlungen, besonders zu prophylaktischen Zwecken, deren Bestrahlungszeiten nur Sekunden betragen.

KROMAYER-Lampen sind Quecksilberhochdrucklampen zur Intensivbehandlung kleiner Felder (wassergekühlte Kontaktbestrahlung) für spezielle dermatologische Indikationen.

Quecksilberniederdruckstrahler (z. B. HNU-6), deren Hauptanteil seiner Strahlung bei $\lambda = 253{,}7$ nm liegt, dienen der Luftentkeimung (Bakterienabtötung) und werden zur Raumdesinfektion eingesetzt.

Behandlungstechnik der Ganzbestrahlungen

Die Ganzkörperbestrahlung (Allgemeinbestrahlung) ist die hauptsächlich benutzte Applikationsform. Die exakte Einhaltung einiger wichtiger Behandlungsrichtlinien bei der UV-Behandlung vermeidet Gefahren und mögliche Schäden.

Sie betreffen:

- *Augenschutz* durch geeignete Brillen mit dunklem Glas und seitlicher Abdichtung.
- Genaue Festlegung des *Strahlerabstands* zum Körper mit einem Bandmaß (Festhalten des Wertes im Behandlungsprotokoll).
- *Strahlerposition* bei Ganzkörperbestrahlung: etwas unterhalb der Leibesmitte mit senkrechtem Einstrahlwinkel.
- *Einbrennzeit* des Brenners (etwa 3 min) berücksichtigen, bevor der Strahler auf den Körper gerichtet wird.
- Exaktes Einhalten der *Behandlungsdauer* mit der Uhr
- Häufiges *Neuanzünden* des Brenners vermeiden (fördert die Alterung).
- *Kontrolle* des Brenners auf Alterungsprozesse. Brenneraustausch nach 800–1000 Betriebsstunden.
- *Gleichen* Brenner innerhalb einer Behandlungsserie benutzen.
- *Bestrahlungsraum* gut heizen, nach Behandlung gut lüften (Ozonbildung → giftige Nitrogase → Kopfschmerzen, Übelkeit).
- *Patienten* über die therapeutisch angestrebte Erythemreaktion vor Behandlungsbeginn *aufklären*, besonders wenn höhere Erythemgrade (s. Dosierung) erwünscht sind.

Dosierung der UV-Ganzbestrahlung

Bei gegebenem, festgelegtem Brennerabstand, bei Ganzbestrahlung meist 1 m, und dem dem benutzten Brenner vorgegebenen Strahlungsfluß wird die Intensität der UV-Bestrahlung durch die *Behandlungsdauer* (in Minuten angegeben) bestimmt. Sie ist bis zum Auftreten der sog. *Erythemschwelle* erforderlich. Mit diesem biologischen Test ist eine *individuelle Dosierung* möglich, auch können Alterungsprozesse des Brenners damit getestet werden.

Methodik der Erythemschwellendosis (ESD)-Testung

Dazu wird eine sog. Bestrahlungstreppe (positive Zeittreppe) benutzt. Aus einem 10 × 20 cm großen Kartonstreifen werden mit kurzen Abständen 5 runde Löcher von 1 cm Durchmesser geschnitten. Die Schablone wird an der oberen Rückenpartie befestigt und mit einem Brennerabstand von 1 m bei senkrechtem Einfallwinkel so bestrahlt, daß das erste Feld 1 min, das zweite 1,2, das dritte 1,4, das vierte 1,7 und das 5. Feld 2 min Bestrahlungszeit erhält. Das ist durch Herausziehen eines eingeschobenen Papierstreifens leicht erreichbar. Als Erythemschwellendosis (ESD) gilt die Bestrahlungsdauer, bei der es nach der Ablesezeit von 7 h zu einem Erythem 1. Grades, d. h. einer gegenüber der unbestrahlten umgebenden Haut gerade erkennbaren Rötung gekommen ist. Je nach den verschiedenen medizinischen Indikationen gibt es unterschiedliche Behandlungsregimes hinsichtlich der erforderlichen Intensität (Erythemgrade), um den gewünschten Behandlungseffekt zu erzielen.

Einteilung der Erythemgrade

Suberythem (keine sichtbare Hautreaktion) = *sedative Dosis:* Benötigt ½ bis ⅔ der Behandlungsdauer zur Erzeugung eines Erythems 1. Grades.

Erythem 1. Grades = Erythemschwellendosis (ESD): Nach 7 h gerade erkennbare Hautrötung

Erythem 2. Grades = Reizdosis: Deutliche Hautrötung, leichte Schuppung, nach 2 (bis 3) Tagen erscheinungsfrei,

benötigt das 2½fache der zur Auslösung einer Erythemschwellendosis erforderlichen Zeit.
Erythem 3. Grades = Entzündungsdosis: Starke Rötung, auf Druck nicht verschwindend, Haut heiß, geschwollen, stark schuppend, entspricht einer Verbrennung 1. Grades, Erscheinungen dauern 1 Woche. Nicht zur Ganzbestrahlung, sondern Lokalbestrahlung, benötigt die 5fache Expositionszeit gegenüber der zur Erzeugung eines Erythems 1. Grades.
Erythem 4. Grades (entspricht einer *Verbrennung 2. Grades*): Sehr starke, frühzeitig auftretende Rötung, Schmerzen, Blasenbildung, Exsudation. (Blase öffnet sich)
Nur zur Lokalbehandlung bei speziellen dermatologischen Indikationen. 10fache Expositionszeit der eines Erythems 1. Grades erforderlich.
Bei der Ganzbestrahlung kommen für *sedierende* Bestrahlungsserien das Suberythem, für *tonisierende* (roborierende) das Erythem 1. Grades in Frage. Für *spezielle therapeutische Indikationen* bei Hauterkrankungen, die für UV-Behandlungen geeignet sind, kann auf Anordnung des Hautarztes bis zum 2. Erythemgrad im Verlauf der Behandlungsserie gesteigert werden.
Im allgemeinen beträgt das *Behandlungsintervall* einen Tag (d. h., jeden 2. Tag bzw. 3mal wöchentlich wird bestrahlt). Bei Suberythemdosierung kann auch täglich, bei Reizdosis in größeren Abständen bestrahlt werden. Die Behandlungsserie besteht aus 10–12 (maximal 20) Einzelbehandlungen. Erst nach (4) 6 bis 8 Wochen Pause sollte, sofern erforderlich, eine Wiederholung der Serie erfolgen.

Steigerungsprinzip der Dosierung
Da nach jeder UV-Bestrahlung die Haut lichtunempfindlicher wird (Lichtschwiele, Hautbräunung), muß von Behandlung zu Behandlung *im Laufe der Behandlungsserie die Bestrahlungsintensität gesteigert*, d. h. die Behandlungsdauer verlängert werden, um die erwünschte therapeutische Wirkung zu erzielen. Bei der Quecksilberhochdrucklampe werden für die Suberythemreaktion Steigerungsraten von 12,5 %, für das Erythem 1. Grades von 25 % der vorangegangenen Bestrahlungsdauer angegeben.
Die Anwendung der individuellen Dosierung über die Bestimmung der Erythemschwellendosis ist für den Patienten am vorteilhaftesten und sollte daher immer praktiziert werden. Da dies aber noch nicht in allen Einrichtungen üblich ist, soll noch ein *allgemein gehaltenes Dosierungsschema* von Kowarschik für die Ganzbestrahlung mit UV-Quarzlicht (neuer Brenner, Brennerabstand jeweils 1 m) angegeben werden. Es beginnt mit je 2 min Bestrahlung der Vorder- und Rückenseite des Körpers und steigert bis zur 11. Bestrahlung pro Seite je Sitzung um 1 min (bei eventuellen weiteren Bestrahlungen um jeweils 2 min). Damit wird immerhin schon etwa ½ h Gesamtbehandlungszeit erreicht.

Behandlungstechnik der Lokalbestrahlung

Zur Lokalbestrahlung zählt die derzeit relativ selten praktizierte *Felderbestrahlung* zur Schmerzlinderung (durch Gegenreiz, sog. Counter Irritation) zur Behandlung von Neuralgien bzw. zur segmentalen Behandlung bei verschiedenen inneren Erkrankungen, wie Asthma bronchiale, unspezifische chronische Bronchitiden, schmerzhaften Cholezystopathien, funktionellen Magen-Darmerkrankungen u. a. Eine *Lichtblende* der Größe von etwa 13 × 13 cm, z. B. aus einem gummierten Stoff geschnitten, wird *über dem Schmerzareal* bzw. segmental *im Bereich der zum erkrankten Organ gehörigen* Head-Zone befestigt. Dort können z. B. vorn und hinten in dem entsprechenden Halbgürtel mehrere Felder je 6 min bei senkrechtem Einfallwinkel mit 60 cm Strahlerabstand bestrahlt werden. Das entspricht einer Reizdosis (Erythem 2. Grades), auf deren Symptome der Patient vor der Behandlung aufmerksam gemacht werden sollte.
Lokalbehandlungen kommen auch im Rahmen der Phototherapie für bestimmte *dermatologische (Haut-)Erkrankungen* in Frage, wobei dann auch die Kromayer-*Lampe* (s. 4.2.3.) zur Anwendung kommen kann. Da diese Spezialbehandlung meist vom Dermatologen ausgeübt wird, soll auf eine detaillierte Darstellung der Behandlungstechnik, der Dosierung und ihrer Indikation verzichtet werden.

Indikationen

Die Ganzkörperbestrahlung wird eingesetzt
- zur Verbesserung der körperlichen Gesamtverfassung und Leistungsfähigkeit
- zur Minderung der Infektanfälligkeit
- zur Behebung von Erschöpfungszuständen in der Rekonvaleszenz
(Genesungsphase)

- zur günstigen Beeinflussung von Entwicklungsstörungen
- zur Rachitisprophylaxe und -therapie
- bei hypochromen Anämien
- bei Osteoporose
- bei bestimmten rheumatischen Erkrankungen
- bei verschiedenen Hauterkrankungen, wie Akne vulgaris, Pruritus, Furunkulose, Pityriasis versicolor und rosea, Mycosis fungoides, Hauttuberkulose u. a.

Kontraindikationen

- Hochakute, fieberhafte Zustände
- akute Infektionskrankheiten
- floride, exsudative Lungentuberkulose
- Erregungszustände
- Hyperthyreosen
- Lupus erythematodes
- bösartige Geschwülste
- Blutungsgefahr
- mit Röntgenstrahlen vorbehandelte Haut
- Lichtdermatosen (s. 4.3.3.)
- schwere Herz-, Nieren- und Lebererkrankungen
- akute Schubsituationen
- Exazerbation (Wiederaufflackern) von Hauterkrankungen.

Weitere UV-Therapieverfahren

Für die Therapie der *Psoriasis* (Schuppenflechte) und einiger anderer Dermatosen stehen in speziellen dermatologischen Behandlungseinrichtungen zur Verfügung:

- *Phototherapie mit selektiven UVB-Strahlen,* SUP (selektive Ultraviolett-Phototherapie)
- *Photochemotherapie:* UVA kombiniert mit dem Photosensibilisator 8-Methoxypsoralen (8-MOP) = PUVA (Psoralen + UVA). Der Photosensibilisator wird vor der UVA-Bestrahlung oral oder lokal verabreicht.
- *Ultraviolette Blutbestrahlung* (UVB nach Wiesner), auch als hämatogene Oxydationstherapie (HOT) nach Wehrli bezeichnet. Als Indikation gelten arterielle Verschlußkrankheiten.

Auf Einzelheiten der dazu benutzten Geräte und das spezielle Behandlungsregime soll hier nicht eingegangen werden.

4.2.4. Anwendung der Sonnenlichttherapie

Das Sonnenbaden während des Urlaubs und in der Freizeit erlangt immer größere Beliebtheit (Freikörperkultur-Bewegung) als Prophylaktikum. Als Therapie kommt es im Rahmen von *Helio-Klimakuren* besonders an der See (Thalassotherapie) oder im Gebirge zur Anwendung.
Mit der im ersten Fall meist ärztlicherseits ungesteuerten Anwendung steigen die *Gefahren* der Sonnenlichtbehandlung. Deshalb gelten für eine gefahrlose Anwendung im Prinzip die gleichen Richtlinien wie für die Helio-Klimatherapie, wie sie schon im vorigen Jahrhundert von dem Schweizer Naturarzt Rickli und seinen Landsleuten Bernhard und Rollier empirisch erarbeitet und später von Pfleiderer wissenschaftlich weiter untermauert wurden. So ist das Grundprinzip des Rollier-Behandlungsschemas und der Isochronendiagramme von Pfleiderer sowie der Bestrahlungstabellen von Lotmar eine den Jahreszeiten, den Tageszeiten, der Lichtempfindlichkeit verschiedener Körperpartien, der Höhenlage des Behandlungsortes angepaßte, *fraktionierte Dosierung*. Sie steigt in der Bestrahlungsintensität (-dauer) allmählich stufenweise an, bis durch das Auftreten der Lichtschwiele und Bräunung nach etwa 5 bis 7 Tagen ein ausreichender Lichtschutz erreicht ist. Er gestattet dann auch eine längere Bestrahlungsdauer und ausgedehntere Bestrahlungen mit stärkeren Intensitäten ohne die Gefahren des Sonnenbrandes. Hinsichtlich *Überdosierung* sind die Monate März bis Mai besonders gefährlich. Zu beachten ist auch die Tatsache, daß im Flachland die auch bei Wolkenbedeckung vorhandene Himmelsstrahlung über 50 % der Gesamtstrahlung ausmacht.

4.3. Fehler, Gefahren und ihre Verhütung in der Phototherapie

4.3.1. Infrarotlicht

Bei der technisch einfach durchführbaren Wärmetherapieform sind Fehler und Gefahren bei genauer Beachtung der gegebenen Behandlungsrichtlinien, Dosierung, Indikationen und Kontraindikationen leicht zu verhüten.
Hautverbrennungen drohen bei Berührung der

Strahler, Zerbrechen von Lampen, zu kurzem Strahlerabstand besonders beim Vorliegen von Wärmehaushaltsstörungen, arteriellen peripheren Durchblutungsstörungen, also Mißachtung bekannter Kontraindikationen.
Brandgefahr entsteht bei starker Erhitzung zelluloidhaltiger Gegenstände in Glühlichtkästen.
Ein *Wärmestau* mit seinen Folgen ist bei fehlerhafter Bedeckung oder Dosierung bei Rumpf- und Vollichtkästen möglich.

4.3.2. Ultraviolettlicht

Die UV-Behandlung ist ein stark wirkendes Therapeutikum, das hinsichtlich der Einhaltung der Behandlungsrichtlinien, Dosierung, Ausschluß von Kontraindikationen wie ein stark wirkendes Arzneimittel zu behandeln ist.
Strahlerabstand, *Behandlungsdauer* bedürfen einer exakten Kontrolle und Dokumentation auf der Behandlungskarte.
Die *Einbrennzeit* des Brenners und seine Kontrolle auf Altersprozesse sowie rechtzeitiges Auswechseln helfen, fehlerhafte Dosierungen zu vermeiden.
Der *Augenschutz* verhütet unangenehme Konjunktivitiden und andere Folgen am Auge.
Bei *Überdosierung* drohen Verbrennungserscheinungen verschiedenen Grades (s. Erythemgrade), bei zu häufigen, stärkeren Bestrahlungsserien vorzeitige Alterung der Haut.

4.3.3. Sonnenlicht

Übermäßige Sonnenbestrahlung kann Gesunden und Kranken gefährlich werden. Möglichen Gefahren kann am besten durch eine *vernünftige Dosierung* vorgebeugt werden.
Durch Wärmewirkung des Infrarotanteils kann es bei starker Sonnenbestrahlung zur *Überwärmung* (Wärmestau) und damit zum *Hitzschlag* (Hitzekollaps) kommen. Durch rechtzeitige Abkühlungsmaßnahmen: Aufsuchen von Schatten, kühles Bad u. a. kann dem vorgebeugt werden.
Der besonders in den Tropen gefürchtete *Sonnenstich*, eine meningitische Reizung bei direkter Sonneneinwirkung auf den ungeschützten Kopf, kann zu bedrohlichen Krankheitserscheinungen führen, denen durch eine Kopfbedeckung (Tropenhelm) vorgebeugt werden muß.

Überstarke photochemische Reaktionen des Ultraviolettanteils können zum *Sonnenbrand* (Hautentzündungen verschiedenen Grades) führen. Neben sonnenschützender Bekleidung und einer dosierten Exposition, die Sonnenbrand vermeidet, sind zum Strahlenschutz im UVB-Bereich handelsübliche *Sonnen-(Licht-) Schutzmittel*, wie Heliopan®, Charmeen®-Tagescreme, Antisolan®, Violetta-Lichtschutzspray®, Patoa®, Ptah® (mit UVA-Schutz, sog. Breitbandlichtschutzmittel) verfügbar. Der noch viel benutzte Panthenol-Spray® hat dagegen keine wesentliche photoprotektive Wirkung.
Phototoxische oder *photoallergische Wirkungen* und daraus resultierende Gefahren, das Auftreten von Lichtdermatosen, sind dadurch zu vermeiden, daß Patienten, die aus Krankheitsgründen solche Medikamente, die als Photosensibilisatoren wirken können, einnehmen müssen, sich keinen stärkeren Sonnenlichtexpositionen aussetzen dürfen. Ebenso sind Kosmetika, die phototoxische oder -allergische Reaktionen auslösen können, zu vermeiden. Für spezielle Situationen ist eine dermatologische Beratung angebracht.
Zur Vermeidung chronischer *Lichtschäden* ist Vorbeugung die beste Maßnahme. Bei Verdacht auf Entstehung eines *Hautkrebses oder Melanoms* ist eine sofortige ärztliche Beratung angezeigt, um wirksame therapeutische Maßnahmen frühzeitig einleiten zu können.

Aufgaben

1. Geben Sie eine Übersicht über die 3 bei der Lichttherapie benutzten Bereiche der optischen Strahlung.
2. Wie unterscheidet sich die Quantenenergie von IR und UV, welche Zusammenhänge bestehen dabei zur Wellenlänge? Wie wirken sich die bestehenden Quantenunterschiede hinsichtlich der Wirkung aus?
3. Nennen Sie einige wichtige biologische Wirkungen, die nach Absorption von UV-Strahlen auftreten.
4. Erläutern Sie den Begriff Heliotherapie!
5. Welche Angaben müßte eine optimale Verordnung für eine UV-Ganzbestrahlung enthalten?
6. Wie und warum wird die Erythemschwellendosis bestimmt?
7. Nennen Sie die wichtigsten Gefahren eines übertriebenen „Sonnenkultes".

5. Elektrodiagnostik und Elektrotherapie

5.1. Einführung

Die *Elektromedizin*, ein wichtiges Teilgebiet der Physiotherapie, läßt sich in 2 Anwendungsbereiche gliedern:

> Die *Elektrodiagnostik* ist ein Verfahren zur Untersuchung biologischer Objekte mit Hilfe medizinisch-elektronischer Geräte, insbesondere zum Zweck der Erfassung von Organerkrankungen und -anomalien.
> Die *Elektrotherapie* ist ein Verfahren zur Behandlung, Weiterbehandlung und Wiederherstellung (Rehabilitation) von Krankheiten und Verletzungen mit Hilfe elektronischer Geräte.

Elektrodiagnostik und -therapie wenden als physikalisches Agens die Elektrizität, die Quantenenergie des Spektrums der *elektromagnetischen Wellen* an.
Dabei erstreckt sich der Frequenzbereich von der Frequenz Null (Gleichstrombehandlung) des Niederfrequenzbereiches (0 bis 1000 Hz) über den Mittelfrequenzbereich (> 1000 Hz) bis zum Hochfrequenzbereich (> 300 kHz bis 24500 MHz) der Mikrowellen-Elektrotherapie. Die wichtigsten diagnostischen und therapeutischen Anwendungsbereiche der 3 Frequenzbereiche sind:

Niederfrequenzbereich

Diagnostikverfahren: Reizstromdiagnostik und Aktionsstromdiagnostik (Elektromyographie).
Therapieverfahren: Reizstromtherapie, die sich in Gleichstromtherapie und Impulsstromtherapie (Reizstromtherapie im engeren Sinne) gliedern läßt.

Mittelfrequenzbereich

Diagnostikverfahren: Mittelfrequenztest.
Therapieverfahren: Interferenzströme und amplitudenmodulierte Mittelfrequenzströme.

Hochfrequenzbereich

Therapieverfahren: Kurzwellen-, Dezimeterwellen-, Mikrowellentherapie.
Die Gliederung der Elektrotherapie in diese 3 Frequenzbereiche hat sich wegen der unterschiedlichen biologischen Wirkungen als sinnvoll erwiesen.

5.1.1. Historischer Überblick
5.1.1.1. Elektrodiagnostik

1600: Gilbert prägt den Begriff Elektrizität.

1833: Duchenne de Boulogne fand, daß Muskeln durch die unverletzte Haut elektrisch stimuliert werden können.

1840: Elektrizität wird zur Diagnostik von Muskelerkrankungen benutzt.

1858: Remak und Duchenne de Boulogne beschreiben und erklären die Muskelreizpunkte.

1860: Pflüger entdeckt das Zuckungsgesetz.

1864: Neumann entdeckt die Bedeutung der Dauer des Reizes zur Auslösung einer Muskelkontraktion.

1867: Brücke zeigt, daß Nerven und Muskeln getrennt erregt werden können.

1870: Engelmann fand die Beziehung Reizintensität/Reizzeit (I/t) beim Labortier,

1892: Hoorweg am menschlichen Nerv.

1907: Piper leitet Willkürkontraktionsaktionspotentiale aus dem menschlichen Armmuskel ab. Beginn der Elektromyographie.

1909: LAPIQUE schuf die Begriffe Rheobase, Chronaxie.

5.1.1.2. Elektrotherapie

Altertum: Als wirksame natürliche Elektrizitätsquelle werden elektrische Fische (Zitterrochen u. a.) zur Behandlung von Gichtarthritis und Kopfschmerz benutzt.

1745: Die Leidener Flasche, als künstliche Elektrizitätsquelle (elektrischer Kondensator) ausreichender Stärke, wird von v. KLEIST erfunden.

1746: KATZENSTEIN, Halle, veröffentlicht das erste Buch über Elektrotherapie

1786: GALVANI stellt die Beziehung zwischen Elektrizität und Muskelkontraktion in Froschexperimenten her. Er nahm an, daß Elektrizität im Nervensystem des Körpers gebildet wird (tierische Elektrizität).

1799: VOLTA stellt später fest, daß die Muskelzuckungen in Galvanis Experimenten durch künstliche Elektrizität erzeugt werden. Er konstruiert die Volta-Säule, die 1. konstante, unabhängige Elektrizitätsquelle (Gleichstrombatterie).

1851: RUHMKORFF entwickelt das Induktorium zur Erzeugung Faradischen Stromes.

1891/92: TESLA (1891) D'ARSONVAL (1892) geben die ersten Hinweise auf die Wärmewirkung des Hochfrequenzwechselstromes.

1899: v. ZEYNEK schlägt vor, die Wärmewirkung der Hochfrequenzenergie zu Heilzwekken zu verwenden.

1926: Die Kurzwellen-Elektrotherapie im Kondensatorfeld wird in Deutschland von ESAU und SCHLIEPHAKE, in den USA von SCHERESCHEWSKY entwickelt.

1934: KOWARSCHIK führt in Europa die lokale Spulenfeldmethode der Kurzwelle ein.

1938: Erste Versuche mit der Dezimeterwellen-Elektrotherapie (Strahlenfeldmethode) durch OSWALD, PÄTZOLD, KEBBEL, aber erst 1959 erfolgt die Genehmigung zur medizinischen Nutzung der Wellenlänge 69 cm (= 433,92 MHz).

1940: Die ersten Reizstromgeräte auf elektronischer Basis werden entwickelt.

1948: Die ersten Mikrowellengeräte werden in den USA gebaut, nachdem 1947 die Frequenz 2450 MHz freigegeben wurde.

1950: BERNARD entwickelt die diadynamischen Ströme.

1957: TRÄBERT entwickelt seinen analgetisch-hyperämisierenden Reizstrom.

1972: Die transkutane elektrische Nervenstimulation als neues Elektroanalgesieverfahren mit kleinsten Batteriegeräten beginnt sich durchzusetzen.

5.1.2. Reizfaktoren und Reizgrößen

5.1.2.1. Gleichstrom

Bei den Reizströmen im Niederfrequenzbereich, zu denen der Gleichstrom gerechnet wird, ist die Wirkung des elektrischen Stromes als Reizfaktor *rein elektrischer Natur*. Thermische (Wärme-)Wirkungen wie bei der Hochfrequenz-Elektrotherapie spielen keine Rolle. Reizfaktoren sind die *durch die Ionenwanderung im Gewebe ausgelösten biologischen Veränderungen*. Voraussetzung für die Ionenwanderung ist die *Dissoziation*. Wenn die Gleichspannung, ein elektrisches Feld, angelegt wird, führen die Ionen infolge ihrer elektrischen Aufladung eine Wanderung durch. Elektrisch gleichgeladene Ionen werden vom Pol gleicher Ladung abgestoßen, z. B. die positiv geladenen Na-Ionen von der Anode (Pluspol), und wandern zum Pol entgegengesetzter Ladung der Katode (Minuspol). Sie werden daher *Kationen* genannt, und umgekehrt heißen die zur Anode wandernden negativ geladenen Ionen (Cl^-) *Anionen*. An den Elektroden (Polen) geben die Ionen ihre Ladungen ab und gewinnen ihre chemische Aktivität wieder. An der Anode bilden sich Säuren (HCl), an der Katode Laugen (NaOH). Dieser Prozeß wird als **Elektrolyse** bezeichnet.
Findet dieser an den Metallelektroden stattfindende Prozeß der Säure- bzw. Laugenbildung in unmittelbarer Nähe von Haut oder Schleimhaut statt, so kann es zu Zellschädigungen in Form von *Säureverätzungen* (Koagulationsnekrose an der Anode) oder *Laugenverätzungen* (Kolliquationsnekrose unter der Katode) kommen. Durch dicke feuchte Unterpolste-

rungen (Mull oder Viskoseschwämme) muß vermieden werden, daß Haut und Metall (Elektroden) in unmittelbaren Kontakt gelangen.
Neben der Ionenwanderung, die die wichtigsten Folgeerscheinungen (s. 5.1.3.) hervorbringt, spielt auch noch der Transport nicht ionisierter Moleküle im elektrischen Feld eine Rolle. Dieser Vorgang wird **Elektrophorese** oder Kataphoresis bezeichnet. Er betrifft große, elektrisch neutrale Moleküle, wie Fett, Stärkepartikel, Blutzellen, Bakterien, die sich durch Adsorption Ionen anlegen und damit ebenfalls durch den elektrischen Strom in Bewegung geraten.
Bei der **Iontophorese** wird die Ionenwanderung im Gewebe zu therapeutischen Zwecken genutzt. Medikamente werden durch die intakte Haut in den Körper gebracht, indem man die Elektrodenunterpolsterung mit Medikamentenlösungen durchtränkt (s. 5.2.2.4.)
Als **Elektroosmose** bezeichnet man durch die Zellmembranen auftretende Wasserverschiebungen unter Einwirkung des Gleichstroms.

5.1.2.2. Reizstrom (Impulsstrom) im Niederfrequenzbereich

Niederfrequente *Impulse (Stromstöße)* bestimmter Intensität, Impulsdauer, Anstiegszeit und Frequenz können Muskeln entweder indirekt über die motorischen Nervenfasern oder *direkt reizen*, ebenso Nerven und andere erregbare Substrate. Dabei geht es darum, daß der von außen applizierte elektrische Reiz das *Ruhepotential* der Nervenfaser- bzw. Muskelfasermembran unter einen kritischen Wert absenkt. Dadurch kommt es zu einem schlagartigen Zusammenbruch des Potentials, der als *Depolarisation* bezeichnet wird. Die Membran wird plötzlich für Natriumionen durchlässig, die von außerhalb lawinenartig in das Innere der Nerven- bzw. Muskelfaser einbrechen und das sog. *Aktionspotential* und damit den Vorgang der **Erregung** auslösen. Dieser pflanzt sich in der Nervenfaser als *fortgeleitetes Aktionspotential* fort (Vorgang der Erregungsleitung). Durch individuell dem zu reizenden Substrat angepaßte Impulsstromformen und Reizparameter (Intensität [Amplitude], Impulsdauer, Impulsanstiegszeit und Frequenz) ist eine *gezielte Reizung* möglich. Moderne Reizstromgeräte gestatten eine variable Gestaltung dieser Reizkenngrößen.

5.1.2.3. Reizstrom im Mittelfrequenzbereich

Die Besonderheiten der Reizung mit Wechselstromimpulsfrequenzen im Mittelfrequenzbereich (1000 bis 100000 Hz) bestehen nach Gildemeister (sog. Gildemeister-Effekt) darin, daß nicht, wie im Niederfrequenzbereich, jede Mittelfrequenzperiode mit einem Reiz beantwortet wird. Es muß erst eine *größere Anzahl* von Impulsperioden abgelaufen sein, bevor es zur Erregung kommt. Dieser *Summationsvorgang* gilt für die Muskelreizung und die Reizung der sensiblen Hautnervenfasern in gleicher Weise. Wie im Niederfrequenzbereich bestehen Beziehungen zwischen Reizintensität und Reizzeit. Nach Wyss besteht im Mittelfrequenzbereich ein *apolares Erregungsprinzip*, das bedeutet eine Gleichzeitigkeit der Erregung an beiden Reizpolen. Die Erregung geht z. B. beim Schließen des Stromkreises nicht von der Katode, beim Öffnen nicht von der Anode aus wie bei dem polaren Erregungsgesetz von Pflüger im Niederfrequenzbereich. Auf die Besonderheiten des Wirkungsmechanismus im Mittelfrequenz-Bereich beim Zustandekommen einer Muskelkontraktion soll hier nicht weiter eingegangen werden (nach Gildemeister wird eine Quasi-Gleichstrompolarisation angenommen). Auffallend ist der im Mittelfrequenzbereich sehr *niedrige Hautwiderstand*, der es ermöglicht, ohne wesentliche sensible Belästigung zu reizen (bekanntlich verhalten sich kapazitiver Widerstand der Haut und Frequenz der Reizimpulse umgekehrt proportional). Bei dem schnellen Wechsel der Stromrichtung eines Mittelfrequenz-Wechselstroms sind *elektrolytische Hauteffekte* und damit Verätzungsrisiken, im Gegensatz zur Niederfrequenz, *nicht zu befürchten*. Daher ist es bei echter (gleitspiegelsymmetrischer) Mittelfrequenz-Reizung erlaubt, Metallelektroden direkt auf die Haut zu lagern. Muskelkontraktionen werden selbst bis zu sehr starken tetanisierenden Wirkungen fast *schmerzlos* vertragen, da mit Anstieg der Mittelfrequenz die Schmerzschwelle über der Reizschwelle für die Muskelkontraktion liegt.

5.1.2.4. Reizfaktoren im Hochfrequenzbereich

Im Hochfrequenzbereich (Frequenz >300 kHz) besteht der Primärvorgang darin, daß die elektromagnetische Energie durch Absorption in *Wärme* umgesetzt wird. Der Temperaturanstieg im Gewebe führt zu biologischen Sekundärvorgängen (s. 5.1.3.4.). Neben der Höhe der Intensität, die von dem HF-Generator abgegeben wird, bestimmen nach der Maxwell-Theorie folgende 2 dielektrischen Eigenschaften (Materialkonstanten) das Ausmaß der Energieabsorption, d. h. den Wärmeumsatz im Gewebe:

- die elektrische Leitfähigkeit des Gewebes und ihr Kehrwert, der spezifisch elektrische Widerstand;
- die Dielektrizitätskonstante; sie gibt an, in welchem Ausmaß der elektrische Strom als Verschiebungsstrom (der keine Wärme hervorbringt) durch das Gewebe passiert.

Die Gewebe verhalten sich im Hinblick auf die frequenz- und temperaturabhängigen genannten Materialkonstanten unterschiedlich.
Muskeln, innere Organe, Haut haben eine gute elektrische Leitfähigkeit (0,6–10 S/m, S = Siemens) infolge ihres hohen Eiweiß- und Wassergehaltes und eine hohe Dielektrizitätskonstante (160–140).
Fettgewebe und *Knochen* dagegen haben eine schlechte elektrische Leitfähigkeit (0,02 bis 0,5 S/m), d. h. hohen spezifischen Widerstand. Sie erwärmen sich also stark und haben eine wesentlich niedrigere Dielektrizitätskonstante (7,5–4,5) als wasserreiches Gewebe. Beide Materialkonstanten haben bei Anstieg der Frequenz die Tendenz abzufallen. Frequenz und elektrische Leitfähigkeit bestimmen auch die Eindringtiefe in das Gewebe. Bei Frequenzen von wenigen GHz (Mikrowellentherapie) beträgt die Eindringtiefe bei wasserreichen Geweben wenige Zentimeter, bei wasserarmen über 1 m.
Im Dezimeter- und im Mikrowellenbereich spielt auch die DEBEY-*Dipoltheorie* im Hinblick auf den Wärmeumsatz eine Rolle. Nach dieser Theorie der polaren Moleküle (Wasser, Eiweiß) kommt es unter der Einwirkung des hochfrequenten elektrischen Wechselfeldes zu einer *Rotation der polaren Molekel* (*Dipol:* Anordnung von 2 punktförmigen elektrischen Ladungen entgegengesetzten Vorzeichens). Bei mäßigen Intensitäten, wie sie therapeutisch genutzt werden, erfolgt die Orientierung der Moleküle und ihrer Polarität im elektrischen Feld nur teilweise. Die Rotationsenergie wird durch die in jeder Schwingungsphase die Richtung wechselnde Umorientierung in Reibungswärme umgesetzt. Über die Wärmewirkung hinausgehende spezifische, sog. athermische Wirkungen wurden in letzter Zeit mehrfach diskutiert.
Eine therapeutische Nutzung steht jedoch noch aus, von der Impuls-KW (s. 5.4.1.) abgesehen.

5.1.3. Wirkungen auf den Organismus

5.1.3.1. Wirkungen des Gleichstromes

Aus der in 5.1.2.1. geschilderten, durch den Gleichstrom ausgelösten Ionenwanderung und den anderen dort erwähnten Vorgängen, wie Elektrophorese, Elektroosmose, ergeben sich komplexe biologische Veränderungen. Sie wirken im Organismus auf

- motorische Nervenfasern,
- sensorische Nervenfasern,
- vasomotorische Nervenfasern (hyperämisierend, durchblutungsfördernd),
- die Regeneration (anregend) und
- die Trophik (verbessernd).

Die *Wirkung auf motorische Nervenfasern* beruht auf einer Steigerung der Erregbarkeit. Unter der Katode (−) wird die Erregbarkeitsschwelle gesenkt, sowohl gegenüber elektrischen Reizen als auch gegenüber Willkürimpulsen. Deshalb wird Gleichstrom zur Vorbehandlung bei der selektiven Lähmungsbehandlung (s. 5.2.3.2.) empfohlen.
Die *Wirkung auf sensorische Nervenfasern* beruht auf einer Anhebung der Erregbarkeitsschwelle. Besonders unter der *Anode* (+) wird die *Erregbarkeit herabgesetzt*. Dies bedeutet hinsichtlich der Wirkung auf Schmerzfasern eine schmerzlindernde, *analgetische* Wirkung, die z. B. zur Behandlung von Neuralgien und Arthralgien genutzt werden kann.
Die *Wirkung auf vasomotorische Nervenfasern*, die hyperämisierende, *durchblutungsfördernde* Wirkung, ist *an keinen der beiden Pole gebunden*. Sie führt an der Haut zum galvanischen Erythem, d. h. zu einer unter den Elektroden auftretenden, auch nach Behandlungsende noch längere Zeit bestehenbleibenden

Hautrötung. Die Durchblutungsförderung ist nicht nur an der Haut, sondern auch in tiefer gelegenen Geweben, wie der Muskulatur, noch in erheblichem Ausmaß nachweisbar. Sie kann bei peripheren arteriellen Durchblutungsstörungen (Angioneuro- und Angioorganopathien), aber auch bei Folgezuständen venöser Gefäßerkrankungen (postthrombotisches Syndrom), therapeutisch genutzt werden.
Die *regenerationsanregende, trophikverbessernde Wirkung* ist in ihrem Mechanismus noch nicht völlig geklärt. Sie wird zur Behandlung schwer heilender, chronischer Hautulcera und neuerdings auch zur Anregung der Knochenbruchheilung genutzt.

Iontophorese. Bei dieser Sonderform der Gleichstrombehandlung wird die Ionenbewegung zum Transport von Medikamenten in den Körper benutzt. Es kommt die *pharmakologische Wirkung* zu der des galvanischen Stromes. Im Vordergrund stehen Lokalwirkungen am Einbringungsort unter der Elektrode, an der das Medikament in den Körper eintritt. Die Medikamente sind immer am *Pol gleicher Ladung* einzubringen, solche mit positiver Ladung von der Anode. Dies sind praktisch alle therapeutisch benutzten; nur Salze organischer Säuren, wie Kaliumzitrat und Natrium salicylicum, sind von der Katode (−) aus einzubringen.

5.1.3.2. Wirkungen des Niederfrequenz-Reizstromes

Die hauptsächlichen therapeutischen Wirkungen des Niederfrequenz-Reizstromes sind:

Neuromuskuläre Reizwirkungen. Durch Einzelimpulse, meist aber durch sog. tetanisierende Impulsfolgen, können *normal innervierte Muskeln* über ihre peripheren motorischen Nerven an Nervenpunkten oder am Muskelreizpunkt (s. Abb. 77–79) zur *Muskelkontraktion* gebracht werden. *Tetanisierende Impulsfolgen* sind rasch aufeinanderfolgende, mono- oder bipolare Impulse mit einer Frequenz von 30 Hz und mehr und einer kurzen Dauer (z. B. 0,3–1 ms). Diese indirekte künstliche elektrische Reizung entspricht weitgehend der einer Willkürkontraktion des Muskels. Sie wurde früher mit dem *„faradischen Strom“* praktiziert, einem Wechselstrom, der in einem Schlitteninduktor erzeugt wurde. Moderne Reizstromgeräte („TuR“ RS 10) verwenden neofaradischen Strom. Das sind monopolare Rechteckimpulse, 50 Hz, 1 ms (Abb. 71), ungeschwellt (d. h. nicht amplitu-

Abb. 71 Reizströme (Impulsströme), Reizstromparameter

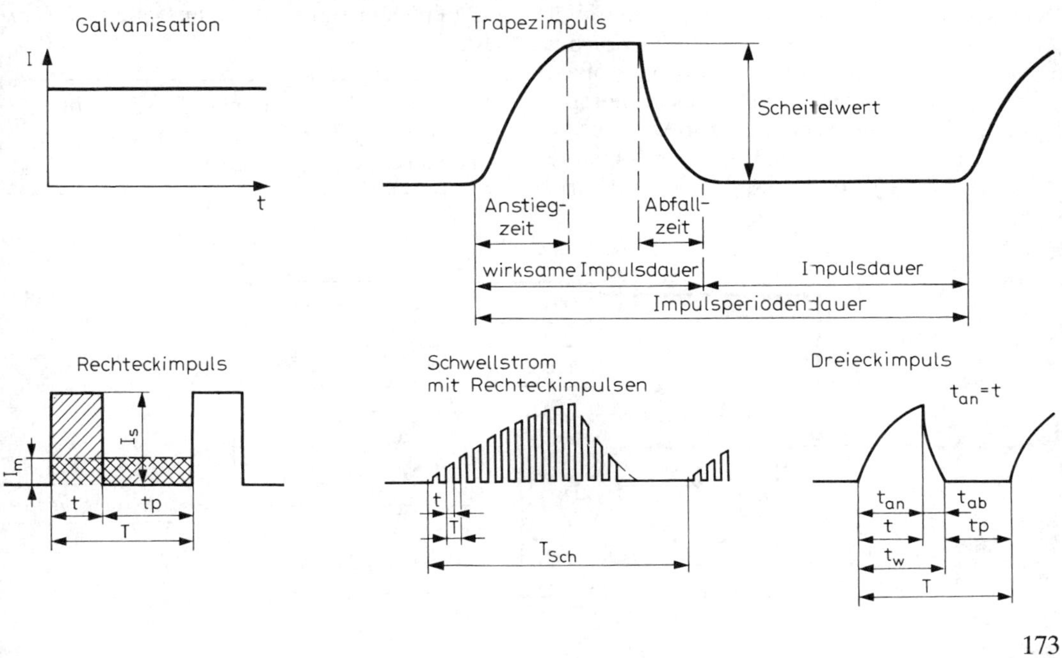

denmoduliert) oder amplitudenmoduliert (geschwellt – *„Schwellstrom“*).

Dieses Verfahren der *neuromuskulären Elektrostimulation* wurde früher auch von BERGONIÉ als *„Elektrogymnastik“* bezeichnet. Sie dient neben der Steigerung der isometrischen Muskelkraft von *Athleten* hauptsächlich der *Therapie der Muskelatrophie* nach Immobilisation, wird aber auch bei neueren Indikationsgebieten, wie der funktionellen Elektrostimulation, der Therapie der idiopathischen Skoliose u. a. (s. 5.2.3.1.3.) angewandt. Die neuromuskuläre *Elektrostimulation spastischer* Muskulatur (s. 5.2.3.2.), *glatter* Muskulatur (s. 5.2.3.3.), und *denervierter* Muskeln (s. 5.2.3.4.) sind ebenfalls Anwendungsgebiete des niederfrequenten Reizstromes. Bei *denervierten* Muskeln muß die Muskelfaser, die wie die Nervenfaser ebenfalls ein reizbares Substrat ist, direkt gereizt werden (bipolare Elektrodentechnik), weil die Funktion des motorischen Nerven ausgefallen ist.

Moderne Reizstromgeräte („TuR“ RS 21) gestatten durch die große Variationsbreite ihrer Reizparameter (I, t, f) eine Parameterwahl, die für das zu behandelnde Substrat, die vorliegende Situation, adäquat ist, d. h., den physiologischen Reizparametern normal innervierter, spastischer, glatter oder denervierter Muskeln am besten entspricht. Elektronische Kleinstimulatoren (ST 80) gestatten eine oft notwendige Langzeit- und Heimbehandlung.

Analgetische Wirkung Die Reizung sensibler Nervenfasern wird zur *Schmerzmodulation* mit dem Ziel der Schmerzlinderung in großem Umfang als Indikation der Elektrotherapie genutzt. Moderne Schmerztheorien, wie die von MELZACK und WALL 1965 (und spätere Modifikationen) erarbeitete *Gate control Theorie* (Abb. 72), stellen eine geeignete Hypothese zur Erklärung des Wirkungsmechanismus derzeit üblicher Elektroanalgesieverfahren dar.

Analgetisch-hyperämisierende Reizströme sind *diadynamische Ströme* von BERNARD, TRÄBERT-*Reizstrom* oder die heute vielfach genutzte konventionelle Variante der *transkutanen elektrischen Nervenstimulation TENS* („TuR“ RS 40). Mit ihnen werden nach der Gate control Theorie afferente, dicke, myelinisierte, schnell leitende A beta-Fasern, die von den Mechanorezeptoren kommen und Berührungs- und Vibrationsempfindungen zentralwärts leiten, gezielt mit dafür geeigneten Reizparametern in der Peripherie (z. B. im Schmerzareal) erregt.

Dadurch kommt es zur *Stimulierung hemmender Interneurone,* die in der Substantia gelatinosa (SG-Zellen in Abb. 72) des Hinterhorns des Rückenmarks liegen.

Die Aktivierung dieser inhibierenden (hemmenden) Nervenzellen schließt das Tor (= Gate, Eingangskontrollschrankensystem) für die dünnen, langsam leitenden A delta- und C-Nervenfasern, die, aus der Peripherie aus freien Nervenendigungen kommend, nociceptive (Schmerz-)Informationen zum Rückenmark leiten und dort mit den A beta-Nervenfasern zusammenlaufen. Damit wird die *Weiterleitung der nociceptiven (Schmerz-)Informationen* über aufsteigende Bahnen, die von den Hinterhornzellen des Rückenmarks = T-Zellen (Transmissionszellen) ausgehen, *verhindert.*

Die Empfindung Schmerz, die supraspinal (zentral) wahrgenommen wird, kommt nicht zustande.

Abb. 72 Gate control-Theorie

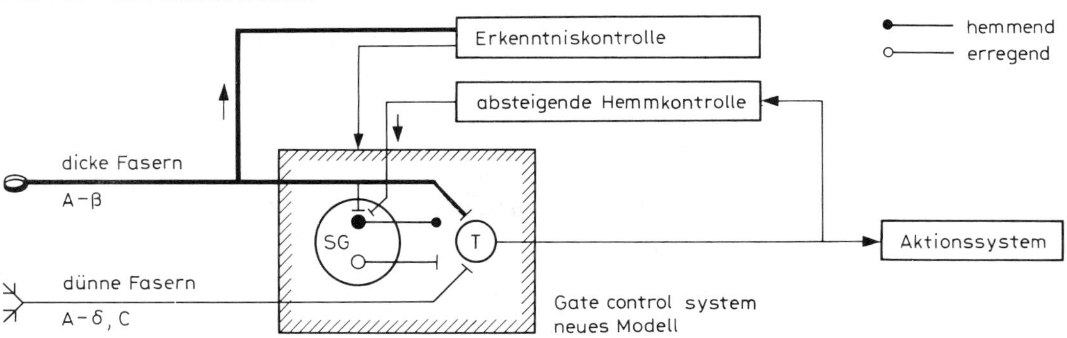

Für die Varianten *akupunkturähnliche (like) = APL-TENS,* die sog. Hyperstimulationsanalgesie MELZACKS, und die *Elektroakupunktur* wird ein anderer Wirkungsmechanismus angenommen. Durch die hohe Reizintensität (bis zur Schmerztoleranzgrenze) und die Erregung tiefergelegner Substrate (Auftreten von Muskelkontraktionen) werden die afferenten A delta- und C-Nervenfasern gereizt, die nociceptive (Schmerz-) Impulse leiten. Das *Tor* (Gate) ist jetzt für die Weiterleitung der Erregung über die T-(Transmissions-)Zellen des Hinterhorns zu den im Rückenmark aufsteigenden Bahnen *geöffnet.* Dadurch werden supraspinal im Hirnstamm oder in sensorischen Thalmuskernen gelegene *Schmerzhemmzentren erregt.* Sie geben die Neurotransmittersubstanz *Endorphin* ab, eine körpereigene opiat-(morphin-)ähnliche Substanz mit stark schmerzlindernder Wirkung. Über im Rükkenmark *absteigende Nervenbahnen* wird nun das *Gate* (Eingangskontrollschrankensystem) im Hinterhorn des Rückenmarks für Schmerz-Informationen aus der Peripherie *geschlossen.* Naloxon, ein Morphinantagonist, kann die analgetische Wirkung dieser TENS-Variante und der Elektroakupunktur aufheben. Das spricht für die Richtigkeit der Hypothese zu diesem Wirkungsmechanismus.

Hyperämisierende, durchblutungsfördernde Wirkung. Analgetische Reizströme können durch die vibrierende, massierende Wirkung eine Vasodilatation (Gefäßerweiterung) in der Haut und Muskulatur bewirken, die zu einer Durchblutungsverbesserung führen kann. Ursache dafür ist wahrscheinlich die Freisetzung gefäßaktiver Substanzen. Auch *tetanisierende Impulsfolgen* erzielen, wenn sie rhythmisch unterbrochen verabreicht werden und zu kräftigen Muskelkontraktionen führen, eine kräftige Arbeitshyperämie, die therapeutisch genutzt wird (s. 5.2.5.).

Regenerationsfördernde Wirkung. Zur *Anregung der Knochenbruchheilung* (Osteogenese), z. B. bei Pseudarthrosen, werden niederfrequente Impulsströme benutzt, z. B. biphasische Rechteckimpulse ohne Gleichstromkomponente (Frequenz 1 Hz, Impulsbreite 0,5 s/Phase, Intensität: etwa 25 µA). Die Elektroden (Kirschnerdrähte) werden von Chirurgen oder Orthopäden in den Bruchspalt gebracht („eingeschossen").

Placeboeffekte (Placebo = lateinisch: ich werde gefallen). Diese Effekte treten nicht nur bei Arzneimitteln, sondern auch bei anderen therapeutischen Maßnahmen, hier elektrotherapeutischen, auf. So ist bekannt, daß eine analgetische Wirkung auch dann auftreten kann, wenn mit Reizstromgeräten (z. B. TENS-Geräten) gearbeitet wird, die *keinen* Strom abgeben, sondern nur einen rhythmischen Summton oder ein Lichtsignal statt elektrischer Impulse. Die Erfolgsrate wird bei bis zu 30 % der Fälle angegeben. Sie läßt sich aber nur einige Wochen aufrechterhalten und ist für Kurzzeiteffekte mancher Patienten verantwortlich, die mit TENS oder anderen analgetischen Reizströmen erfolgreich behandelt wurden. Sie soll über den Mechanismus der Endorphinausschüttung erfolgen.

Oft kombinieren sich die Wirkungen zu einem Wirkungskomplex, der den therapeutischen Erfolg herbeiführt.

5.1.3.3. Wirkungen des Mittelfrequenz-Reizstromes

Ähnlich wie bei den Niederfrequenzströmen, wenn auch teilweise über andere Mechanismen (s. 5.1.2.3.), werden therapeutisch besonders die muskelstimulierenden, hyperämisierenden, analgetischen und neuerdings auch die regenerationsfördernden Wirkungen (Förderung des Knochenwachstums) zur Therapie von Knochenbruchheilungsstörungen (Pseudarthrosen) benutzt.

5.1.3.4. Wirkungen hochfrequenter Ströme

Wie in 5.1.2.4. festgestellt, wird die absorbierte Hochfrequenzenergie in lokale Wärme im Gewebe umgesetzt. Der Temperaturanstieg übt direkte Wirkungen auf die Gewebszellen aus, aber auch Wärmereaktionen auf lokale Nervenrezeptoren, die zu indirekten Wirkungen Anlaß geben. Die wesentlichsten Antworten auf Wärme in therapeutischer Dosierung sind:

- Anstieg der Blutströmung, Hyperämie, Vasodilatation

- Stoffwechselsteigerung
- Steigerung der Zellmembranpermeabilität (-durchlässigkeit), dadurch Leukozytenkonzentrationsanstieg im Gewebe und gesteigerte Phagozytose
- Antikörperanstieg, gesteigerter Toxinabtransport
- Relaxation der Muskulatur
- Schmerzlinderung
- Steigerung der Reparationsvorgänge im Gewebe
- Änderung der Eigenschaften kollagenen Gewebes in Sehnen, Gelenkkapseln, Narbengewebe u. a. Mit der Steigerung der Dehnungsfähigkeit entsteht eine verbesserte Beweglichkeit
- Verbesserung der Gelenksteifigkeit
- Neuerdings werden auch Tumorgewebe abtötende Temperatursteigerungen mit Hochfrequenztiefenerwärmungsverfahren zur Krebsbehandlung in Form der lokalen Hyperthermie (örtlichen Überwärmung) therapeutisch genutzt.

Die Wirkungen sind *dosisabhängig* und können bei Überdosierung in das Gegenteil umschlagen oder bei Überschreiten einer Gewebstemperatur von etwa 45 °C und darüber zu thermischen Gewebsschäden (Nekrosen) führen, besonders wenn die Wärmeeinwirkung längere Zeit anhält. Einige Gewebe tolerieren sehr viel weniger Wärme, z. B. die Hoden, die Linsen der Augen (fehlende Blutzirkulation), durchblutungsgeminderte Gewebe (z. B. periphere Durchblutungsstörungen). Meist gibt der vorher auftretende *Schmerz* das Warnsignal, daß die Schädigungsgrenze erreicht ist, rechtzeitig an. Patienten mit fehlendem Wärmeempfindungsvermögen (z. B. nach Nervenverletzungen, bei Nervenerkrankungen, bei Bestehen einer örtlichen Betäubung) sind deshalb ebenso gefährdet, Gewebsschäden durch Überwärmung zu erleiden, wie Durchblutungsgestörte, bei denen die schlechte Blutzirkulation einen ungenügenden Wärmeabtransport verursacht (fehlender Blutkühlungseffekt).
Das Ausmaß der physiologischen Antwort auf Wärme wird bestimmt von

- der Temperaturerhöhung im Gewebe,
- der Dauer der Erwärmung und
- der Anstiegsrate.

Temperaturhöhe im Gewebe: Zur Erzielung

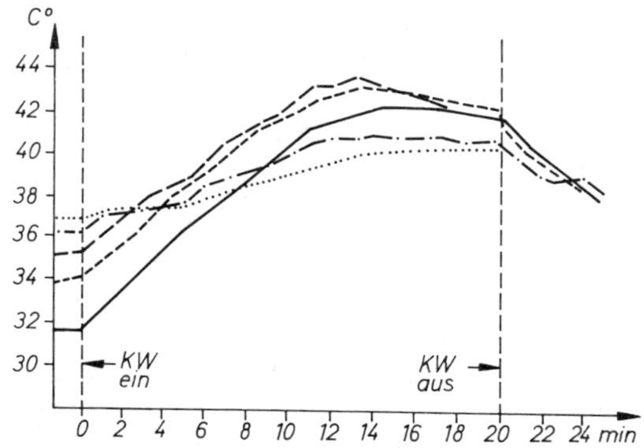

Abb. 73 Temperaturverlauf im lebenden Gewebe (menschlicher Oberschenkel) bei Hochfrequenzdiathermie (Kurzwelle) – Hautoberfläche, – – 0,8 cm Tiefe, – – – 1,6 cm Tiefe, –·–·– 2,6 cm Tiefe, ... 3,2 cm Tiefe

therapeutischer Wärmewirkungen werden Temperaturen über 40 °C gefordert. Erst dann wird der therapeutisch gewünschte *verstärkte Blutdurchfluß* (Vasodialatation) ausgelöst und der *Blutkühlungseffekt* in Gang gesetzt. Dieser senkt die Gewebstemperatur um etwa 2 °C und verhindert einen Temperaturanstieg in gewebsschädigende Temperaturbereiche (Abb. 73).
Dauer der Erwärmung: Eine minimale effektive Dauer der therapeutisch wirksamen Temperaturerhöhung muß erreicht bzw. überschritten werden. Sie liegt bei 3–5 min. Vollständige Reaktionen wurden erst bei 30 min Applikation festgestellt.
Anstiegsrate: Die Zeit bis zum Erreichen der notwendigen effektiven Temperaturhöhe darf nicht zu lange dauern.

Um ein gute *Erwärmung in der Tiefe* zu erreichen, meist das Behandlungsziel, muß eine stärkere Erwärmung oberflächlicher Gewebsschichten vermieden werden, da es sonst zu einer kompensatorischen Gefäßverengung (Vasokonstriktion) in der Tiefe kommt. Bei der schlechten Gefäßversorgung und dem dadurch bedingten geringen Blutkühlungseffekt in den oberflächlichen Fettschichten ist dies aber ein echtes Problem, an dem manche Hochfrequenz-Tiefenerwärmungsverfahren, wie z. B. die Kondensatorfeldmethoden der Kurzwelle, versagen.
Um eine genügend hohe Temperatursteigerung im Gewebe zu erzielen, die genügend rasch eintritt und genügend lange anhält, muß

das Gerät eine *ausreichende Leistung* (Tiefenleistung) erbringen. Nach neueren Berechnungen muß zur Erzielung therapeutisch wirksamer Temperaturgrade die absorbierte Energiedichte von 75 W/kg erreicht werden. Ob diese Forderung erreicht wird, ist in nicht unerheblichem Maße abhängig von

- der Art des angewandten Hochfrequenzverfahrens (Kurzwelle, Dezimeterwelle, Mikrowelle)
- der Applikationsform der Hochfrequenzenergie (Kondensatorfeld-, Spulenfeld-, Strahlenfeldmethode)
- der Art der Elektroden bzw. Applikatoren (Strahler), z. B. Glasschalenelektroden, Wirbelstromelektroden, Rundfeld-, Langfeldstrahler, Muldenapplikator, Körperhöhlenstrahler, Kontaktstrahler).

Unter dem Gesichtspunkt, ob in der Muskulatur (Tiefe) therapeutisch wirksame Temperaturerhöhungen erzielt werden können, also eine echte Tiefenerwärmung stattfindet, soll im folgenden eine *Einschätzung der 3 Hochfrequenztherapieverfahren* gegeben werden. Sie gründet sich auf moderne Untersuchungsmethoden mit Temperaturmessungen im lebenden menschlichen Gewebe mit speziellen Temperaturfühlern in verschiedenen Gewebstiefen (Gewebsschichten, wie Unterhautfettgewebe, Grenzschicht Fett/Muskel, Muskel in verschiedener Tiefe) bei freiwilligen Versuchspersonen. Da hierbei die Veränderungen durch den Blutstrom berücksichtigt sind, ergeben solche Untersuchungsverfahren viel aussagekräftigere Werte als Messungen in künstlichen Gewebsphantomen.

Kurzwelle, Kondensatorfeldmethode: Sehr ungünstige Fetterwärmung, besonders bei dicken subkutanen Fettschichten, keine effektive Muskulaturerwärmung
Kurzwelle, Spulenfeldmethode, Wirbelstromelektrode: Effektive Muskelerwärmung, Wirkungseinbuße durch dicke Fettschichten
Dezimeterwelle (*69 cm* Rundfeld- und Langfeldstrahler): gute Muskelerwärmung, bei Langfeldstrahler allerdings an den Strahlerenden (beiderseits 11 bis 13 cm) kein wirksamer Temperaturanstieg im Gewebe mehr.
Dezimeterwelle, Muldenapplikator (Rechteckhohlleiterstrahler): In der Horizontalachse höchster Temperaturanstieg im Fettgewebe, gefolgt von Erhöhungen an der Fett-/Muskelgrenzschicht, in der Sagittalachse: gute Muskelerwärmung nur an jeder Seite, nicht im Zentrum.
Mikrowelle: Relativ ungünstiges Abschneiden hinsichtlich der Erwärmung in der Muskulatur, höchste Temperaturen im Fettgewebe, dort auch sog. Hot Spots (starke Temperaturanstiege durch stehende Wellen) infolge Reflexion an Grenzschichten, rascher Temperaturabfall im Muskelgewebe.

5.2. Anwendungsformen der niederfrequenten Elektrodiagnostik und Elektrotherapie

5.2.1. Elektrodiagnostik

Im Niederfrequenzbereich kommen als elektrodiagnostische Methoden nur 2 *Vorfeld-(Screening-)diagnostikmethoden* für den Physiotherapeuten in Frage:
- der galvanisch-faradische Test
- die Reizintensität/Reizzeit (I/t) – Kurvendiagnostik.

Wesentlichere elektrodiagnostische Methoden zur Diagnostik neuromuskulärer Erkrankungen bzw. Anomalien fallen in den Aufgabenbereich des Arztes, wie z. B. die *Elektromyographie* und die *Elektroneurographie* (Nervenleitgeschwindigkeitsmessung motorischer und sensorischer peripherer Nervenfasern).

Geräte zur Elektrodiagnostik im Niederfrequenzbereich

Universal Präzisionsstimulator „TuR" RS 21 (Abb. 74)
Das volltransistorierte Reizstromgerät ist sowohl für die Reizstromdiagnostik als auch für die Reizstromtherapie geeignet. Im Grund-

Abb. 74 Universal Präzisions Stimulator „TuR" RS 21 (Werkfoto)

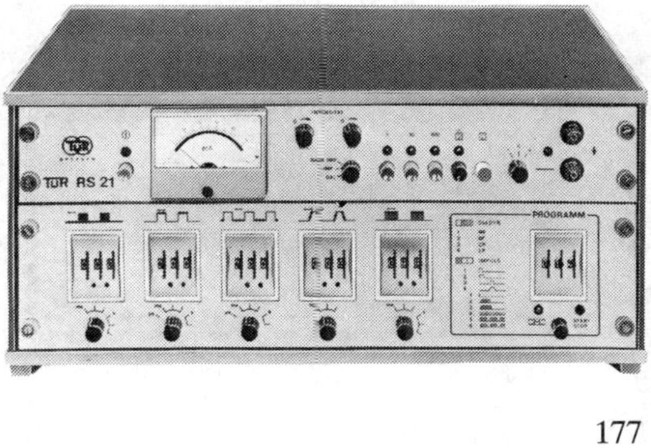

prinzip bestehen diese Geräte aus Impulsgenerator, Patientenkreis und Meßkreis.
Der Impulsgenerator erzeugt mit Hilfe von Transistoren Impulsströme verschiedener Form und in weiten Bereichen variabler Reizparameter sowie Gleichstrom.
Der Patientenkreis ist der Eingangskreis elektronischer Diagnostikgeräte, in dem der zu untersuchende Patient eingeschlossen ist, bzw. der Ausgangsstromkreis der Therapiegeräte.
Der Meßkreis ist ein elektronisches Gerät zur Messung der bei der Diagnostik ermittelten Meßwerte bzw. der in den Patientenkreis bei der Therapie abgegebenen Stromstärken bzw. Spannungen.

Das „TuR" RS 21 hat 2 *Ausgangsschaltungen:*
- constant current
- constant voltage.

Constant current (c. c.; stromkonstant): Die eingestellten Intensitäten des Patientenstromes werden in einem bestimmten, vorgegebenen Bereich (s. Bedienungsanleitung), unabhängig von dem sich ändernden elektrischen Widerstand des behandelten Körpergewebes konstant gehalten. Dazu ist ein hoher Geräte-Innenwiderstand erforderlich.
Constant voltage (c. v.; spannungskonstant): In einem bestimmten vorgegebenen Bereich werden vom Belastungswiderstand unabhängige Reizspannungen gewährleistet. Dazu ist ein niedriger Innenwiderstand erforderlich.

Für die in der Praxis üblichen diagnostischen und therapeutischen Maßnahmen wird die *c. c. Ausgangsschaltung* benutzt.
Technische Daten: Siehe Bedienungsanleitung.
Der hohe maximale Intensitätswert von 100 mA (100 V) für Impulsströme bzw. 60 mA (60 V) als galvanischer Strom erforderten hohe sicherheitstechnische Maßnahmen bei der Gerätekonzeption: Auslegung in 3 Intensitätsbereiche (1, 10, 100 mA bzw. V), automatische Sperrung der Netzeinschaltung bei hochgeregeltem Intensitätsregler oder bei Umschaltung der Intensitätsbereiche. Trotz dieser Sicherheitsmaßnahmen darf dieses Gerät nur bei entsprechenden fachlichen Vorkenntnissen und gründlicher Arbeitsschutzbelehrung bedient werden (TGL 200-1739).

Abb. 75 Reizstrom Therapiegerät „TuR" RS 10

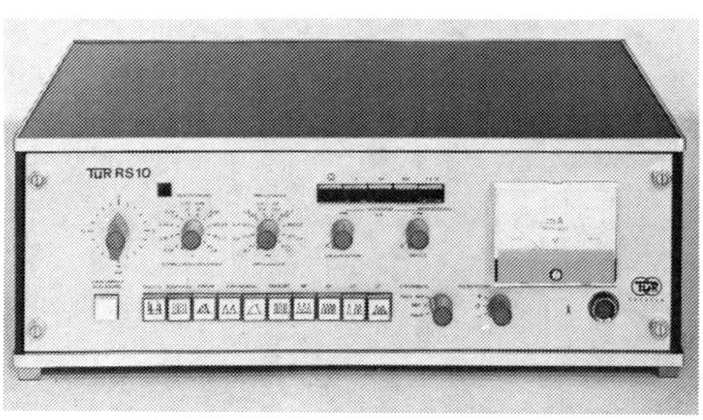

Reizstrom-Therapiegerät „TuR" RS 10 (Abb. 75)
Zur Elektrodiagnostik ist das Gerät nur für den galvanisch-faradischen Test, nicht für die I/t-Kurvendiagnostik geeignet (Taste galvanischer Strom bzw. neofaradischer Strom).
Das Gerät ist in erster Linie als einfach zu bedienendes Elektrotherapiegerät konzipiert worden, da die Stromformen durch Tastendruck wählbar sind.

5.2.1.1. Galvanischer und faradischer Test

Die Reizung mit 2 unterschiedlichen Stromarten, einmal mit dem langdauernden (500 ms und länger) Gleichstromimpuls, zum anderen mit dem kurzdauernden faradischen (neofaradischen) Impuls (Impulsdauer des Einzelimpulses nur 1 ms) ist zur Differenzierung des unterschiedlichen Verhaltens bei der Reizung von Nerv und Muskel von Bedeutung. Bei einer totalen Denervierung (Entartungsreaktion) ist, wie der Name Denervierung besagt, nur noch der Muskel selbst (direkt) reizbar, nicht mehr indirekt (über seinen Nerven). Da der Muskel eine höhere Chronaxie als der Nerv besitzt, kann er nur noch mit dem langdauernden galvanischen Stromimpuls direkt erregt werden.

Elektrodentechnik (Abb. 76). Meist wird die sog. *monopolare* Elektrodentechnik zur Reizung benutzt. Dabei kommt nicht etwa, wie aus der Bezeichnung mono (ein-)polar gefolgert werden könnte, nur eine Elektrode zur Anwendung, sondern zwei. Davon ist die *differente* (aktive) Elektrode eine kleine, meist eine Kugel-(Knopf-)elektrode, die an einer Handunterbrecherelektrode befestigt ist. Als *indifferente,* zweite Elektrode dient eine größere Plattenelektrode, die meist proximal davon

an der Gliedmaße oder am Rücken befestigt wird.
Nach einem Vorschlag von Duchenne wird der galvanisch-faradische Test an 2 *verschiedenen Reizorten* durchgeführt.
Die *direkte Reizung* erfolgt am sog. *Muskelreizpunkt* (motorischer Punkt). Dieser entspricht anatomisch der Eintrittsstelle des motorischen Nerven in den Muskel. Ihre Lage ist für normal innervierte Muskeln auf Muskelreizpunkttafeln (Abb. 77 bis 79) erfaßt. Bei Denervierung kann der Muskelreizpunkt bei proximaler Lage der indifferenten Elektrode nach „distal" in Richtung des Muskelansatzes „verschoben" sein, weil in dieser Lage der differenten Elektrode mehr Stromschleifen den Muskel passieren. Am Muskelreizpunkt ist bei intaktem Nerv-Muskel-System eine *Minimalzuckung* des Muskels mit der geringsten Stromstärke auszulösen gegenüber anderen Reizpunkten in der Umgebung.
Die *indirekte Reizung* erfolgt an sog. *Nervenreizpunkten* (Abb. 77 bis 79), entfernt vom Muskel, wo dessen peripherer gemischter Nerv relativ nahe der Hautoberfläche liegt und deshalb gut gereizt werden kann. Bei denerviertem Nerven-Muskel-System spricht der Muskel bei indirekter Reizung weder auf galvanische noch auf faradische Testung mehr an.

Galvanischer Test (Methodik). Die Auslösung erfolgt mit einem mindestens 400 ms oder längerem Gleichstromimpuls bei sowohl direkter als auch indirekter Reizung. Dabei ist der Zuckungscharakter (Antwort des Gesamtmuskels auf den gesetzten elektrischen Reiz) zu beachten. Bei denervierten Muskeln erfolgt die Antwort *„träge"* und *„wurmförmig"*, während der Zuckungscharakter des normalen Muskels infolge des synchronen Starts der Muskelfasern über den intakten Nerv *„blitzartig"* erfolgt. Gleichzeitig wird das Pflüger-Zuckungsgesetz (s. 5.1.1.1.) überprüft. Nach dem Gesetz der polaren Erregung führt die Gleichstromreizung mit Minimalstromstärke beim Schließen des Stromes dann zur Zuckung, wenn die Reizelektrode die Katode ist, da unter Einwirkung des Katelektrotonus die Nervenmembran mit der niedrigstmöglichen Stromstärke zur Depolarisation gebracht werden kann. Bei Anodenreizung werden höhere Stromstärken benötigt. Normal lautet die *Zuckungsformel:* KSZ (Katodenschließungszuckung) vor ASZ (Anodenschließungszuckung). Bei Denervierung soll es zu einer Umkehr der Zuckungsformel kommen: ASZ vor KSZ (Zur Testung den Polwender benutzen), was jedoch nicht immer der Fall ist.

Faradischer Test (Methodik). Die Reizung erfolgt ebenfalls direkt und indirekt mit neofaradischem Strom. Beobachtet wird, ob es zum Auftreten eines *Tetanus* (s. 5.1.3.2.) kommt. Der Zuckungscharakter ist normalerweise nicht so prompt wie beim galvanischen Test.

Beurteilung des galvanisch-faradischen Tests. Im wesentlichen geht es um die Entscheidung, ob eine Denervierung des Nerven-Muskelsystems (eine EAR – Entartungsreaktion) vorliegt oder ein normales Verhalten eines innervierten Muskels. Auf die sehr zweifelhafte Aussage hinsichtlich des Vorliegens einer partiellen, d. h. teilweisen Denervierung (Entartungsreaktion) soll nicht eingegangen werden.

Als *Hinweise auf eine Denervierung* (totale EAR) gelten:
- Der Muskel ist nur noch galvanisch *direkt* erregbar. (Bei jahrelanger Denervierung auch nicht mehr.)
- Der Zuckungscharakter dabei ist *träge, wurmförmig*. (Dies tritt auch normalerweise bei kalten Muskeln auf!)
- Eine *indirekte* Erregbarkeit ist *nicht* mehr möglich, weder galvanisch noch faradisch.
- *Umkehr* der Zuckungsformel (ASZ vor KSZ).
- *Verschiebung* des Muskelreizpunktes.

Abb. 76 Elektrodentechnik oben: monopolar unten: biopolar

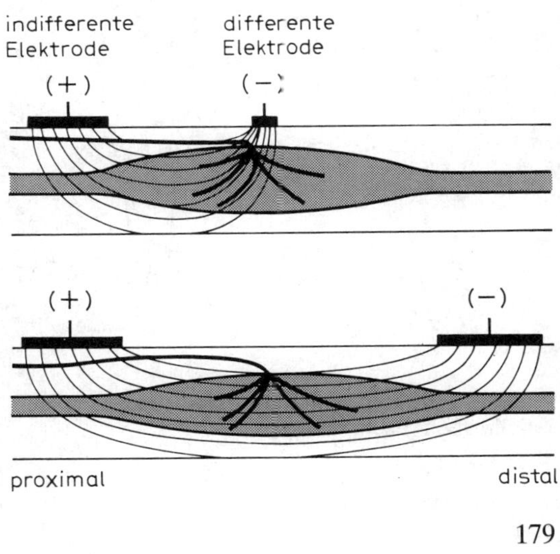

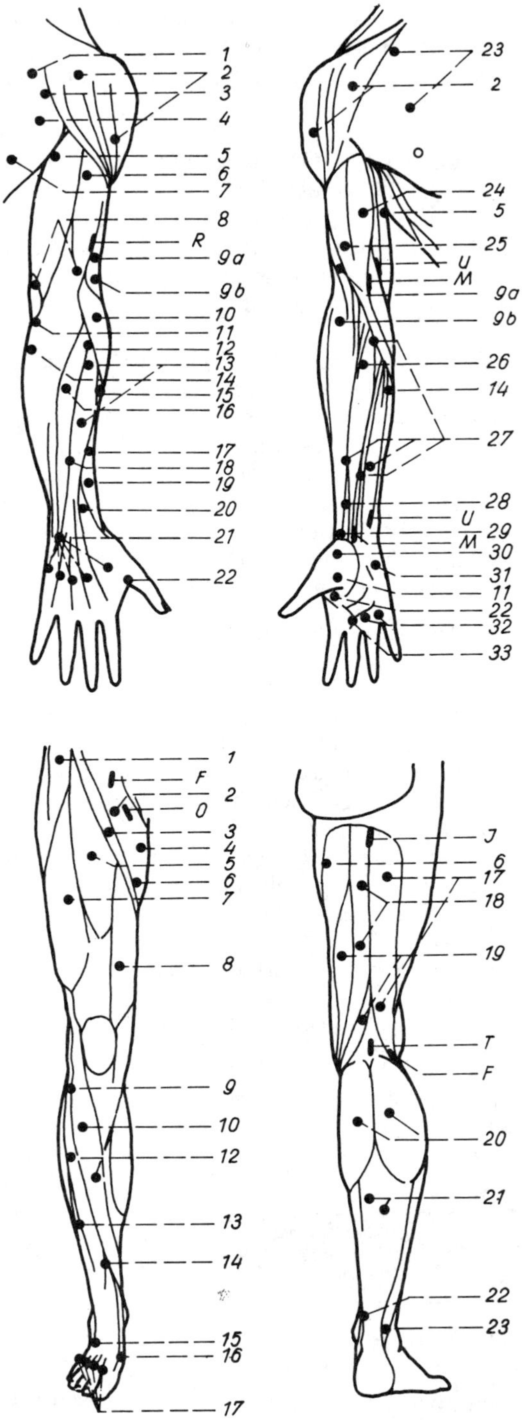

RP	Muskel	Nerv	Segment
23	Pectoralis maj.	Thoraco-ventr.	C5-TH 1
7	Latiss. dorsi	Thoracodors.	C5-8
1	Infraspinatus	Suprascapul.	C4-6
4	Teres major	Subscapul.	C5-7
3	Teres minor	Axillaris	C4-5
2	Deltoides	Axillaris	C5-6
	N. musculocutaneus		
24	Biceps		
	Cap. brev.	Musculo-cutaneus	C5-6
25	Cap. long.	Musculo-cutaneus	C5-6
9a	Brachialis	Musculo-cutaneus	C5-6
M	N. medianus		
29	Pron. quadr.	Medianus	C7-Th 1
26	Flex. carp. rad.	Medianus	C6-7
28	Flexor poll. long.	Medianus	C6-8
11	Flexor poll. brevis	Medianus	C7-Th 1
27a	Flex. digit. superfic.	Medianus	C7-Th 1
27b	Flex. digit. prof. II. III		
30	Abd. poll. brevis	Medianus	C7-Th 1
33	Lumbric. I. II	Medianus	C8-Th 1
U	N. ulnaris		
27b	Flex. dig. prof. IV. V	Ulnaris	C8-Th 1
32	Lumbric. III. IV	Ulnaris	C8-Th 1
21	Interossei	Ulnaris	C8-Th 1
22	Adductor poll.	Ulnaris	C8-Th 1
31	Abductor V	Ulnaris	C8-Th 1
14	Flex. carp. uln.	Ulnaris	C7-Th 1
R	N. radialis		
6	Triceps		
	Cap. lat.	Radialis	C6-8
5	Cap. long.	Radialis	C6-8
8	Cap. med.	Radialis	C6-8
9b	Brachioradialis	Radialis	C5-6
12	Supinator	Radialis	C5-7
17	Abd. poll. long.	Radialis	C6-8
10	Ext. carp. rad. long.	Radialis	C5-7

Abb. 77 Muskel- und Nervenreizpunkte an den Gliedmaßen (nach Thom)

RP	Muskel	Nerv	Segment
15	Ext. carp. rad. brevis	Radialis	C5-7
16	Ext. carp. uln.	Radialis	C6-8
13	Ext. dig. comm.	Radialis	C6-8
18	Ext. V. proprius	Radialis	C6-8
19	Ext. poll. brevis	Radialis	C7-Th 1
20	Ext. poll. longus	Radialis	C6-8
1	Tensor f. lat.	Glut. cran.	L4-5
F	N. femoralis		
3	Sartorius	Glut. cran.	L2-3
5	Rectus fem.	Glut. cran.	L2-4
8	Vastus med.	Glut. cran.	L2-4
7	Vastus lat.	Glut. cran.	L2-4
O	N. obturatorius		
4	Add. long.	Obturatorius	L2-3
2	Pectineus	Obturatorius	L2-3
6	Add. magnus	Obturatorius	L3-4

RP	Muskel	Nerv	Segment
J	N. ischiadicus		
18	Semitendin.	Ischiadicus	L4-S1
19	Semimembr.	Ischiadicus	L4-S1
17	Biceps fem.	Ischiadicus	L4-S2
T	N. tibialis		
20	Gastrocnem.	Tibialis	L4-S3
21	Soleus	Tibialis	L4-S2
22	Flex. dig. long.	Tibialis	L5-S2
23	Flex. hall. long.	Tibialis	L5-S2
16	Abduct. hall.	Tibialis	S1-2
17	Interossei	Tibialis	S1-2
F	N. fibularis		
10	Tibialis ant.	Fibularis	L4-5
12	Ext. dig. long.	Fibularis	L4-S1
15	Ext. dig. brev.	Fibularis	L4-S1
14	Ext. hall. long.	Fibularis	L4-S1
9	Fibular. long.	Fibularis	L5-S1
13	Fibular. brev.	Fibularis	L5-S1

Wertung des galvanisch-faradischen Tests. Die Validität (Tauglichkeit) des Tests im Vergleich zur Elektromyographie ist relativ gering, die diagnostische Aussagekraft ist relativ unzuverlässig. Schon frühzeitig wurde dies für die Umkehr der Zuckungsformel erkannt.

5.2.1.2. Reizintensität/Reizzeit (I/t)-Kurvendiagnostik

Reizintensität (Amplitude des Reizimpulses) und Stromflußzeit des Reizes (Impulsdauer) befinden sich in einer gegenseitigen Abhängigkeit. Bei Reizung mit Gleichstromimpulsen gilt $I \cdot t = \text{konstant}$. Je höher die Stromstärke ist, desto kürzer braucht die Reizzeit zu sein und umgekehrt. Diese mathematische Hyperbelfunktion, die HOORWEG entdeckte, kann in einem Koordinatenkreuz (Ordinate: Intensität in mA, Abszisse: Reizzeit t in ms; Abb. 80) dargestellt werden. Außer der Bestimmung der *Rechteckimpulscharakteristik* (RIC) wird noch die Reizung mit *Dreieck-(Exponential-) impulsen* durchgeführt, letztlich um das Akkommodationsverhalten (Einschleicheffekt, NERNST 1908) des gereizten Substrates (Nerv-Muskelsystem) zu testen. NERNST hatte zuerst festgestellt, daß es nicht gleichgültig ist, ob die Nervenmembran mit Rechteck- oder Dreieckimpulsen zur Depolarisation gebracht wird.

Die WEISS-HOORWEG-Hyperbel tritt *nur bei Rechteckimpulsreizungen* auf. Bei *Dreieckimpulsen* steigt beim normalen Nerv-Muskelsystem die I/t-Kurve im Bereich der langdauernden Dreieckimpulse (oberhalb 10 ms Impulsdauer) allmählich an. Das heißt, es sind höhere Intensitäten nötig, um eine Minimalzuckung auszulösen. (Bei Impulsdauer oberhalb 1000 ms geht die Kurve wieder in eine Hori-

Abb. 78 Muskel- und Nervenreizpunkte am Rumpf
1 Pectoralis major 2 Rectus abdominalis 3 Serratus anterior 4 Latissimus dorsi 5 Thorac. longus 6 Obliquus abdom. extern. 7 Transversus abdominis 8 Supraspinatus 9 Deltoideus 10 Teres minor 11 Teres major 12 Latissimus dorsi 13 Iliocostalis 14 Gluteus medius 15 Gluteus maximus 16 Trapezius 17 Infraspinatus 18 Rhomboideus 19 Longissimus dorsi

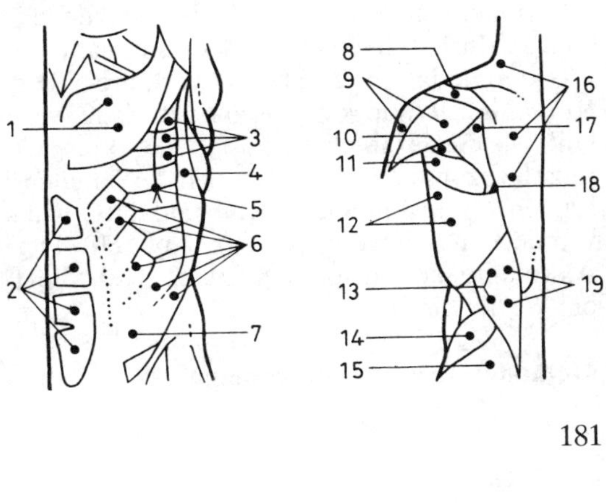

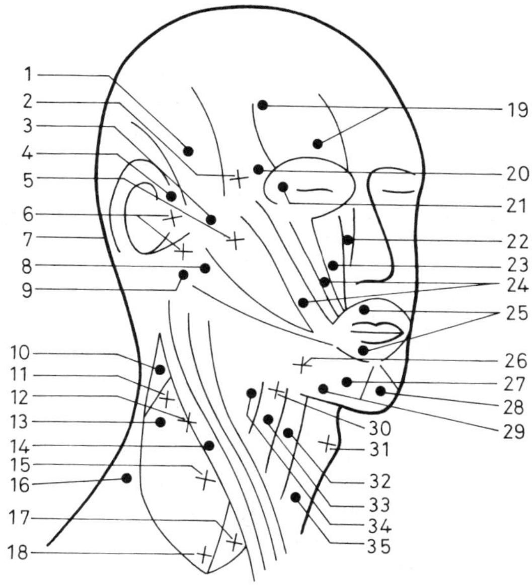

Abb. 79 Muskel- und Nervenreizpunkte am Kopf 1 Temporalis 2 Facialis 3 Masseter 4 Auriculus anterior 5 N. facialis 6 N. facialis 7 Auriculus posterior 8 Stylohyoideus 9 Digastricus 10 Splenius 11 N. Accessorius 12 N. phrenicus 13 Levator scapulae 14 Sternocleidomastoideus 15 Erb-Punkt 16 Trapezius 17 N. thoracalis anterior 18 N. thoracalis longus 19 Epicranius 20 Corrugator supercilii 21 Orbicularis oculi 22 Nasalis 23 Quadratus labii superioris 24 Zygomaticus 25 Orbicularis oris 26 N. facialis 27 Quadratus labii inferioris 28 Mentalis 29 Triangularis 30 N. hypoglossus 31 N. laryng. superior 32 Omohyoideus 33 Thyreohyoideus 34 Platysma 35 Sternohyoideus

zontale über.) Bei langen Dreieckimpulsen besteht für die Nervenmembran genügend Zeit, sich an die allmählich zunehmende Stromstärke zu *akkommodieren*. Dadurch steigt die notwendige Stromintensität auf das mehrfache derjenigen an, die zur Auslösung mit Rechteckimpulsen erforderlich ist (Akkommodabilitätsquotient alpha, s. Abb. 80). Der denervierte Muskel hat seine Akkommodabilität (Akkommodationsfähigkeit) verloren. Die Kurve der Dreieckimpulscharakteristik verläuft wie die der Rechteckimpulscharakteristik jetzt horizontal, auch im Bereich der langdauernden Dreieckimpulse. RIC und DIC-Kurven decken sich weitgehend (s. Abb. 80). Der Akkommodabilitätsquotient (s. 5.2.1.3.) liegt bei Werten um 1.

Methodik der I/t-Kurvendiagnostik. Zuerst wird die RIC, dann die DIC bestimmt. Meist wird in der angeführten Reihenfolge zuerst mit Rechteckimpulsen von 1000 ms, dann mit 500, 50, 10, 5, 1, 0,5, 0,1 und 0,05 ms gereizt, dasselbe dann mit Dreieckimpulsen. Die Stromstärke (Amplitude) des Reizimpulses wird jeweils bis zur *Auslösung einer Minimalzuckung* hoch geregelt. Darunter versteht man eine bei guter Beleuchtung gerade sichtbare Zuckung (subjektiver Faktor, bei guten Untersuchern gering).

Beurteilung der I/t-Kurven. Entscheidend ist die Gesamtlage der Kurven im Koordinatensystem. Bei *normalem Nerv-Muskel-System* liegt der aufsteigende Ast links (Chronaxie < 1 ms), bei *total denervierten* ist er nach rechts gerückt und der horizontal verlaufende Ast nach oben. Das heißt, der denervierte Muskel benötigt eine längere Reizdauer und eine größere Reizintensität zur Auflösung einer Minimalzukkung.

Bei *partieller Denervierung*, d. h. Vorhandensein sowohl normal innervierter als auch denervierter Muskeln, liegt die Kurve zwischen der des normalen und der des denervierten Muskels. Diese Übergangskurven zeigen oft Knicke (Abb. 81) bzw. Girlandenformen. Die Kurvenform ist schwer zu beurteilen, meistens erst aus der Verlaufsbeurteilung. Sie entstehen bei zunehmender Denervierung aus einer Normalkurve oder im Besserungsfall aus einer pathologischen Kurve (total denervierter Muskeln).

Die DIC und die RIC decken sich im Bereich der langen Stromflußzeiten als Zeichen fehlender Akkommodationsfähigkeit gegenüber langdauernden Dreieckimpulsen bei Denervierung.

Die I/t-Kurve bietet bessere quantitative Aussagen als der galvanisch-faradische Test und hat ihren Wert insbesondere zur *Verlaufskontrolle* (s. Abb. 81). Nachteilig ist die Tatsache, daß die I/t-Kurve den auftretenden Denervierungs- bzw. Regenerations(Reinnervierungs) prozessen nur mit einer relativ *großen zeitlichen Latenz* folgt. Bei frischen Nervenläsionen (z. B. Durchschneidung) bleibt sie noch etwa 2 Wochen normal, bis Übergangsformen auftreten, die aber bekanntermaßen am schwersten einzuschätzen sind. Bis zum Auftreten eindeutiger pathologischer Kurven dauert es meist mindestens 1 bis 2 Monate. Auch bei Reinnervationserscheinung ist die Latenz sehr

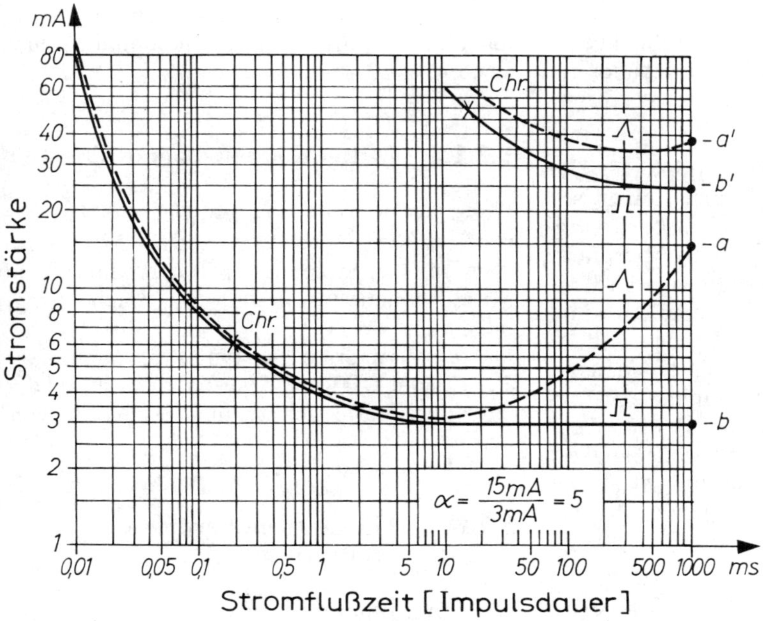

Abb. 80
Normale Rechteck-(RIC-)impulscharakteristik bei b und Dreieck-(DIC-)impulscharakteristik bei a. Akkommodabilitätsquotient alpha = 5,0, Pathologische RIC bei b" und DIC bei a', Akkommodabilitätsquotient = 1,6, Chronaxie (Chr) X

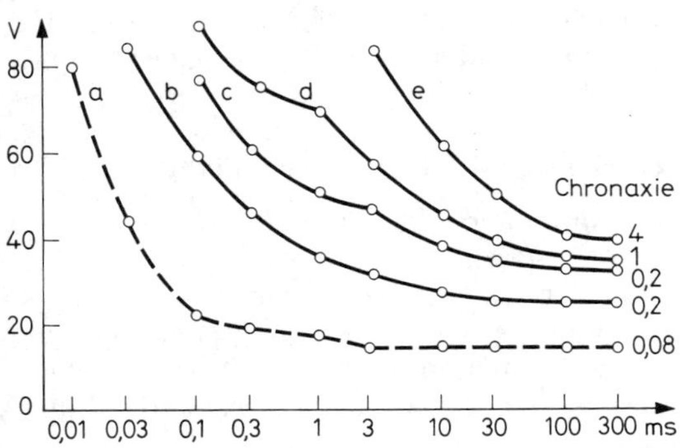

Abb. 81 Reizspannungs/Reizzeit-Kurven im Verlauf einer Nervenregeneration
Oben rechts: Bei totaler Denervation (EAR), darunter: (16.–20. Woche) = 2 Kurven bei partieller Degeneration (EAR) mit sog. Knicken, Girlanden unten links: (24. Woche) = Reinnervationskurve bei eingetretener Willkürbewegung, bzw. normaler Muskel (- - -). Reizspannungskurven werden bei c. v. (constant voltage) Ausgangsspannungsgeräten aufgenommen und zeigen geringe, aber keine prinzipiellen formalen Abweichungen zu den Reizintensitäts/Reizzeitkurven.
a normaler Muskel b 24 Wochen willkürliche Bewegung c 20 Wochen d 16 Wochen e denerviert

lang. Erst 6 bis 12 Monate nach Aufhören der Spontanaktivität (Denervierungserscheinungen) im Elektromyogramm ließen sich normale I/t-Kurven ableiten. Dadurch entstehen nicht selten Diskrepanzen zwischen dem aussagekräftigen EMG und der I/t-Kurve, so daß der I/t-Kurvendiagnostik nur eine *orientierende Bedeutung* zugesprochen werden kann.

5.2.1.3. Rheobase, Chronaxie, Akkommodabilitätsquotient

Die genannten Werte sind aus den I/t-Kurven (RIC und DIC) abzulesen, werden also bei der I/t-Kurvendiagnostik mitbestimmt. Sie allein zu bestimmen erleichtert zwar das relativ zeitaufwendige Vorgehen, verbessert aber keineswegs die Aussagekraft.

Rheobase. Sie ist die *Schwellenintensität* (mA) eines Impulses längerer Dauer (z. B. 500 ms und darüber) mit Rechteckimpulsen.

Chronaxie. Im Gegensatz zur Rheobase ist die Chronaxie kein Intensitäts-, sondern ein *Zeitwert.* Man versteht darunter die *Impulsdauer* (t) in Millisekunden, die bei der doppelten Rheobaseintensität notwendig ist, um eine Minimalzuckung zu erzielen (s. Abb. 80).

Nach Messungen der Rheobase wird also deren Intensität verdoppelt und mit sehr kurzer Impulsdauer beginnend, die Reizdauer so lange erhöht, bis eine Minimalzuckung erfolgt.

Akkommodabilitätsquotient (alpha) (im österreichischen Schrifttum auch Reizdivisor genannt). Er ist ein *Maß der Akkommodationsfähigkeit*. Vereinbarungsgemäß bestimmt man ihn mit einer Impulsdauer von 1000 ms Dreieckimpulsen und bildet aus dem DIC- und RIC-Intensitätswert (DIC:RIC) einen Quotienten. Da bei einem *normalen Nerv-Muskel-System* zur Auslösung einer Minimalzuckung bei Reizung mit einem langdauernden Dreieckimpuls infolge der Akkommodationsfähigkeit eine höhere Intensität erforderlich ist als bei Reizung mit einem steil ansteigenden Rechteckimpuls, wird der Quotient über 1 liegen.

Beurteilung. Die Höhe der *Rheobase* in Milliampere allein bestimmt, ist von geringer Aussagekraft. Sie wird aber zur Bestimmung der Chronaxie und des Akkommodabilitätsquotienten benötigt.
Die *Chronaxiewerte* über 1 ms gelten als pathologisch, wobei bis etwa 7 als mäßig erhöht, 10 bis 100 und länger als schwere Schädigung im Sinne der totalen Denervierung gilt. Bei Übergangskurven mit sog. Knicken ist die Beurteilung besonders schwierig, weil oft „Pseudochronaxien" bestimmt werden. Am Scheitelpunkt der Knicke kommt es zum Durchschlagen der Zuckung auf benachbarte gesunde Muskeln. Auch sonst sind Abweichungen gegenüber elektromyographisch gesicherten pathologischen Befunden nicht selten.
Akkommodabilitätsquotienten über 2 gelten als normal, der Quotient 1 (oder wenig darüber) spricht für einen Verlust der Akkommodationsfähigkeit, wie er für denervierte Muskeln charakteristisch ist. Die genannten Werte gelten für die übliche Bestimmung bei 1000 ms Impulsdauer. Manche Patienten tolerieren den sensibel belästigenden 1000-ms-Wert nicht, dann kann mit 500 ms Dreieck- oder Rechteckimpulsen gereizt werden. Hier gilt nach Jantsch 2,5–1,5 als normal, 1,5–1,1 als gestört, 1 als Verlust der Akkomodabilität. Auch hier sind Diskrepanzen zu eindeutig pathologischen elektromyographischen Prozessen (Spontanaktivität) nicht selten. So fand Lange in 108 Fällen mit Spontanaktivität 14mal eine normale Chronaxie und in 16 Fällen einen normalen Akkommodabilitätsquotienten.

5.2.1.4. Mittelfrequenzdiagnostiktest

Der 1976/78 von Lange entwickelte Test beruht auf der Beobachtung, daß denervierte Nerv-Muskel-Systeme bei Reizung mit einem Mittelfrequenzstromimpuls nicht mehr erregbar sind.
Da derzeit Geräte zur Durchführung dieses Tests in der DDR nicht verfügbar sind, soll auf eine detaillierte Darstellung verzichtet werden.

5.2.2. Gleichstromtherapie (Galvanisation)

Die Elektrotherapie mit Gleichstrom, zu Ehren von Galvani mitunter noch als Galvanisation bezeichnet, ist eine Behandlung mit einem konstanten Strom gleicher Stromrichtung und gleichbleibender Intensität (Frequenz Null), s. Abb. 75.

Geräte zur Gleichstrombehandlung

Reizstromtherapiegerät „TuR" RS 10
(s. Abb. 75 und 5.2.1.)
Das Netzstromtischgerät mit c. c. Ausgangsschaltung gestattet durch Tastendruck die Auswahl mehrerer Reizstromformen: Neofaradischen Strom, auch geschwellt, Exponential-Impulse (2 Impulsdauern), einzeln oder als Impulsfolge, „Ultrareizstrom" nach Träbert (s. 5.2.4.1.) und die diadynamischen Ströme nach Bernard (s. 5.2.4.1.): MF, DF, CP und LP.
Maximalwerte der Intensität: Gleichstrom bis 60 mA, Impulsstrom bis 90 mA, Feinregulierungsmöglichkeit.

Universal-Präzisionsstimulator „TuR" RS 21
(s. Abb. 74 und 5.2.1.)
Netzstromtischgerät, c. c. und c. v. Ausgangsschaltung, vielseitig zur Diagnostik und Therapie einsetzbar, Frequenzspektrum bis 5 kHz. Möglichkeit der Mehrkanalstimulation durch Kombination von bis zu 4 Geräten (im additiven und Parallelbetrieb). Maximalwerte der Intensität. Gleichstrom: bis 60 mA, Impulsstrom: bis 100 mA (100 V). Vielfältige Einzel-

impulse und Impulsmuster von Impulsgruppen, Digitalanzeige, vielfältige Sicherungen.

Galvano-Stimulator „TuR" RS 41
Batteriebetriebener Kleinstimulator (Taschenformat), c. c. Gleichstrom in 2 Bereichen: 0–1 mA, 1–10 mA, besonders zur Regenerationsförderung bei chronischen Hautulzera (s. 5.1.3.1. und 5.2.2.1.) auch zur Heim- und Selbstbehandlung.
Für *hydroelektrische Teilbäder:* Import aus der ČSSR, Fa. Chirana, für das *hydroelektrische Vollbad:* Fa. Illgen, Leipzig.

Zubehör
- Plattenelektroden aus Metall (Weißblech u. a.) Standardgrößen: 6×8 cm (≈ 50 cm^2), 8×12 cm (≈ 100 cm^2), 12×17 cm (≈ 200 cm^2), 14 mal 22 cm (≈ 300 cm^2)
- zur Behandlung der Trigeminusneuralgie die nierenförmige BERGONIÉ-Maske (Abb. 82)
- Unterpolsterungsmaterial aus Viskoseschwämmen in verschiedenen Größen, Graphitelektroden für hydroelektrodische Teilbäder und Vollbäder.

Methoden der Gleichstrombehandlung sind:
- Gleichstrombehandlung mit Plattenelektroden
- Hydroelektrische Teil- und Vollbäder
- Iontophorese.

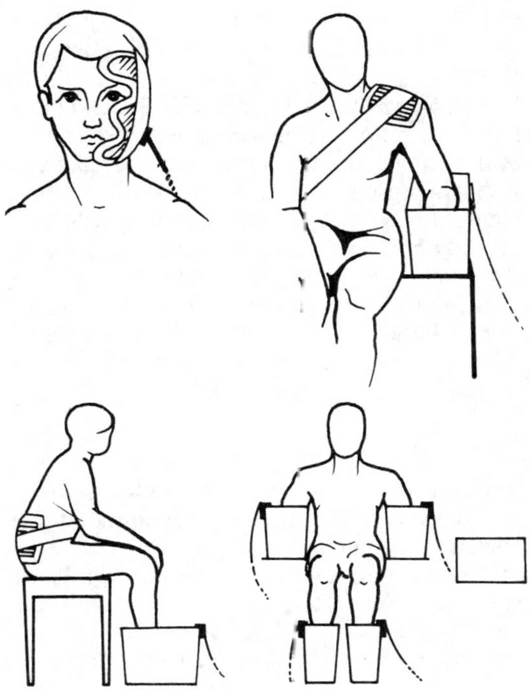

Abb. 82 Applikationsarten und Anwendungsbeispiele der Gleichstromtherapie.
Oben links: BERGONIÉ-Maske, oben rechts: Plattenelektrode kombiniert mit Einzellenbad, unten links: Plattenelektrode kombiniert mit Ein- oder Zweizellenbad, z. B. bei peripheren Durchblutungsstörungen, unten rechts: Vierzellenbad

5.2.2.1. Gleichstromtherapie mit Plattenelektroden

Behandlungstechnik

Jede der beiden zur Anwendung gelangenden Metallplattenelektroden ist zur Vermeidung von Gewebsschäden (Verätzungen) durch Elektrolyse (s. 5.1.2.1.) mit 1 cm dicken Viskoseschwammunterlagen oder 4- bis 8fach zusammengelegtem Frottierstoff gut zu *unterpolstern.* Dabei muß die Unterlage die Metallplatte mindestens 1–2 cm nach jeder Seite überragen. Die Unterpolsterung ist gut mit Leitungswasser zu *durchtränken.* Da sich in den Unterpolsterungen elektrolytische Zersetzungsprodukte anhäufen, die zu Hautreizungen führen können, sind diese nach jeder Behandlung sorgfältig unter fließendem Wasser zu *reinigen.* Die *Befestigung* mit Gummibändern oder aufgelegten Sandsäckchen hat so zu erfolgen, daß es weder zu ungünstigen Abschnürungen der Blutzirkulation, noch zu dem gefahrvollen Verrutschen und damit direktem Metallkontakt mit der Haut kommen kann. Längs- und Querdurchflutungen sind möglich und richten sich nach der vorliegenden Erkrankung.

Allgemeine Behandlungsrichtlinien
Der *Patient* ist *aufzuklären* über die Ungefährlichkeit der Behandlung bei richtigem Verhalten: Sofortiges Melden auftretender Empfindungen, wie Brennen, Schmerzen, stärkeres Wärmegefühl während der Behandlung unter den Elektroden. Der Behandler muß immer in Ruf- oder Sichtweite sein!
Bequeme, entspannte Lagerung.
Die *Haut* des Behandlungsfeldes wird *auf Intaktheit kontrolliert*, damit dem Behandler nicht vorbestehende Hautschädigungen als Behandlungsfehler angelastet werden können. (Im Zweifelsfall Arzt zu Rate ziehen.)
Der Behandler überprüft, ob zu *Behandlungsbeginn* der *Intensitätsschalter auf Nullstellung*

steht, sonst erhält der Patient beim Anschließen der Elektroden oder beim Einstellen des Gerätes einen elektrischen Schlag.
Die *Stromstärke* wird immer allmählich innerhalb weniger Minuten *„einschleichend"*, d. h., in der Intensität langsam ansteigend, und am Behandlungsende *„ausschleichend"*, d. h. langsam auf Null zurückgehend, geschaltet. Sonst kommt es zu Strombelästigungen. *Sorgfältige Hautpflege* (Puder, Salben) ist besonders bei empfindlicher Haut zwischen den einzelnen Behandlungen erforderlich, um Hautreizungen, die u. U. zum Behandlungsabbruch führen können, zu vermeiden.

Dosierung

Stromstärke (mA) und Behandlungsdauer sind die wichtigsten Dosierungsparameter der einzelnen Behandlung.
Die Dosierung kann in 2 Formen erfolgen: nach subjektiven Kriterien (Stromgefühl nur bei intaktem Empfindungsvermögen des Patienten) und nach objektiven Kriterien.

Dosierung nach subjektiven Kriterien
Dazu sind folgende Dosisstufen üblich:
Schwache Dosierung: „Sensibel unterschwellig" – kein Stromgefühl (Intensität bis zum Auftreten leichten Prickelns hochregeln, am Intensitätsschalter zurückdrehen, bis es verschwindet).
Mittlere (übliche) Dosierung: „Sensibel schwellig" – Auftreten leichten Prickelns, Kribbelns (nicht Brennens!).
Hohe Dosierung (kaum benutzt): Kräftiges Prickeln, aber kein Brennen, noch gut erträglich.

Dosierung nach objektiven Kriterien
Für diese Dosierungsempfehlung spielt die benutzte *Stromstärke pro Elektrodengröße* (Stromdichte) als Bezugsgröße eine Rolle. Bei unterschiedlich großen Elektroden ist die Stromstärke an der differenten (aktiven, kleineren) Elektrode in bezug auf deren Größe die Bezugsgröße, weil dort die größere Stromdichte besteht. Unter Voraussetzung der subjektiven Verträglichkeit (kein Brennen) gelten folgende Intensitätsbereiche als Dosierungshinweise, bei denen keine Gefahren zu erwarten sind:
0,5 bis 2,0 mA/10 cm^2 Elektrodengröße, im Mittel 1 mA/10 cm^2.
Damit dieser Wert schnell überrechnet werden kann, was immer zu empfehlen ist, sollten auf jeder Metallplatte die Flächengröße in Quadratzentimetern eingeritzt werden.

Die *Behandlungsdauer* beträgt, je nach Krankheitsart und -stadium, zwischen 5 und 30 min.

Überdosierungserscheinungen: „Brennen", Gefahr der Gewebsschädigung. Es besteht Entschädigungspflicht bei ernsten Schäden. Wenn Gewebsschädigungen entstanden sind, ist ein Protokoll unter Zeugen aufzunehmen: genaue Beschreibung des Vorgangs und der Dosierungsparameter. Der für die Physiotherapie-Abteilung zuständige Arzt muß benachrichtigt werden.

Dosierungsparameter für die Behandlungsserie sind:
- Größe der Behandlungsserie: 6 bis 12 Behandlungen.
- Frequenz der Behandlungen: täglich oder 3mal wöchentlich.
- Stromempfindliche Krankheiten sind Neuralgien, daher erst „sensibel unterschwellig" dosieren (zu Beginn).

Schwache Dosierung: Niedrige Stromstärke, kurze Behandlungsdauer, tägliche Behandlungen. Kurze Behandlungsserien kommen für akute Krankheitsstadien in Frage, während chronische mittlere Dosierung erfordern.

Indikationen

- Neuralgien, Wurzelreizsyndrome, Neuropathien (z. B. diabetische Polyneuropathie), Myalgien, Arthralgien
- arterielle periphere Durchblutungsstörungen (im Stadium II nach Fontaine), Morbus Raynaud, Akrozyanose, Sudeck-Dystrophie (Stadium I und II), postthrombotische Folgezustände
- Chronische schlecht heilende Hautulzera (Ulcus cruris varicosum, Dekubitalulzera, Ulzera im Stadium IV peripherer arterieller Verschlußkrankheiten) als Langzeitbehandlung 2mal täglich 2 bis 3 h mit wenigen Milliampere Stromstärke mit Batteriegeräten zur Heimbehandlung (Galvano Stimulator „TuR" RS 41).

Kontraindikationen

- Entzündliche Hautveränderungen im Behandlungsgebiet
- Risse, Schrunden, Rhagaden (sofern sie nicht durch Zinkpaste abgedeckt werden

können, da sie sonst brennende Schmerzen verursachen)
- Metallfremdkörper im Stromfeld wegen möglicher Korrosionsgefahr, Hüftgelenksendoprothesen aus Metall.

5.2.2.2. Hydroelektrische Teilbäder

Auch als Zellenbäder (Ein-, Zwei-, Vier-Zellenbäder) bekannt, werden sie am besten mit dem dazu speziell entwickelten Gerät durchgeführt (s. 5.2.2.). Andere dazu benutzte Reizstromgeräte müssen „spritzwassergeschützt" sein, eine Forderung, die die üblichen Reizstromgeräte meist nicht erfüllen. Prinzipiell müssen elektrische Geräte in Betrieb mit Wasser und in Baderäumen dem Schutzgrad IP 34 nach TGL 15165, s. TGL 200–1739, entsprechen. Das in den Zellenbädern eingefüllte Wasser stellt eine gut anliegende großflächige „Elektrode" dar, bei der keine Verätzungsgefahr besteht und relativ hohe Stromstärken vertragen werden.

Behandlungstechnik

Kombinationen von Zellenbädern mit Plattenelektroden werden oft benutzt (s. Abb. 82), z. B. beim Schulter-Arm-Syndrom oder peripheren arteriellen Durchblutungsstörungen der Beine. Die Wassertemperaturen betragen meist 36 bis 37 °C. Bei Längsdurchflutung Arme zu Beine und umgekehrt spielt die Polung hinsichtlich der auftretenden Wirkung eine Rolle und ist deshalb zu bedenken. Das gilt auch für die Behandlung im hydroelektrischen Vollbad.
Befindet sich die *Anode* (+) in der Nähe des Zentralnervensystems (Gehirn, Kopf), so wird *polspezifisch* (s. 5.1.2.1., 5.1.3.1.) der Anelektrotonus zu einer erregbarkeitsherabsetzenden, beruhigenden, dämpfenden Wirkung führen (auch als absteigende Stromrichtung bezeichnet).
Ist die *Katode* dem ZNS am nächsten, so tritt der erregungssteigernde Effekt unter dem *Minuspol* in Erscheinung (sog. aufsteigende Stromrichtung).
Bei *Querdurchflutungen* wird man, wenn es sich um Indikationen zur Schmerzlinderung bei einseitigen Krankheitsprozessen handelt, die Anode an der schmerzenden Körperstelle postieren.
Polwenden, ohne die Intensität vorher auf Null geregelt zu haben, ist *verboten*.
Auch bei hydroelektrischen Gleichstromanwendungen gilt das „Einschleichen" und „Ausschleichen", wie bereits dargelegt.

5.2.2.3. Hydroelektrische Vollbäder

Die früher oft benutzte Bezeichnung Stangerbäder erscheint überflüssig. Der Erfinder dieser Bäder ist nicht der Gerbermeister Stanger, das hydroelektrische Vollbad wurde bereits 1866 von Stieve beschrieben. Die aus Kunststoff (Polyester) bestehenden Badewannen sind an den Seitenwänden mit je 3, am Kopf- und Fußende mit je 1 großen Graphitplattenelektrode ausgestattet. Dadurch ergibt sich eine große Zahl von *Schaltmöglichkeiten*.
Für die Längsdurchflutung sind in den angegebenen beiden Varianten Anode (+) am Kopf (absteigende Stromrichtung) bzw. Katode (−) am Kopf (aufsteigende Stromrichtung) wegen ihrer polspezifischen Wirkung am bedeutendsten. Die *Wasserfüllung* beträgt etwa 630 l. Da der Körper im Nebenschluß des elektrischen Stromes liegt, nimmt ein großer Teil des Stromes den bequemeren Teil durch das niederohmige Badewasser, statt durch den Körper, das heißt, er fließt um ihn herum. Dabei spielt allerdings das Leitungsvermögen der Badeflüssigkeit eine Rolle. Bei destilliertem Wasser würde kein Strom fließen. Bei 0,2 % anorganischen Salzlösungen, z. B. NaCl, ist der günstige Konzentrationsbereich für den Stromdurchfluß durch den Körper. Er wird mit ansteigender Konzentration bei gelösten anorganischen Salzen rasch verlassen, bei organischen Zusätzen wirken sich steigende Konzentrationen weniger ungünstig aus. Deshalb ist es nicht ratsam, durch starke, besonders anorganische Badezusätze sich die Behandlungssituation selbst zu verschlechtern. Die *Wirkung* des hydroelektrischen Vollbades ist komplex: Neben der Gleichstromwirkung (eventuell chemische Wirkungen der Badezusätze mit pharmakologischen Effekten) spielen thermische Wirkungen (warmes Wasser entspannt) und der Auftrieb (erleichtert Bewegungen) eine Rolle.

Behandlungstechnik

Man beginnt meist mit einer *Längsdurchflutung*. Aufsteigende Stromrichtung wirkt erregend (z. B. zur Vorbehandlung schlaffer Paresen), absteigende Stromrichtung wirkt beruhigend (z. B. bei spastischen Lähmungen, nervöser Übererregbarkeit). Anschließend erfolgt, wo erforderlich, eine *Querdurchflutung* (Anode am Schmerzort).

Dosierung

Sie erfolgt bis zum angenehmen Prickeln, leichtem Wärmegefühl, das eine anhaltende Hautrötung hervorruft. Ein- und Ausschleichen sind unbedingt zu beachten. Die Gesamtbehandlungszeit beträgt 10 bis 30 min bei 36 bis 37 °C Wassertemperatur. 2- bis 3mal wöchentlich wird behandelt, 6 bis 12 Behandlungen insgesamt. 30 bis 45 min Nachruhe sind erforderlich.

Indikationen

Wie bei Plattenelektroden angeführt.

Kontraindikationen

- Fieberhafte Zustände
- Herz-Kreislauf-Dekompensationen
- Emboliegefahr
- entzündliche Hauterkrankungen.

5.2.2.4. Iontophorese

Diese Sonderform der Gleichstrombehandlung benutzt die Ionenwanderung zum Einbringen von Medikamenten durch die intakte Haut zur Lokalbehandlung (s. 5.1.3.1.).

Geräte

Alle Reizstromgeräte der DDR-Produktion, wobei ihre stromkonstante Ausgangsschaltung von Vorteil ist (s. 5.2.2.).

Behandlungstechnik

Die Medikamente sind immer *vom Pol gleicher Ladung* einzubringen, weil sie sonst nicht in den Körper gelangen können. Die Polung der Elektrode, in die man die Medikamentenlösung zur Durchfeuchtung der Unterpolsterung gebracht hat, ist deshalb zu beachten. Im wesentlichen können folgende *Medikamente* angewandt werden (Polung in Klammer angegeben):
Antirheumatika: Histamin 0,1 ‰ (+), Natrium salicylicum 1–2 % (−), Bienengiftsalbe (+), Indometacin (Amuno-Gel 5 g) (+).
Gefäßerweiternde Medikamente: Histamin, wie oben, Acetylcholin 0,1 ‰ (+)
Erweichende Medikamente: Iodkalium 2 % (−), Hyaluronidase (750 IE Hylase® in 1000 ml Acetat-Puffer-Lösung, pH 5,2; +).
Lokalanästhetika: Procain 1 % mit Adrenalinzusatz 0,0025 % (+) oder Xylocitin 1 % (+)
Corticosteroide wandern nach neueren Untersuchungen nicht durch die Haut!

Dosierung

Eine exakte Dosierung der Pharmaka bei der Iontophorese ist *sehr schwierig*. Das mag auch der Grund dafür sein, daß die Bewertung dieses Verfahrens sehr unterschiedlich ist. Hinsichtlich der Intensität und Behandlungsdauer wird genau so verfahren wie bei der Gleichstromtherapie überhaupt. Bei differenten Pharmaka, wie *Histamin*, die zu starker Hautrötung unter der aktiven Elektrode führen – was therapeutisch beabsichtigt ist – muß die Dosierung besonders vorsichtig erfolgen: Zunächst nur kleine Behandlungsareale (Elektroden), kurze Behandlungszeiten, *laufende Überwachung* des Patienten auf Nebenwirkung (durch Allgemeinreaktionen), wie: Gesichts-, Nackenröte, Schwindel, Kopfschmerz, Pulsfrequenzanstieg, Kollaps (daher liegende Behandlung). Kontraindikation der Histamin-Iontophorese sind Allergien, Bronchialasthma.

Indikationen

Wie Gleichstrombehandlung, besonders
- Krankheiten des rheumatischen Formenkreises
- umschriebene Sklerodermie
- chronisches Lymphödem
- traumatisches Weichteilödem
- Narbenerweichung (für die Hyaluronidase-Iontophorese).

5.2.3. Neuromuskuläre Elektrostimulation

> Die Beeinflussung der Motorik durch Elektrostimulation ist seit langem ein wesentliches Indikationsgebiet der Elektrotherapie.

In den letzten Jahren haben die Reizstromtherapieverfahren zur Muskelstimulation durch neue Anwendungsgebiete (funktionelle Elektrostimulation u. a.) noch weiter an Bedeutung gewonnen. Auf die Möglichkeiten, die verschiedensten Muskelarten elektrisch zu reizen, wurde schon im Abschnitt 5.1.3.2. hingewiesen.

5.2.3.1. Elektrostimulation nicht denervierter quergestreifter Skelettmuskulatur

Hier ergeben sich zwei Anwendungsgebiete. In der *Sportmedizin* werden Reizströme eingesetzt, um die Muskulatur von *gesunden Athleten* weiter aufzutrainieren und in der Folge größere sportliche Leistungen zu erzielen. Durch die neuromuskuläre Elektrostimulation werden statt Willkürkontraktionen „künstlich" isometrische Muskelkontraktionen hervorgerufen. Auf die dazu benutzten Trainingsprogramme soll im einzelnen nicht eingegangen werden.

Das zweite Einsatzgebiet ist die *Therapie*, *Rehabilitation* und *Prophylaxe* von *Muskelatrophien* (Hypotrophien, Muskelschwächen). Solche Hypo- oder Atrophien können infolge von Inaktivität durch Ruhigstellung oder Nichtgebrauch der Muskulatur entstehen, aber auch postoperativ, posttraumatisch sowie nach Krankheiten der Gelenke, Muskeln, Sehnen und Bänder. Am häufigsten betroffen sind der M. quadriceps femoris, der M. vastus medialis, M. glutaeus u. a.; nach einer Geburt auch die Abdominalmuskeln.

Geräte

Reizstromtherapiegeräte, z. B. das *„TuR" RS 10* (s. Abb. 75), bieten dazu den neofaradischen Strom (Rechteckimpulse 50 Hz, 2 ms) ungeschwellt oder meist geschwellt (amplitudenmoduliert) mit fixer Impulsgruppendauer von 1 s und wenig variablen Pausen an. Mit dem *Universal-Präzisionsstimulator „TuR" RS 21* (s. Abb. 74) sind wesentlich größere Varianten von Frequenz, Impulsdauer, Impulsgruppendauer (ON-Zeit = Dauer der Muskelkontraktion) und Impulsgruppenpausendauer (Off-Zeit = Pause zwischen den Kontraktionen) möglich. Dies ist für den Therapieeffekt des damit individuell gestaltbaren Trainingsprogrammes vorteilhaft. Auch auf den Muskelstimulator *„TuR" RS 24* (s. 5.3.2., Abb. 85) sei hingewiesen, der im Mittelfrequenzbereich arbeitet. Die Entwicklungstendenz geht zu batteriebetriebenen elektronischen *Kleinstimulatoren* im Taschenformat, die auch zur *Heim- und Selbstbehandlung* und damit zu einer *Langzeittherapie* verfügbar sind. Als Beispiel sei das ST 80 (Medizinische Akademie Dresden) genannt. Mit ihm können auch mehrere Geräte zusammengeschaltet werden, zur gleichzeitigen Behandlung von Agonisten und Antagonisten. Dies ist auch beim „TuR" RS 24 (Zweikanalgerät) und „TuR" RS 21 möglich, wenn 2 Geräte verwendet werden.

Behandlungstechnik

Standardisierte Trainingsprogramme sind z. Z. nicht verfügbar. Entsprechend den Trainingsprogrammen für die isometrische Kontraktion der willkürlichen Muskeln nach Hettinger ist es für einen Trainingseffekt von Bedeutung, eine genügend hohe Muskelkontraktionskraft durch entsprechend hohe Intensitäten zu erzielen. Es sollten isometrische Willkürmuskelkraftwerte von 50 % der MVC (Maximal Voluntary Concentration = maximale Willkürkontraktionskraft) erreicht werden, besser solche nahe 100 %, bis zur Toleranzgrenze (Erträglichkeit) der Stromstärke. Die Muskelkontraktion muß eine genügend lange Zeit durchgehalten werden. z. B. 6–10 s, und genügend oft wiederholt werden, z. B. 10 × oder mehr. Zwischen den einzelnen Kontraktionen müssen Pausen eingelegt werden, z. B. 50 s (Tastverhältnis der ON: OFF-Zeit 1:3 bis 1:5). Eventuell sind 2(−3)× täglich Wiederholungen der Trainingssitzung und möglichst tägliche Behandlung nötig, oft über Wochen, je nach Grad der Muskelatrophien. Frühzeitiger Behandlungsbeginn ist ratsam. Als *Elektrodentechnik* kommt entweder die Reizung mit Oberflächenelektroden über dem Nervenreizpunkt des N. femoralis (indirekte Muskelreizung) mit *monopolarer* Elektrodentechnik und katodischer Polung in Frage, wobei die indifferente (+), größere Elektrode distal über dem Oberschenkel plaziert wird, oder eine *bipolare* Elektrodentechnik (s. Abb. 78) mit genügend großen Elektroden.

Indikationen

M. quadriceps femoris (wichtigstes Beispiel): Muskelatrophien nach Oberschenkelschaftfrakturen, Hüftgelenkoperationen, Kniebänderschaden oder Operationen deswegen, Chondropathia patellae, dislozierte Patella, rheumatische Gelenkkrankheiten (Rheumatoid-Arthritis, Arthrosen), zur Prophylaxe und Therapie von Gelenkkontrakturen, Erhaltung voller Gelenkbeweglichkeit (z. B. nach Schlaganfall), Auftrainieren der Beinmuskulatur vor FESE (s. dort) bei Paraplegie.

5.2.3.1.1. Elektromechanotherapie

Bei diesem Reizstromtherapieverfahren zur neuromuskulären Elektrostimulation werden mechanische Widerstände (Gewichte, Haltezügel) gegen die elektrisch ausgelösten Muskelkontraktionen zur Steigerung der Muskelkraft eingeschaltet.

Intentionsübungen nach Foerster. Intention (lat. Absicht) besagt, daß der Patient die Absicht, eine Willkürkontraktion auszuführen, gleichzeitig mit der Auslösung einer elektrischen Muskelkontraktion des gelähmten Muskels über eine Hand- oder Fußtaste verbindet. Bei sog. *psychogenen Lähmungen*, z. B. nach einem Verkehrstrauma, ist der Patient nicht in der Lage, z. B. sein Handgelenk zu strecken, obwohl die dazu benutzten Nerven und Muskeln intakt sind. Er hat die dazu nötige psychomotorische Bahnung zeitweilig verloren. Über den durch die Intentionsübungen erreichten sensomotorischen Biofeedback (Rückkopplungskontrolle) gelingt ihm das, wenn die Übungen oft genug wiederholt wurden.

Funktionelle elektrische Stimulation (FES).

Eine große Bedeutung erlangte die neuromuskuläre Elektrostimulation durch die sog. funktionelle elektrische Stimulation (FES). Bei dieser Elektrostimulation wird eine lebensnotwendige Funktion, zu der der Patient selbständig nicht mehr fähig ist, durch elektrische Impulse unterstützt oder ersetzt. Die dafür verwendeten elektronischen Geräte (Kleinstimulatoren) kommen über längere Zeit oder dauernd zum Einsatz. Sie werden auch als *elektronische Orthesen* bezeichnet. Typische Beispiele für die FES sind der Herzschrittmacher (Kardio-Pacemaker), der Zwerchfellschrittmacher (Diaphragma-Pacemaker, elektrophrenische Respiration), Blasen- oder Mastdarmstimulatoren zur FES bei Inkontinenz u. a., auf die nicht eingegangen werden kann.

5.2.3.1.2. Funktionelle, elektrische Stimulation der Extremitäten (FESE)

Ihr Ziel ist es, durch Parese der Willkürkontrolle verlorengegangene neuromuskuläre Funktionen der oberen oder unteren Extremität durch Stimulation mittels elektronischer Kleinstimulatoren wiederherzustellen oder zu unterstützen. Ursachen für solche Verluste der Willkürkontrolle sind Parese oder Paralyse (motorische Schwäche oder vollständige motorische Lähmung). Das inzwischen weit gefächerte, sich rasch verbreitende Anwendungsgebiet dieses neuen Rehabilitationsverfahrens kann nur unvollständig und kurz erörtert werden. Wichtig erscheint, daß viele der im folgenden genannten Geräte und Verfahren nicht nur rehabilitativ als Orthesen (Ersatz ausgefallener Funktionen), sondern auch therapeutisch als *Trainingsgeräte* in der Frühphase nach der Verletzung oder Krankheit im Krankenhaus, aber auch zur Heimbehandlung von erheblichem Nutzen sind. Das gilt z. B. für die Wiederherstellung des Ganges und der Handfunktion des *Hemiplegikers*, aber neuerdings auch der motorischen Funktion von *Paraplegikern* (Querschnittsgelähmten).

Die **funktionelle elektrische Peronealorthese** (1-Kanal-Gerät) wurde 1961 von Liberson entwickelt. Sie kommt zum Einsatz für Hemiplegiker zur gangsynchronen Elektrostimulation des Nervus peroneus mittels Oberflächenelektroden (später auch implantierte Systeme) und zur Stimulation der paretischen Dorsalflektoren des Fußes bei sog. Lähmungsspitzfuß (foot drop). Sie ist auch als Trainingsgerät („Gehen im Bett, im Sitzen") geeignet.

Geräte: Eigenbau, Import Jugoslavien, ČSSR.

Die *funktionelle elektrische Radialorthese* (1-Kanal-Gerät) wird für Hemiplegiker zur Elektrostimulation der paretischen Hand- und Fingerextensoren (Loslassen von Gegenständen) verwendet. Sie ist ebenfalls als Trainingsgerät zur Frührehabilitation geeignet.

Geräte: Import Jugoslavien.

Bei Querschnittslähmungen (Paraplegie oder Quadriplegie – je nach Höhe der Läsion) bleibt das motorische Neuron im Vorderhorn des

Rückenmarks intakt. Deshalb gelingt es durch elektrische Reizung mittels Trainingsprogrammen, atrophisch gewordene Muskeln so weit wieder aufzutrainieren, daß *mit Mehrkanalgeräten eine FESE* möglich wird. Die Programme müssen über Wochen bis Monate durchgeführt werden, am besten mit Geräten, die zur Heimbehandlung geeignet sind. Behandlungserfolge wurden mit dieser Methode sogar bei Läsionen erreicht, die schon Jahre zurücklagen. Damit kann der Patient aus dem Rollstuhldasein herausgebracht werden: 1. zum Aufstehen, 2. um längere Zeit zu stehen und 3. schließlich zum Gehen. Dabei kommen meist Systeme zur Anwendung, die mit *Oberflächenelektroden* arbeiten, aber auch solche mit *implantierten Elektroden* (Holle, Wien). Die Steigerung der motorischen Funktionen geschieht meist mit den bei Paraplegie nicht gelähmten Händen durch an Krücken befestigte Schalter („Gehen mit den Händen"). Auch Orthesen bei Lähmung der oberen Extremität sind für Querschnittsgelähmte in der Erprobung, lassen sich jedoch wesentlich schwieriger realisieren.

5.2.3.1.3. Elektrostimulation bei idiopathischer Skoliose

Eine neue Form der neuromuskulären Elektrostimulation (ES) nicht denervierter Muskeln ist die *ES der Rückenmuskeln*. Sie hat das Ziel, ihre Muskelkraft zu steigern, damit es dadurch zu einer Aufrichtung der gekrümmten, seitlich verbogenen Wirbelsäule (Skoliose) im Thorax- und/oder Lendenbereich kommt. Dazu muß die Muskulatur an der Konvexseite in Höhe des Krümmungswinkels über Wochen und Monate nachts täglich stimuliert werden, wenn der Krümmungswinkel 20–40 ° nach Cobb nicht überschreitet. Die ES erfolgt mit batteriebetriebenen Kleinstimulatoren im Taschenformat.
Gerät: ST 40 der Medizinischen Akademie Dresden.
Die Stimulation erfolgt über Oberflächenelektroden nach der von Axelgaard u. Brown 1983 angegebenen Methode der *lateralen elektrischen Oberflächenstimulation* (LEOS) oder mit in die paraspinale Muskulatur implantierten Elektroden nach Bobechkov 1982. Das Verfahren ist zur Unterstützung krankengymnastischer Maßnahmen geeignet und gilt als mögliche Alternative für eine Korsettbehandlung.

5.2.3.2. Elektrostimulation spastischer Muskulatur (Reizstromtherapie der Spastik)

Spastische Muskulatur wird z. Z. meist mit der 1966 von Hufschmidt angegebenen *2-Kanal-Methode* behandelt. Dazu werden alternierend über den 1. Kanal die spastischen Agonisten und mit einer kurzen Verzögerungszeit von 100 ms (– 300 ms) die dazugehörigen Antagonisten über den 2. Kanal gereizt. Die Reizfrequenz beträgt 0,7 – 1 Hz, die Impulsdauer der monopolaren Rechteckimpulse 0,2 – 0,5 ms. Auf dem 2. Kanal können statt der Rechteckimpulse auch tetanisierende Impulsgruppen zur Kräftigung der geschwächten Antagonisten verabreicht werden (Jantsch). Es kommen *kleine Oberflächenelektroden* zur Anwendung, die auf dem motorischen Reizpunkt gelagert werden (Spezialzubehör). Bei Arm- und Beinspastik wird nacheinander in verschiedenen Ebenen ca. je 15 min stimuliert. Kräftige Muskelkontraktionen sollen dabei auftreten.[1]

Geräte

Zwei *„TuR" RS 21* kombiniert.

Indikationen

Spastische Hemiparesen nach zerebrovaskulärem Insult (Schlaganfall) oder bei Zerebralparese.

5.2.3.3. Elektrostimulation glatter Muskulatur

Die Impulsstromtherapie von Organen mit glatter Muskulatur, z. B. des Darmes bei chronischer habitueller Obstipation, hat wenig Bedeutung erlangen können. Es ist fraglich, ob die bei der bisher geübten Reizung mit Oberflächenelektroden noch erträglichen Intensitäten ausreichen, in der Tiefe die Muskulatur des Darmes zu beeinflussen. Benutzt werden Impulsfolgen länger dauernder Dreieckimpulse.

[1]Einzelheiten der Behandlung s. Edel, Fibel der Elektrodiagnostik und Elektrotherapie, 5. Aufl. Volk u. Ges., Berlin 1983.

5.2.3.4. Elektrostimulation denervierter Muskulatur

Bei schlaffen Lähmungen infolge Läsionen des peripheren Neurons (total denervierter Muskel, totale Entartungsreaktion) ist eine frühzeitige Elektrostimulation neben krankengymnastischen Maßnahmen sinnvoll, wenn begründete Aussichten bestehen, daß es zu einer Nervenregeneration kommt, z. B. nach Durchführung einer Nervennaht.
Behandlungsziel ist es, die sonst rasch eintretende Muskelatrophie aufzuhalten oder rückgängig zu machen.

Behandlungstechnik

Vodovnik u. Mitarb. (1982) haben dafür eine sehr einfache Impulsstromtherapieform als effektiv angegeben: *Monopolare Rechteckimpulse* von 20 ms Impulsdauer, 20 ms Pausendauer, Frequenz 15–20 Hz, Intensität ca. 35 mA, 3 s Stimulation (ON-Zeit)/3 s Pause (OFF-Zeit), 2 × täglich 25–30 min. Eine *exakte bipolare Elektrodentechnik* des zu behandelnden gelähmten Muskels ist erforderlich. Mit dieser Methode werden viel mehr Impulse auf den gelähmten Muskel abgegeben als bei der früher üblichen Exponential-(Dreieck-)Impulsbehandlung. Ein meßbarer, deutlicher Muskelkraftzuwachs konnte erzielt werden. Geräte, die auch zur Heimbehandlung einsetzbar sind, haben den Vorteil, die täglich zweimalige Behandlung über Wochen zu realisieren. Bisher wurde unter der Vorstellung einer selektiven Lähmungsbehandlung mit länger dauernden Dreieck-(Exponential-)Impulsen therapiert, um nichtgelähmte Muskeln in der Umgebung nicht mitzureizen (s. 5.1.2.2., sog. Ausschleichen normal innervierter Muskeln auf langdauernde Dreieckimpulse). Die Wahl der *Impulsdauer* erfolgt *nach dem Schädigungsgrad.* Hinweise sind aus der I/t-Kurve, dem Grad der Rechtsverschiebung, den Chronaxiewerten sowie Testversuchen mit verschiedenen Impulsdauern zu erhalten. Die anfangs in geringer Zahl verabreichten Einzelimpulse mit einer Intensität, die zu deutlichen Muskelkontraktionen führt, werden im Regenerationsverlauf an Zahl gesteigert, die Impulsdauer wird verkürzt. Impulsdauer : Pausendauer wird meist im Verhältnis 1 : 5 bis 1 : 2 verabreicht.

Die Behandlungsserie der Elektrostimulation ist mit Wiedereinsetzen von Willkürkontraktionen zu beenden.

Geräte

„TuR“ RS 21, für die Dreieckbehandlungstechnik auch „TuR“ RS 10, zur Heimbehandlung: Eigenbau Netz- oder Batteriegeräte.

5.2.4. Elektrostimulationsverfahren zur Schmerzlinderung (Elektroanalgesie)

Schon in der Antike (Scribonius Largus) wurden elektrische Fische zur Schmerzbehandlung benutzt. In der Neuzeit fanden besonders analgetisch wirkende Reizströme, von Netzstrom-Tischgeräten erzeugt, weite Verbreitung. Genannt seien hier der *Reizstrom* nach Träbert und die *diadynamischen Stromformen* von Bernard, die bestimmte fixe, unveränderliche Stromformen zur Schmerzkontrolle anbieten. Ab 1972 beginnt, von Shealy angeregt, die Ära der *transkutanen elektrischen Nervenstimulation* (TENS), von der derzeit 3 TENS-Varianten im Gebrauch sind. Durch die Integration der Mikroelektronik in der Medizintechnik war es möglich, Geräte in Taschenformat mit Batterie- statt Netzstrombetrieb herzustellen. Sie bieten statt fixer Impulsparameter die Möglichkeit, Frequenz, Impulsdauer und Stromstärke in einem bestimmten vorgegebenen Bereich zu variieren. Damit gestatten sie, nach vorheriger Testung durch den Arzt oder dazu ausgebildete Physiotherapeuten, eine individuelle Behandlung. Nach vorheriger Unterrichtung des Patienten ist es möglich, diese TENS-Geräte durch ihre Bedienungsfreundlichkeit und Sicherheit auch zur Heim- und Selbstbehandlung einzusetzen. Damit besteht eine sofortige Verfügbarkeit, wenn eine Schmerzattacke auftritt, die Möglichkeit einer Langzeitbehandlung bei chronischen Schmerzsyndromen sowie die Unabhängigkeit von entfernt liegenden und nicht jederzeit verfügbaren Behandlungsstellen. Mit der Einführung mehrerer TENS-Varianten hat sich das Anwendungsgebiet verbreitert, da nicht alle Schmerzsyndrome auf die zuerst eingeführte sog. konventionelle TENS ansprechen, wohl aber auf andere TENS-Formen.

5.2.4.1. Analgetische Reizströme

5.2.4.1.1. Träbert-Reizstrom (Ultrareizstrom, Reizstrommassage)

Reizstromparameter

Frequenz 143 (140) Hz, 2 ms Impulsdauer, monopolare Rechteckimpulsfolgen.

Geräte

„TuR" RS 10 (durch Tastenwahl),
„TuR" RS 21 (durch Einstellen obiger Parameter).

Behandlungstechnik

Katode auf das Schmerzareal, Anode daneben, ohne Katode zu berühren. Neben unterpolsterten durchfeuchteten Plattenelektroden können auch Schalenelektroden (mit Viskoseschwammpolstern), an einem Haltebügel befestigt, benutzt werden. *Schmerzpunkte* können *gezielt* mit kleinen Elektroden, an einem entsprechenden Halter befestigt, behandelt werden.

Dosierung

Die Intensität wird *bis zum Auftreten deutlichen Vibrierens* unter den Elektroden gesteigert (Erregung der A beta-Nervenfasern, die Druck- und Vibrationsinformationen von Mechanorezeptoren leiten, s. 5.1.3.2., Gate control-Theorie). Bei Nachlassen des vibrierenden Gefühls *Nachregeln* der Intensität. Ca. 15 min Behandlungsdauer, tägliche Behandlung, bei akuten, z. B. posttraumatischen Schmerzen, anfangs evtl. 2 × tgl.
Dauer der Behandlungsserie: Bei akuten Schmerzsyndromen genügen oft wenige Behandlungen, bei chronischen ist eine größere Behandlungszahl erforderlich.

5.2.4.1.2. Diadynamische Ströme nach Bernard (Abb. 83)

Reizstromparameter

Es handelt sich dabei um verschiedene Stromformen von Mischströmen. Sie bestehen aus einer galvanischen (Gleichstrom-)Komponente, gleichzeitig mit einer der in Abbildung 83 gezeigten Stromformen kombiniert. Der

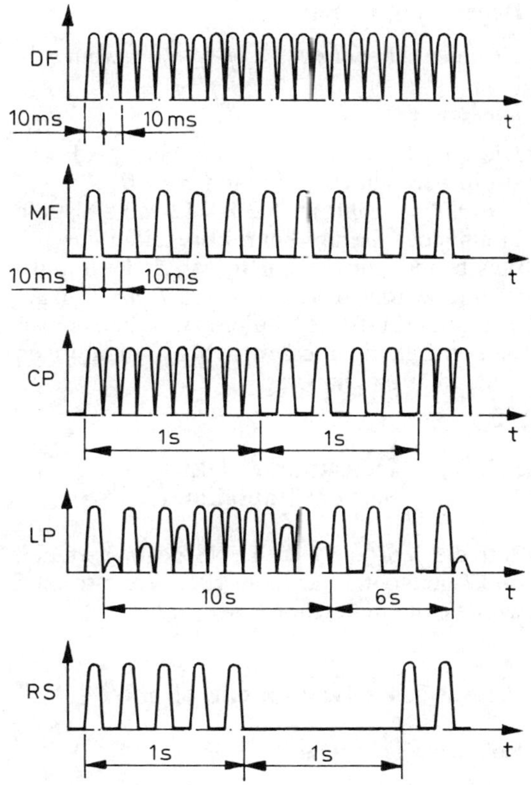

Abb. 83 Diadynamische Stromformen nach Bernard
DF = diphasè fixe
MF = monophasè fixe
CP = modulé en courtes périodes
LP = modulé en longues périodes
RS = rhythme syncopé

Impulsstrom besteht aus Sinushalbwellen, die an ihrer Basis eine Impulsdauer von 10 ms besitzen. DF ist eine Impulsform der Frequenz 100 Hz, MF der Frequenz 50 Hz, CP und LP sind Stromformen, bei denen zur Vermeidung von Gewöhnungseffekten jeweils 2 verschiedene Stromformen abwechseln. Bei CP fließt 1 s die Stromform DF im Wechsel mit 1 s MF. Bei LP wird in längeren Zeitperioden (longues périodes) eine 100-Hz-Form, bei der eine Phase geschwellt ist, im Wechsel mit MF verabreicht. Bei RS folgt auf 1 s MF eine Pause von 1 s. Zur Schmerztherapie wird meist die Stromform CP (kurze Perioden) benutzt.

Geräte

„TuR" RS 10.

Behandlungstechnik

Sie entspricht der des TRÄBERT-Reizstromes.

Dosierung

Die Gleichstromkomponente, auch als Basisstrom bezeichnet, wird immer *sensibel unterschwellig* gewählt (s. 5.2.2.1.), weil sonst ein brennendes Gefühl beim Zuschalten des Impulsstromes auftritt. Die Intensität des Impulsstromes wird wie beim TRÄBERT-Reizstrom gehandhabt (kräftiges Vibrieren während der gesamten Behandlungszeit), ebenso die übrigen Behandlungsparameter.

5.2.4.2. Transkutane elektrische Nervenstimulation (TENS)

Auf die Vorteile von TENS gegenüber den oben genannten analgetischen Reizströmen wurde einleitend schon hingewiesen.

5.2.4.2.1. Konventionelle TENS

Reizstromparameter

Hohe (high) Frequenzen: 10–100 Hz, niedrige (low) Intensitäten; Geräte sind bis max. 40 mA (bei c. c. Ausgangsschaltungen) ausgelegt; meist monopolare Rechteckimpulsfolgen mit kurzen 0,05–0,5 ms Impulsdauern.

Geräte

Analgie-Stimulator *„TuR" RS 40,* 2-Kanal-Gerät, Batteriebetrieb, Taschenformat;
TENS 2 der Medizinischen Akademie Dresden: 1-Kanal-Gerät;
Zubehör zum „TuR" RS 40
4 cm^2, 8 cm^2, 16 cm^2 (6 Paar) Elektroden.

Behandlungstechnik

Siehe die ausführlichen Arzt- und Patienteninformationen zu den Geräten.
Vortestung der für das vorliegende Schmerzsyndrom geeigneten Impulsstromparameter, Frequenz, Impulsdauer und Intensität. Festlegung in einem Behandlungsprotokoll. Testung der optimal schmerzlindernden Elektrodenposition. In Frage kommen:

1. Elektroden über dem Schmerzareal,
2. dieses einkreisend,
3. proximal auf den peripheren Nerv der zum Schmerzareal führt,
4. auf Trigger points oder Akupunkturpunkte im Schmerzbereich,
5. seltener kontralateral.

Dosierung

Intensität *bis zum Auftreten von Parästhesien* (ca. 2,5–3 × der Empfindungsschwelle), möglichst im gesamten Schmerzgebiet (A beta-Nervenfaserreizung). *Behandlungsdauer* 20 bis 30 min, bei weiterbestehenden Schmerzen länger. Behandlungspausen je nach Länge des Überdauerungseffekts der analgetischen Wirkung.

Wirkungsmechanismus

Siehe 5.1.3.2. und Abb. 81.

5.2.4.2.2. Acupuncture like- (ähnlich) TENS, APL-TENS (SJÖLUND u. ERIKSSON)

Reizstromparameter

Niedrige (low) Frequenzen: 2 Hz, hohe (high) Intensitäten; Geräte sind bis 100 mA Stromstärke ausgelegt, Impulsdauer: 0,2–0,7 (–1) ms; Impulsform: monopolare Rechteckimpulse kontinuierlich oder als Impulsgruppen („Bursts") mit 2 Hz Wiederholungsrate.

Geräte

TENS 3 der Medizinischen Akademie Dresden, enthält konventionelle TENS und APL-TENS zur Wahl,
1-Kanal-Batteriegerät Taschenformat.

Behandlungstechnik

(Siehe Arztinformationen zu den Geräten)
Ähnlich der der konventionellen TENS, *Elektrodenposition über motorischen Nerven im Schmerzgebiet* zur Erzeugung von Muskelkontraktionen durch Reizung tieferer Substrate. Auch Elektrodenposition der *kontralateralen* Seite (außerhalb des Schmerzgebietes) erfolgversprechend.

Dosierung

Hohe Intensitäten, ca. 3–8fache der Empfindungsschwelle, Stromgefühl *bis zur Toleranzgrenze* und Auftreten kräftiger Muskelkontraktionen. Wirkungseintritt nicht sofort, Latenzzeiten von ca. 20 min, Behandlungsdauer und -intervall wie bei konventioneller TENS.

Wirkungsmechanismus

Reizung der A delta-, C-Nervenfasern,

Endorphin-Ausschüttung, Naloxonreversibilität der Analgesie (s. 5.1.3.2.).

5.2.4.2.3. Hyperstimulationsanalgesie nach Melzack

Reizstromparameter

Kurze, intensive (brief intense) Reizung mit hohen Frequenzen: 60–100 Hz, hohe Intensitäten; auch als Counter-Irritation (Gegenreizung) bezeichnet.
Geräte sind bis 100 mA ausgelegt. Impulsdauer: ca. 0,2 ms, meist monopolare Rechteckimpulse.

Geräte

„TuR" RS 21 oder *TENS 3* der Medizinischen Akademie Dresden.

Behandlungstechnik

Wie übrige TENS-Verfahren, bevorzugt *über Trigger points.*

Dosierung

Bis zur Toleranzgrenze Stromstärke steigern, Muskelkontraktionsentstehung nicht erforderlich. *Behandlungsdauer* 20 min, Wiederholung je nach Überdauerungszeit der Analgesie.

Wirkungsmechanismus

Wie APL-TENS (s. 5.1.3.2.).

5.2.4.2.4. Indikationen der TENS-Verfahren und analgetischen Reizströme

- Akute und chronische Schmerzen verschiedener Ursache, bevorzugt peripher an Extremitäten.
- lokalisierte, umschriebene, nicht diffuse Schmerzen organischer Ätiologie, außer psychogenen Schmerzen.

Akute Schmerzen: Posttraumatisch, postoperativ, bei Schmerzen an Gelenken, Sehnen, Bursen, Muskeln, z. B. rheumatischer Genese, Geburtsschmerz.

Chronische Schmerzen: Amputationsstumpfschmerzen, Phantomschmerz, Kausalgien, Herpes zoster-Neuralgien und andere Neuralgien, chronische Schmerzsyndrome nach peripheren Nervenläsionen nach Bandscheibenoperationen, Lumbalgien, Ischialgien, chronischer Kopf- und Nackenschmerz, Wurzelreizsyndrome bei degenerativen Wirbelsäulenprozessen u. a. Positive Behandlungsergebnisse werden auch bei pektanginösen Beschwerden, Migräne berichtet.

Nebenwirkung: Gelegentlich Hautreizung unter den Elektroden.

Kontraindikationen

Patienten mit Herzschrittmachern.

> Wenn konventionelle TENS nicht zum gewünschten Erfolg führt, kann APL-TENS oder Hyperstimulationsanalgesie erfolgreich sein und sollte getestet werden, ehe ein Schmerztherapieverfahren in einer höheren Ebene der Neuraxis, z. B. am Rückenmark oder Gehirn, erwogen wird.

Weitere moderne Elektroanalgesieverfahren können nur kurz erwähnt werden.

5.2.4.3. Elektroakupunktur

Bei diesem invasiven Verfahren werden Nadelelektroden in Akupunkturpunkte eingestochen. Die Reizung der Nadel erfolgt mit APL-TENS.

5.2.4.4. Perkutane elektrische Nervenstimulation

Um einen peripheren Nerven, der zum Schmerzgebiet führt, werden proximal Spezialelektroden implantiert. Sie erhalten über ein sog. Radiofrequenz-Transmitter-(RF-)System durch einen elektrischen Kleinstimulator die

Impulse durch die intakte Haut. Mittels einer auf die Haut aufgelegten Sendespule (Antenne) werden die Signale einem implantierten Empfänger durch Induktion übermittelt, der sie über implantierte Elektrodenkabel zu den Elektroden am Nerv weiterleitet.

Reizparameter

Wie konventionelle TENS.

Indikationen

Besonders schwere chronische Schmerzsyndrome nach peripheren Nervenläsionen.

5.2.4.5. Elektrische Hinterstrangreizung, Rückenmarkstimulation Spinal cord stimulation (SCS)

In Lokalanästhesie werden unter Röntgenkontrolle epidural (auf die Dura mater des Rückenmarkes) Elektroden in der Höhe des RM aufgebracht, die das Schmerzareal versorgt. Nach erfolgreicher Testung wird das System implantiert (eingepflanzt) und über ein RF-Transmittersystem (s. o.) stimuliert. (Indikationen s. 5.2.4.6.)

5.2.4.6. Tiefe elektrische Gehirnstimulation

Mit stereotaktischen Zielgeräten werden in bestimmte, eng umschriebene Gehirnareale, von denen eine Schmerzhemmwirkung bekannt ist, Elektroden implantiert. Die Stimulation erfolgt über ein RF-Transmittersystem (wie oben). Bei Schmerzattacke ist mit elektronischen Kleinstimulatoren eine Selbststimulation möglich.

Indikationen (für beide Verfahren)

Chronische organische Schmerzsyndrome, die auf die vorher genannten Verfahren nicht ansprechen, z. B. Krebsschmerzen.

5.2.5. Elektrostimulationsverfahren zur Durchblutungsförderung

Ebenso wie der Gleichstrom, wirken tetanisierende Impulsströme, mit denen ein krankengymnastisches Intervalltraining elektrisch simuliert (nachgeahmt) werden kann, durchblutungsfördernd bei peripheren arteriellen Verschlußkrankheiten im Stadium II nach Fontaine, besonders bei Oberschenkelverschlußtyp. Die Wadenmuskelstimulation (katodisch gepolt) erfolgt z. B. mit *diadynamischer Stromform* CP, tgl. 25 min, 15×, Intensitäten bis zur kräftigen Muskelkontraktion in der MF-Phase (DF-Phase = Pause). Auch *andere tetanisierende Impulsfolgen* sind möglich (z. B. neofaradischer Strom, 1 s) mit individuellen Pausen, je nach Schweregrad: 1–3–5 s, Gegenelektrode (+) lumbal, segmental (100 cm^2).
Für funktionelle Gefäßkrankheiten (Angioneuropathien), wie den Morbus Raynaud an den Händen, wird die *Elektrostimulation des Ganglion stellatum* am Hals, z. B. mit der diadynamischen Stromform CP empfohlen. Neuerdings auch nach Kadaa, APL-TENS 25 min am Akupunkturpunkt Ho Ku der Hand (zwischen Metacarpale 1 u. 2), Gegenelektrode an der Ulnarseite der Hand.

5.2.6. Elektrostimulationsverfahren zur Regenerationsförderung

Zur Anregung der Osteogenese bei Knochenbruchheilungsstörungen, z. B. mit Pseudarthrose, werden außer dem schon genannten *Gleichstrom* auch *Impulsströme* angewandt. Hellinger u. Kleditzsch benutzen *bipolare symmetrische Rechteckimpulse* ohne Gleichstromkomponente; Frequenz 1 Hz, Impulsdauer pro Phase 0,5 s. 4 Kirschnerdrähte (−) werden im Bruchspalt postiert; Stimulationsintensität: 20 μA pro Elektrode. *Dauerstimulation* tags und nachts über ca. 12 Wochen durch externe Kleinstimulatoren, aber auch total implantierte Systeme.

5.3. Mittelfrequenzelektrostimulation

Die Besonderheiten der Mittelfrequenzreizung wurde in 5.1.2.3. beschrieben.
Von mehreren dazu existierenden Verfahren sollen nur das Interferenzstromverfahren nach Nemec und der als Seriengerät der DDR-Produktion verfügbare Mittelfrequenz-Zweikanal-Stimulator *„TuR" RS 24* (Abb. 87) erörtert

werden, der zur Muskelstimulation nicht denervierter Muskeln konzipiert ist.

5.3.1. Interferenzstromverfahren

Dabei werden von 2 Reizkreisen mit 4 Elektroden (Abb. 84) 2 mittelfrequente Wechselströme, die in ihrer Frequenz um maximal 100 Hz differieren (z. B. 4000 Hz und 3900 Hz) am Krankheitsort zur Kreuzung gebracht. Durch Überlagerung der 2 in ihrer Frequenz unterschiedlichen Sinusströme kommt es zu *Superpositionseffekten.*
Im Gewebe entstehen sog. *Schwebungen,* deren Frequenz der der Differenz der beiden Komponentenströme (0 bis 100) Hz entspricht. Es kann sowohl mit bestimmten konstanten Frequenzen *(konstante Frequenz)*, als auch mit einer in einem bestimmten Zeitraum in einem vorgegebenen Frequenzspektrum (z. B. 0 bis 100 Hz oder 100 bis 50 Hz) dauernd wechselnden Frequenz gereizt werden *(rhythmische Frequenz)*. Neben Applikationstechniken mit fixierten Elektroden (meist Vakuum-Saugelektroden), die als *statische Behandlungsmethode* bezeichnet werden, gibt es auch eine *kinetische,* bei der der Behandler mit einer Handschuhelektrode über das Behandlungsareal streicht. Was sich in der Tiefe des Gewebes im elektrischen Feld dabei im einzelnen und an welchem Ort abspielt, ist derzeit nur an vereinfachten Modellen einigermaßen zu übersehen und bedarf noch weiterer Abklärung.
Importgeräte: *„Interferema" Typ A-AKTT I* der RESPROM, Sofia; *Nemectrodyn* der Deutschen Nemectron GmbH, Karlsruhe.
Auf eine detaillierte Darstellung der Behandlungstechnik soll in Anbetracht des Fehlens von Interferenzstromgeräten in den meisten Einrichtungen derzeit verzichtet werden.

5.3.2. Mittelfrequenzmuskelstimulations-Verfahren

Es wird durchgeführt mit dem *Zweikanal-Stimulator „TuR" RS 24* (Abb. 85). Das Gerät ist ein Mittelfrequenzstimulator der Trägerfrequenz 2 kHz; nullsymmetrischer, sinusförmiger Wechselstrom; Impulsdauer 5 ms, gepulst, d. h. die Trägerfrequenz wird geräteintern mit der Frequenz von 70 Hz rhythmisch unterbro-

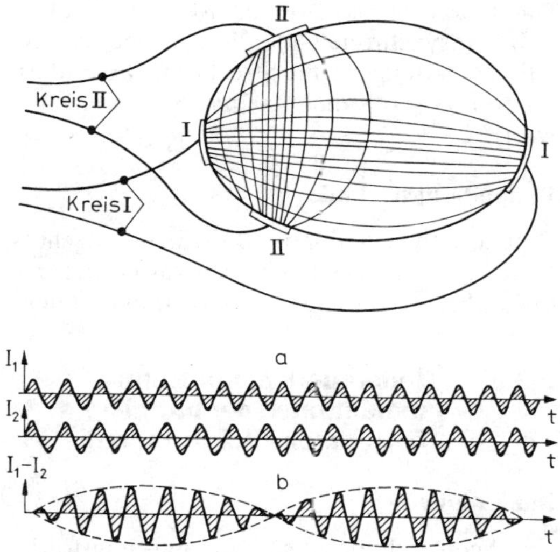

Abb. 84 Interferenzstromtherapie nach Nemec
oben: Tetrapolare (4 Elektroden) Anwendung mit 2 Stromkreisen (I und II), die am Behandlungsort zur Kreuzung gebracht werden.
unten: Das Prinzip der Superposition von 2 Komponentenströmen verschiedener Frequenz, das zu Auslöscheffekten (Pausen) führt und zu Amplitudenmodulation.

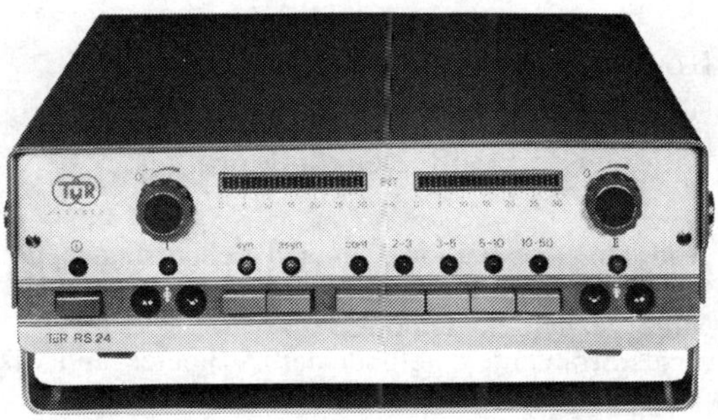

Abb. 85 Zweikanal-Stimulator „TuR" RS 24 (Werkfoto)

chen. Dadurch bleibt der Reizeffekt der MF erhalten (s. 5.1.2.3.); dort weitere Besonderheiten der MF-Reizung bei Muskelstimulation).
Zur individuellen Gestaltung eines Trainingsprogrammes zum Auftrainieren nicht denervierter Muskeln sind zeitlich *variabel zu gestaltende Impulsprogramme* („Intervall-Programme") verfügbar:

2 s Stromfluß (ON): 3 s Pause (OFF)
3 s: 5 s
5 s: 10 s
10 s: 50 s.

Das Gerät ist als Zweikanal-Gerät gestaltet, z. B. zur synchronen oder asynchronen Stimulation von Beugern und Streckern. Die Intensität beträgt pro Kanal maximal 30 mA (Mittelwert).

Behandlungstechnik

Bipolare oder monopolare Elektrodentechnik (s. 5.2.3.1.; dort auch Hinweis zur Dosierung, ON : OFF-Gestaltung u. a. sowie Indikationen)

5.3.3. Indikationen und Kontraindikationen der mittelfrequenten Elektrotherapie

Indikationen

Zur Schmerzlinderung, Durchblutungsförderung und zur Muskelstimulation nicht denervierter Muskeln, entsprechend den dafür bei den niederfrequenten Reizströmen angeführten Indikationen.
Neuerdings auch zur Anregung der Osteogenese bei Pseudarthrosen (im Längsfeld mit implantierten Elektroden und externen oder total implantierten Stimulationssystemen.

Kontraindikationen

Patienten mit Herzschrittmachern
Patienten mit Hüftgelenkendoprothesen
(Lockerung des zur Befestigung dienenden Palacos, bei Interferenzstrom beschrieben).

5.4. Hochfrequenztherapie

Im Hochfrequenzbereich kommen derzeit 3 Wellenbereiche zur Tiefenerwärmung (Diathermie) zur Anwendung:
Kurzwelle: 27, 12 MHz, $\lambda_0 = 11{,}06$ m
Dezimeterwelle: (69 cm Wellen) = Ultrahochfrequenz: 433,92 MHz, $\lambda_0 = 69$ cm
Mikrowelle: 2450 MHz, $\lambda = 12{,}5$ cm
In den USA werden auch Kontaktstrahler mit Kühlungssystem auf der zu Therapiezwecken freigegebenen Frequenz von 915 MHz, $\lambda = 32{,}8$ cm mit Erfolg angewandt.
Die 3 **Applikationsformen** der elektromagnetischen Energie im Hochfrequenzbereich werden in Abbildung 80 dargestellt. Für die Kurzwellentherapie sind es die Kondensatorfeld- und Spulenfeldmethode, für die Dezimeter- und Mikrowellentherapie die Strahlenfeldmethode.

Kurzwellentherapie. Bei der *Kondensatorfeldmethode* befindet sich der zu behandelnde Körperteil zwischen 2 Elektroden (Kondensatoren; in Abb. 86 mit E bezeichnet) und ist ein Teil des Gesamtstromkreises. Er liegt – daher der Name – im Kondensatorfeld des Behand-

Abb. 86 Applikationsformen der elektromagnetischen Energie
links: Kondensatorfeldmethode der KW
Mitte: Spulenfeldmethode der KW
rechts: Strahlenfeldmethode der Dezimeter- und Mikrowelle

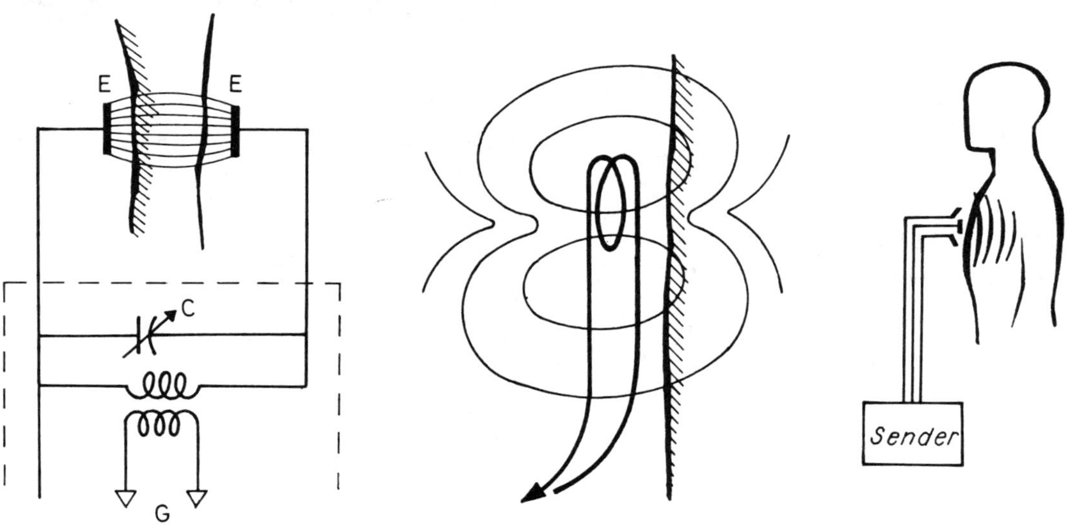

lungskreises und bildet zusammen mit dem isolierenden Material (Luft, Glas oder Weichgummi, Filzplatten), das ihn von den Elektroden trennt, das mit ohmschen Verlusten behaftete Dielektrikum (Isolator, Nichtleiter). In ihm fließt der elektrische Strom zum Teil als Verschiebungs-, z. T. als Leitungsstrom und setzt sich nach den in 5.1.2.4. besprochenen Gesetzmäßigkeiten in Wärme um. Ein Abstimmungskondensator (in Abb. 86 mit C bezeichnet) sorgt in Form einer automatischen Abstimmung dafür, daß sich die beiden abgebildeten Schwingungskreise: der Generator-(Erzeuger-)Kreis G und der Behandlungskreis in Resonanz befinden, da es sonst zu erheblichen Leistungsverlusten käme.
Bei der *Spulenfeldmethode* (s. Abb. 86 Mitte) wird die Hochfrequenz-Energie des Generators durch eine Spule geleitet. Das dabei auftretende wechselnde Magnetfeld ruft die elektromagnetische Induktion hervor. Das hochfrequente magnetische Feld induziert im Körper elektrische Spannungen, die zu zirkulierenden Wirbelströmen Anlaß geben. Diese werden im Nahfeld der Spule, besonders in Geweben mit hoher elektrischer Leitfähigkeit (z. B. Muskulatur) in Joulesche Wärme umgesetzt. Infolge der hohen Wärmeumsatzquote werden unter der Muskulatur gelegene Gewebe kaum noch erwärmt.

Dezimeter- und Mikrowellentherapie. Bei der *Strahlenfeldmethode* wird, wie Abbildung 86 rechts zeigt, die im Hochfrequenz-Generator erzeugte Energie über ein Koaxialkabel auf einen Strahler, Applikator (Dipol, Antenne) geleitet. Von dort werden die elektromagnetischen Wellen abgestrahlt. (Die Bezeichnung Mikro- oder Dezimeterbestrahlung ist voll gerechtfertigt, während die Bezeichnung Kurzwellenbestrahlung dagegen als unglücklich bezeichnet werden muß.) Als Hochfrequenzgenerator kommen bei der Dezimeterwellentherapie ein selbsterregter Topfkreisgenerator, bei der Mikrowellentherapie ein Magnetron zur Anwendung.

5.4.1. Kurzwellentherapie

Die Kurzwellentherapie kann im *Dauerbetrieb* (konstanter Betrieb) mit kontinuierlicher Verabreichung durchgeführt werden (meist praktizierte Anwendungsform) oder im *Impulsbetrieb* (sog. Impulskurzwelle, stoßweise, gepulste Applikationsform).

5.4.1.1. Dauerbetrieb

Geräte und Zubehör

Die 2 Serienstandardgeräte der DDR-Produktion sind: Das *Kurzwellen-Therapiegerät „TuR" KW 4* des VEB „TuR" Dresden und das *Kurzwellen-Therapiegerät „Recotherm" 511* automatic der Firma Ing. W. Rentsch, Pirna-Copitz. Die Arbeitsfrequenz beider Geräte beträgt 27,12 MHz ± 0,6 %, die Hochfrequenz-Tiefenleistung 400 Watt, beide Geräte sind funkentstört, besitzen automatische Resonanzabstimmungsvorrichtungen. Das „KW 4" besitzt einen Hochfrequenzleistungsmesser, beim Recotherm ist die Hochfrequenz-Leistungsabgabe in 8 Stufen regelbar.
Neben den beiden genannten Serienstandardgeräten, die im Dauerbetrieb arbeiten, steht neuerdings mit dem *Kurzwellentherapiegerät „TuR" KWI 5* ein Gerät für Dauer- und Impulsbetrieb im Kondensatorfeld (Impulskurzwelle) zur Verfügung. Arbeitsfrequenz: 27,12 MHz ± 0,6 %, Hochfrequenzleistung 400 Watt effektiv, Impulsspitzenleistung ≥ 800 Watt, Impulsdauer: 400 µs, rechteckig, Impulsfolgefrequenz: 20 ... 180 Hz. Dosiseinstellung in 8 Stufen über Folientastatur wählbar, mikroprozessorgesteuert.

Zubehör für die Kondensatorfeldmethode
- *Glas-* bzw. *Plexiglasschalenelektroden* (Schliephake-Luftabstandelektroden) verschiedener Standardgrößen 4, 8, 5, 13, 17 cm ∅ mit in Stufen regulierbarem Elektroden-Hautabstand (EHA); der einzelne Skalenteil beträgt etwa 0,5 cm.
- *Flexible Weichgummielektroden,* die innen ein Metallgitter als Kondensator enthalten, in den Standardgrößen 10 × 16 cm.
- *Filzplatten* verschiedener Größe (Dicke etwa 1 cm), um den für die Tiefenerwärmung notwendigen Abstand zu erzielen.
- Für die *Spulenfeldmethode* liefert „TuR" für das KW 4 eine sog. *„Wirbelstromelektrode"* (13 cm ∅) in einem Plastikgehäuse, die Firma Rentsch für ihr Gerät ein Spulenkabel (etwa 2 m Länge), Anschlüsse dieses Zubehörs sind aus der Bedienungsanleitung zu entnehmen!

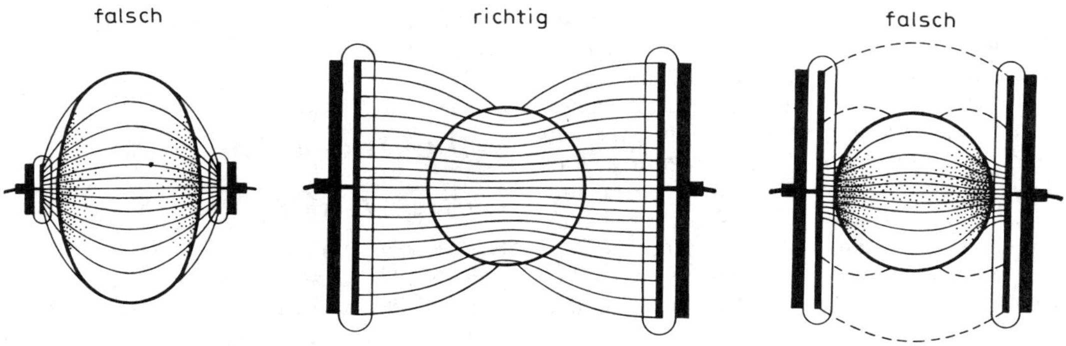

Abb. 87 Elektrodentechnik: Bedeutung der Elektrodengröße

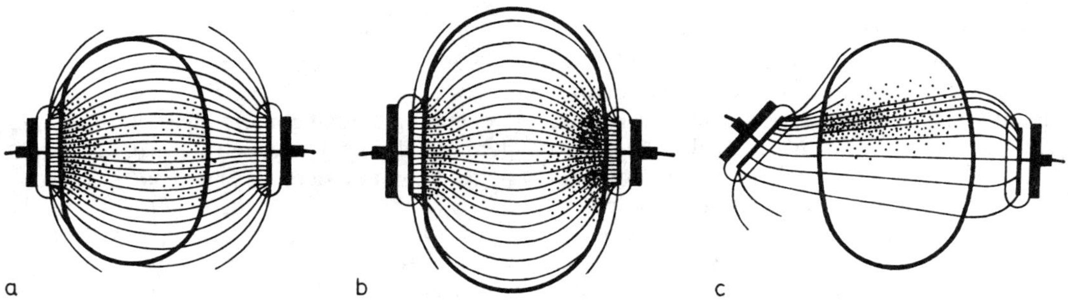

Abb. 88 Elektrodentechnik: a.) Auswirkung unterschiedlicher Elektrodenhautabstände, b.) Auswirkung unterschiedlicher Elektrodengrößen, c.) „verkantete“ Elektrode

Abb. 89 „Spitzeneffekte“ und ihre Vermeidung

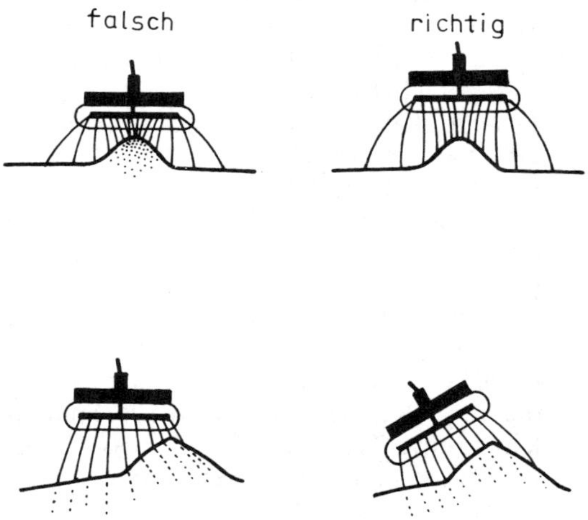

Abb. 90 Querdurchflutung beider Kniegelenke
oben: mit Zwischenlagen = richtig
unten: direkte Berührung = falsch

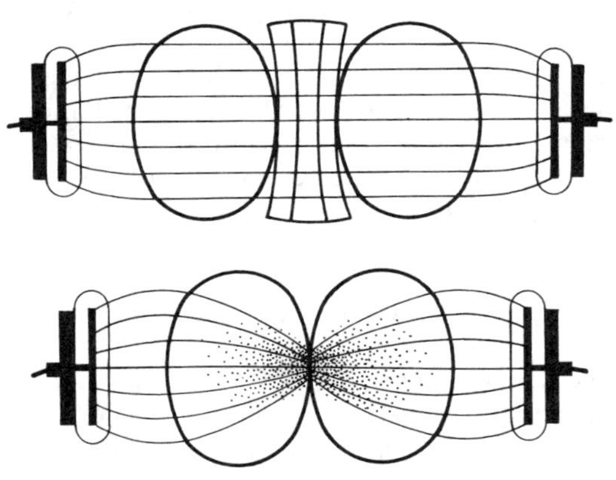

Behandlungstechnik

Je nach der zu erzielenden Wirkung ist zwischen Kondensatorfeld- oder Spulenfeldmethode zu wählen. Die Wirbelstromelektrode kommt besonders zur Erwärmung umschriebener (lokalisierter) Krankheitsprozesse in der Muskulatur in Frage. Die Spulenfeldmethode ist mit parallel nebeneinandergeführten Kabelanteilen (auch als „Pfannkuchenbratpfannen"-Anordnung bekannt) zur Erwärmung der langen Rückenmuskulatur, beiderseits paravertebral gelagert, gut geeignet. Dann folgt die Wahl der Elektrodenart für die Kondensatorfeldmethode. Die flexiblen Weichgummielektroden können wegen ihrer guten Anschmiegbarkeit zur Behandlung von Krankheitsprozessen am Rumpf gewählt werden (Filzunterlagen nicht versäumen!). Die Wahl der *Elektrodengröße* (Abb. 87) richtet sich nach der Größe des Behandlungsobjektes, (Fehler: zu klein oder zu groß).
Die *Elektrodenposition* richtet sich danach, ob Quer- oder Längsdurchflutung angebracht ist. (Die ebenfalls bei der Kondensatorfeldmethode mögliche rechtwinklige Anordnung wird selten benutzt.)
Der *Elektroden-Hautabstand* (EHA) ist ein wichtiger Behandlungsparameter (Abb. 88). Er bestimmt, ob es zu einer Oberflächenerwärmung kommt.

- Beim Sitz des Krankheitsprozesses in der Haut oder Unterhaut (z. B. Furunkel) wählt man einen EHA von 1 bis 2 cm.
- Liegt das Behandlungsziel in der Tiefe, in der Muskulatur und darunter, sind größere Elektroden-Hautabstände unbedingt erforderlich: EHA = 2 bis 4 cm.

Der EHA bei SCHLIEPHAKE-Elektroden ist verstellbar und *muß* bei unterschiedlichen Behandlungszielen *verstellt werden*. Die Schalenelektroden müssen in eine tangentiale Position zur Körperoberfläche gebracht werden. Ist das, wie in Abbildung 88 c dargestellt, nicht der Fall (sog. „Verkanten"), entstehen meist unerwünschte *Feldverdichtungen* mit der *Gefahr von Verbrennungen*.
Gleiche Folgen haben ungleiche Elektroden-Hautabstände, wobei sich das Gewebe unter der näher gelegenen mehr erwärmt. Auch bei unterschiedlich großen Elektroden ist der Erwärmungseffekt unter der kleineren Elektrode größer. Zu dichte Aneinanderlagerung von 2 Elektroden (z. B. Weichgummielektroden) führt an der Berührungsstelle ebenfalls zur Überwärmungsgefahr (sog. Side Effekt). Sogenannte „Spitzeneffekte" (Abb. 89) entstehen durch die falsche Elektrodenposition an vorspringenden Körperabschnitten (Brust, Nase, Ohr u. a.). Sie sind durch genügend großen EHA bzw. tangentiale Elektrodenstellung vermeidbar.
Metallische Fremdkörper, wie Ohrclips, Haarspangen, sind vor der Behandlung aus dem Behandlungsfeld wegen der starken Feldverdichtungen zu entfernen. Kniegelenke dürfen sich bei Querdurchflutungen nicht direkt berühren (Abb. 90).

> Das Plastikgehäuse der Wirbelstromelektrode wird in direkten Kontakt mit der zu behandelnden Körperregion gebracht. Die Luftschlitze dürfen nicht verdeckt werden, da es sonst zu Wärmeschädigungen der im Gehäuse enthaltenen Spule kommen kann.

Allgemeine Behandlungsrichtlinien

Es muß kontrolliert werden, ob Wärmeempfindungsstörungen vorliegen (Kontraindikation)
Der Patient ist aufzuklären, welcher Grad der Wärmeempfindung (s. Dosierung) während der Behandlung auftreten soll und welcher nicht auftreten darf.
Es muß orientiert werden über Sicherheitsmaßnahmen bei auftretenden Störungen: Bedienung des sog. Notschalters (Zug- bzw. Reißleine), Rufen des Behandlers, der sich in Reich-, Rufweite befinden muß.
Metallfremdkörper im Körper des Patienten durch vorausgegangene Verwundungen, Verletzungen oder operative Eingriffe (AO-Verplattungen, Metallimplantate, Endoprothesen) führen zu gewebsschädigenden Überhitzungen (Kontraindikation). Hinweise dafür erhält man durch die Anamnese und durch Narben.
Bei Trägern von Herzschrittmachern (Kontraindikation) kann es zu Schrittmacherrasen oder Herzstillstand kommen.
Die Kabelführung ist zu überprüfen. Die Elektrodenkabel sollen frei geführt werden, um kapazitive Kurzschlüsse bei Überkreuzungen zu vermeiden. Keine Zuführkabel auf das Gerät, auf dessen Haltearme, Stühle oder Bet-

ten aus Metall legen. Für Behandlungen, die große Tiefenleistungen des Gerätes erfordern, Anschlußbuchse 1 und 2 benutzen.
Weichgummielektroden und Spulenkabel dürfen nicht auf leitfähige Unterlagen (Wachstuch, feuchter Stoff, Gummi-, Kunstlederunterlagen) gelegt werden, sondern auf trockene Frottier- oder Leinentücher.

Dosierung

Aus der Empirie abgeleitet wird die Dosierung bestimmt durch

- Krankheitsart (wärmeempfindliche, z. B. Neuralgien oder wärmeunempfindliche Krankheiten)
- Krankheitsstadium (-phase): akut – niedrige Dosierung, chronisch – höhere Dosierungsmöglichkeit
- individuelles Reaktionsverhalten, gute oder schlechte Wärmetoleranz (Anamnese, Alter; Säuglinge, Kleinkinder sind wärmeempfindlich)

Hauptdosierungsparameter für die Einzelbehandlung sind Intensität (Tab. 12) und Behandlungsdauer.
Neben dieser *subjektiv*, auf dem Wärmeempfinden des Patienten aufgebauten Dosierung der Intensität bietet das Kurzwellentherapiegerät „TuR" KW 4 durch sein Hochleistungsmeßgerät eine *objektive* Dosierung in Watt. Dazu wird ein sog. Tabulator geliefert, aus dem für standardisierte Behandlungsbedingungen für bestimmte Gelenke unterschiedlicher Größen und den Thorax die einzustellenden Wattzahlen einschließlich dazu üblicher Elektrodengrößen und Elektroden-Hautabstände abzulesen sind. Sie entsprechen den 4 Dosisstufen nach Schliephake.

Tabelle 12 Dosierungsschablone für die Intensität nach Schliephake

Dosisstufe	Wirkung
I (schwächste Dosierung)	thermosensibel unterschwellig, keine Wärmeempfindung*
II (schwache Dosierung)	gerade spürbare Wärme
III (mittlere Dosierung)	deutliches, angenehmes Wärmeempfinden
IV (starke Dosierung)	kräftige, aber nicht unangenehme Wärme

* Technik: Hochregulieren der Intensität, bis Wärme gerade spürbar wird; dann gering zurückgehen, bis keine Wärmeempfindung mehr vorhanden ist.

Behandlungsdauer
Kurze: 3 min, mittlere: 5 min (4 bis 9), längere: 10 bis 15 min.
Kleinere Behandlungsserien bestehen aus < 6 der Einzelbehandlungen, größere Serien > 6. Die Behandlungsfrequenzen sind entweder täglich oder 3mal wöchentlich.

Indikationen

- Krankheiten des rheumatischen Formenkreises: Rheumatoid-Arthritis, Spondylarthritis ankylopoetica, degenerative Gelenk- und Wirbelsäulenkrankheiten Weichteilrheumatismus
- posttraumatische Folgezustände, besonders Kontrakturen
- postoperative Folgezustände
- chronische Bronchitis, pneumonische Restinfiltrationen
- pleuritische Restexsudate
- einige gastroenterologische Krankheiten
- chronische Adnexitiden
- Schmerzen nach Zahnextraktionen u. a.
- Hyperthermie (Überwärmung).

Hochfrequenz-Thermotherapie-(Diathermie-)Verfahren werden meist in Form von Spezialgeräten derzeit auch zur Ganzkörper-Hyperthermie, häufiger zur *lokalen Hyperthermie* mit Gewebetemperaturen bei lokaler Anwendung bis 45 °C (und mehr) in der Tumor-(Krebs-)Therapie, oft kombiniert mit Strahlentherapie eingesetzt. Diese Indikation wird jedoch hier nicht erörtert.

Kontraindikationen

- Alle Krankheiten, die durch Wärme verschlimmert werden, insbesondere akute, floride, infektiöse Erkrankungen, akute Neuralgien
- Hämorrhagien, Blutungsneigungen, Blutungsgefahr, Thrombophlebitiden, Thrombosen
- aktive Tuberkulose
- bösartige Tumoren außer Spezialbehandlung
- lokale Wärmeanwendung bei Gravidität

- Verlust des Wärmeempfindungsvermögens
- anästhesierte Gewebe
- Herzschrittmacher
- schwere arterielle Durchblutungsstörungen
- Metallfremdkörper einschließlich Metallendoprothesen
- Ödeme.

5.4.1.2. Impulskurzwelle

Im Impulsbetrieb verliert die Kurzwelle ihren Charakter als Wärmetherapieverfahren. Durch die sehr kurzen Impulse (400 µs) und die dazwischenliegenden Pausen, die je nach der gewählten Impulsfrequenz (20...180 Hz) unterschiedlich groß sind, ist die mittlere Hochfrequenzleistung und damit die Wärmeentwicklung wesentlich geringer. Für die trotzdem beobachteten therapeutischen Effekte werden sog. *athermische Wirkungen* angenommen, über die wir z. Z. noch weniger orientiert sind als über die thermischen Effekte. Es wird, wie beim Impulsschall, in erster Linie an eine die Gewebstrophik fördernde Wirkung gedacht. Auch reflektorische (nichtthermische) Effekte am peripheren Gefäßsystem sind beschrieben worden.

Dosierung

Meist werden Intensitäten von 15 W (Mittelwert), auch 20–25 W angegeben.

Indikationen

Wegen der fehlenden oder geringen Wärmewirkungen ist der Einsatz der Impulskurzwelle schon bei relativ akuten Krankheitsprozessen möglich, z. B. akuten Arthritiden, akuten traumatischen Läsionen an Weichteilen, Gelenken, bei Hämatomen, Verbrennungen, zur Wundheilungsförderung chronischer Hautulzera u. ä. Störungen der Regeneration.

Kontraindikationen

SUDECK-Reflexdystrophien Stadium I u. II, akute Neuritiden. Metallimplantate gelten bei Dosierungen bis 25 Watt nicht als kontraindiziert, jedoch Herzschrittmacherpatienten.

5.4.2. Dezimeterwellentherapie

Geräte

In der DDR stehen z. Z. keine Dezimeterwellengeräte in der Serienproduktion zur Verfügung.
Importgerät: *Siretherm 709*, Siemens BRD. 433,92 MHz, 250 Watt, Rund-, Langfeldstrahler, Kontaktstrahler und Rechteckhohlleiterstrahler (Muldenapplikator); „Pyrodor" (= umfassender Strahler für Rumpf- und Thoraxbehandlung).

Behandlungstechnik

Die Rundfeld- und Langfeld-Distanzstrahler werden in dem vom Hersteller vorgegebenen Strahlenabstand 5–10 cm auf das Behandlungsobjekt gerichtet. Der Muldenapplikator dient der Behandlung größerer Körpervolumina, neben den oben genannten auch z. B. Schultern, beide Kniegelenke bei direktem Anliegen des muldenförmigen Strahlers.

Dosierung

Im wesentlichen wie bei der Kurzwelle angegeben. Beim „Siretherm" über 7 Leistungsstufen nach den Schliephake-Dosierungsstufen (s. dort).

Indikationen und Kontraindikationen

Wie die der Kurzwelle.

5.4.3. Mikrowellentherapie

Geräte und Strahler

Importgeräte: *Mikrowellengerät „Lutsch 2"*, UdSSR; Tischgerät, maximale Ausgangsleistung 20 Watt, Arbeitsfrequenz 2375 MHz, λ_0 etwa 12,6 cm; Zubehör: 1 Topfkreisstrahler (11,5 cm ∅), 3 Kontaktstrahler (1,5, 2, 3,5 cm ∅) 1 Vaginalstrahler. Das Gerät ist besonders zur Erzielung *lokaler Wärmewirkungen* auf relativ kleine Körperabschnitte geeignet und wird deshalb bevorzugt im stomatologischen und otolaryngologischen Bereich eingesetzt. Der Vaginalstrahler ermöglicht die Behandlungen chronischer Adnexitiden und Beckenbindegewebsentzündungen.
Radiotherm 706, Siemens BRD, 2450 ± 50 MHz, 250 Watt, Rund-, Langfeld- und Hohlleiterstrahler. Fokusstrahler 25 Watt.

Radarmed 128251, Bosch BRD, 2450 MHz, Dauer- und Impulsbetrieb, 250 Watt, Rund-, Lang-, Großfeldstrahler. Kontakt- (Fokus-) und Körperhöhlen-Strahler (Ohr-, Vaginalstrahler) 25 Watt.
Die Antennen von Kontakt- und Körperhöhlenstrahlern bei der Mikrowelle sind in Keramik eingeschmolzen. Das Kontaktmedium ist also nicht mehr Luft, in dem sich die Mikrowellen mit 12 cm Wellenlänge ausbreiten, sondern ein Medium, in dem sich die Wellenlänge weitgehend verkürzt. Dadurch kann der sonst erforderliche Abstand (Distanzstrahler) entfallen.

Behandlungstechnik

Sie ist im Prinzip für Distanzstrahler wie bei den Dezimeterwellengeräten. Bei Kontaktstrahlern und Körperhöhlenstrahlern besteht direkter Kontakt. Geräte mit 250 Watt Ausgangsleistung haben 2 Leistungsbereiche: (0 bis 25 Watt = der niedrigere). Wegen der Gefahr der Linsentrübung ist bei Behandlung im Gesichtsbereich ein *Brillenschutz* notwendig.
Die Beachtung *arbeitsmedizinischer Standards* ist erforderlich. Nach dem ab 1. 1. 1978 für die DDR gültigen Standard, der dem der UdSSR entspricht, soll die mittlere Leistungsdichte in $\mu W/cm^2$ bei Beschäftigung bis zu 8 h 10, bis zu 2 h 100, bis zu 20 min 1000 $\mu W/cm^2$ nicht überschreiten. Wie Messungen am „Lutsch 2" zeigten, ist dies nur bei Mißachtungen der Arbeitsschutzbestimmungen der Fall (z. B., daß bei eingeschalteter Geräteleistung der Topfkreisstrahler abgelegt wird und frei in den Raum strahlt, ebenso der Vaginalstrahler; bei Verkanten von Kontaktstrahlern). Im allgemeinen soll die maximale Exposition des Behandlers bei Kontaktstrahlern 2 h betragen, Schwangere und stillende Mütter scheiden als Behandler aus.
Bei schwangeren Patienten sind keine Rumpfbehandlungen gestattet.
Bei Gliedmaßen- und Gesichtsbehandlungen ist das Abdomen mit Leonischem Gewebe abzudecken. Bei Verlängerungen der zulässigen Expositionszeit hat der Behandler eine Schürze aus gleichem Gewebe zu tragen.

Dosierung

Beim „Lutsch 2" Intensität nach Watt, unter Anwendung der Schliephake-Dosierungsschablone. Die übrigen Behandlungsparameter sind wie bei der Dezimeterwellen-Elektrotherapie.

Indikationen

Wie bei der Kurzwelle.

Kontraindikationen

Nach Arnold sind bei Metallimplantaten, die in Tiefen über 1,5 cm im Körper liegen, keine gewebsschädigenden Temperaturgrade zu erwarten, so daß die Mikrowellen-Elektrotherapie in diesen Fällen nicht als kontraindiziert anzusehen ist. Die übrigen Kontraindikationen entsprechen denen der Kurzwelle.

5.5. Fehler, Gefahren und ihre Verhütung in der Elektrodiagnostik und Elektrotherapie

Der Umgang mit Elektroenergie erfordert wegen der 3 möglichen Gefahren durch elektrische Unfälle → Herztod, schwere Verbrennungen), Brandgefahr und Explosionsgefahr besondere Sachkenntnis und Sorgfalt hinsichtlich der Einschaltung vorbeugender Maßnahmen. Entsprechende Fachkenntnisse müssen durch das gründliche Studium auf diesem Gebiete bestehender Arbeitsschutzanordnungen (ASAO) und TGL (Technische Normen, Gütevorschriften und Lieferbedingungen) erworben werden. Ihr persönlicher Erwerb ist dringend zu empfehlen. Die wichtigsten sind: ASAO 450: „Elektromedizinische Geräte und sonstige elektrische Betriebsmittel in medizinisch genutzten Räumen" und TGL 200-0624/01 „Elektrotechnische Anlagen in medizinisch genutzten Räumen" und TGL 200-1739 „Elektrostimulatoren". Sie enthalten u. a. folgende wichtige Anordnungen:
Geräte sind *bei Schäden*, Unregelmäßigkeiten und Störungen sofort außer Betrieb zu setzen und *als „defekt" zu kennzeichnen*.
Instandsetzungen dürfen nur durch einen *Fachmann* erfolgen.
Die *Reinigung* von Geräten ist nur *im spannungsfreien Zustand* erlaubt.
Personen, die elektromedizinische Geräte und sonstige elektrische Betriebsmittel bedienen, müssen mit den zu den Geräten gehörenden *Bedienungsanweisungen* vertraut sein und in mindestens vierteljährlichen Zeitabständen

über mögliche Unfall- und Brandgefahren *aktenkundig* vom zuständigen Leiter oder dessen Beauftragten *belehrt* werden.
Ausführlich dargelegt werden die Festlegungen für *Schutzmaßnahmen gegen Berührungsspannungen* im Fehlerfall (Schutzklasse I, II, III). Die Wirksamkeit dieser Schutzmaßnahmen bei elektrischen Geräten und deren Anschlußkabeln, Steckvorrichtungen muß durch einen Fachmann mindestens 1mal in 6 Monaten überprüft werden.
Jährlich hat eine *Revision* der gesamten elektrischen Anlagen in medizinisch genutzten Räumen zu erfolgen. Das Ergebnis der Prüfung ist schriftlich festzulegen. Die Prüfung ist vom Leiter der Einrichtung zu veranlassen.

Allgemeine vorbeugende Maßnahmen gegen Unfälle und Brände sind nicht zuletzt durch die sachkundige und pflegliche Behandlung von Geräten und Zubehör gewährleistet. Dazu gehören:
Regelmäßige *Kontrolle* von Verschleißteilen, wie bewegliche Anschlußkabel (Kabelbrüche, blank geriebene Stellen).
Reparatur bei Beschädigungen von Steckern oder Schutzleitern durch Herausreißen.
Vermeidung folgender *Fehlverhaltensweisen*: Verwendung falscher Stecker in Schutzkontaktdosen, defekter Abdeckklappen, Verwendung von Dreifachsteckern oder Abzweigwürfeln statt Mehrfachsteckdosen, „Flicken" durchgeschmolzener Sicherungen, Einsetzen von Schmelzsicherungen mit zu großer Nennstromstärke, als es dem zu schützenden Leitungsquerschnitt entspricht, eigenmächtige Entfernung von Schutzvorrichtungen, Auswechslung von Sicherungen bei unter Spannung stehenden Geräten u. a. m.
Personen, die mit elektronischen Geräten arbeiten, benötigen auch Kenntnisse über das Verhalten bei elektrischen Unfällen, Erste-Hilfeleistung, Versorgung von Brandwunden.
Fehler und daraus resultierende Gefahren verhütet man neben der gründlichen Kenntnis der Geräte auch durch eine optimale *Kenntnis der Behandlungstechnik*. Dazu sind theoretische Kenntnisse unbedingt wichtig. Eine laufende Weiterbildung bei dem rasch sich entwickelnden Fachgebiet ist dringend erforderlich. Der mangelhaft orientierte Physiotherapeut ist der größte Feind der Elektrodiagnostik und Elektrotherapie.
Fehler und Gefahren sind insbesondere durch *gewissenhaftes Einhalten der Dosierungsempfehlungen und der Kontraindikationen* zu verhüten. Deshalb wurde in den verschiedenen Kapiteln eingehend darauf hingewiesen.

Aufgaben

1. Begründen Sie, warum beim galvanisch-faradischen Test 2 Stromformen benutzt werden!
2. Warum reizt man dabei direkt und indirekt?
3. Welche Schwellenbedingungen muß ein elektrischer Reiz erfüllen, damit es zur fortgeleiteten Erregung kommt?
4. Warum werden bei der I/t-Kurvendiagnostik RIC und DIC bestimmt?
5. Erklären Sie die Bedeutung einer „rechtsverschobenen" Kurve im Hinblick auf die Chronaxie bei der I/t-Kurvendiagnostik!
6. Erläutern Sie den Begriff Akkommodabilitätsquotient und seine Bestimmungsmöglichkeiten!
7. Warum ist die Gliederung der Elektrotherapie in 3 Frequenzbereiche sinnvoll?
8. Nennen Sie die verschiedenen Methoden für die Anwendung des Gleichstromes!
9. Welches ist der schwerwiegendste Fehler der Behandlungstechnik bei der Anwendung von Plattenelektroden bei der Gleichstrombehandlung und wie ist er zu verhüten?
10. Begründen Sie, warum man bei der Gleichstrombehandlung mit der Stromstärke „ein- und ausschleichen" muß!
11. Welche Angaben müßte eine optimale Verordnung für eine Gleichstrombehandlung enthalten?
12. Nennen Sie die Überdosierungszeichen bei der Gleichstrombehandlung! In welchem Intensitätsbereich sollte sich die Gleichstrombehandlung bewegen?
13. Zeichnen Sie die 5 Stromformen des diadynamischen Stromes nach Bernard auf und bezeichnen Sie sie!
14. Erläutern Sie die Behandlung der tetanisierenden Reizströme!
15. Welchen Sinn hat eine Elektrogymnastik, wenn diese Muskeln auch willkürlich kontrahiert werden können?
16. Erklären Sie den Begriff selektive Lähmungstherapie; worauf beruht die Möglichkeit der selektiven Reizung?
17. Nennen Sie analgetisch wirkende Elektro-

therapieverfahren im Nieder- und Mittelfrequenzbereich!
18. Erläutern Sie die Gate control-Theorie!
19. Welche 3 Applikationsverfahren der Hochfrequenz-Energie gibt es?
Wie sind sie den Anwendungsverfahren des HF-Bereichs KW, Dezimeter- und Mikrowellen zuzuordnen?
20. Würden Sie zur Tiefenwärmung der Muskulatur die Kondensator- oder die Spulenfeldmethode der Kurzwelle für günstiger halten? Begründen Sie Ihre Entscheidung!
21. Nennen Sie die 4 Dosisstufen nach Schliephake!
22. Welche ASAO und welche TGL sind für die Elektrotherapie von besonderer Bedeutung? Nennen Sie die wichtigsten darin enthaltenen Bestimmungen!
23. Welche 3 prinzipiellen Gefahren bestehen beim Umgang mit der Elektroenergie?

6. Ultraschalltherapie

6.1. Einführung

Unter Ultraschalltherapie versteht man die Anwendung mechanischer Schwingungen (Vibrationen) oberhalb des Hörschalls zu therapeutischen Zwecken.

Der Bereich des Hörschalls liegt im Frequenzbereich 16 Hz bis 20 kHz, darunter liegt der Infraschall – (0 bis 16 Hz), darüber liegt der Ultraschallbereich (20 kHz bis 1 GHz ≙ 1000 MHz). Von diesem weitgespannten Frequenzbereich wird medizinisch nur ein geringer Anteil: 20 kHz bis wenige MHz genutzt. Die Ultraschalltherapiegeräte der DDR arbeiten mit einer Frequenz von 880 bzw. 800 kHz. Da das wirksame Agens dieser Therapieform die mechanischen Schwingungen sind, gehört die Ultraschallbehandlung eigentlich zur *Mechanotherapie.* Sie ist eine hochfrequente *Mikrovibrationsmassage.* Obwohl sie keine direkte, sondern nur eine *indirekte* Anwendung der Elektrizität darstellt, wird sie oft zur Hochfrequenzelektrotherapie gezählt, da zur Erzeugung der mechanischen Schwingungen ein Hochfrequenzwechselstromgenerator erforderlich ist. Mit Hilfe eines Wandlers (Transducers) überführt er elektrische in mechanische Energie (s. 6.1.2.1.).

6.1.1. Historischer Überblick

1880: Der französische Physiker Curie entdeckt den piezoelektrischen Effekt am Quarzkristall.

1917: Der französische Physiker Langevin schafft die technischen Grundlagen für ein Ultraschallgerät. Auf der Basis des reziproken (umgekehrten) piezoelektrischen Effekts konstruiert er einen Energiewandler, der elektrische in mechanische Energie überführt (s. 6.1.2.). An Fischen erprobt er bereits die biologischen Wirkungen des Ultraschalls. Die Fische werden bei den benutzten sehr hohen Schallintensitäten (1 kW) und Frequenzen von 250 kHz rasch abgetötet. Die zerstörenden Wirkungen des Ultraschalls stehen viele Jahre im Mittelpunkt des wissenschaftlichen Interesses.

1938: Der Physiker Pohlmann konstruiert das erste zur Ultraschallbehandlung am Menschen geeignete Gerät. Es wird 1939 in einem Berliner Krankenhaus von den Ärzten Richter und Parow bei Ischias und Plexusneuralgie mit Erfolg getestet.

Seit 1945: Rasche Verbreitung der Ultraschallbehandlung, technische Verbesserung der Geräte, zunehmende Verringerung der Dosierung, neue Anwendungsgebiete des Ultraschalls in der Medizin: Zahnsteinenfernung, Harnsteinzertrümmerung (20 bis 30 kHz), Ultraschallverschweißung von Knochen (26,5 kHz), operative Ultraschalltherapie in der Ohrenheilkunde (800 kHz), Ultraschallaerosolinhalationstherapie (2,5 MHz), Ultraschalldiagnostik (1–15 MHz), Neurochirurgie (1 MHz), lokale Hyperthermie zur Krebstherapie (0,3–2,7 MHz).

6.1.2. Reizfaktoren und Reizgrößen
6.1.2.1. Grundlagen der Ultraschallerzeugung

Zur Erzeugung von Ultraschall werden in der Medizin *piezoelektrische Schallgeber* benutzt. Die physikalische Grundlage für den Bau eines Ultraschalltherapiegerätes war deshalb die Entdeckung der Piezoelektrizität des Quarz-

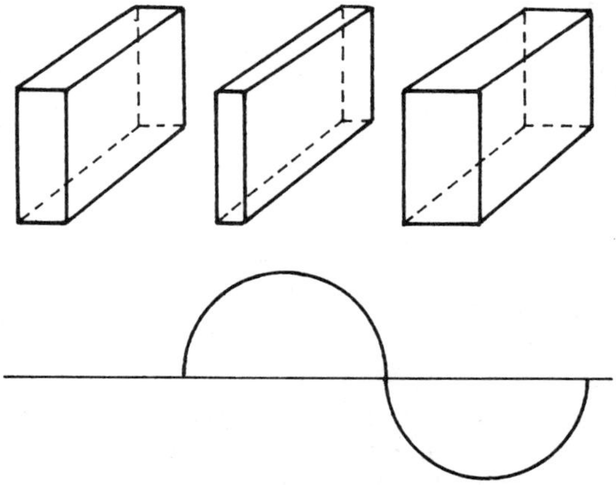

Abb. 91 Reziproker piezoelektrischer Effekt

kristalls 1880 durch P. Curie bzw. des *reziproken* piezoelektrischen Effektes und dessen Anwendung zur Konstruktion eines Ultraschallgerätes durch P. Langevin 1918.

Piezoelektrischer Effekt (piezein = griechisch; drücken). Darunter versteht man die Eigenschaft des Quarzkristalls und anderer später entdeckter piezoelektrischer Materialien, bei Druck- und Zugbelastung an ihren Oberflächen mit elektrischen Ladungen gleicher Größe, aber entgegengesetzten Vorzeichens zu reagieren.

Reziproker piezoelektrischer Effekt (Abb. 91). Legt man umgekehrt einen elektrischen Wechselstrom an die Oberflächen eines piezoelektrischen Materials, so dehnt sich dieses in der einen Halbphase des Wechselstroms aus und wird in der anderen zusammengedrückt. Damit entsteht ein **Ultraschallschwinger**, der Ultraschallwellen (Schwingungen) erzeugt. Man kann ihn auch als einen *Wandler* (Transducer) bezeichnen, da er elektrische in mechanische Energie umwandelt. Um maximale Schwingungsamplituden zu erzielen, muß die Frequenz des elektrischen Wechselstromes, die wie bei der Kurzwellen-Elektrotherapie durch einen Hochfrequenzgenerator erzeugt wird, mit der Eigenschwingung des benutzten piezoelektrischen Materials in Resonanz gebracht werden. Ferroelektrische, synthetische, kristalline Keramiksubstanzen, wie *Bariumtitanat*, haben sich in der Folgezeit als günstige piezoelektrische Materialien erwiesen, da sie niedrigere elektrische Anregungsspannungen benötigen als Quarzkristall. Damit werden die Geräte nicht nur energiesparender, sondern weisen auch einen höheren Sicherheitsgrad auf.

6.1.2.2. Physikalische Grundlagen der Ultraschalltherapie

Physikalisch gesehen besteht zwischen Hörschall und Ultraschall, von der Hörbarkeit des ersten abgesehen, nur wenig Unterschied. Schall kann sich im Körper ausbreiten, weil in diesem elastisch verformbare Substanzen (Medien) vorhanden sind. Im Gegensatz zu elektromagnetischen Wellen ist es akustischen Wellen *nicht* möglich, sich *im Vakuum* fortzupflanzen, sondern nur bei Anwesenheit von Masseteilchen. Durch Ultraschall werden die Masseteilchen (-partikel) zu raschen Schwingungen um ihre Ruhelage angeregt. Dabei ist die Schwingungszahl je Sekunde gleich der der Ultraschallfrequenz (800 kHz). In diesem raschen Rhythmus kommt es zu *periodischen Verdichtungen und Verdünnungen* der Masseteilchen mit wechselnden Druckzuständen im Gewebe (Abb. 92). Diese wiederholen sich nach Ablauf einer Wellenlänge. Die Wellenlänge λ ist die Entfernung zwischen 2 gleichen Verdichtungs- bzw. Verdünnungsmaxima. Beim Ultraschall pflanzt sich die Auslenkung der schwingenden Teilchen in Flüssigkeiten und weichem Gewebe in einer *Längswelle* (Longitudinalwelle) fort. Das heißt, die Auslenkung erfolgt parallel bzw. bei der Gegenbewegung antiparallel zur Schallausbreitungsrichtung. Die *Fortpflanzungsgeschwindigkeit* dieser periodischen

Abb. 92 1 = Ruhelage, 2 = Verdichtungs- u. Verdünnungszonen unter Ultraschalleinwirkung, 3 = Kurve der Auslenkung der Teilchen, 4 = Druckkurve

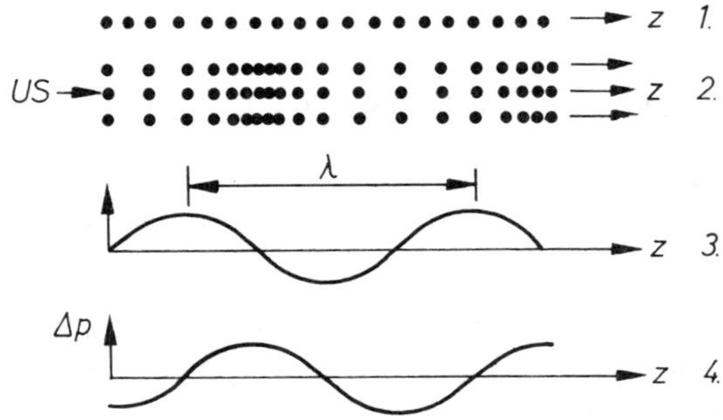

mechanischen Erschütterungen ist in den einzelnen Medien unterschiedlich (s. folgendes). Sie beträgt z. B. im weichen Körpergewebe etwa 1540 m/s. Bei der periodischen Hin- und Herbewegung ist die *räumliche Auslenkung* der Teilchen nur gering. Bei einer Intensität von 2 W/cm^2 (= maximale Schallintensität des Ultraschalltherapiegerätes „TuR" US 6–1) wurden von Röher für die Ultraschallfrequenz von 800 kHz 0,03 µm berechnet. Damit würden Zellen von 30 µm Durchmesser nur eine periodisch wechselnde Verschiebung von etwa 1 ‰ ihres Durchmessers erfahren. Die maximale *Geschwindigkeit (Schallschnelle v)* würde dabei 16,5 cm/s betragen. Dabei ist die Änderung der Schallrichtung mit 800000mal in der Sekunde sehr hoch. Dies erfordert eine sehr hohe *Teilchenbeschleunigung*, die in dem angeführten Beispiel 82500 m/s^2 beträgt. Das heißt, das einzelne Teilchen erreicht fast das 100000fache der Erdbeschleunigung! Daraus resultiert ein hoher *Schallwechseldruck*, der zu abwechselnden Unterdruck- bzw. Überdruckphasen führt, deren Maximalwerte um etwa 200 kPa (2 at) differieren. Innerhalb der Schallwelle verschieben sich die Druckverhältnisse von Ort zu Ort und führen zu großen Druckdifferenzen zwischen den Teilchen. Die daraus resultierende Druckdifferenz erreicht im genannten Beispiel den Wert von etwa 840 kPa/mm (8,4 at/mm). Der *Schallwellendruck* eines Teilchens mit dem Gewicht von etwa 0,01 N (1 p), das durch die Ultraschallwelle einer solchen Beschleunigung ausgesetzt wird, übt auf die benachbarten Teilchen die gleiche Kraft aus, mit der unter normalen Verhältnissen ein Körper von etwa 825 N (82,5 kp) auf seine Unterlage drückt. Damit sind bei Überdosierung therapeutischer Dosen zerstörende Wirkungen des Ultraschalls (s. 6.1.3.) durchaus verständlich. Im folgenden werden wichtige Kenngrößen (Charakteristika) zur Beurteilung des Ultraschalls angeführt.

Schallfrequenz f: Die Zahl der Schwingungen der Teilchen in der Zeiteinheit. Angaben meist in Schwingungen pro Sekunde. Eine Schwingung pro Sekunde = Hz (Hertz).

Wellenlänge λ: Die Länge (Entfernung) zwischen zwei gleichen Verdichtungs- bzw. Verdünnungszonen der Materie. $\lambda = c.T$,

$T = \frac{1}{f}$ (c = Fortpflanzungsgeschwindigkeit, T = Impulsperiodendauer).

Bei 1 MHz beträgt die Wellenlänge des Ultraschalls im Körpergewebe etwa 0,15 cm.

Schalleistung P_s: Die in der Zeiteinheit durch eine die Schallquelle umschließende beliebige Fläche (A) strömende Schallenergie.

Schallenergie W: Die in der Schallwelle transportierte Energie, die je Zeiteinheit durch die Flächeneinheit strömt.

Schallintensität I: Der Quotient aus Schalleistung (P_s) und Fläche (A). Angaben in W/cm^2, Ultraschalltherapiegeräte arbeiten mit Schallstärken von 0,05 bis 2,0 W/cm^2 („TuR" US 6–1).

Schalldruck: (Schallwechseldruck) p: Der infolge der Schwingung der Teilchen eines Schallausbreitungsmediums entstehende Wechseldruck.

Schallschnelle v: Die Geschwindigkeit der hin- und herschwingenden Teilchen.

Schallgeschwindigkeit: Die Ausbreitungsgeschwindigkeit des Ultraschalls in den verschiedenen Medien. Bei 1 MHz in Wasser: 1500 m/s, in weichen Geweben etwa 1540 m/s, in Luft 331 m/s, im Knochen 4080 m/s.

Schallwellenwiderstand (*Schallkennimpedanz*, Schallwellenimpedanz, akustische Impedanz) R: Das Verhältnis von Schalldruck p zu Schallschnelle v (R = p/v), in schallabsorptionsfreien Ausbreitungsmedien: Das Produkt aus Dichte ϱ des Mediums × Schallgeschwindigkeit c_s des durchschallten Gewebes. Der Schallwellenwiderstand ist ein wichtiger Parameter zur Charakteristik der akustischen Eigenschaften eines Mediums. Er beschreibt das Verhalten der Schallbewegung an Phasengrenzflächen zweier Medien. Haben diese den *gleichen Schallwellenwiderstand*, so tritt beim Schallübergang an den Grenzflächen *keine Reflexion* ein, d. h. die Schallwellen erreichen ohne Energieverluste die nachfolgende Gewebsschicht. Das ändert sich bei unterschiedlichen Schallkennimpedanzen, wobei mit der Größe der Unterschiede der Grad der Reflexion steigt. Bei Auftreten von Luftschichten, z. B. zwischen Schallkopf und Körperoberfläche oder im Gewebe, besteht eine so hochgradige Differenz, daß es zur totalen Reflexion der Ultraschallwellen kommt. Aus der folgenden Übersicht der Werte der Schallkennimpedanz für verschiedene Medien geht hervor, daß es an der Grenzschicht weicher Körpergewebe, z. B. Muskeln zu Knochengewebe, zur starken Reflexion und damit

Absorption von Schallenergie und zur Erwärmung des Gewebes kommen muß.
Die Schallkennimpedanz wird in $g \cdot cm^2 s^{-1} \cdot 10^{-5}$ angegeben und beträgt in

Luft	0,0004
Öl	1,43
weichem Körpergewebe	1,63
Knochen	7,80
Wasser	1,48

Die totale Reflexion der Ultraschallwellen an Luftschichten erfordert bei der Applikationstechnik des Ultraschalls die Anwendung von sog. *Ankopplungs- (Kopplungs-)substanzen*, wie Mineralöl (Paraffinöl) oder Wasser, um einen weitgehenden verlustfreien Übergang der Schallenergie zu gewährleisten (s. 6.1.3.). Auch sorgen in modernen Ultraschalltherapiegeräten *Ankopplungskontrollsysteme* dafür, Fehlankopplungen, z. B. durch „Verkanten" des Schallkopfes, und damit das Auftreten von Luftschichten zu vermeiden, indem sie dem Behandler seine ungenügende Applikationstechnik sofort optisch signalisieren.
Absorptionskoeffizient α: Der Absorptionskoeffizient des Mediums beschreibt die Absorptionsrate. Da diese frequenzabhängig ist, erfolgt die Angabe auch in α/f, meist in dB (Dezibel) $\cdot$ cm^{-1} $\cdot$ MHz^{-1}. So beträgt α/f für

Wasser: 0,022	Muskel (längs): 1,3
Öl: 0,95	Muskel (quer): 3,3
Leber: 0,94	Knochen: 20
Blut: 0,18	Lunge: 41.
Fett: 0,63	

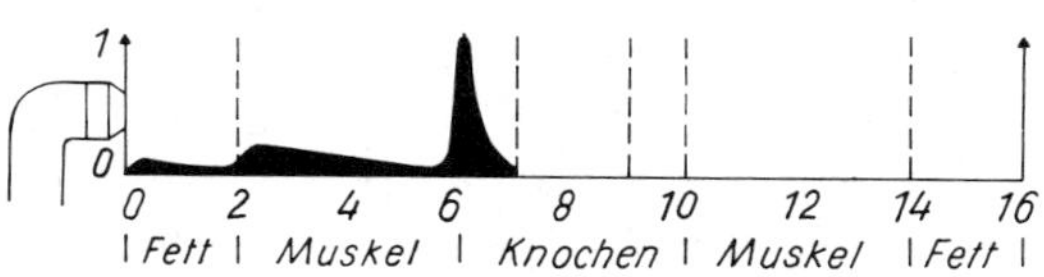

Abb. 93 Wärmeverteilungsspektrum des US, typisch die Erwärmung an Grenzschichten mit unterschiedlichen Schallwellenwiderständen

Der Absorptionskoeffizient bestimmt neben der Reflexion wesentlich die Verminderung der Ultraschallenergie im Gewebe. Durch die Absorption wird, je nach Größe des Absorptionskoeffizienten, ein kleinerer oder größerer Teil der Ultraschallenergie während der Ausbreitung im Gewebe durch Umwandlung in Wärme übergeführt und geht damit verloren. Die selektive Absorption, z. B. an der Grenzschicht Muskel zu Knochen, führt zu dem charakteristischen hohen Temperaturanstieg vor dem Knochen, der für das Wärmeverteilungsspektrum des Ultraschalls so charakteristisch ist (Abb. 93).
Halbwertstiefe: Die Strecke, nach der sich die Schallintensität auf die Hälfte vermindert hat. Auch sie ist frequenzabhängig. In weichem Körpergwebe beträgt sie bei 1 MHz etwa 3,4 cm (bei 5 MHz: 0,6 cm), im Knochen bei 1 MHz: 0,34, im lufthaltigen Lungengewebe: 0,07 cm, Luft ist praktisch undurchlässig.
Ultraschallfeld: Der von Ultraschallwellen erfüllte Bereich des Raumes, das Schallfeld, ist infolge Interferenz der abgegebenen Ultraschallwellen *inhomogen* (Abb. 94). Das heißt, es bestehen Intensitätsmaxima und -minima nebeneinander. Bei ruhendem Schallkopf (statische Beschallung) können bei Anwendung hoher Schallintensitäten und längeren Behandlungszeiten daraus mechanische, thermische oder physikalisch-chemische *Gewebsschäden* resultieren. Durch Bewegen des Schallkopfes (dynamische Beschallung) kann das Schallfeld homogener (gleichmäßiger) gestaltet werden. Die Intensitätsmaxima und -minima werden „verwischt" und mögliche Gefahren damit beseitigt.

Abb. 94 Ultraschallfeld
Intensitätsmaxima schwarz, Intensitätsminima weiß

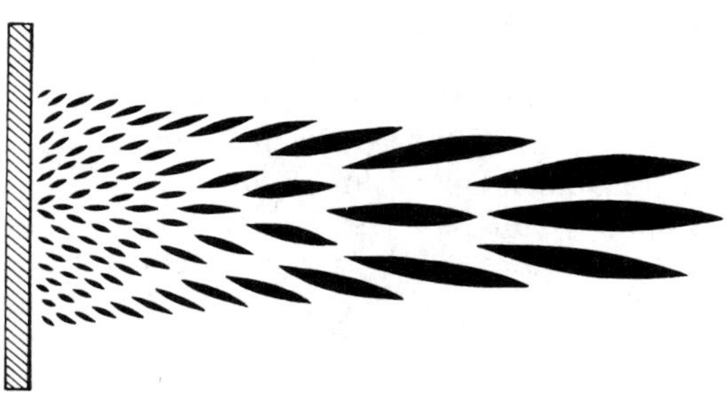

6.1.3. Wirkungen des Ultraschalls auf den Organismus

Die Wirkungen des Ultraschalls auf das lebende Gewebe sind komplex. Man unterscheidet 2 Gruppen von Primärwirkungen, *thermische* Wirkungen und *nichtthermische* Wirkungen. Sie verursachen ihrerseits eine Vielzahl von Sekundärwirkungen. Beide Wirkungen können synergistisch (gegenseitig zusammenwirkend) auftreten und so biologische

Veränderungen herbeiführen, wie sie nicht als Resultat nur einer der beiden Wirkungen auftreten würden.

6.1.3.1. Thermische Wirkungen

Durch den im einzelnen noch nicht völlig aufgeklärten Mechanismus der Absorption (s. 6.1.2.2.) des Ultraschalls in einem Medium kommt es zu einer *Umwandlung* der akustischen Energie *in Wärme*. Diese führt zur Erhöhung der Gewebstemperatur in Abhängigkeit von der eingeschallten Intensität, Dauer und anderen Faktoren. Im Unterhautfettgewebe wird relativ wenig Energie in Wärme umgesetzt. Wesentlich mehr entsteht in der Muskulatur. Erst in 3 cm Tiefe von der Fett-Muskel-Grenzschicht an gerechnet war in der Muskulatur die Energie auf die Hälfte abgesunken. Das spricht für eine gute Penetrationstiefe des Ultraschalls. Schon hingewiesen wurde auf die *selektive Erwärmung* vor *Grenzschichten* von 2 Medien mit unterschiedlichen Schallkennimpedanzen, z. B. vor Knochen und wegen des hohen Absorptionskoeffizienten im Knochen. So können mit Ultraschall auch tiefer gelegene Gelenke, wie das Hüftgelenk, die durch Kurz- und Mikrowelle nicht bis zu therapeutisch wirksamen Temperaturen (42 °C) erwärmt werden können, erfolgreich behandelt werden. Das gilt auch für die benachbarten Gelenkstrukturen, wie Gelenkkapseln, Synovia, Gelenkbänder, Ligamente. Durch diese Fähigkeit der *Tiefenerwärmung* zählt der Ultraschall zu den *wirksamsten Diathermieverfahren* (Tiefenerwärmungsverfahren), die wir besitzen. Die Besonderheiten seines Wärmeverteilungsspektrums ist die selektive Erwärmung von Grenzschichten mit unterschiedlicher Schallkennimpedanz (s. Abb. 93).
Eine weitere Besonderheit hinsichtlich der Wärmeverteilung beruht auf dem unterschiedlichen *Absorptionskoeffizienten* α. Bindegewebshaltige Strukturen, wie Sehnen, Faszien, Periost, Gelenkkapseln, Sehnenscheiden, Bindegewebe zwischen Muskelschichten, aber auch Nervengewebe erwärmen sich stärker (selektiv) als darüber oder in der Umgebung liegendes Fett oder Muskelgewebe. Da diese Strukturen oft der Sitz eines Krankheitsprozesses und damit das Behandlungsziel einer Tiefenerwärmungstherapie sind, ist das von wesentlichem Vorteil. Durch die thermische Wirkung können, wie bei den Hochfrequenzdiathermieverfahren, die verschiedensten *Sekundärreaktionen* in Gang gesetzt werden, wie z. B. Veränderungen des peripheren Blutflusses. Dabei ist die optimale Dosierung entscheidend dafür, ob es zur erwünschten Veränderung der verbesserten Durchblutung (Hyperämie) oder bei Überdosierung zum Gegenteil kommt. Das gleiche gilt für die folgenden *Sekundärwärmewirkungen*, wobei nur die wünschenswerten angeführt werden:

- vermehrte Vaskularisation; bessere Durchblutung
- Stoffwechselsteigerung
- analgetische (schmerzlindernde) Wirkungen durch Anhebung der Schmerzschwelle
- Erhöhung des Membranpotentials
- Nervenleitgeschwindigkeitsverbesserung
- Muskeldetonisierung
- Lösung von Spasmen glatter Muskulatur
- verbesserte Dehnbarkeit von bindegewebehaltigen Strukturen
- Verminderung von Gelenksteifigkeit
- Förderung der Auflösung chronischer entzündlicher Prozesse (Infiltrate, Exsudate, Ödeme)
- Regenerations- und trophikverbessernde Wirkung bei chronischen Hautgeschwüren, Wunden, Weichteilverletzungen und bei der Knochenbruchheilung
- lokale Hyperthermie (Nutzung in der Krebstherapie als Spezialbehandlungsverfahren).

6.1.3.2. Nichtthermische Wirkungen

Bei niedrigen Schallintensitäten treten keine oder keine wesentlichen Wärmewirkungen auf. Trotzdem wurden bestimmte andere Wirkungen auf das lebende Gewebe beobachtet (sog. athermische). In der Hauptsache sind es *mechanische* Wirkungen durch physikalische Kräfte des Ultraschalls, wie z. B. Strahlungsdruck, -kraft, akustisches Drehmoment, akustische Strömung und Mikroströmung. Diese können aber auch *chemische* Prozesse in Gang setzen (Enzymaktivierung oder -hemmung). Bei den mechanischen Wirkungen sind besonders Vorgänge beteiligt, die sich an sehr kleinen, im Gewebe vorhandenen oder entstehenden Gasbläschen (Dimensionen eines Mikrons und kleiner) abspielen. Diese Gebilde geraten im Ultraschallfeld in Oszillationen, d. h., sie

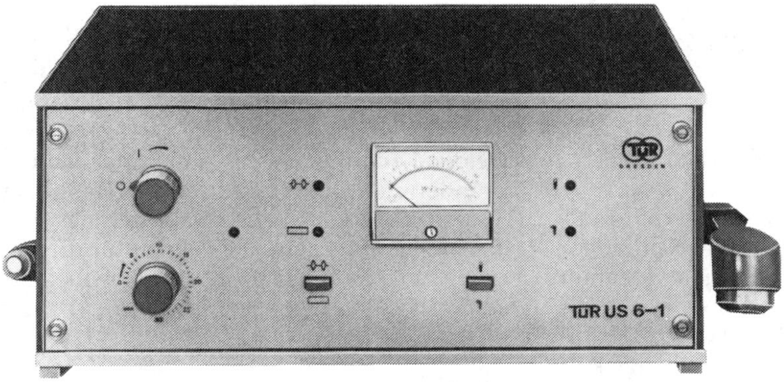

Abb. 95
Ultraschalltherapiegerät „TuR“ US 6-1
a Gerät von vorn (Werkfoto)

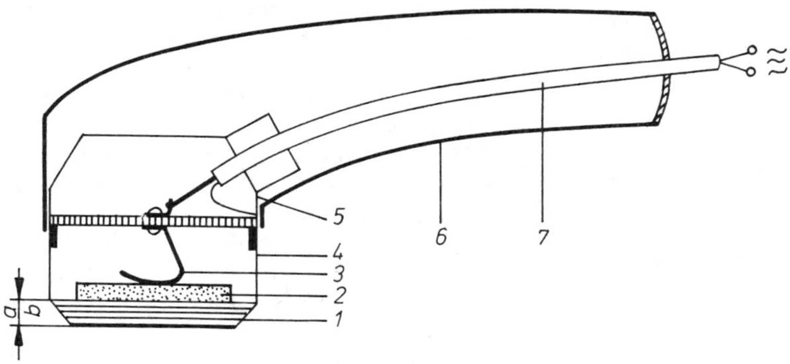

b Schallkopf

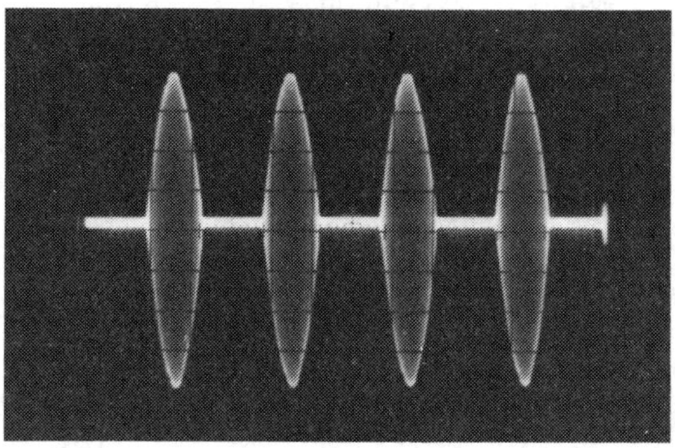

c Impulsschallbild

verändern rhythmisch ihr Volumen. Dies kann dann einen mechanischen Reiz auf benachbarte Zellen und Gewebsstrukturen (z. B. Zellmembranen) auslösen und auch chemische Prozesse bewirken. Das Verhalten dieser Gasbläschen im Ultraschallfeld hat man unter den Begriffen Kavitation (Hohlraumbildung) oder Gasblasenaktivität zusammengefaßt. Man unterscheidet eine stabile Kavitation von einer vorübergehenden, destruierenden Kavitation. Bei der *stabilen Kavitation* oszillieren die Gasbläschen in einem kontinuierlichen Ultraschallfeld unverändert gleichmäßig über mehrere Ultraschallzyklen. Diese Form ist wahrscheinlich für bestimmte, therapeutisch nützliche Effekte verantwortlich, z. B. für die Zellaktivierung, zur Verbesserung von Regenerationsprozessen, zur Anregung der Wundheilung und für Reparationsprozesse an verletzten Weichteilen und bei der Knochenbruchheilung. Sie wird wirksam bei Intensitäten von 0,1–0,2 W/cm^2 (kontinuierliche Beschallung) oder ca. 0,5 W/cm^2 bei Impulsschall (Tastverhältnis 1:5), Dyson. Anders sind dagegen die Wirkungen der *vorübergehenden Kavitation* einzuschätzen, die bei höheren Ultraschallintensitäten (ab ca. 1,5 W/cm^2 bei statischer Beschallung) auftreten können. Hier kommt es zu irregulären Oszillationen, die während eines oder weniger Ultraschallwellenzyklen stark variieren und zum Kollaps (Zusammenfallen) der Gasblasen führen können. Daraus resultieren heftige Wirkungen auf die benachbarten Zellen, die zu starkem Druck und in kleinsten Arealen zu hohen Temperaturen führen. Destruierende (zerstörende) Wirkungen, wie Zerreißungen, Blutungen im Gewebe und andere irreparable Schädigungen können die Folge sein, so daß diese Form der Kavitation *unbedingt vermieden* werden muß. Bei den heute üblichen therapeutischen Intensitäten von maximal 1,2 W/cm^2 bei Dauerschall und Applikation mit bewegtem Schallkopf (dynamische Beschallung) sind derartige Schäden jedoch nicht zu befürchten. Durch externen Druck auf das beschallte Gewebe konnte die Kavitation vermieden werden.

6.2. Anwendung der Ultraschalltherapie

6.2.1. Geräte und Zubehör

Ultraschall-Therapiegerät „TuR“ US 6–1 (Abb. 95 a–c)
Frequenz: 800 Hz ± 5 %, 2 Schallköpfe (Bleizirkonat-Titanat-Keramik), großer: 6,4 cm^2, kleiner: 1,4 cm^2.
Dauerschall: 0,05 ... 2 W/cm^2. Für Dauerschall-Fehlankopplungskontrolle (optisches Signal), Stop der Therapieuhr.
Impulsschall: 0,05 ... 0,75 w/cm^2, Impulsform Sinuswelle, Impulsdauer (an der Basis) 10 ms, Tastverhältnis 1:2, Impulsspitzenwert der Intensität: ca. 4× der des angegebenen Mittelwertes, Schutzklasse 1.

Ultraschall-Reizstromgerät „TuR“ USR 2
Frequenz: 880 kHz ± 5 %, Schallkopf 4 cm^2.
Dauerschall: 0,05–1,5 W/cm^2.
Reizstrom-Arten: Galvanischer Strom 0 ... 10 mA, Impulsströme 0 ... 50 mA, Mittelwertanzeige,
diadynamische Ströme: MF, DF, CP, LP,
neofaradischer Strom: Rechteckimpulse 1 ms, 50 Hz,
neofaradischer Strom geschwellt: 4 Schwellungen/min
TRÄBERT-Reizstrom: Rechteckimpulse 2 ms, 140 Hz, Schutzklasse 1.
Als Kombinationsbehandlung Ultraschall und Reizstrom synchron durch den Schallkopf als aktive Elektrode oder getrennte Applikation, entweder als Ultraschall- oder als Reizstromtherapie.
Zubehör: Fußwanne, Armwanne, Tisch für Armwanne, langstieliger Schallkopfhalter zur Behandlung im Wasserbad.

6.2.2. Behandlungstechnik

Eine optimale Behandlung entscheidet ebenso wie eine optimale Dosierung über Erfolg oder Mißerfolg der Ultraschallbehandlung: Folgende 4 Gesichtspunkte sind hinsichtlich der Behandlungstechnik zu beachten:

- Beschallungsmethode (Dauerschall, Impulsschall, synchron US + Reizstrom)
- Beschallungsort (direkt oder indirekt),
- Ankopplungsmedium (Paraffinöl oder Wasser),
- Applikationstechnik (dynamische, statische oder semistatische).

6.2.2.1. Beschallungsmethode

Dauerschall (kontinuierliche Beschallung, Gleichschall) ist eine ohne Unterbrechung, mit der gleichen Intensität, durchgeführte Beschallung. Sie stellt die meist gebrauchte, übliche Betriebsart des Ultraschallgerätes dar.
Impulsschall ist eine diskontinuierliche, stoß-, impulsweise Abgabe des Ultraschalls. Nur das Gerät „TuR“ US 6–1 bietet dazu die Möglichkeit in der im Kapitel 6.2.1. angegebenen Form. Andere als dort angegebene Varianten hinsichtlich Impulsform oder Tastverhältnis oder Impulsfolgenfrequenz sind nicht möglich. Unter *Tastverhältnis* versteht man das Verhältnis von Impulsdauer (t) zu Impulsperiodendauer T (T = t + tp; tp = Pausendauer). Beim „TuR“ US 6–1 beträgt die Impulsdauer 10 ms, die Pausendauer ebenfalls 10 ms, damit liegt ein Tastverhältnis von 1:2 vor. Die *Impulsfolge* entspricht der diadynamischen Stromform MF, 50 Hz (monophase fixe). Andere Geräte arbeiten mit variablen Tastverhältnissen, z. B. 1:2, 1:5, 1:10 und variablen Frequenzen von 50 Hz, 100 Hz. Durch die Pausen kommt es beim Impulsschall zu einer *Reduzierung* der mittleren Ausgangsleistung, die beim Tastverhältnis 1:2 bei Sinushalbwellenform der Impulse etwa die Hälfte der Intensität im Vergleich zum Dauerschall beträgt. Damit vermindert sich auch die thermische Wirkung. Wo niedrige Intensitäten und geringe thermische Wirkungen erwünscht sind, wie z. B. bei der Behandlung akuter Neuralgien oder Nervenwurzelreizzuständen (Radikulopathie), kann deshalb der Impulsschall von Vorteil sein. Es ist jedoch wahrscheinlich, daß das glei-

che mit einer entsprechenden Dosisreduzierung eines Dauerschalls ebenfalls erreicht werden kann. Daher wird die Bedeutung des Impulsschalls derzeit noch unterschiedlich beurteilt, und ihr Wert ist nicht unumstritten.

Die **Kombinationsbehandlung Ultraschall – Reizstrom** synchron ermöglicht eine synergistische Wirkung beider als analgetisch und muskeldetonisierend bekannter Energieverfahren. Außerdem hat das Verfahren den Vorteil, bei der üblichen dynamischen Behandlung mit bewegtem Schallkopf durch den Reizstromanteil die bei Muskel- und Faszienerkrankungen des Skelettsystems oft vorhandenen *Trigger points* (Schmerzpunkte) genau lokalisieren zu können. Sie machen sich durch eine gegenüber ihrer Umgebung deutlich gesteigerten Schmerzhaftigkeit und oft durch eine lokale Hautrötung bemerkbar. Ihre gezielte Behandlung und Ausschaltung ist meist besonders effektiv. Als Ankopplungssubstanz müssen Medien gewählt werden, die sowohl Ultraschall aus auch Reizstrom möglichst verlustlos in das Gewebe übertreten lassen, z. B. Patison®.

Die bereits 1949 konzipierte Behandlungsmethode hat rasch weite Verbreitung gefunden.

6.2.2.2. Beschallungsort

Die **direkte Beschallung**, die lokale Beschallung am Krankheitsort, wird auch heute noch am meisten ausgeübt. Sie kann als alleinige Beschallungsform, aber mit gutem Erfolg auch mit der indirekten Beschallung kombiniert, durchgeführt werden. Bei der lokalen Beschallung soll das Behandlungsfeld nie zu eng auf den eigentlichen Krankheitsherd begrenzt bleiben, sondern pathologische Veränderungen in der Umgebung, die reflektorisch verspannte Muskeln, „Myogelosen", schmerzhafte Muskelpunkte (sog. Trigger points) und schmerzhafte Sehnenansätze mit einbeziehen. Dazu ist eine vorherige gründliche Untersuchung des Behandlungsortes und seiner Umgebung notwendig. Entsprechende krankhafte Befunde sind in der Behandlungskarte festzuhalten.

Die **indirekte Beschallung** will über die Behandlung von nervalen Verbindungen zum Krankheitsort *Fernwirkungen* erzielen, daher kann auch von einem neuralen Behandlungsweg gesprochen werden. Dieser Beschallungsweg kann als alleinige Beschallungsmethode dort durchgeführt werden, wo man z. B. aus Gründen eines noch relativ akuten Krankheitsgeschehens den Krankheitsherd selbst noch nicht lokal direkt beschallen möchte. Häufiger wird dieser Beschallungsweg mit einer lokalen Beschallung kombiniert. Folgende *neurale Behandlungswege* bieten sich an:

- radikuläre, paravertebrale Beschallung
- segmentale Beschallung hyperalgetischer Zonen
- gangliotrope Beschallung
- Trigger points-Behandlung.

Die *radikuläre, paravertebrale Beschallung* erfolgt an den Austrittsstellen der Spinalnervenwurzeln, die zum Krankheitsort gehören, auf der kranken Körperseite neben der Wirbelsäule (paravertebral; Abb. 96). Die Zusammenhänge zwischen Krankheitsort und radikulärem, paravertebralen Beschallungsort sind aus der Abbildung ersichtlich. Die Beschallung erfolgt prinzipiell mit niedriger Dosierung und kurzer Behandlungsdauer (3 min):
Hals- und Brustwirbelsäule: 0,2 W/cm^2
Lendenwirbelsäule: 0,3 W/cm^2
Applikationstechnik: mit wenig bewegtem Schallkopf (semistatisch).

Die *segmentale Beschallung hyperalgetischer Zonen* (*Head-Zonen* bzw. darin gelegene Maximalpunkte) nutzt die Verbindung von der Haut (Dermatom) zu krankhaft veränderten inneren Organen, die über den sog. kutisviszeralen Reflexbogen bestehen. Hier sollte der Behandler, dem diese Zusammenhänge, z. B. durch die Segmentmassage, nicht voll gegenwärtig sind, entsprechende Segmentschemata nach Hansen und Schliack am Arbeitsplatz zur Verfügung haben. Auch hierbei erfolgt die Behandlung mit niedrigen Dosen.

Die *gangliotrope* Beschallung sympathischer Ganglien beschränkt sich im wesentlichen auf das seitlich am Hals der Beschallung zugängige Ganglion stellatum. Die exakte örtliche Beschallung dieser Region führt zur Durchblutungsverbesserung und zum Temperaturanstieg am Arm und kann zur Behandlung von Angioneuropathien, wie dem Raynaud-Syndrom, der Sudeck-Dystrophie und ähnlichem benutzt werden. Ebenso können sympathische Gefäßnervenbahnen entlang großer Gefäße mit dem Ziel der Gefäßerweiterung beschallt

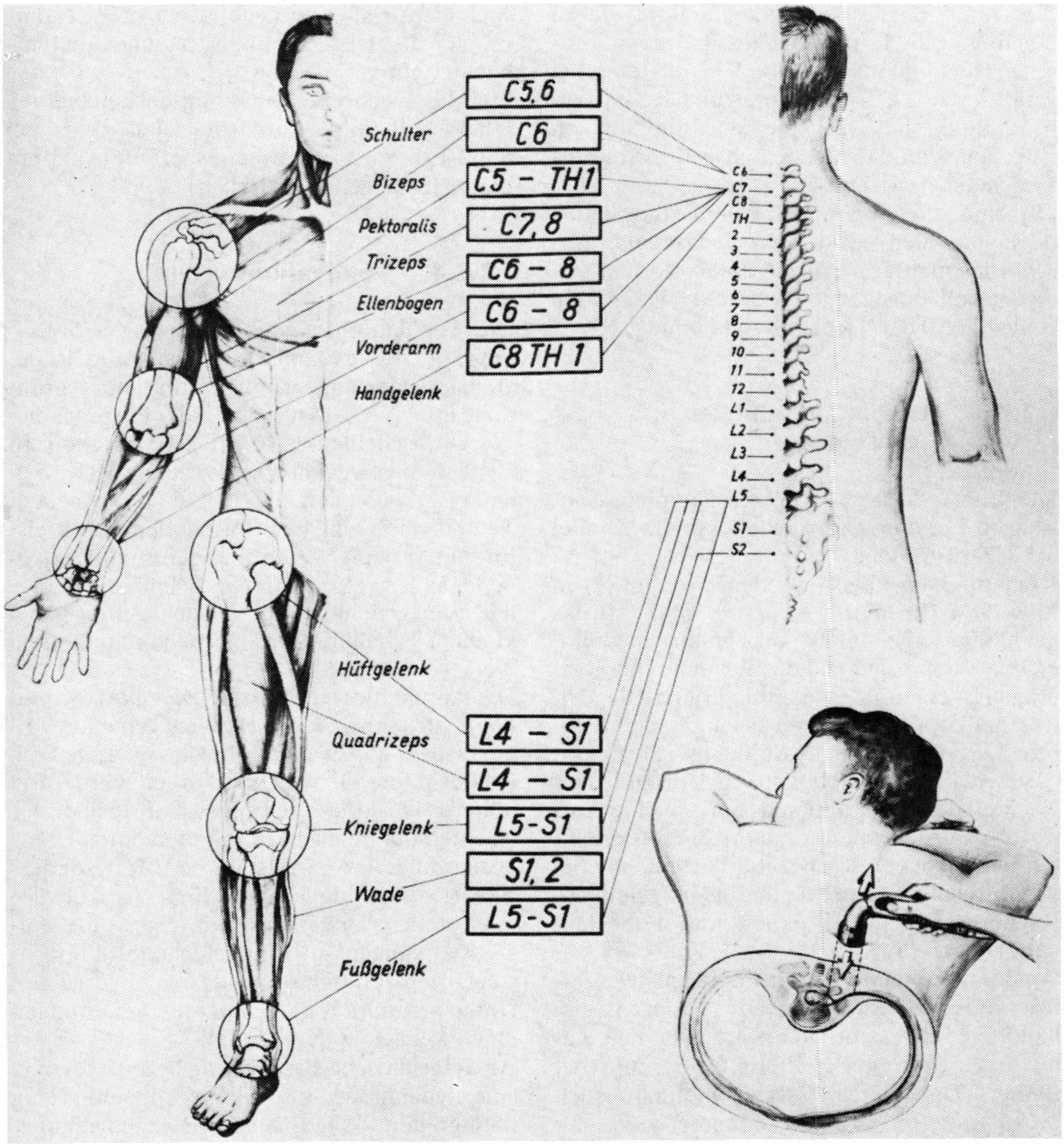

Abb. 96 Paravertebral radikuläre Beschallung

werden, wovon in der Praxis jedoch nur selten Gebrauch gemacht wird.

Trigger points- (Schmerzpunkt-) Behandlung: Zu den häufigsten Muskel- und Skeletterkrankungen gehören die sog. myofaszialen Syndrome, meist am Hals, Schultergürtel, Rücken lokalisiert. Sie zeichnen sich durch das Vorhandensein sehr überempfindlicher sog. Triggerbezirke in einem Muskel aus und können Ursache heftiger Schmerzen, Muskelkrampfzuständen, Bewegungseinschränkungen sein. Die Reizung dieses Triggergebietes (Triggerpunktes, myalgischen Punktes), z. B. durch Palpation mit der Fingerspitze, führt nicht nur zu heftigen Schmerzen an diesem Auslösepunkt, sondern auch an einem dazugehörigen Bezugs-(Referenz-)gebiet, das sich in einiger Entfernung zum Auslöseort (Trigger point) befinden kann. Um die Kenntnis und Aufdeckung solcher Muster haben sich Travell und Rinzler sehr verdient gemacht. Die gezielte

Ausschaltung dieser Schmerzpunkte, die zu einem großen Teil mit schmerzhaften motorischen Reizpunkten (s. Abb. 77 bis 79) identisch sind, durch Ultraschall- oder/und Reizstrombehandlung, Kryotherapie oder Injektion von Lokalanästhetika, hat sich als sehr erfolgversprechend erwiesen.
Oft sind z. B. beim zervikalen, thorakalen oder lumbalen Syndrom im dazugehörigen Myotom mehrere Trigger points vorhanden, die gezielt angegangen werden müssen, um zum vollen Therapieerfolg zu kommen.

6.2.2.3. Ankopplungsmedien (-substanzen)

Die dringende Notwendigkeit, Kopplungssubstanzen zu benutzen, wurde schon im Kapitel 6.1.2.2. begründet.
Ölankopplung, meist mit dem preisgünstigen Mineralöl *Paraffinum liquidum* DAP, ist das am häufigsten benutzte Ankopplungsmedium. Neben seinem guten Ultraschalldurchlaßvermögen ist es ein gutes Gleitmaterial für den Ultraschallkopf und ist leicht zu handhaben. Teurere Öle oder Spezialankopplungssubstanzen besitzen ihm gegenüber keine Vorteile. Der Nachteil der Ölankopplung ist das leichte Auftreten von Ankopplungsfehlern durch Verkanten bei unebenen Körperoberflächen, wie bei der Beschallung von Händen, Handgelenken, Ellenbogengelenken, Füßen und Fußgelenken.
Wasserankopplung hat sich dafür als wesentlich günstiger erwiesen. Die Ultraschallbehandlung im Wasserbad erfolgt in den als Zubehör gelieferten Behältern für Arme bzw. Beine. Zur Unterwasserbehandlung, auch *subaquale Beschallung* genannt, wird der wasserdichte Schallkopf an einen langstieligen *Schallkopfhalter* befestigt. Ist die Benutzung des üblichen kurzstieligen Schallkopfhalters nicht zu umgehen, soll der Behandler im Wasser Gummihandschuhe benutzen. Bei der subaqualen Beschallung wird der Schall 1 bis 2 bis 3 cm entfernt am Behandlungsobjekt vorbeigeführt. Auch beim Vorhandensein von Geschwüren, Wunden u. ä. ist diese Methode günstig. Das Hüftgelenk muß bei Wasserbehandlung im Vollbad beschallt werden. Das Wasser darf keine Luftblasen enthalten. Luftblasen, die sich an behaarten Körperteilen oder an der Schallkopfvorderfläche bilden, sind abzustreifen, weil sie, wie in 6.1.2.2. dargelegt, die Ultraschallübertragung erheblich beeinträchtigen können.
Für die synchrone Kombinationsbehandlung Ultraschall und Reizstrom sind, wie bei 6.2.2.1. bereits angegeben, spezielle Ankopplungssubstanzen erforderlich.

6.2.2.4. Applikationstechnik

Die Applikationstechnik mit *bewegtem Schallkopf*, die sog. **dynamische Beschallung**, ist die am häufigsten angewandte Form. Die Begründung ihres Vorteils wurde bei der Besprechung des Ultraschallfeldes (s. 6.1.2.2.) gegeben. In Behandlungsarealen von etwa 7,5 × 10 wird in einem gleichmäßigen, nicht zu schnellem Tempo in hin- und herstreichenden oder kreisförmigen, beim Weiterbewegen sich überlappenden Bewegungen der Schallkopf unter leichtem gleichmäßigem Druck geführt. Bei kleinem Schallkopf ist das Behandlungsareal kleiner.
Die Applikationstechnik mit *ruhendem Schallkopf*, auch **statische Beschallung** genannt, wird nur selten angewandt, obwohl sie sicherlich eine exaktere Dosierung erlauben würde. Bei höherer Dosierung zumindest würde aber der Nachteil der möglichen Gefahren durch Überdosierung überwiegen. Das betrifft besonders Areale von Intensitätsmaxima (s. Abb. 94) oder Stellen, an denen sich infolge von Reflexionsvorgängen an Grenzschichten Intensitäts steigerungen durch stehende Wellen ergeben. Daraus resultieren Temperatursteigerungen im Gewebe (sog. Hot Spots).
Als **semistatische Beschallung** bezeichnet man eine dynamische Beschallung mit sehr wenig raumgreifenden langsamen Bewegungen kleiner Behandlungsfelder, wie z. B. bei der radikulär paravertebralen Beschallung oder zur Trigger point-Myogelosen- oder Ganglienbeschallung. Auch dort, wo man sich die resorbierende Wirkung des Ultraschalls an kalkeingelagerten Sehnen (z. B. Subdeltoideus-Sehne) zunutze machen will, kommt diese Applikationstechnik zum Einsatz.

6.2.3. Dosierung

Eine optimale, individuell angepaßte Dosierung entscheidet oft über Erfolg oder Mißerfolg der Ultraschallbehandlung. Neben *Krankheitsart, Krankheitsstadium, Krankheitssitz* und dem nicht immer sicher einzuschätzenden *individuellen Reaktionsvermögen* des Patienten sind *Intensität* und *Behandlungsdauer* die wichtigsten Dosierungsparameter für die Einzelbehandlung. Die *Größe der Behandlungsserie* (Anzahl der Einzelbehandlungen) und des *Behandlungsintervalls* (zeitliches Intervall zwischen den Einzelbehandlungen) sind die wichtigsten Dosierungsparameter der Behandlungsserie.

Dosisbereiche für die Ultraschallintensität
Niedrige: 0,05 bis 0,4 W/cm^2 (0,3) Dauerschall, 0,1 W/cm^2 Impulsschall
Mittlere: 0,5 bis 0,7 W/cm^2 (0,6) Dauerschall, 0,2 W/cm^2 Impulsschall
Hohe: 0,8 bis 1,2 W/cm^2 (0,9) Dauerschall, 0,3 W/cm^2 Impulsschall.
Bevorzugt man die fixen Dosierungsstufen, so gelten die in Klammern angegebenen Werte.

Ultraschall-Leistungsmeßgerät „TuR" USL 1
Zur Überprüfung der vom Gerät abgegebenen Ultraschallintensität sollte in etwa 1jährigem Abstand eine Kontrolle mit dem Ultraschalleistungsmeßgerät erfolgen. Dieses Gerät arbeitet nach dem Prinzip der Schallwaage, die den Schallstrahlungsdruck mißt. Einzelheiten des Vorgehens sind der Bedienungsanleitung zu entnehmen.

Dosisbereiche für die Behandlungsdauer
Niedrige Dosierung: 1 bis 3 min (3)
Mittlere Dosierung: 4 bis 6 min (6)
Höhere Dosierung: 7 bis 12 min (9)
Die Angaben beziehen sich pro Behandlungsregion. Während einer Sitzung können bis zu 3 Regionen behandelt werden.

Überdosierungserscheinungen sind Schmerzen während und nach der Behandlung. Die Dosierung soll unter der Schmerzgrenze bleiben: Bei Verschlimmerung des Krankheitsbefundes, das heißt, bei zu starken subjektiven und/oder objektiven Reaktionen setzt man die Behandlung vorübergehend aus oder vermindert die Intensität. Als *Nebenwirkungen*, besonders bei den ersten Beschallungen einer Serie, bei zu hoher Dosierung gelten zentralnervöse Störungen, wie starke Ermüdungserscheinungen, Kopfschmerzen, Schwindel und Kreislaufstörungen.

Die *Größe der Behandlungsserie* (Zahl der Einzelbehandlungen) richtet sich nach dem Schweregrad und dem Krankheitsstadium. Sie beträgt bei schneller beeinflußbaren, akuten Erkrankungen bis zu 6, bei langwierigen, chronischen bis zu 12 Behandlungen.

Die *Behandlungsfrequenz* ist täglich oder 3mal wöchentlich zu wählen.
Behandlungspausen nach Beendigung einer Behandlungsserie sind auf alle Fälle einzulegen. Sie können je nach Krankheit mehrere Wochen bis Monate betragen.
Die Ultraschallbehandlung ist ein wirksames Behandlungsverfahren, das nicht pausenlos nach Belieben fortgesetzt werden kann, ohne daß Verschlechterungen zu befürchten sind, wie auch ein Heilverfahren in einem Kurort nicht sofort im Anschluß nach einer Kur wiederholt wird.

6.2.4. Indikationen und Kontraindikationen

Indikationen

Die Ultraschallbehandlung hat ein breites Wirkungs- und daraus abgeleitet auch ein weites Indikationsspektrum.
Hauptindikationen sind Erkrankungen und Verletzungsfolgen am Bewegungs- und Stützapparat. Neben den entzündlichen Erkrankungen des rheumatischen Formenkreises sind es besonders die degenerativen Erkrankungen der Gelenke und die der Wirbelsäule, besonders aber die vielgestaltige Gruppe des sog. Weichteilrheumatismus.
Andere Indikationen sind interne Erkrankungen, wie Bronchialasthma, funktionelle Erkrankungen des Magen-Darmtraktes;
dermatologische Erkrankungen, wie die umschriebene Sklerodermie, Narbenkeloide, Ulcus cruris varicosum u. a. chronische Hautulzera;
Krebstherapie mit lokaler Hyperthermie als neue Indikation für entsprechende Spezialeinrichtungen.

Kontraindikationen

- Alle Erkrankungen, bei denen Wärme kontraindiziert ist: maligne Tumoren, akute Infektionen, Thrombophlebitiden, tiefe Phlebothrombosen, hämorrhagische Diathesen, fortgeschrittene schwere arterielle pe-

riphere Durchblutungsstörungen (Stadium III und IV nach Fontaine).
- Beschallung von Testikeln, Ovarien, des graviden Uterus, der Augäpfel.
- Patienten mit Herzschrittmachern an Thorax und Schultern.
- Vorsicht ist am Platze bei anästhesierten Hautarealen oder aus anderen Gründen fehlender Hautsensibilität, weil das Warnungssignal Schmerz fehlt, über Knochenvorsprüngen, über Laminektomienarben (wegen der geringen Bedeckung über dem Rückenmark), bei Beschallung der Herzregion bei fortgeschrittener Koronarsklerose.
- Keine Kontraindikation ist das Vorhandensein von Metallimplantaten in der Tiefe des Gewebes oder von Hüftgelenkendoprothesen aus Metall.

6.3. Fehler, Gefahren in der Ultraschalltherapie und ihre Verhütung

Fehler und Gefahren der Ultraschallbehandlung können sich ergeben durch

- Fehler an Geräten und falsche Bedienung
- Nichtbeachtung der Kontraindikationen
- Fehler in der Behandlungstechnik
- falsche Dosierung.

Sie können vermieden werden durch Beachtung folgender Gesichtspunkte:
Das Gerät (Schutzklasse I) darf nur an intakte *Schuko-Steckdosen* angeschlossen werden.
Der Behandler muß die *fachliche Vorbildung* für die Ultraschallbehandlung besitzen und den Inhalt der Bedienungsanleitung beherrschen.
Mit Geräten, die Störungen im Behandlungsablauf oder Beschädigungen zeigen, darf nicht mehr gearbeitet, sie dürfen *nicht selbst repariert* werden.
Im Abstand von mindesten 6 Monaten ist laut Forderung der ASAO 450 durch einen Elektrofachmann mittels Schutzleiterprüfgerät jedes Gerät auf Wirksamkeit der Schutzmaßnahmen *gegen unzulässige Berührungsspannungen zu prüfen* (Veranlassung durch den Leiter der Einrichtung).
In gewissen Abständen ist die *Anzeigegenauigkeit des Intensitätsmessers* mittels des Ultraschall-Leistungsgerätes „TuR“ USL 1 zu *überprüfen*, um zu niedrige oder zu hohe Intensitätsabgaben und damit Dosierungsfehler zu vermeiden.
Fehler in der Behandlungstechnik ergeben sich besonders durch „Verkanten“, Luftblasen im Ankopplungsmedium, falsche Wahl der Schallkopfgröße und des Ankopplungsmediums (z. B. bei unebener Behandlungsoberfläche Wahl von Ölankopplungsmedien; Ankopplungsmedien, die Ultraschall nicht durchlassen, wie Alvesin® u. a.)
Überdosierungen können zu irreversiblen mechanischen, thermischen und physikalisch-chemischen Wirkungen führen. Die Gefahr ist besonders bei Anwendung hoher Intensitätsbereiche: $> 1\ W/cm^2$ und gleichzeitiger statischer Applikationstechnik gegeben.
Unterdosierung ist bei Anwendung der Intensität $< 0{,}1\ W/cm^2$ zu befürchten und bei zu kurzer Beschallungsdauer (1 bis 2 min und weniger).

Aufgaben

1. Definieren Sie den Begriff Ultraschallbehandlung!
2. Erläutern Sie die physikalisch-technischen Grundlagen der Ultraschallbehandlungsgeräte!
3. Nennen Sie wichtige physikalische Ultraschallkenngrößen und erläutern Sie an Hand der Schallkennimpedanz und des Absorptionskoeffizienten die große praktische Bedeutung dieser Kenngrößen für die Applikationstechnik des Ultraschalls bzw. seiner Wirkungsphysiologie!
4. Verschaffen Sie sich an Hand Ihres Physik-Lehrbuches oder eines Lexikons noch einmal eine genaue Vorstellung über den für das Ultraschallfeld so wichtigen Begriff der Interferenz!
5. Überlegen Sie, welche Angaben eine optimale Ultraschalltherapieverordnung enthalten müßte!
6. Wiederholen Sie die Dosisbereiche für die Ultraschallintensität und die Behandlungsdauer!

Massage

1. Einführung

1.1. Geschichte der Massage

Massage – dieser Begriff stammt entweder von dem griechischen Wort „massein" oder „massev" und bedeutet kneten, reiben, betasten. Er wird in den europäischen und z. T. auch außereuropäischen Ländern seit Beginn des 19. Jahrhunderts einheitlich angewendet. Nach Überlieferungen spielte die Massage bereits im Altertum eine wichtige Rolle. Sie war bei den Chinesen, Japanern, Indern, Griechen und Römern bekannt. Erwähnt seien HIPPOKRATES (460–377 v. u. Z.) und ASKLEPIADES (128–56 v. u. Z.), die die Massage als wichtiges Heilmittel ansahen. Neben der Massage kannte man im Altertum Behandlungsmethoden, die an heutige Reflexzonentherapien erinnern, genannt sei die Akupunktur.
Nach langer Zeit des Schweigens finden sich Niederschriften über Massage im Mittelalter in Arabien (908–1037 u. Z.). Sie wird dort als Maßnahme medizinischer Behandlung beschrieben.
Obwohl diese Erkenntnisse durch die Kreuzfahrer auch nach Europa kamen, wurden sie unter starkem, negativem, klerikalem Einfluß vernachlässigt. Die Inquisition verfolgte alle diejenigen, denen solche „Heilkünste" nachgesagt wurden und verurteilte sie zum Tode durch Verbrennen auf dem Scheiterhaufen.
So ist der eigentliche Aufschwung der Massage erst dem Wirken des schwedischen Arztes LING (1776–1839) zu verdanken. Er betrachtete die Massage im Zusammenhang mit der Gymnastik und bemühte sich um eine Systematisierung der Griffe. Seine Methode wurde als „Schwedische Massage" bekannt; leider fehlte ihr die wissenschaftliche Fundierung. Sie wurde durch MEZGER (1839–1901), Amsterdam, weiterentwickelt, ihm kam es besonders auf den Ausbau der medizinisch-therapeutischen Indikation an. Von ihm ausgebildete Ärzte verbreiteten die Massage in die ganze Welt. MEZGER kommt das Verdienst zu, Nichtakademiker zu Masseuren ausgebildet zu haben. Nach MEZGER beschäftigten sich viele Ärzte mit der wissenschaftlichen Begründung der Massage, z. B. LANGENBECK, BILLROTH, ESMARCH, MOSENGEIL u. a.
Man erkannte bereits damals neben einer örtlichen auch reflektorische Wirkungen der Massage.
Große Verdienste um die Ausbreitung der Massage kommen dem russischen Arzt ZABLUDOWSKI (1882) zu, der in Preußen wirkte und in Berlin die erste staatliche Massageschule aufbaute. Diese blieb nach seinem Tode nicht bestehen, und es gelang erst 1926 KIRCHBERG, eine neue Schule ins Leben zu rufen. KIRCHBERG erweitere die Methoden von MEZGER und ZABLUDOWSKI. Durch die Erkenntnisse HEADS (1889) über die „Veränderungen der Körperdecke bei Erkrankungen innerer Organe" und MACKENZIES (1917) über die „erhöhte Spannung und tiefe Hyperalgesie der Muskulatur bei Erkrankungen innerer Organe" wurde die Entwicklung von Spezialmethoden der Massage gefördert. Sie haben den Vorteil eines klaren Aufbaus, einer festgelegten exakten Griffolge und der Beschreibung der Reaktionsweise auf spezifische Gewebe. Somit sind die Spezialmethoden gut lehrbar.
Für die Massage insgesamt bestand nun die Gefahr der Zersplitterung, die auch heute noch nicht überwunden ist.
Zur Abgrenzung gegenüber den sich entwikkelnden Spezialmethoden verwendet man für die übernommenen Formen der Massage den Begriff „Klassische Massage".
Dank des Wirkens vieler Ärzte und Wissenschaftler kann man heute einschätzend von der klassischen Massage sagen, daß sie wissenschaftlich begründete ist, daß sie befundgerecht durchgeführt wird, daß sie die Verände-

rungen der Körperdecke berücksichtigt und nach wie vor therapeutisch wichtig ist.
Man sollte aber im Interesse der Lehrenden und Lernenden und vor allem im Interesse einer optimalen therapeutischen Versorgung der Patienten an einer Vereinheitlichung der Massage interessiert sein.

1.2. Vorbereitung der Massage
1.2.1. Voraussetzungen
1.2.1.1. Massageraum

Durch eine zweckmäßige Raumgestaltung müssen optimale Arbeitsbedingungen geschaffen werden. Der Raum soll hell, geräumig, gut belüftbar, sauber und ordentlich sein. Die Raumtemperatur beträgt 20–22 °C, darunter liegende Temperaturen führen zur Abkühlung des Patienten und somit zur Steigerung des Muskeltonus. Auch die Einrichtung des Massageraums muß dem Zweck entsprechen. Folgende Einrichtungsgegenstände sind notwendig.

Massagebänke. Die Anzahl soll dem Bedarf entsprechen. Dabei muß berücksichtigt werden, daß der Patient nach der Behandlung mindestens 30 min nachruhen soll und die Massagebank in dieser Zeit für eine nachfolgende Massagebehandlung nicht zur Verfügung steht. Die einzelnen Massagebänke werden durch Trennwände (Stellwände, Folie oder Stoffvorhänge) gegeneinander abgegrenzt, so daß eine individuelle Behandlung möglich ist. Die Aufstellung der Massagebänke erfolgt so, daß der Patient nicht ins Licht sehen muß, denn durch intensive Lichteinwirkung kann die Muskelspannung erhöht werden. Die Massagebank muß von allen Seiten zugängig sein. Ihre Größe beträgt 1,85–2,00 m Länge, 0,70–0,80 m Breite, 0,75–0,80 m Höhe. Das Kopfteil ist verstellbar. Die Massagebänke sind aus Gründen der Standfestigkeit in der Höhe nicht verstellbar. In einer Behandlungseinrichtung sollten deshalb niedrige und höhere Bänke, entsprechend den unterschiedlichen Körpergrößen der Behandler, vorhanden sein, damit sie an der Massagebank eine günstige Arbeitshaltung einnehmen können. Die Platte der Massagebank ist straff gepolstert und mit abwaschbarem Material bespannt. Zur Massage wird die Massagebank mit einer Decke und einem weißen Laken belegt. Das Laken muß für jeden Patienten erneuert werden, falls der Patient nicht noch zusätzlich ein Handtuch, Badetuch oder Laken zur Behandlung mitbringt.

Kleine Massagetische. Zum Beispiel Armtische, für eine Arm- oder Hand-Massage am sitzenden Patienten. Die Höhe der Massagetische beträgt durchschnittlich 0,70 m. Sie sind ebenfalls, wie die Massagebänke, straff gepolstert und mit abwaschbarem Material bespannt.
Außerdem gehören zur Einrichtung *Massagestühle* und *-hocker* sowie *Fußbänkchen*.

Hilfsmittel. Decken, Laken, Lagerungskissen verschiedener Größe, kleine und große Rollen, Sandsäckchen und Geräte, die in der Massagevorbereitung verwendet werden.
Die Vorbereitung des Patienten für die Massage mittels ansteigender Teilbäder, Duschen, Dampfduschen usw. soll außerhalb des Massageraumes erfolgen. Durch diese „Feuchtanwendungen“ steigen die Temperatur und der Feuchtigkeitsgehalt der Raumluft an, was sowohl für den Patienten als auch für den Behandler eine Belastung darstellt und den Reaktionsablauf bei dem Patienten erheblich verändern kann. Außerdem soll sich der Patient außerhalb des Massageraums umkleiden. Ein entsprechender Umkleideraum mit verschließbaren Schränken muß für diese Zwecke vorhanden sein.

1.2.1.2. Behandler

An den Behandler werden hohe Anforderungen gestellt. Zwischen ihm und dem Patienten muß ein Vertrauensverhältnis geschaffen werden. Durch sein gesamtes Verhalten und Auftreten muß der Behandler um einen guten Kontakt zu seinem Patienten bemüht sein, da der Erfolg der Behandlung wesentlich davon abhängen kann. Im Umgang mit dem Patienten soll er sachlich, aufmerksam, geduldig, freundlich, taktvoll und zurückhaltend sein. Hilfsbereitschaft und Verantwortungsbewußtsein sind wichtige Charaktereigenschaften des Behandlers. Das Bemühen um den Patienten steht im Vordergrund seiner Arbeit. Die gesamte Persönlichkeit des Patienten, sein physischer und psychischer Zustand müssen individuell erfaßt werden, um einen richtigen Therapieplan aufstellen zu können. Dabei wird der Behandler von dem Arzt angeleitet und beraten. Das schließt aber nicht aus, daß der Behandler stets sein Wissen, seine praktischen Fähigkeiten und Fertigkeiten erweitern muß, um ein guter Helfer des Arztes zu sein. Bereits während der Ausbildung ist darauf zu achten, daß die Vielzahl der theoretischen Kenntnisse (z. B. in den Fächern Anatomie, Physiologie, pathologische Physiologie) in der Praxis angewendet wird. Nach Abschluß der Ausbildung spielt die systematische Weiterbildung eine wichtige Rolle.

Neben diesen grundsätzlichen Verhaltensnormen ist auch eine gepflegte äußere Erscheinung des Behandlers von Bedeutung. Der Behandler ist durch die tägliche Arbeit großen Belastungen ausgesetzt. Um Schädigungen vorzubeugen, sollte er eine Ausgleichsgymnastik für Angehörige mit stehenden Berufen betreiben.

Einer ganz besonderen Pflege bedürfen die Hände, die wichtigsten Arbeitsinstrumente des Behandlers. Sie müssen gleitfähig, anpassungsfähig, geschickt und kräftig sein. Durch richtige Pflege und zweckentsprechendes Training können gute Anlagen entwickelt werden. Der Behandler muß dafür Sorge tragen, daß seine Hände sauber, trocken, warm und weich sind. Gegen kalt-feuchte Hände helfen wechselwarme Handbäder, das Einreiben der feuchten Hände mit Zitronensaft oder Franzbranntwein und anschließendes Trocknen an der Luft.

> Beim Lernenden tritt in der ersten Zeit des Übens der Massagegriffe häufig Handschweiß auf. Mit der Gewöhnung an diese Arbeit verliert sich diese Erscheinung, man soll deshalb keine der erwähnten Maßnahmen in Anwendung bringen.

Gegen rissige und spröde Hände hilft das Einreiben mit glyzerinhaltigen Cremes und Ölen. Eventuell vorhandene Hornschwielen müssen entfernt werden, und der Behandler muß Beschäftigungen vermeiden, die zur Ausbildung neuer Schwielen führen können.

Die Fingernägel werden kurz und rund gefeilt, so daß sie die Fingerkuppe nicht überragen.

Um die Anpassungsfähigkeit, die Geschicklichkeit und die Kraft der Hände zu üben, führt man ein zweckentsprechendes Training durch. Man berücksichtigt besonders

- die Dehnfähigkeit der Handfläche durch Üben der Dorsalextension im Handgelenk,
- die Dehnfähigkeit zwischen Daumen und Zeigefinger und zwischen allen Fingern,
- die Kräftigung der Finger- und der Daumenbeuger,
- Übungen zur Lockerung des Handgelenks und der Fingergrundgelenke, wie z. B. Schüttelungen der Hände, Handkreisen, Fingerkreisen.

Die Kleidung des Behandlers muß sauber und vor allem zweckentsprechend sein. Es wird ein weißer, kurzärmliger Kittel mit Rückenschluß empfohlen. Die besondere Belastung der Füße soll durch das Tragen fußgerechter Schuhe berücksichtigt werden. Auf das Anlegen von Schmuck muß verzichtet werden, da sowohl Patient als auch Behandler damit verletzt werden können.

> Der Behandler muß seine Arbeitsweise ständig überprüfen. Dazu gehören folgende Punkte:
> - beidhändiges Arbeiten
> - sichere Ausführung aller Massagegriffe
> - differenzierte Tastfähigkeit
> - Konzentration auf die Behandlung.
>
> Der Behandler soll eigene Belastungsschäden vermeiden. Dazu gehören folgende Punkte:
> - Kraftübertragung vom Rumpf über die Arme auf die Hände
> - Wahl einer günstigen Ausgangsstellung
> - ökonomische Körperhaltung an der Bank
> - gleichmäßige, fließende Atmung.

1.2.1.3. Patient

Auch vom Patienten müssen einige Voraussetzungen erfüllt werden, die den Behandlungsablauf und das Erreichen des Behandlungsziels unterstützen. Er muß sauber zur Behandlung kommen. Bei Verschmutzungen werden durch die Massage Schmutzteilchen in die Hautöffnungen gerieben, wodurch Entzündungen und Ekzeme entstehen können.

Der Patient soll sich nur so weit entkleiden, wie es für die Massagebehandlung notwendig ist. Selbstverständlich müssen alle beengenden

Kleidungstücke abgelegt oder gelockert werden.
Der Patient ist darüber aufzuklären, daß er etwa 2 h vor der Behandlung keine größeren Mahlzeiten zu sich nehmen soll und daß Blase und Darm entleert sein müssen.
Das allgemeine Verhalten des Patienten wird weitgehend davon abhängen, inwieweit es der Behandler versteht, einen guten Kontakt zu ihm herzustellen und ihn von der Wirksamkeit der angewendeten Behandlungsmethode zu überzeugen. Das Verhalten des Patienten und seine Einstellung zur Behandlung sind vielfach ein Spiegelbild des Verhaltens und der Arbeitsweise des Behandlers. Bei richtiger Führung wird sich auch der Patient intensiv an der Wiederherstellung seiner Gesundheit beteiligen.

1.2.2. Lagerung des Patienten

Bei der Lagerung des Patienten für die Massagebehandlung sind folgende Gesichtspunkte zu berücksichtigen:

- Erreichen einer bestmöglichen Schmerzfreiheit durch maximale Entspannung der Muskulatur und des Bandapparates durch eine Lagerung der Gelenke in Mittelstellung und durch Vermeidung von Haltearbeit,
- Vermeiden eines häufigen Lagewechsels,
- Ausschaltung störender äußerer Faktoren, wie z. B. Lärm, Kälte, grelles Licht, Anwesenheit dritter Personen, Unterhaltung,
- Abdeckung aller nichtbehandelten Körperteile.

Man unterscheidet verschiedene Lagerungen.

Rückenlage. Die Massagebank muß groß genug sein, daß der ganze Körper des Patienten sicher und bequem aufliegen kann. Man unterlagert die physiologische Krümmung der Halswirbelsäule mit einem kleinen Kissen oder einer kleinen flachen Rolle. Die Krümmung der Lendenwirbelsäule wird in den seltensten Fällen mit einem Kissen unterstützt. Durch entsprechende Lagerung der Beine verändert man die Beckenstellung und schafft somit auch im Bereich der Lendenwirbelsäule einen Ausgleich der Krümmung. Unter die Kniekehlen wird eine Knierolle gelegt, damit werden Hüft- und Kniegelenke in eine leichte Beugestellung gebracht. Wird die Entspannung der Muskulatur damit nicht gewährleistet, so erhöht man die Unterlagerung unter den Knien und vergrößert die Beugestellung. Druckschmerzen an den Fersen verhindert man durch Unterlegen kleiner Kissen unter die Achillessehne.
Bei der Lagerung der Arme berücksichtigt man eine Abduktion von etwa 30° im Schultergelenk. Die Unterarme sind im Ellenbogengelenk etwas gebeugt und liegen proniert auf einer keilförmigen Unterlage. Bei der Rückenlage muß man beachten, daß Patienten mit Erkrankungen der Atemorgane und des Herzens stets mit erhöhtem Oberkörper gelagert werden müssen.

Bauchlage. Hier werden ebenfalls die physiologischen Krümmungen der Wirbelsäule mit Hilfe von flachen Kissen ausgeglichen, besonders wichtig ist das bei starker Hohlkreuzbildung. Der Kopf wird auf die Seite gelegt, dabei ist er immer dem Behandler zugewendet. Wird eine Massage im Schulter-Nacken-Bereich durchgeführt, legt man den Kopf in Mittelstellung. Ein flaches Kissen unter der Stirn sorgt dafür, daß die Atmung nicht beeinträchtigt wird. Bei Frauen gibt man im Bereich des M. pectoralis major (vordere Achselfalte) eine Unterstützung durch kleine Kissen, damit der Druck auf die Brustdrüsen nicht zu groß und schmerzhaft wird. Um eine Spitzfußstellung zu vermeiden, ist die Unterlagerung der Füße mit einer Rolle wichtig; evtl. können die Füße über das Bankende herabhängen.

Entspannte Seitenlage. Der Behandler muß versuchen, die Unterstützungsfläche zu vergrößern und somit dem Patienten die Haltearbeit abzunehmen. Deshalb legt man ein großes Kissen unter den Kopf und ein kleineres Kissen unter die Taille des Patienten. Die Arme liegen mit gebeugten Ellenbogen vor dem Körper. Das untere Bein liegt leicht angebeugt, das obere Bein stark angebeugt vor dem unteren auf der Unterlage, evtl. gibt der Behandler zur Unterstützung ein Kissen unter den Unterschenkel des oberen Beins.

Lagerung des Arms auf einem Armtisch. Sie ist nur möglich, wenn der Patient gut und bequem auf dem Stuhl sitzen kann. Die Höhe des Armtisches muß so gewählt werden, daß der Patient seinen Arm bei einer Abduktionsstellung von 45° im Schultergelenk auflegen kann, ohne daß

die Schulter hochgeschoben wird. Mit Hilfe von Kissen kann man die Tischhöhe oder die Sitzhöhe des Patienten variieren, da die Armtische nicht verstellbar sind. Der Unterarm liegt proniert, bei Beugung im Ellenbogengelenk, auf dem Armtisch. Die Füße des Patienten stehen bei einer Beugestellung der Hüft- und Kniegelenke von 90° auf dem Boden oder auf einer Fußbank.
Steht kein Armtisch zur Verfügung, kann man den Arm des Patienten auch auf der Schmalseite einer hohen Massagebank lagern. Dabei gelten dieselben Regeln wie bei der Armtischlagerung.
Diese Ausgangsstellung eignet sich besonders für die Schultergürtel-Arm-Behandlung.

Sitzhaltung. Die Behandlung in Sitzhaltung soll nur ausnahmsweise durchgeführt werden, weil der Patient Haltearbeit leisten muß und seine Muskulatur nicht ausreichend entspannen kann. Patienten, die nicht auf dem Bauch liegen können, behandelt man in Seitenlage oder Rückenlage (Nackenbehandlung). Man erzielt damit einen größeren therapeutischen Effekt und schafft gleichzeitig günstigere Arbeitsbedingungen für den Behandler.

> Gute Lagerung ist die Vorbedingung für einen Behandlungserfolg.
> Die angegebenen Lagerungen müssen entsprechend den individuellen Bedingungen des Patienten verändert werden.

Aufgaben

1. Trainieren Sie täglich die Hände!
2. Erklären Sie die einzelnen Punkte zur Überprüfung der Arbeitsweise des Behandlers!
3. Führen Sie verschiedene Lagerungen sachgemäß aus!
4. Stellen Sie Zusammenhänge zwischen sachgemäßer Lagerung und Entspannung des Patienten her!

2. Befundaufnahme

2.1. Bedeutung und Zielstellung

Grundvoraussetzung jeder Massageverordnung und -anwendung ist der **Befund**. Dieser ist die Summe der durch *Befragen, Sehen* und *Tasten* zu gewinnenden Informationen über den Zustand des zur Behandlung überwiesenen Patienten. Anhand des Befundes lassen sich Aussagen treffen über die Reizempfindlichkeit und das Reaktionsvermögen des Patienten, über den zeitlichen Ablauf und das Ausmaß seiner Krankheit sowie über die Anwendbarkeit, die Dosierung und den methodischen Aufbau der verordneten Massage.

Anlagemäßige Gegebenheiten bilden ebenso wie der aktuelle Zustand des Patienten die Bedingungen für die *Reizempfindlichkeit*. Ihre Bewertung bietet die Gewähr für die richtige, den Reizgesetzen entsprechende *Reizdosierung* bei der Massage. Werden die Reize zu schwach gesetzt, bleiben sie unter der *Reizschwelle*. Die notwendigen Wirkeffekte kommen nicht zustande, oder sie erweisen sich als zu gering. Unter den Bedingungen krankhafter Störungen kann das den Zustand des Patienten verschlechtern. Andererseits rufen zu starke Reize gegensätzliche Wirkungen hervor. Subjektiv wie objektiv kommt es infolge der übermäßigen Reizung ebenfalls zu einer Verschlechterung im Befinden des Patienten.

Die grundsätzliche wie die momentane Empfindlichkeit müssen individuell bestimmt werden. Maßstäbe für die Einstufung lassen sich aus der Beurteilung der *Konstitution* bzw. des *Reaktionstyps* und der *Kondition* ziehen. Damit werden sowohl die normalbiologischen Anlagen wie der augenblickliche Zustand des Patienten pauschal erfaßt.

Aus der Vielfalt der auf einen Massagereiz möglichen Reaktionen ergibt sich die Notwendigkeit, technische Fehler bei der Massage bereits vom ersten Behandlungstag an auszuschließen. Neben der falschen Griffwahl oder Griffkombination ist eine falsche Reizintensität zu vermeiden. Nur auf *richtig* ausgewählte Reize reagiert der Organismus als regulierendes System, den Normalzustand der Gewebe, Organe und Organsysteme wiederherzustellen. Das Resultat einer qualifizierten Befundaufnahme ist die *befundgerechte Massage*, deren optimale Reize die Qualität der Leistung des Physiotherapeuten bestimmen.

Man unterscheidet den allgemeinen und den speziellen Befund. Mit dem *allgemeinen Befund* werden die Konstitution (bezogen auf den Reaktionstyp) und die Kondition erfaßt. Zum *speziellen Befund* gehört die Prüfung des Zustandes der Deck- und Stützgewebe (Gewebsbefund). Zusätzlich können einige gezielte Funktionsprüfungen erforderlich sein. Zur Ermittlung dieser notwendigen Informationen soll sich der Physiotherapeut solcher Mittel und Methoden bedienen, die einfach und ohne großen Zeitaufwand anwendbar sind. Das sind eine aufmerksame Befragung, die sorgfältige Betrachtung und Durchtastung der Gewebeschichten der Körperdecke. Damit lassen sich im wesentlichen die Veränderungen der Haut, Unterhaut, an Faszien und Sehnen, in der Muskulatur und am Periost er-

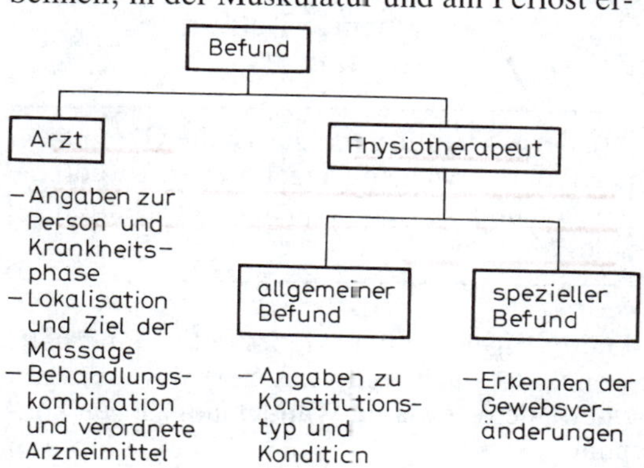

fassen, die für die Gestaltung der Massagetechnik von Bedeutung sind oder zu bestimmter Vorsicht in der Anwendung der Massage mahnen.

Die Ergebnisse der Befunderhebung durch den Physiotherapeuten werden in den Befundbogen und in Kurzform in die Umrißkarte eingetragen. Die Umrißkarte entspricht den im Lehrgebiet Reaktionslehre dargestellten Segmentschemata (s. Abb. 9 bis 20). In der Abbildung 97 werden die Kennzeichen für das Eintragen der Befunde zusammengefaßt.

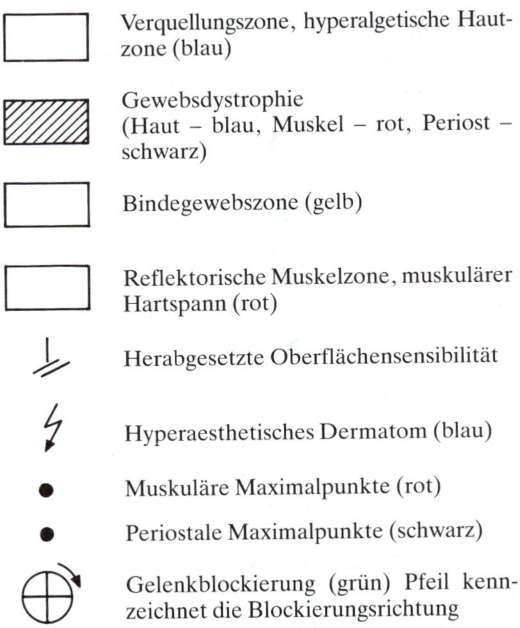

Abb. 97 Kennzeichen für das Eintragen der erhobenen Befunde

2.2. Allgemeiner Befund
2.2.1. Konstitution

> In der Konstitution zeigt sich die Gesamtheit der vorwiegend angeborenen körperlichen und psychonervalen Eigenschaften des Menschen.

Diese Eigenschaften sind relativ dauerhaft, wenn sie auch zeitweiligen Schwankungen oder einem gewissen Wandel unterliegen können.

Die Konstitution muß für den allgemeinen Befund des Patienten ermittelt werden. Bewährt hat sich die Einschätzung des Reaktionstyps (Tab. 13). Gleichzeitig muß die Kondition, d. h. der augenblickliche Leistungszustand des betreffenden Menschen, berücksichtigt werden.

> Der sympathikotone Reaktionstyp benötigt kurze schwache Reize, kleine Intervalle und große Steigerungen.
> Der parasympathikotone Reaktionstyp braucht lange kräftige Reize, große Intervalle und vorsichtige Steigerungen.

2.2.2. Kondition

Durch Befragung und Beobachtung verschafft sich der Physiotherapeut einen Überblick über den momentanen Leistungszustand des Patienten, d. h. seine Kondition. Je schlechter diese ist, um so geringer darf die Belastung sein. Die Einschätzung des Reaktionstyps bildet dafür den Ausgangswert.

> Bei sehr guter und guter Kondition bleiben die Schlußfolgerungen aus dem Reaktionstyp für die Therapie unverändert.
> Bei mittelmäßiger und schlechter Kondition müssen die Schlußfolgerungen aus dem Reaktionstyp abgeschwächt werden.

2.3. Spezieller Befund

Die Beurteilung der Deck- und Stützgewebe ist für die Massage grundsätzlich wichtig, da diese Gewebe unmittelbar Angriffsort der therapeutischen Maßnahmen sind. Die einzelnen Gewebe werden *schichtenweise geprüft* und die Ergebnisse im speziellen Befund (Gewebsbefund) zusammengefaßt.

> Zustandsänderungen der Gewebe in ihrer Beschaffenheit, im Reaktionsverhalten oder in Form konkreter Krankheitszeichen können Ausdruck von Störungen segmental gekoppelter Organe wie örtlich umschriebener Krankheitsprozesse der Körperdecke selbst sein.

Tabelle 13 Eigenschaften von Konstitution und Reaktionsverhalten (Zusammengestellt nach Birkmeyer, Conrad, Kretschmer, Lampert, Sheldon, Winter)

	Sympathikoton	Parasympathikoton
Feststellung durch Beobachtung und Palpation		
Körperbau	schmal, schlank	untersetzt
Haare	trocken, glanzlos	weich, glänzend
Körperbehaarung	schwach ausgeprägt	gut ausgeprägt
Gesicht	blaß, angespannt	durchblutet, weich
Haut	blaß, trocken	durchblutet, feucht
Dermographismus	gesteigert	verzögert
Oberflächenrelief	wenig Unterhautfettgewebe	mehr Unterhautfettgewebe
Muskulatur	Tonus erhöht	Tonus erniedrigt
Extremitäten	kühl, gespannt	warm, gelöst
Nägel	brüchig	elastisch
Schleimhaut	Mund trocken	Mund feucht
Kreislauf	Pulsfrequenz beschleunigt	verlangsamt
Atmung	Frequenz erhöht	erniedrigt
Gewebsveränderungen	stark ausgeprägt	wenig ausgeprägt
Feststellung durch Befragung		
Erregbarkeit	stark	schwach
Bewegungsdrang	stark	schwach
Hitzeempfindlichkeit	ja	nein
Kälteempfindlichkeit	nein	ja
Schweißneigung	stark	gering
Ermüdbarkeit	rasch	langsam
Schlafdauer	kurz	lang
Erholungsfähigkeit	rasch	langsam

Sie stellen sich in unterschiedlicher Ausprägung an der Haut, den Schichten des Bindegewebes, in der Muskulatur oder am Periost dar.

2.3.1. Zustandsänderungen der Haut

Als Zustandsänderungen der Haut sind zu erfassen: Extreme oder herabgesetzte Berührungsempfindlichkeit, erhöhte Schmerzhaftigkeit, Spannungsverlust oder -vermehrung und Abweichungen in den vegetativen Reaktionen, wie in der Schweißabgabe, im Durchblutungszustand oder abnormer Erregung der die Haarbälge aufrichtenden Muskeln. Mehr oder weniger deutlich lassen sich die Hyperästhesie und Hyperalgesie als Zeichen einer erhöhten Reizbarkeit innerhalb bestimmter Dermatome abgrenzen. Zusammen mit gesteigerter vasomotorischer Strichreaktion sind sie als Kennzeichen einer Head-Zone typische Befunde reflektorischer Übertragungen von krankhaften Störungen aus dem Körperinneren. Dafür ist die genauere Kenntnis der segmentalen Gliederung der Körperoberfläche wichtig (s. Lehrgebiet Reaktionslehre).

Hyperästhesie. Die Prüfung erfolgt mit einem Wattebausch oder dem leichten Strich mit der Fingerbeere am Rücken von kaudal nach kranial oder dem Verlauf der Segmente folgend über die Haut. Kommt es zu einer Überempfindlichkeitsreaktion, so ist diese leichte Berührung für den Patienten bereits äußerst unangenehm. Er weicht an dieser Stelle aus. Massagen dürfen hier nicht angewendet werden!

Hypästhesie-Anästhesie. Eine Herabsetzung oder das vollständige Fehlen der Oberflächensensibilität lassen sich durch leichtes tangentiales Streichen mit dem Nagel des dritten oder vierten Fingers oder leichtes Kneifen der Haut in dem betroffenen Dermatom feststellen. Der Befund mahnt zu besonderer Vorsicht bei der Massageanwendung.

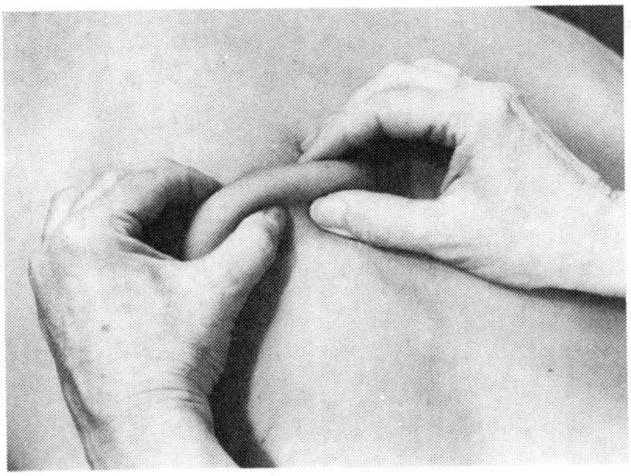

Abb. 98 Prüfung der Haut auf Hyperalgesie
a durch Zusammendrücken der KIBLER-Falte

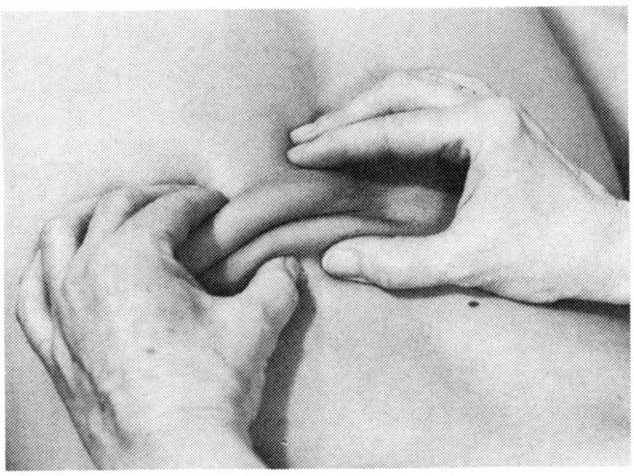

b durch rollende Hautverschiebung (mit typischem Steckenbleiben)

Hyperalgesie. Gegenüber dem in der ärztlichen Diagnostik üblichen Strich mit einer stumpfen Nadel über die Haut bietet sich für die Prüfung auf Hyperalgesie die KIBLER-Falte an. Sie wird zu beiden Seiten der Wirbelsäule zwischen Daumen und Zeigefinger beider Hände abgehoben. Dabei wird der Quellungszustand der Haut im jeweiligen Segment, ihre Abhebbarkeit und die Schmerzempfindlichkeit bei leichter Druckgebung auf die Hautfalte mittels Daumen und Zeigefinger verglichen. Die umschriebene Schmerzempfindlichkeit wird als hyperalgetische Hautzone („HAZ“) bezeichnet (Abb. 98a). Zur raschen Orientierung über den Zustand der Rückensegmente kann die Prüfung der KIBLER-Falte auch in Form einer rollenden Hautverschiebung durchgeführt werden. (Abb. 98b).

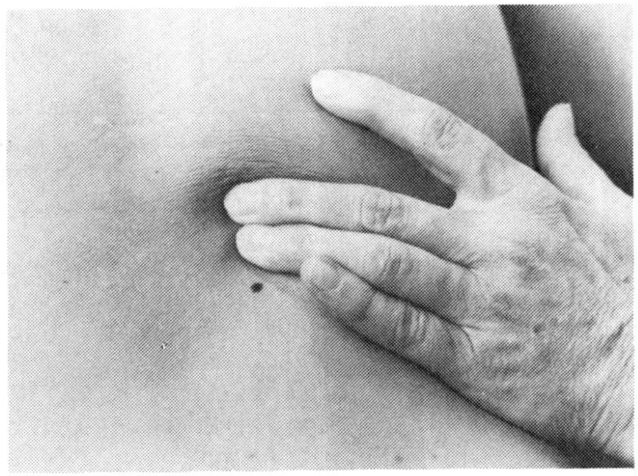

Abb. 99 Prüfung der Haut auf Spannungsveränderungen
a mit der Fingerbeere

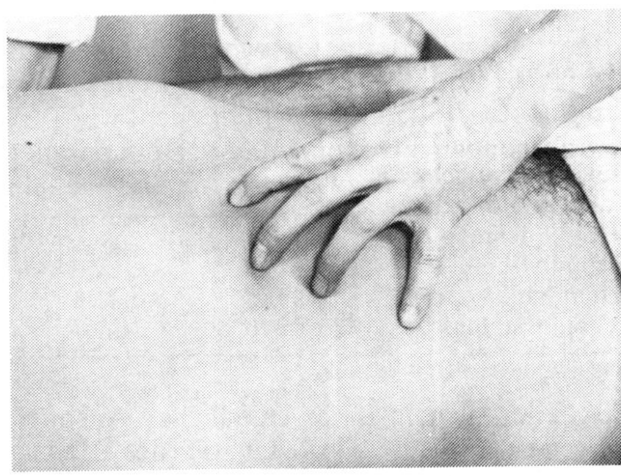

b mit kreisender Bewegung der Hand

c durch parallele Hautverschiebung zweier Segmente gegeneinander

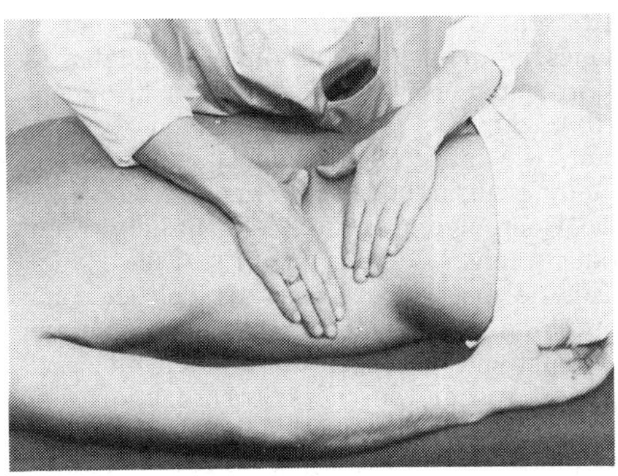

Vasomotorische Strichreaktion (Dermographismus). Mit Fingerbeere, Stift oder stumpfer Nadel von kaudal oder im Segmentverlauf über die Haut streichen. Der Druck ist so zu wählen, daß es zu einer deutlichen Reibung kommt. Als Zeichen einer erhöhten Reaktion gelten die beschleunigte Hautrötung unter der Strichführung bzw. ein übermäßiges Nachröten oder die Ausbildung eines weißen Streifens mit rotem Saum. Unter besonders akuten Bedingungen kann die Reaktion bis zur Quaddelbildung gehen.

Spannungserhöhungen, Spannungsverminderungen. Fingerbeere mit leichtem Druck von kaudal nach kranial und im Segmentverlauf über die Haut ziehen (Abb. 99a). Die Finger rutschen ab oder bleiben im Gewebe stecken. Eine andere Form der Spannungsprüfung wird mehr flächenhaft mit den Kuppen der leicht gespreizten Finger unter hin und her kreisender Bewegung der untersuchenden Hand ausgeführt (Abb. 99b). Aus dem Vergleich sind segmentale Spannungserhöhungen wie -verminderungen zu erkennen. Auch die parallele Hautverschiebung zweier Segmente gegeneinander ist eine Möglichkeit, Spannungsänderungen in der Haut und Unterhaut zu erfassen (Abb. 99c).

2.3.2. Zustandsänderungen des Bindegewebes

Veränderungen des interstitiellen Bindegewebes der Haut sind sicht- und tastbar. Sie liegen in der Verschiebeschicht von Haut zur Unterhaut und Unterhaut zur Faszie. Es zeigen sich *Eindellungen* oder *flächige Einziehungen*. Diese lassen sich deutlich gegenüber dem konstitutionell geprägten Oberflächenrelief unterscheiden.
Den bindegewebigen Befund erfaßt man zuverlässig durch die angepaßte Tastuntersuchung. Das kann orientierend mit einem kräftigen Fingerstrich neben der Wirbelsäule als paravertebraler Längsgang geschehen (s. Abb. 99a). Zeigt sich hierbei eine besondere Reizempfindlichkeit, muß dieser Längsgang abgebrochen werden.
In Anlehnung an die Beschreibung von Haut- und Muskelzonen in der Segmentdiagnostik werden die Zustände erhöhter Spannung oder Verhaftung im Bindegewebe als Bindegewebszonen bezeichnet.

Hautnahe Bindegewebszonen. Bei akuten bis subakuten Erkrankungen, bei Säuglingen und Kindern bis zur Pubertät (solange das Muskelrelief noch nicht ganz ausgebildet ist), bei peripheren Lähmungen, an den Extremitäten bei Zervikobrachial- und Ischiolumbalsyndromen sowie bei chronischer Polyarthritis werden sog. hautnahe oder oberflächliche Bindegewebszonen zwichen Cutis und Sub-Cutis gefunden. Sie sind nur tastbar. Das Gewebe „krisselt" sich vor dem ziehenden Finger wie Seidenpapier oder wird als „Rauhigkeit" empfunden.
Die Feststellung der hautnahen Bindegewebs-

Abb. 100 Feststellen fasziennaher Bindegewebszonen
a Flächiges Verschieben (Wellenlinie) und Hautfaltenmethode (Parallelstriche), schematisch

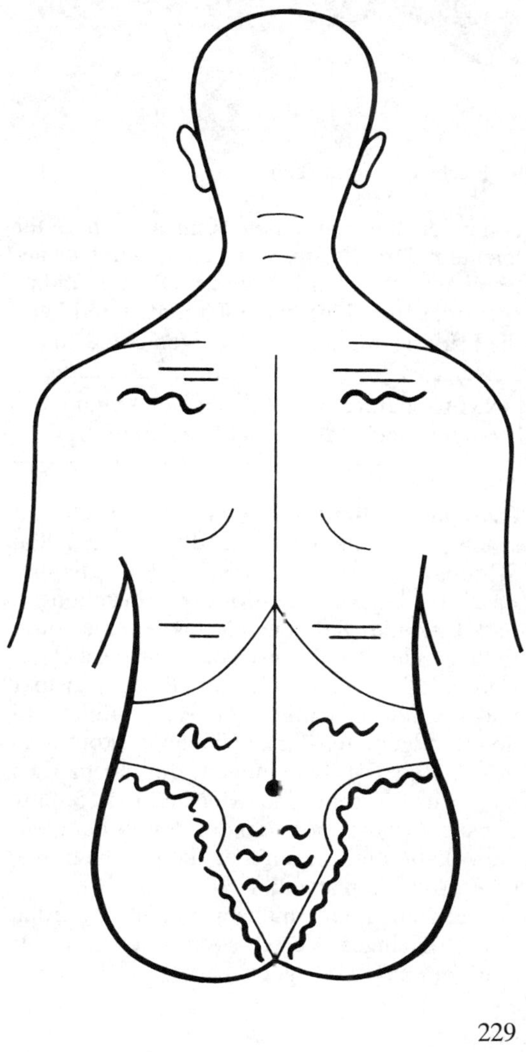

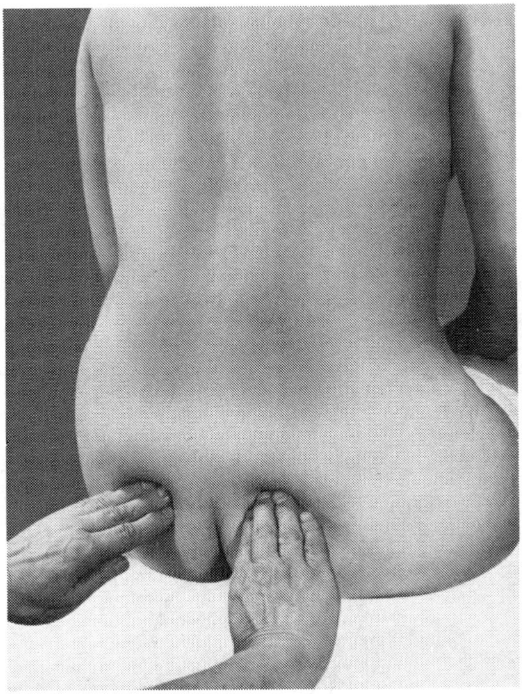

b Flächiges Verschieben

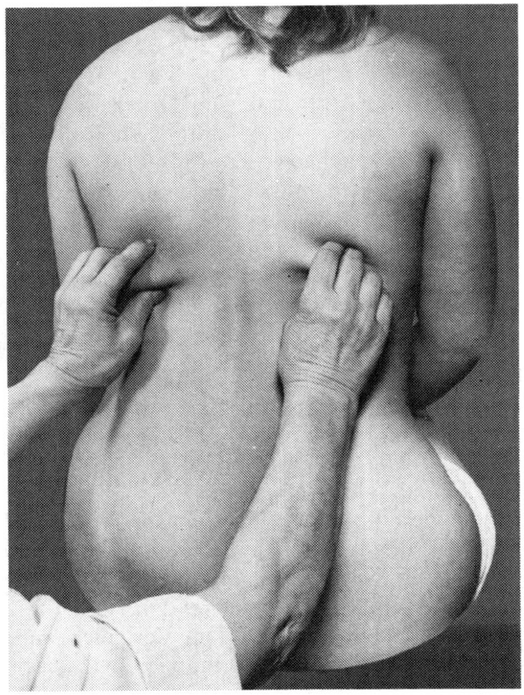

c Hautfaltenmethode

zonen erfolgt mit einem Fingerstrich unter leichtem Druck durch die Haut der Dermatome am sitzenden Patienten. Der Behandler sitzt oder steht hinter dem Patienten und führt die Prüfung mit der gleichseitigen Hand aus.

> Nicht in tiefere Gewebeschichten kommen. Zugreiz beibehalten, nicht streichen.

Fasziennahe Bindegewebszonen. Bei chronischen Erkrankungen und funktionellen Störungen finden sich zwischen Subcutis und Faszie flächige und bandförmige Einziehungen und Eindellungen, die als fasziennahe oder tiefliegende Bindegewebszonen bezeichnet werden. Sie sind vor allem am Rücken tastbar und verändern deutlich das Rückenrelief. In den Randgebieten der Einziehungen kommt es in der Regel zu Quellungen, die mechanisch nicht ausdrückbar sind. Bei der Feststellung der sog. Organzonen darf der Physiotherapeut dem Patienten gegenüber keine diagnostischen Aussagen ableiten.

Die fasziennahen Bindegewebszonen werden durch flächiges Verschieben oder mit der Hautfaltenmethode getastet.

Das *flächige Verschieben* (Abb. 100a, Wellenlinie, und Abb. 100b) erfolgt fasziennah, ohne Druck und ohne das Schneideempfinden auszulösen, immer an zwei sich parallel entsprechenden Stellen. Beide Hände tasten gleichzeitig, um Seitendifferenzen bzw. Segmentdifferenzen festzustellen. Das Verschieben erfolgt rechtwinklig gegen den Knochenrand. Es wird analfaltennah begonnen. Die Finger werden so weit vom Knochenrand entfernt aufgesetzt, daß das Verschieben an den Rand möglich ist (Verschiebungsgrenze). Dieser „Weg" kann je nach Gewebsspannung wenige Millimeter, aber auch einige Zentimeter betragen. Reihenfolge: Kreuzbeinrand, Iliosakralgelenk, Darmbeinkamm, auf dem Kreuzbein, gegen den unteren Rippenbogen, auf dem hinteren Thorax, auf den Schulterblättern. Dabei tastet man alle Zonen nach, die im Schema angegeben sind.

Mit der *Hautfaltenmethode* werden die mittleren und oberen Rückenpartien untersucht (Abb. 100a, Parallelstriche, und Abb. 100c). Es wird eine Hautfalte zwischen Daumen und Fingern gefaßt und elastisch abgezogen. Im Bereich der Bindegewebszone ist das Abziehen deutlich erschwert.

2.3.3. Zustandsänderungen der Muskulatur

Zustandsänderungen in der Muskulatur ergeben sich durch reflektorische Übertragungen aus den verschiedenen Anteilen der einem Segment zugeordneten Organe und Gewebe, durch eigenständige Krankheitsprozesse des Muskelgewebes selbst sowie durch Störungseinflüsse aus höhergelegenen Nervenzentren. Von vorrangiger Bedeutung sind die funktionellen Wechselbeziehungen zwischen Muskeln und Gelenken. Muskuläre Befunde dürfen nur dann für sich selbst bewertet werden, wenn die zugeordneten Gelenke funktionell nicht gestört sind. Einseitige umschriebene Verspannungen in der autochthonen Muskulatur erfordern vor einer Massage die Funktionsprüfung der benachbarten Wirbelgelenke. Ist z. B. die Drehbewegung nach einer Seite gestört, wäre die Massage eines auf der Gegeneite gelegenen Hartspanns am betreffenden Bewegungssegment der Wirbelsäule ein Fehler.
Folgende Zustandsänderungen in der Muskulatur lassen sich nachweisen: Abweichungen im Tonus, in der Spannung, der Konsistenz, der Erregbarkeit gegenüber Berührung und der Schmerzempfindung auf Durchtasten und Dehnung.
Reflektorische Spannungsänderungen werden nach dem englischen Kliniker als Mackenzie-Zonen bezeichnet. Sie betreffen seltener den ganzen Muskel sondern nur bestimmte Abschnitte. Auf den Tastdruck reagieren diese Zonen mit Spannungszunahme. Das ist bei muskeleigenen geweblichen Veränderungen, wie z. B. Myogelosen, nicht der Fall.
Zur *Beurteilung muskulärer Funktionsstörungen* hat sich die Einteilung von Brügger in Intensitätsstufen bewährt:

I. Phase: Schmerzhafte Bewegungshemmung

1. Schmerzhafte muskuläre Ermüdbarkeit
   Druckschmerzhaftigkeit des Muskels und der Sehne,
   Zunahme der Druckschmerzhaftigkeit bei der Kontraktion und Dehnung des Muskels.
2. Beschleunigte Ermüdbarkeit des betreffenden Muskels bei körperlicher Arbeit.
3. Intermittierend oder kontinuierlich verminderter oder erhöhter muskulärer Tonus bei Aktivierung des Muskels,
   „Zahnrad-Phänomen" bei passiver Dehnung des Muskels,
   Hartspann im Gesamteindruck.

II. Phase: Desorganisation der muskulären Kontraktion

1. Faszikuläre Zuckungen
2. Subjektives Vibrationsgefühl bis objektiv sichtbares Muskelzittern und Muskelschlottern. Auf kurzes Antippen kommt es zu flüchtigen Zuckungen einzelner Muskelbündel oder zu trägen Kontraktionen (Wulstbildung) mit verzögerter Erschlaffung.

III. Phase: Blockierung der Muskelkontraktion

1. Faszikuläre Kontraktur. Einzelne Muskelbündel springen wie Drahtsaiten hervor.
2. Myogelosen. Bei der Durchtastung treten sie einzeln oder gehäuft in Form kleiner, nicht schmerzhafter Knötchen auf.
3. Rigorartige Verspannungen bis zur vollständigen Kontraktur tonischer Muskeln, der federnde Widerstand fehlt.
4. Abschwächung phasischer Muskeln, Spannungsverlust, Überdehnbarkeit.

IV. Phase: Reflektorische Atrophie (nach Janda)

1. Verminderung der Muskelmasse.
2. Weitgehende Herabsetzung der Muskelkraft.

Durchführung der Befundaufnahme in der Muskulatur

Tonusänderung. Die Prüfung erfolgt im Seitenvergleich durch Palpation mit senkrecht zum Faserverlauf aufgesetzten gestreckten Fingern oder vergleichend mit beiden Daumenbeeren.
Festzustellen ist eine Verminderung oder Erhöhung des Tonus.

Spannungsänderung. Die Prüfung erfolgt durch tangentiale Dehnung oder durch direkte Palpation (Abb. 101 a und b).
Festzustellen ist der Hartspann. Dieser kann den Muskeln insgesamt oder nur einzelne Faserbündel betreffen.

Konsistenz. Prüfen von geweblichen Unter-

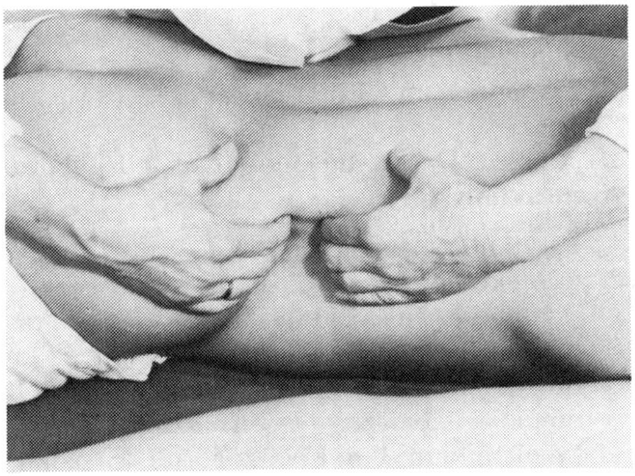

Abb. 101 Prüfung der Muskulatur auf Spannungsänderung
a duch tangentiale Dehnung

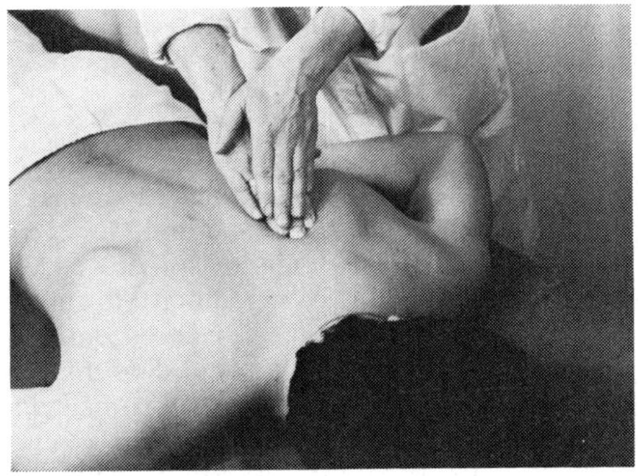

Abb. 102 Prüfung der Konsistenz der Muskulatur
a mittels flächiger Durchtastung

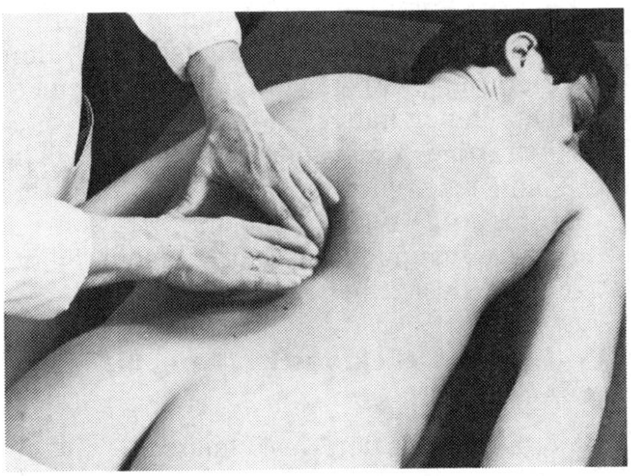

b durch direkte Palpation

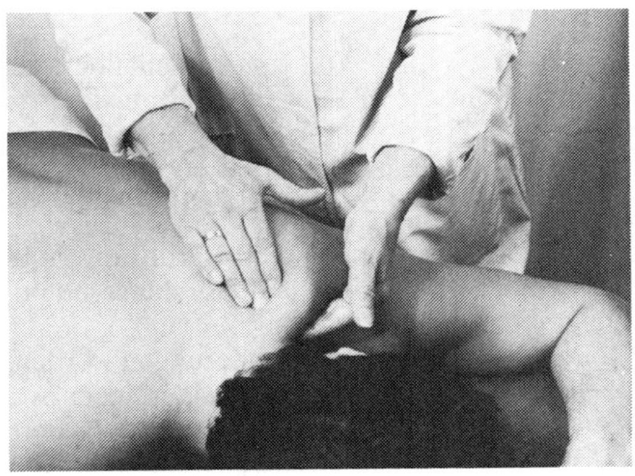

b mit den Fingerbeeren

schieden mittels flächiger Durchtastung (Abb. 102a) oder mit den Fingerbeeren des 3. und 4. Fingers (Abb. 102b). Festzustellen sind Myogelosen oder z. B. teigige Beschaffenheit.

Erregbarkeit gegenüber Berührung. Die Prüfung erfolgt durch kurzes Antippen mit der Fingerkuppe. Auszulösen sind umschriebene Kontraktionen (als „faszikuläre Zuckungen“ oder langsamer sich darstellend und lösender „ideomuskulärer Wulstbildung“).

Erhöhte Schmerzempfindung. Die Prüfung erfolgt durch tangentiale Dehnung (Abb. 103) oder durch direkte Palpation. Lokalisationen besonderer Empfindlichkeit stellen die Muskel-Sehnen-Übergänge dar.

2.3.4. Gelenkuntersuchung und Gelenkspiel

Die Tastuntersuchung der Gelenke soll Zeichen berücksichtigen, die auf eine akute Entzündung oder eine pralle Ergußbildung hinweisen. Sie sind Gegenanzeigen für eine Massage. Häufig besteht ein Zusammenhang zwischen den unter 2.3.3. genannten Reizzuständen der Muskeln und Sehnen mit funktionellen Störungen der Gelenke. Diese sollen erkannt und möglichst vor der Anwendung von Massagen behandelt werden.

Funktionsbewegung. Einschränkungen der jedem Gelenk eigenen Funktionsbewegungen werden in Winkelgraden nach der Methode des Neutral-Null-Durchgangsverfahrens gemessen. Zeigt die Gelenkhemmung eine bestimmte Reihenfolge der gestörten Bewegungsrichtungen, wird dieser Befund als Kapselmuster bezeichnet.

Kapselmuster. An Scharniergelenken ist die Beugung stärker eingeschränkt als die Streckung. Am Schultergelenk geht die Rangfolge von der Außenrotation über die Abduktion zur Innenrotation, am Hüftgelenk von der Innenrotation, der Überstreckung, Abduktion zur Beugung.
Wird ein solches Kapselmuster an einem Gelenk festgestellt, ist der nächste Schritt die

Prüfung des Gelenkspiels. Es wird die passive Verschiebung der Gelenkpartner gegeneinander vorgenommen, ohne dabei eine Winkeländerung im Gelenk zuzulassen, oder ein leichtes Abheben der Gelenkflächen voneinander, die sog. Distraktion. Im Falle der Störung fehlt am Ende der passiven Bewegung der sonst üblicherweise vorhandene federnde Widerstand. Dieser Befund wird als *Blockierung* des *Gelenkes* bezeichnet. Mobilisationstechniken sind der Massage in dieser Situation überlegen.

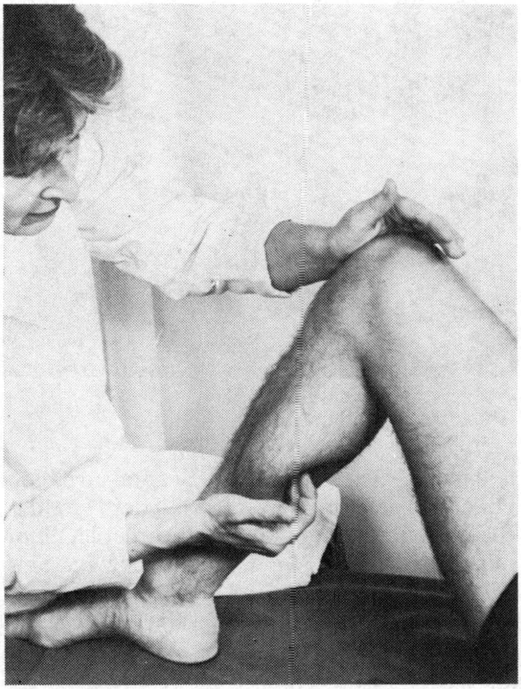

Abb. 103 Prüfung auf erhöhte Schmerzempfindung des Muskels durch tangentiale Dehnung

2.3.5. Zustandsänderungen am Periost

Die Tastuntersuchung der Knochenhaut dient vor allem der Feststellung berührungs- und schmerzempfindlicher Bezirke. Die Schmerzlokalisationen lassen sich eng umschrieben als sog. **Maximalpunkte** abgrenzen. Ihr Zusammenhang mit segmental-reflektorischen Übertragungen ist gesichert.
Die Prüfüng erfolgt mit der auch für die Massage üblichen Technik (s. 6.4.).
Abweichungen der **Oberflächenbeschaffenheit** zeigen sich in Form von Auftreibungen oder Einziehungen (Dellen) an den der Tastuntersuchung zugängigen Stellen des Periosts (Abb. 104). Sie sind Merkmale reaktiver und dystrophischer Veränderungen. Auch sie werden in den Plan der befundgerechten Massage einbezogen.
Sämtliche Feststellungen zum speziellen Befund werden mit einfachen Kennzeichen in das vorgegebene Segmetschema eingetragen.

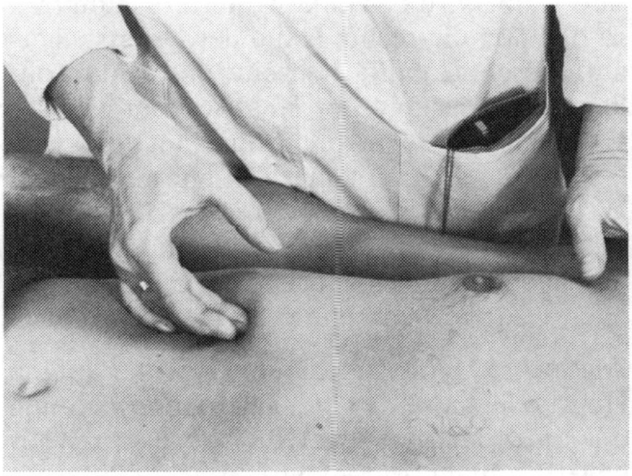

Abb. 104 Tastuntersuchung des Periosts

2.4. Übungen zur Schulung der Sinnesqualitäten bei der Tastuntersuchung

Zwei Personen sitzen einander gegenüber und legen ihre Unterarme auf einen Tisch. Die rechte Hand ist jeweils die untersuchende und benutzt den linken Arm des Partners als Un-

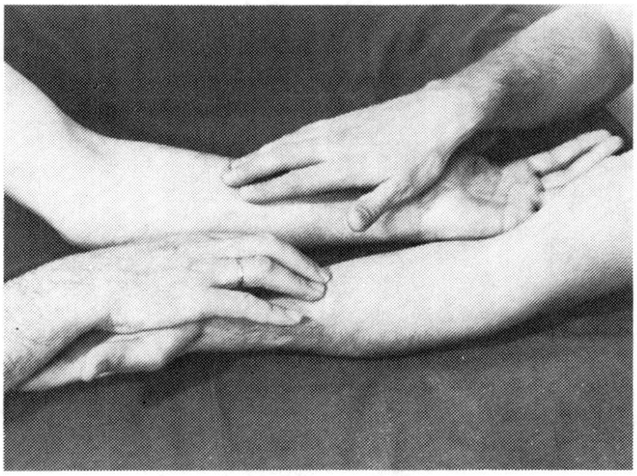

Abb. 105 Tastübungen

tersuchungsgegenstand. Der zu untersuchende Unterarm liegt proniert, d. h. mit der Handfläche nach unten, auf dem Tisch. Jeder legt nun seine ganze rechte Hand (Handfläche und Finger) auf den Unterarm des Gegenübers gerade unterhalb des Ellenbogens (Abb. 105).

Die rechte Hand nimmt langsam den Kontakt mit der *Haut* auf. Die Hand des Untersuchers wird nicht bewegt. Der Untersucher bildet sich die Vorstellung „Haut". Wie dick ist sie? Wie warm oder kalt ist sie? Wie rauh oder weich ist sie? Dann wird der linke Unterarm supiniert, so daß nun die rechte Hand des Untersuchers auf dessen Handflächenseite des Unterarms liegt. Der Zustand der Haut wird in gleicher Weise analysiert und dabei die Haut der dorsalen und der volaren Unterarmseite verglichen. Wo ist sie dicker? Wo ist sie weicher? Wo ist sie wärmer? Es zeigt sich, daß es möglich ist, deutliche Unterschiede zwischen den beiden Hautbezirken zu erkennen.

Die rechte Hand wird nun etwas fester auf die Haut gelegt und leicht in der Längsrichtung oder quer dazu auf dem Unterarm hin- und her bewegt, um das *subkutane Gewebe* zu beurteilen. Die Aufmerksamkeit gilt nun der zweiten Schicht über der subkutanen Faszie. Wie dick ist sie? Wie locker oder fest ist sie? In welcher Richtung läßt sich die Haut am leichtesten bewegen? An der Stelle, wo die Armbanduhr getragen wurde, fühlt man eine derbere Konsistenz und Verdickung des Gewebes. Dieser Gewebsbefund ist dem Befund einer Bindegewebszone vergleichbar.

Die Aufmerksamkeit der Tastuntersuchung wird nun auf das Tasten von *Gefäßen*, Arterien wie Venen gerichtet. Diese Strukturen lassen sich in ihrer unterschiedlichen Härte und in ihrem Verlauf heraustasten.

Mit langsam zunehmender Druckgebung wird nun die tiefer gelegene *Faszie* aufgespürt und das Relief der unter ihr liegenden Strukturen herausgetastet. Es bildet sich die Vorstellung „tiefe Faszie". Sie kann als weich oder fest und fortlaufend wahrgenommen werden. Während der Durchtastung der Faszienschicht wird die Hand sanft horizontal über den Unterarm weitergeführt. Dabei lassen sich Verdickungen der Faszie feststellen, die den Septen entsprechen, die sich zwischen den Muskelbündeln befinden. Die Fertigkeit, diese Muskelsepten zu erkennen, schafft die Möglichkeit, einen Muskel vom anderen zu unterscheiden. Sie weist aber auch den Weg für die Tastuntersuchung zwischen den Muskeln und tiefergelegenen Gewebstrukturen.

Während der Tastung durch die tiefe Faszie konzentriert sich die Aufmerksamkeit auf den darunterliegenden *Muskel*. Dabei lassen sich einzelne Bündel von Muskelfasern und ihre Verlaufsrichtung erkennen. Während der Durchtastung des Muskels öffnen und schließen die Übungspartner langsam ihre linke Hand und spannen dabei die Unterarmmuskeln an. Die tastende Hand spürt den sich zusammenziehenden und entspannenden Muskel. Dann wird so fest wie möglich die Faust des untersuchten Arms geschlossen und der Spannungszustand des bestimmten Muskels verglichen. Es zeigt sich der Befund der „hypertonen" Muskulatur, wie er im Zusammenhang mit Gelenkfunktionsstörungen oder einer segmentalen Reizübertragung auftritt. Zur Unterscheidung muß nun die Funktionsprüfung zugeordneter Gelenke vorgenommen werden (s. 2.4.4.).

Bei der Weiterführung der Tastuntersuchung im Muskelverlauf am Unterarm nach distal kommt man bis zu einer Grenze, an der sich keine Muskelfasern mehr tasten lassen. Hier befindet sich der *Muskel-Sehnen-Übergang*, der normalerweise unauffällig verläuft. Es ist aber auch die Stelle, an der ein Muskel am meisten verletzungsgefährdet ist und dann Strukturunterbrechungen tastbar werden.

Weiter zum Handgelenk hin, d. h. über den Muskel-Sehnen-Übergang hinaus, zeigt sich nun der Tastbefund einer *Sehne*. Zu tasten ist der weiche, runde, glatte Strang der normalen Sehne.

In der gleichen Schicht weitergleitend, ertastet man kurz vor dem Handgelenk eine quer zur Achse des Unterarms über die Sehnen verlaufende Struktur. Es ist das *Handgelenksquerband*. Vom Tastbefund her soll diese Struktur genau erfaßt werden. Welchen Verlauf haben die Fasern des Bandes? Wie dick ist das Band? Wie fest ist es? Auch die übrigen Bänder im Körper fühlen sich ähnlich wie dieses an.

Nun kehrt die tastende Hand zum Ellenbogen des Partnerarmes zurück. Die Mittelfingerkuppe wird auf der Außenseite des Ellenbogens in das dort befindliche Grübchen gelegt und der Daumen vorn gegenüber. Es läßt sich hier das Radiusköpfchen tasten. Der Untersucher bleibt am *Knochen* und überprüft ihn. Wie fest ist er? Welche Glätte hat seine Oberfläche?

Wenn der tastende Daumen und der Mittelfinger noch um ein geringes Stück weiterbewegt werden, tastet man nun den *Gelenkspalt*. Unter den tastenden Fingern befindet sich hier eine Gewebsstruktur, die im normalen Zustand nicht erfaßbar ist, die Gelenkkapsel. Erst im Falle einer krankhaften Veränderung wird sie tastbar.

Daumen und Zeigefinger befinden sich über dem Gelenkspalt des Radiusköpfchens. Der linke Unterarm wird langsam aktiv so weit wie möglich pro- und supiniert. Man gewinnt dabei den Tasteindruck der *physiologischen „Barriere“* (Endstellung). Die gleichen Bewegungen werden nun nacheinander passiv wiederholt. Dabei ergibt sich der deutlich differenzierbare Tasteindruck der *anatomischen Barriere* mit dem feinen Federn in der Endstellung.
Alle Strukturen, die am Beispiel des Unterarms ertastet wurden: Haut, Unterhautgewebe und Blutgefäße, Faszien, Muskeln, Muskel-Sehnenübergang, Sehne, Bänder, Knochen, Gelenkspalt, physiologische und anatomische Barriere der Gelenke findet man überall im Körper wieder. Üben und Lernen können die Fähigkeit zur strukturellen Diagnostik verbessern. Als die drei häufigsten *Fehler* werden bei der Tastuntersuchung in manualmedizinischen Ausbildungszentren genannt:
1. Mangel an Konzentration
2. zuviel Druck
3. zuviel Bewegung.

Aufgaben

1. Warum und wann muß der Physiotherapeut den Konstitutions- bzw. Reaktionstyp einschätzen?
2. Erläutern Sie die praktische Ermittlung des allgemeinen Befundes!
3. Welche Schlußfolgerungen ergeben sich für die Massageanwendung?
4. Warum ist eine Befunderhebung für die Massagebehandlung erforderlich?
5. Begründen Sie die Notwendigkeit der ständigen Präzisierung des Befundes!
6. Wodurch können Zustandsänderungen in den Geweben auftreten?
7. Charakterisieren Sie die Hautveränderungen!
8. Mit welchen Methoden können Zustandsänderungen in der Haut ermittelt werden?
9. Wie finden Sie eine Head-Zone?
10. Wie notieren Sie die Hautbefunde Ihres Patienten?
11. Erheben Sie bei Ihrem Übungspartner einen Bindegewebsbefund und zeichnen Sie die festgestellten Zonen in eine Umrißkarte ein!
12. Charakterisieren Sie die Zustandsänderung in der Muskulatur!
13. Wie ermitteln Sie Zustandsänderungen in der Muskulatur?
14. Wie notieren Sie den Muskelbefund des Patienten?
15. Erklären Sie den Begriff des Kapselmusters!
16. Wie wird das Gelenkspiel geprüft?
17. Welche Periostveränderungen sind für die Massage bedeutungsvoll?
18. Wie ermitteln Sie Periostveränderungen, und wie werden sie in der Umrißkarte notiert?

3. Die klassische Massage

Die klassische Massage umfaßt folgende Handgriffe:

- Streichungen
- Reibungen
- Hautverschiebungen
- Knetungen
- Zirkelungen
- Klopfungen–Klatschungen–Hackungen
- Schüttelungen
- Erschütterungen
- manuelle Vibrationen
- intermittierende Drückungen.

Die im Kapitel „Klassische Massage" beschriebenen Griffe können nicht als vollständig betrachtet werden. Sie stellen vielmehr eine allgemeine Grundlage dar, auf deren Basis kombiniert und variiert werden kann. Für den Lernenden ist es allerdings notwendig, sich längere Zeit an die Grundformen zu halten, um sein Können, seine Tastfähigkeit und sein Einfühlungsvermögen zu festigen und zu vervollkommnen. Abwandlungen der erlernten Technik durch den Lernenden führen zur Oberflächlichkeit und verringern somit die Wirksamkeit der Massage.
Die Wertung der einzelnen Massagegriffe und ihre Technik sind in den einzelnen Massageschulen z. T. recht unterschiedlich. Ausschlaggebend erscheint es, mit der angewendeten Grifftechnik das Behandlungsziel zu erreichen. Dazu ist es von Bedeutung, daß der Behandler „klare Vorstellungen über die physiologische Wirkung der gelehrten Massagegriffe und deren richtige Anwendung unter den jeweiligen therapeutischen Gesichtspunkten hat". Zum Erlernen von Massagegriffen sind Beschreibungen ebenso wenig ausreichend wie Abbildungen, selbst wenn diese als Serienabbildungen möglichst viele Phasen einer Griffolge zur Darstellung bringen. Im vorliegenden Lehrbuch erfolgt eine Auswahl von Abbildungen, die für den Lernenden von besonderer Bedeutung sind.

> Massieren kann man nicht aus Büchern erlernen, es bedarf der persönlichen Anleitung und Korrektur durch einen erfahrenen Lehrer.

3.1. Streichungen

Die Technik richtet sich nach der Zielstellung. Die Streichungen werden nach der Größe der zu behandelnden Körperoberfläche mit einer Hand oder beiden Händen vorgenommen.

> Die Hände müssen der Körperoberfläche völlig anliegen, so daß kein Zwischenraum zwischen Hand und Haut entsteht.

Die Hände sind bei der Ausführung leicht dorsalextendiert. Der Druck für großflächige Streichungen wird durch Gewichtsverlagerung vom Rumpf auf die Arme übertragen, dabei geben die Hände den Druck gleichmäßig verteilt auf den Patienten weiter. Nur bei dehnenden Streichungen wird der Druck mittels Finger ausgeübt. In den folgenden Ausführungen nehmen die Streichungen einen breiten Raum ein, der nicht der Wertigkeit dieses Handgriffs innerhalb der Massage entspricht. Diese Notwendigkeit ergibt sich aus der Tatsache, daß die Streichungen an den jeweiligen Körperteilen anders ausgeführt werden. Es wird mit der Ausführlichkeit den Forderungen des Lernenden Rechnung getragen.

3.1.1. Einteilung der Streichungen

3.1.1.1. Flächige Streichungen

Einleitende Streichung. Sie wird zu Beginn einer Massagebehandlung angewendet und stellt den ersten Kontakt zwischen Behandler und Patient her. Durch ihre leicht hyperämisierende, erwärmende Wirkung wird der Patient in positiver Weise auf die Massage eingestimmt.

Beruhigende Streichung. Sie kommt zwischen den einzelnen Massagegriffen, besonders bei stark reizenden Griffen, und am Ende der Behandlung zur Anwendung. Alle Streichungen können beruhigend wirken, wenn sie mit geringem Druck und langsamem Tempo ausgeführt werden.

Entstauende Streichung. Sie wird an den Extremitäten mit einer leichten Hochlagerung verbunden. Durch starken Druck und langsames Tempo soll eine Entleerung oberflächlicher Venen und Lymphgefäße erzielt werden. Die Ausführungsrichtung an den Extremitäten ist zentripetal. Dabei arbeitet man abschnittsweise – zuerst proximal, danach distal –, um Stauungen in den Abflußwegen zu beseitigen. Am Körperstamm führt man entstauende Streichungen im Verlauf der Venen und Lymphgefäße durch.

3.1.1.2. Dehnende Streichungen

Mit Hilfe der dehnenden Streichung will man einzelne Gewebe intensiver auf nachfolgende Massagegriffe vorbereiten. Man überträgt den Druck über die gestreckten 2.–4. Finger auf das Gewebe. Es wird ein Dehnreiz auf die Haut, das Unterhautbindegewebe, die Muskelränder, die Sehnen und die Bänder ausgeübt, außerdem wird eine gute Hyperämie erreicht. Durch veränderten Stellungswinkel der Finger zum Gewebe (flach oder steil) und somit unterschiedliche Druckintensität, können verschiedene tiefe Gewebsschichten behandelt werden. Gewebsveränderungen erfordern ein leichteres Arbeiten. Es soll niemals ein Schneideempfinden auftreten, evtl. muß zuerst abgesetzt gearbeitet werden, bevor man durchgängig streichen kann. Die nichtarbeitende Hand kann das Gewebe gegenhalten.

3.1.2. Durchführung der Streichungen

Für den Lernenden ist es zweckmäßig, Streichungen zuerst an einer großen, gleichmäßigen Körperfläche, dem Rücken, zu üben.

3.1.2.1. Streichungen an der Dorsalseite des Körperstammes

Der Patient befindet sich in Bauchlage. Der Behandler steht in Schrittstellung neben der Bank.

Längsstreichung (Abb. 106). Die Streichung beginnt am Becken. Die Hände des Behandlers liegen mit geschlossenen Fingern und angelegten Daumen rechts und links parallel zur Wirbelsäule. Durch Gewichtsverlagerung auf das vordere Bein werden die Hände mit Fingerspitzenführung nach kranial bis über den 7. Halswirbel geführt. Es folgt unter Abspreizung des Daumens die Streichung im Gabelgriff rechts und links über den M. trapezius (Schulterbegrenzung) bis zu den Akromien. Von dort streichen die Hände bei Rückverlagerung des Gewichts auf das hintere Bein seitlich am Rücken nach kaudal zurück.

„Plättgriff" (Abb. 107). Die Hände werden stark volarflektiert und mit den Handrücken und den Fingern wird mit leichtem Druck rechts und links neben der Wirbelsäule vom Becken über den Rücken nach kranial gestrichen. In Höhe des 7. Halswirbels erfolgt das Umdrehen der Hände, das Zurückstreichen wird wie oben beschrieben ausgeführt.
Der „Plättgriff" kann in der Form verändert werden:
Beide Hände streichen rechts und links neben der Wirbelsäule bis zur Pars ascendens des M. trapezius und in deren Verlaufsrichtung zu den Akromien. Nach dem Umdrehen der Hände streichen die Handflächen in derselben Richtung zurück.

Kreisförmige Streichung. Die Hände streichen im „Plättgriff" von kaudal nach kranial bis zum 7. Halswirbel, wo das Umdrehen der Hände erfolgt. Mit geschlossenen Fingern und angelegten Daumen werden die Handflächen rechts und links neben der Wirbelsäule bis in Höhe des unteren Schulterblattwinkels zurückgeführt. Unter Fingerspitzenführung

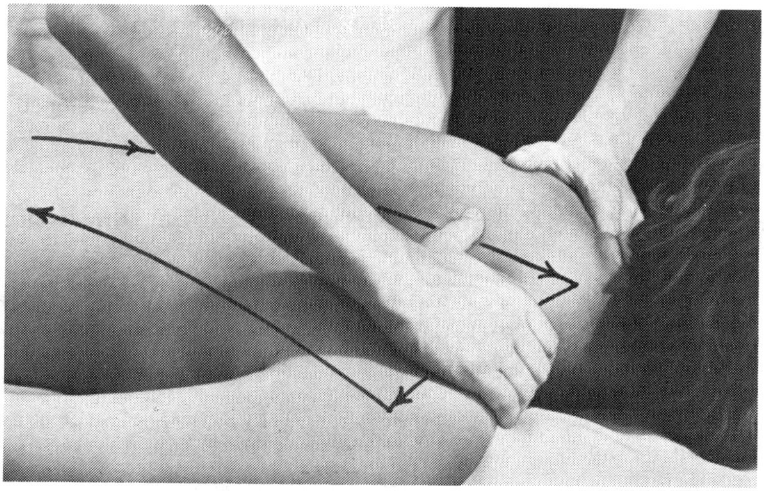

Abb. 106
Längsstreichung

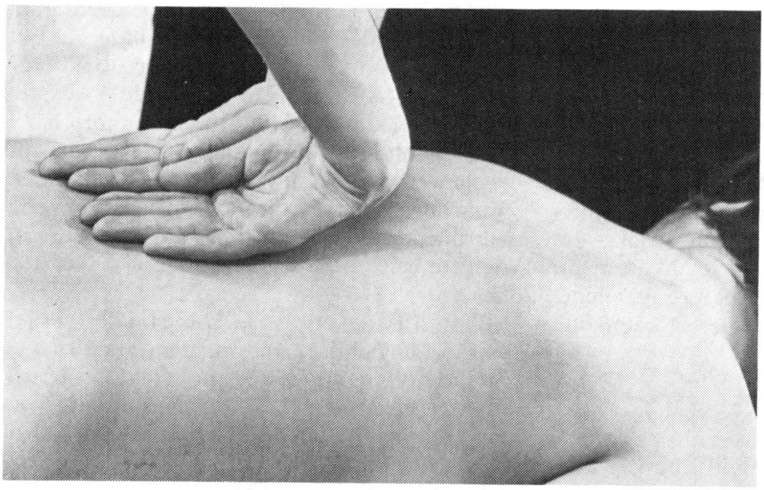

Abb. 107
Plättgriff

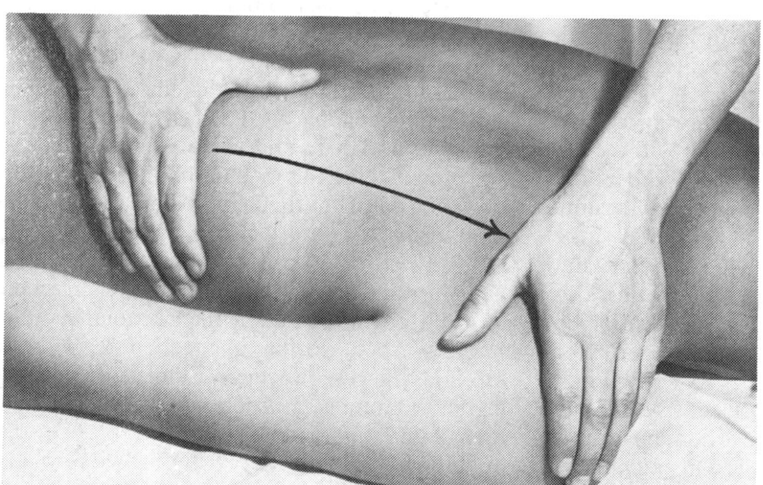

Abb. 108
Flankenstreichung

streichen die Hände nach außen und kreisförmig um die Schulterblätter herum, bis sie wieder die Wirbelsäule erreichen. Sie werden weiter nach kaudal geführt und streichen dabei ebenfalls kreisförmig um den unteren Brustkorbrand und den Lendenteil.

Parallelstreichung oder Querstreichung. Der Behandler steht in leichter Grätschstellung neben der Bank. Die Hände werden über dem Kreuzbein parallel zum Beckenkamm angelegt. Bei gleichzeitiger Führung von kaudal nach kranial werden die Hände von einer Körperseite zur anderen aneinander vorbeigeschoben. Bei dieser Streichung kommt es darauf an, daß die Finger geschlossen und die Daumen angelegt bleiben und sich die Hände gut der jeweiligen Formänderung des Rückens anpassen.

Flankenstreichung (Abb. 108). Sie wird einseitig ausgeführt. Die Hand des Behandlers wird unter weiter Abspreizung des Daumens (Gabelgriff) vom Beckenkamm über das Schulterblatt bis zum Akromion geführt. Bei dieser Streichung arbeitet der Behandler stets auf der Gegenseite.
Die Flankenstreichung kann so abgewandelt werden, daß man die Hand noch mehr lateral ansetzt und mit kräftigem Druck bis in die Achselhöhle streicht. Dabei muß der Arm des Patienten stärker abduziert sein.

Streichung im Gabelgriff am Gesäß. Eine Hand des Behandlers liegt kranial des Beckenkamms, die andere Hand kaudal der Gesäßfalte. Beide Hände befinden sich im Gabelgriff. Die Daumen liegen medial, parallel zur Analfalte, die Finger lateral. Die kranial gelegene Hand beginnt mit einer kräftigen Streichung über den M. glutaeus maximus bis zur Gesäßfalte. Von hier streicht sie drucklos zum Beckenkamm zurück, während ihr die kaudale Hand mit kräftigem Druck folgt. Unter diesem ständigen Wechsel wird die Streichung mehrmals hintereinander ausgeführt.
Man kann das Gesäß auch kreisförmig streichen.

Dehnende Streichung am M. erector spinae (Abb. 109). Der Behandler steht in Schrittstellung, er legt die Hand mit den Fingerkuppen in Bewegungsrichtung kaudal auf den Muskel. Die Hand bildet die Verlängerung des Unterarms, das Ellenbogengelenk ist leicht gebeugt. Unter Vorverlagerung des Körpergewichts werden die Finger mit Druck durch das Gewebe geschoben.

3.1.2.2. Streichungen am Bein

Leichte Grätschstellung des Behandlers neben der Bank. Diese Streichungen erfordern eine größere Beweglichkeit und Anpassungsfähigkeit der Hände. Der Patient befindet sich in Rückenlage.

Längsstreichung. Beide Hände des Behandlers liegen hintereinander auf dem Fußrücken, die

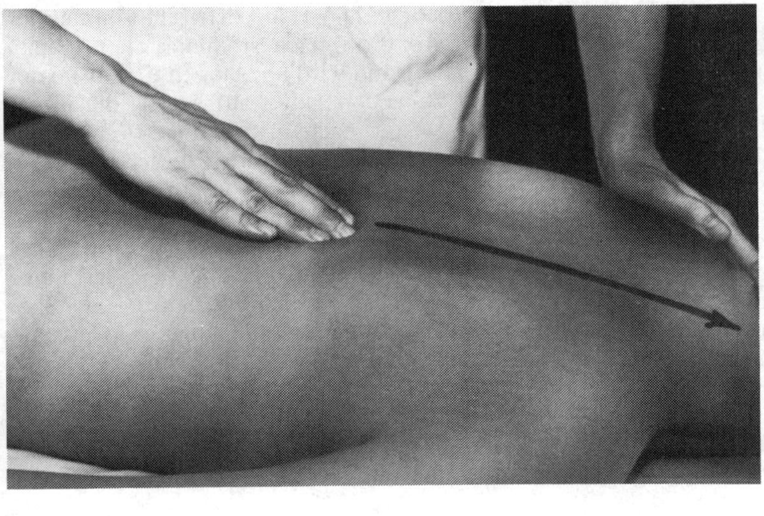

Abb. 109
Dehnende Streichung am M. erector spinae

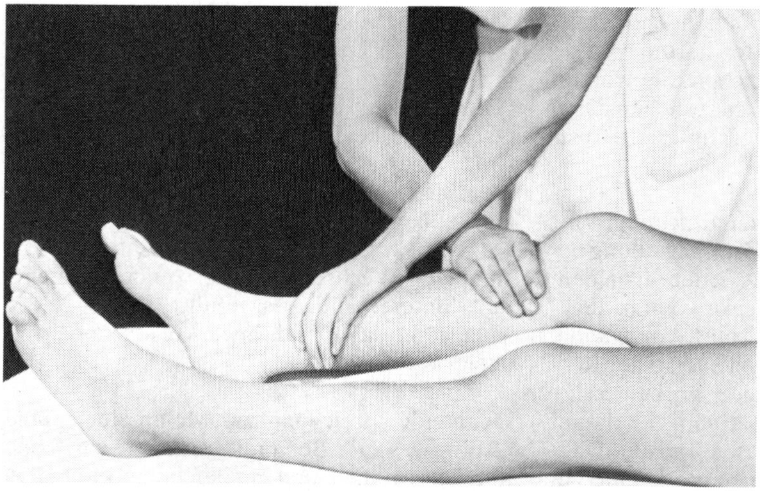

Abb. 110
Hand-über-Hand-Streichung

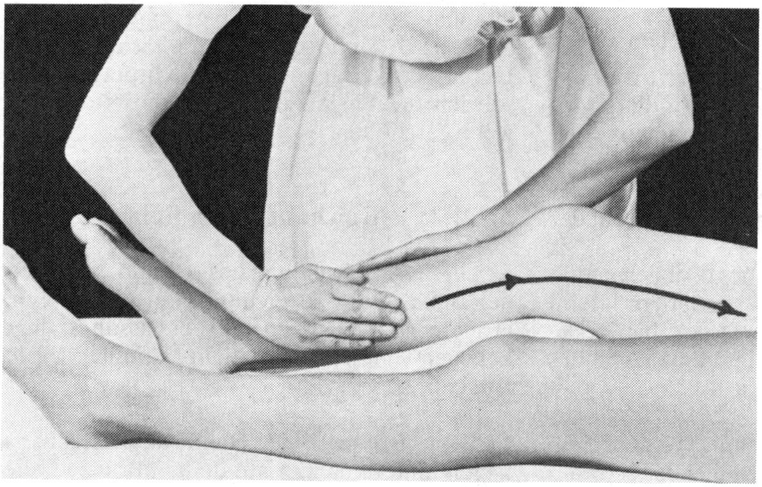

Abb. 111
Wechselhandstreichung

Finger zeigen nach medial, die Daumen sind abgespreizt. Die Streichung verläuft von distal nach proximal. Die proximal liegende Hand setzt mit der Bewegung ein, dabei wird zuerst der Daumen unter dem Malleolus fibularis entlanggeführt. Gleichzeitig gleitet die distal liegende Hand nach medial, und die Finger streichen unter dem Malleolus tibialis entlang. Danach werden die Hände hintereinander bis zum Knie geführt. Die proximal liegende Hand streicht lateral, die distal liegende medial am Kniegelenk vorbei, um anschließend wieder hintereinander bis zum Trochanter major geführt zu werden.

Hand-über-Hand-Streichung (Abb. 110). Die Hände haben die Ausgangsstellung wie oben beschrieben. Die Hände streichen hintereinander von distal nach proximal, die proximal liegende Hand wird abgehoben und distal der distal liegenden Hand aufgesetzt, die inzwischen weiter nach proximal gestrichen hat. Nach weiterem gemeinsamen Streichen löst sich die distal liegende Hand, um erneut distal der proximal liegenden Hand mit der Streichung zu beginnen. Unter diesem ständigen Wechsel werden die Hände bis zum Trochanter major geführt. Diese Streichung hat bei richtiger Ausführung eine besonders intensive entstauende Wirkung.

Wechselhandstreichung (Abb. 111). Die proximal liegende Hand befindet sich mit Handwurzelführung an der lateralen Seite des

Beins, proximal vom Fußgelenk, die distal liegende Hand mit Fingerspitzenführung an der medialen Seite. Beide Hände streichen an den Beinseiten nach proximal, wo der Wechsel auf die andere Seite erfolgt. Die Rückstreichung wird von der proximal liegenden Hand unter Fingerspitzenführung an der medialen Seite, von der distal liegenden Hand unter Handwurzelführung an der lateralen Seite bis zur Fußspitze ausgeführt.

Streichung am Tractus iliotibialis mit den Knöcheln. Die Hand des Behandlers wird zur Faust geschlossen. Die Mittelgelenke der Finger werden distal am Oberschenkel auf den Tractus iliotibialis gesetzt und mit Druck nach proximal geführt. Die Intensität des Griffs richtet sich nach der Gewebebeschaffenheit.

Streichung der Beinrückseite. Bei der Streichung *mit angestelltem Bein* sitzt der Behandler auf der Massagebank distal des Fußes und verhindert somit dessen Wegrutschen. Die Hände werden nacheinander im Gabelgriff (geschlossene Finger, weit abgespreizte Daumen) über die Achillessehne geführt. Es folgt das Ausstreichen des M. gastrocnemius. In der Höhe der Kniekehle liegen die Hände nebeneinander und streichen an der Rückseite des Oberschenkels bis zur Gesäßfalte.
Bei der Streichung *mit gestrecktem Bein* steht der Behandler neben der Bank und hebt mit der proximal liegenden Hand von lateral das Knie des Patienten ein wenig an (Kniebeugung). Die distal liegende Hand streicht von medial im Gabelgriff über die Achillessehne und den M. gastrocnemius bis zur Kniekehle. Hier setzt die proximal liegende Hand von lateral in die Streichung ein, die wie oben beschrieben erfolgt.
Bei der Streichung *aus der Bauchlage* des Patienten werden die Hände des Behandlers im Gabelgriff von distal nach proximal bis zur Gesäßfalte geführt, dabei streichen sie am Unterschenkel hintereinander, am Oberschenkel nebeneinander.

Streichung des Fußes. Der Behandler steht in leichter Grätschstellung in Höhe des Fußes neben der Bank. Die Hände werden im Gabelgriff angelegt, dabei liegt eine Hand dorsal, die andere plantar. Unter Aufwendung von Druck werden die Hände nach proximal geführt.

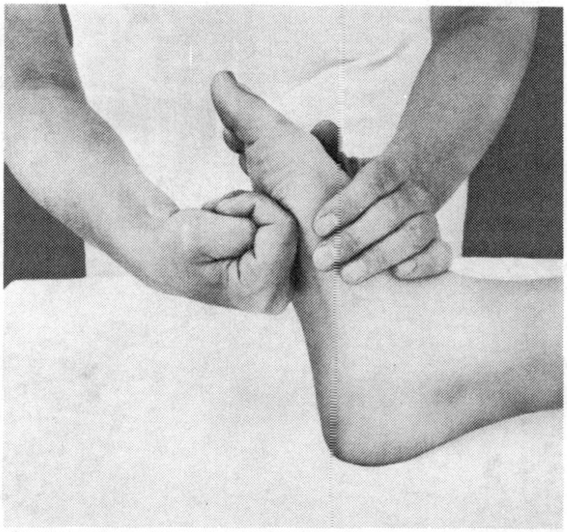

Abb. 112 Knöchelstreichung an der Fußsohle

Knöchelstreichung an der Fußsohle (Abb. 112). Grätschstellung des Behandlers neben der Bank. Mit der einen Hand fixiert er von dorsal den Fuß. Die andere Hand wird zur Faust geschlossen, indem sich die Finger um den oponierten Daumen legen. Die Mittelgelenke der Finger werden proximal der Zehen aufgesetzt und streichen mit kräftigem Druck über die Fußsohle zur Ferse.

Streichung der Fußränder mit Daumen und Zeigefinger. Der Behandler steht am Fußende der Bank. Er streicht mit Hilfe von Daumen und Zeigefinger den lateralen und den medialen Fußrand. Dabei ist der Zeigefinger im Grundgelenk gestreckt und im Mittel- und Endgelenk gebeugt, der Daumen ist adduziert und im Grund- und Endgelenk gestreckt. Die Mittelphalanx des Zeigefingers und die Daumenkuppe werden am distalen Ende des Fußrandes aufgesetzt und mit kräftigem Druck nach proximal geführt. Dabei fixiert die andere Hand jeweils den Fuß von lateral oder medial.

Streichung um die Knöchel. Der Behandler steht am Fußende der Bank. Er legt die Kuppen des 2.–4. Fingers beider Hände proximal der Knöchel von medial und lateral auf die Achillessehne. Die Finger sind in allen Gelenken gestreckt. Sie streichen von dorsal-distal kommend mehrmals um die Knöchel herum und werden abschließend parallel zur Tibia-

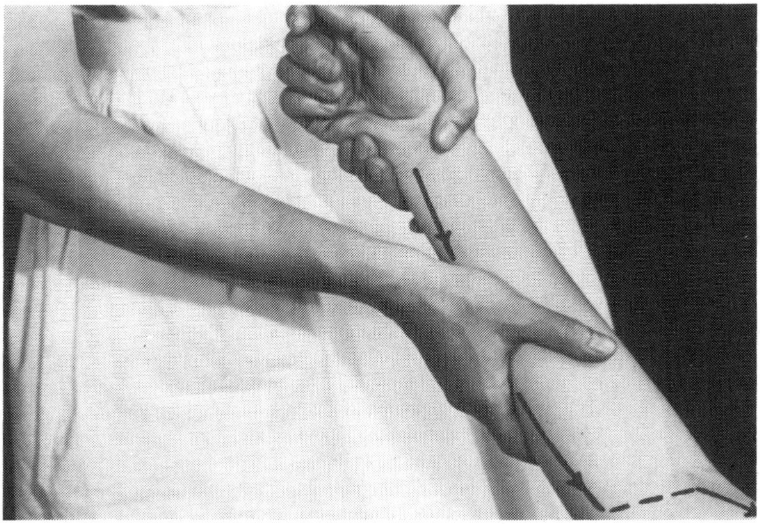

Abb. 113
Streichungen an der Beugeseite des Arms

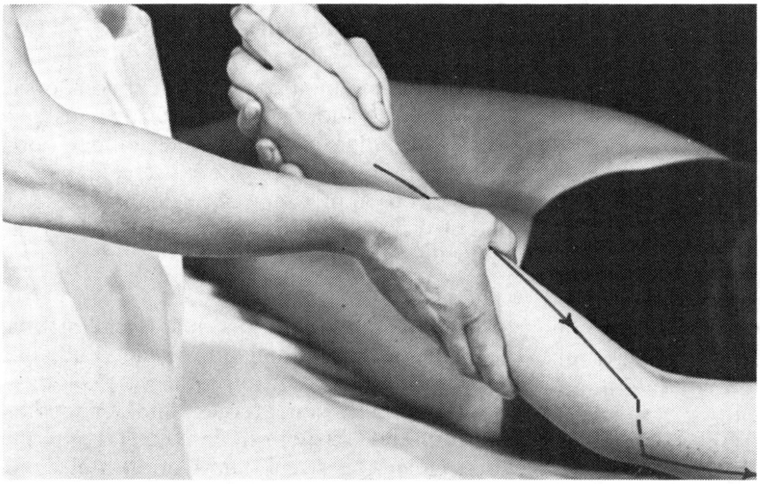

Abb. 114
Streichungen an der Streckseite des Arms

kante ein Stück nach proximal geführt. Diese Streichung kann auch rückläufig ausgeführt werden, d. h., die Finger streichen, von der Tibiakante kommend, mehrmals um die Knöchel und gleiten zum Abschluß entlang der Achillessehne nach proximal.

3.1.2.3. Streichungen am Arm

Streichungen an der Beugeseite des Arms (Abb. 113). Der Behandler umfaßt das Handgelenk des Patienten von dorsal und hebt den Arm an. Der Unterarm ist im Ellenbogengelenk leicht gebeugt und befindet sich in einer Mittelstellung zwischen Supination und Pronation. Mit der anderen Hand streicht der Behandler im Gabelgriff vom Handgelenk über die Beuger am Unterarm bis in Höhe des Epicondylus ulnaris. Von hier gleitet die Hand in die Ellenbeuge und streicht über die Beuger am Oberarm bis in die Achselhöhle.

Streichungen an der Streckseite des Arms (Abb. 114). Der Behandler umfaßt das Handgelenk des Patienten von volar und hebt den Arm an. Die arbeitende Hand streicht vom Handgelenk über die Strecker am Unterarm bis zum Epicondylus radialis, gleitet dann in Richtung Olekranon und streicht danach über den M. trizeps brachii und M. deltoideus bis zum Akromion.

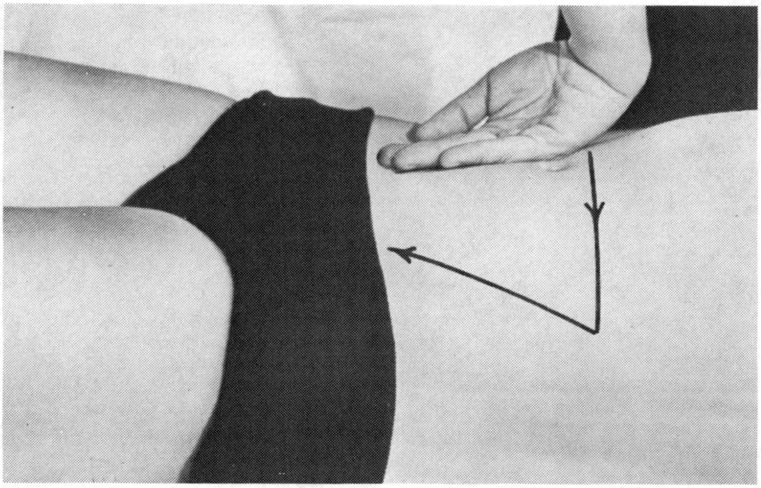

Abb. 115
Plättgriff

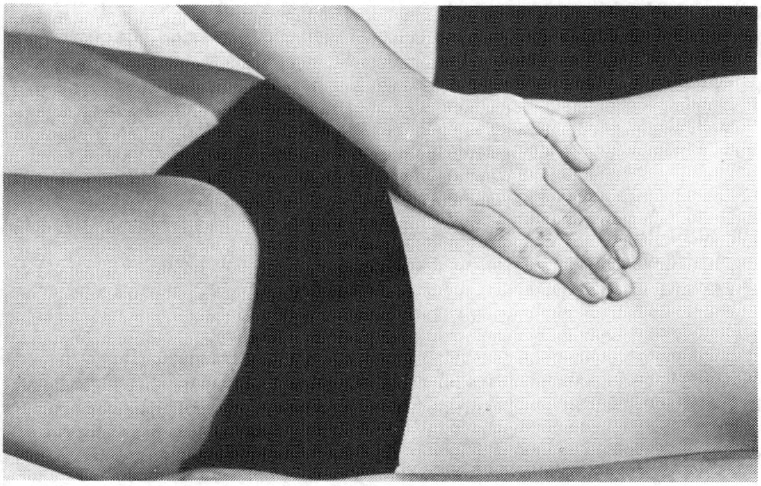

Abb. 116
Ziehen der Handflächen zur Symphyse

Streichung für die Dorsal- und Volarseite der Hand. Man beginnt mit der Streichung im Gabelgriff im Bereich der Fingergrundgelenke und führt sie bis zum Handgelenk aus.

Streichung der Finger und des Daumens. Die gestreckten Finger werden durch Fassung neben dem Nagelbett fixiert. Mit der anderen Hand streicht man die Finger von dorsal, lateral und volar von distal bis zu den Grundgelenken.

Streichung der „Schwimmhäute". Der Behandler faßt mit beiden Händen die Hand des Patienten. Seine Finger liegen an der Volar-, die Daumen an der Dorsalseite. Mit den Daumenkuppen werden die Schwimmhäute ausgestrichen, dabei arbeiten die Daumen abwechselnd.

3.1.2.4. Streichungen am Bauch

Der Behandler steht in leichter Grätschstellung neben der Bank, an der rechten Seite des Patienten. Der Patient liegt auf dem Rücken, die Knie müssen hoch unterlagert sein, um die Dehnungsspannung der Bauchdecke zu verringern.

Dreieckstreichung. Die Streichung beginnt im „Plättgriff" (Abb. 115) mit einer Hand finger-

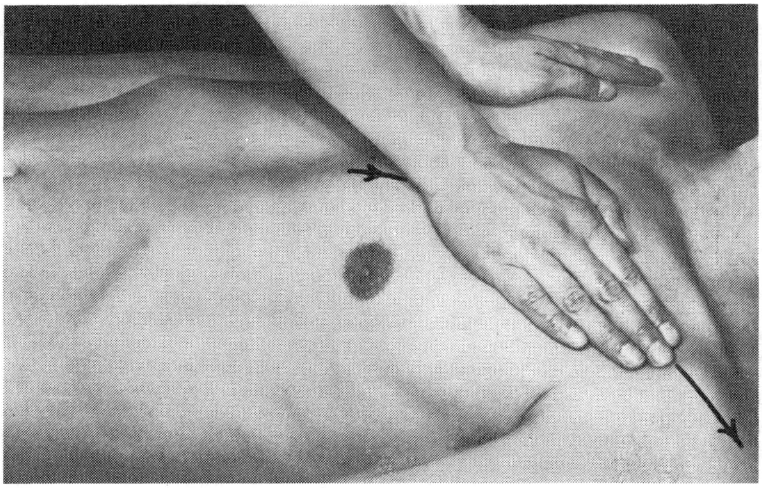

Abb. 117
Streichung vom M. pectoralis major zu den Akromien

breit über der Symphyse schräg aufwärts bis unter den rechten Rippenbogen und quer bis unter den linken Rippenbogen. Hier wird die Hand umgedreht und zieht mit der Handfläche schräg abwärts zur Symphyse zurück (Abb. 116).

Kreisförmige Streichung. Sie wird mit der Handfläche ausgeführt und beginnt fingerbreit über der Symphyse. Die Streichung wird kreisförmig, etwa dem Kolonverlauf folgend, durchgeführt.

Querstreichung. Die Hände liegen flach, mit geschlossenen Fingern und angelegten Daumen auf dem Bauch, die eine Hand kranial, die andere Hand kaudal des Nabels. Die Hände werden unter guter Anpassung an die Bauchform wechselseitig aneinander vorbeigeführt.

3.1.2.5. Streichungen am Thorax

Die Streichung beginnt am Sternum, die geschlossenen Finger beider Hände liegen hintereinander auf dem kaudalen Ende des Corpus sterni und beginnen dort mit der Streichung, die nach der Größe der Behandlungsfläche immer mehr mit der gesamten Hand ausgeführt wird. Die Streichung verläuft rechts und links über den M. pectoralis major bis zu den Akromien (Abb. 117), von dort wird zum Sternum zurückgestrichen. Es folgt die Ausstreichung der Rippenbögen (Abb. 118). Dabei werden die Hände mit Fingerspitzenführung rechts und links nach dorsal geführt und gleiten unter geringerem Druck nach medial zurück.

Bei einer abgewandelten Form liegen die Finger hintereinander im „Plättgriff" auf dem kaudalen Ende des Corpus sterni. Es erfolgt die Streichung rechts und links über den M. pectoralis major bis zu den Acromien. Hier werden die Hände umgedreht, und die Handflächen ziehen zum Sternum zurück. Die Ausstreichung der Rippenbögen erfolgt wie oben beschrieben.

> Es ist zweckmäßig, alle Thoraxstreichungen atemrhythmisch durchzuführen, d. h., das Ausstreichen erfolgt mit größerem Druck während der Ausatmung, das Zurückstreichen mit geringerem Druck während der Einatmung.

3.1.2.6. Streichungen an Gesicht und Kopf

Streichungen in drei Teilen über das Gesicht. Der Behandler sitzt am Kopfende der Bank und arbeitet mit den Fingern beider Hände. Die Finger werden an der Stirnmitte aufgesetzt (die Kleinfingerseiten liegen parallel zu den Augenbrauen) und streichen mit leichtem Druck nach rechts und links zu den Schläfen. Man beschreibt im Bereich der Schläfen einen kleinen Kreis und streicht ohne Druck über die Jochbögen zur Nasenwurzel. Von dort wird

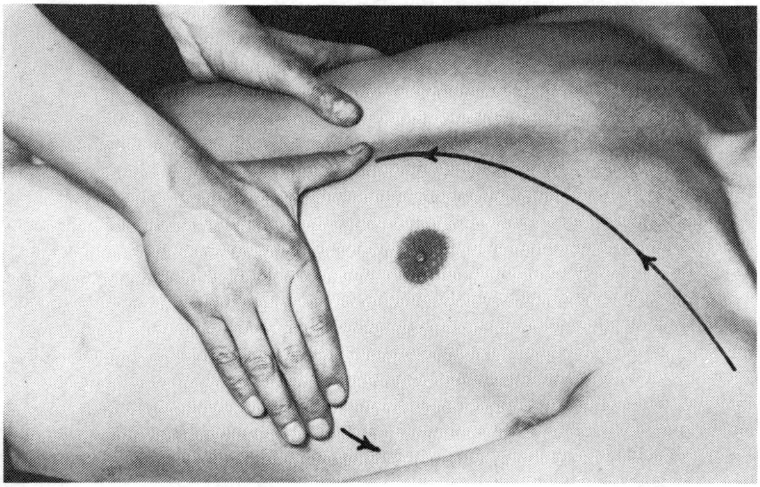

Abb. 118
Ausstreichung der Rippenbögen

mit käftigem Druck zu den Schläfen zurückgestrichen. Danach gleiten die Finger drucklos entlang des Unterkiefers bis zur Kinnmitte, die Zeigefinger oberhalb, die Mittel- und Ringfinger unterhalb des Kinns. Das Zurückstreichen zu den Schläfen erfolgt mit stärkerem Druck.

Streichung über den M. frontalis. Die Ausgangsstellung der Hände ist wie oben beschrieben. Die Finger streichen abwechselnd von den Augenbrauen zum Haaransatz.

> Es wird betont langsam gearbeitet.

Streichungen mit beiden Händen in Gabelgriffstellung. Sie werden quer und parallel zum Scheitel durchgeführt.

Streichungen mit beiden Händen parallel zum Scheitel (am sitzenden Patienten). Sie verlaufen von der Stirn über den Kopf, den M. trapezius (Schulterbegrenzung) bis zu den Akromien.

Aufgaben

1. Nennen Sie die verschiedenen Arten der Streichungen und ihre Zielstellung!
2. Üben Sie Streichungen! Achten Sie dabei darauf, daß die Hände der Haut gut anliegen und sich der Körperform anpassen sollen!

3.2. Reibungen

Die Reibungen werden mit großem Druck und schnellem Tempo ausgeführt. Durch den intensiven mechanischen Reiz sollen eine bessere Durchblutung und eine Erwärmung des Gewebes erzielt werden. Reibungen kommen nur dann zur Anwendung, wenn das Gewebe des Patienten nicht gut durchwärmt ist. Sie entfallen, wenn eine erwärmende Maßnahme vor der Massage (z. B. Peloidpackung, ansteigendes Teilbad u. a.) bereits eine bessere Durchblutung erzielte. Es ist zweckmäßig, an Stelle von manuellen Reibungen eine Trockenbürstung oder Reibung mit einem Schwamm oder Frottiertuch vorzunehmen, da diese eine intensivere Wirkung haben.

> Reibungen gehören zu den Hautreizgriffen und müssen mit einer beruhigenden Streichung beendet werden.

Querreibung am Rücken. Der Behandler steht in Grätschstellung neben der Bank. Die Hände werden mit großem Druck und schnellem Tempo aneinander vorbeigeführt und gleiten dabei gleichzeitig von kaudal nach kranial und nach kaudal zurück.

Kreisende Bewegung am Rücken. Ausgangsstellung wie beschrieben. Der Behandler arbeitet mit einer Hand auf der Gegenseite des Rückens. Die Hand wird kaudal angelegt und

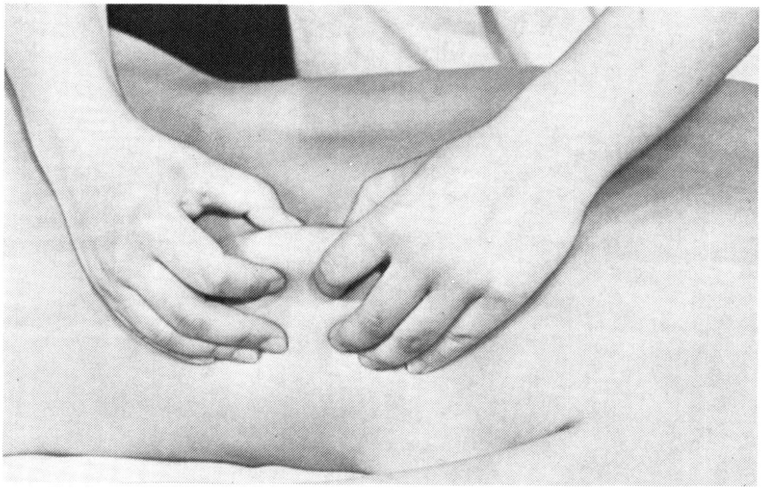

Abb. 119
Rollende
Hautverschiebung

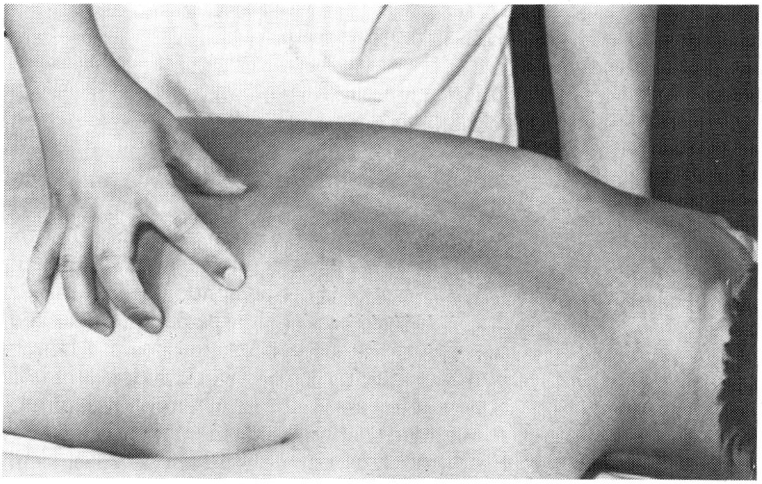

Abb. 120
Kreisende
Hautverschiebung

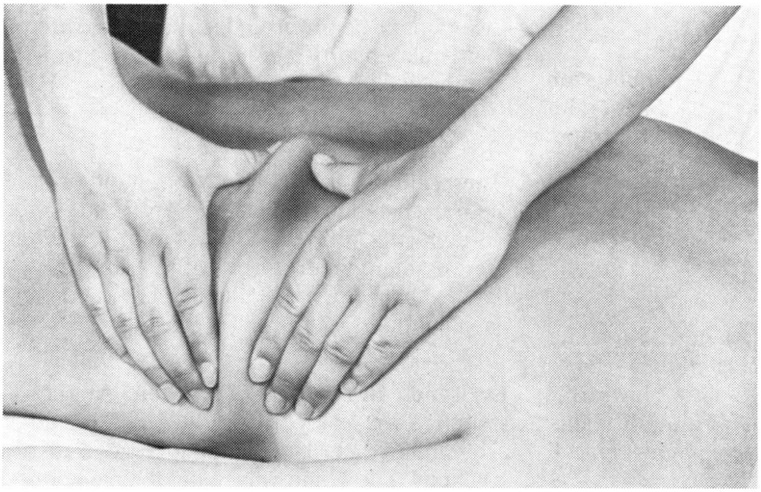

Abb. 121
Parallele
Hautverschiebung

unter Ziehen kleiner Kreise nach kranial und nach kaudal zurückgeführt.

Knöchelreibung am Rücken und Bein. Die Knöchelreibung wird besonders über langen, schmalen Muskeln ausgeführt, z. B. am M. erector spinae, am Tractus iliotibialis, dem M. tibialis anterior.
Der Behandler steht in Schrittstellung neben der Bank. Die arbeitende Hand wird zur Faust geschlossen und die Mittelphalanx des 2. und 3. Fingers am kaudalen bzw. distalen Ende des Muskels aufgesetzt. Unter Ziehen kleiner Kreise reiben die Knöchel schnell und kräftig von kaudal nach kranial bzw. von distal nach proximal und wieder zum Ausgangspunkt zurück.

Längsreibung an den Extremitäten. Der Behandler steht in Schrittstellung neben der Bank. Die Hände liegen mit geschlossenen Fingern und angelegten Daumen nebeneinander am distalen Ende der Extremität. Sie werden mit großem Druck und schnellem Tempo wechselseitig von distal nach proximal und nach distal zurückgeführt. Dabei kann abschnittweise gearbeitet werden, d. h., zuerst werden die Reibungen am Unterschenkel, danach am Oberschenkel ausgeführt.

3.3. Hautverschiebungen

Hautverschiebungen haben die Aufgabe, die Haut gegen die Unterhaut und die Unterhaut gegen die Muskelfaszie verschiebbar zu machen. Sie werden langsam ausgeführt, der Druck richtet sich nach dem Gewebszustand des Patienten. Bei starken Verklebungen wird wegen der großen Schmerzhaftigkeit zuerst mit geringem Druck gearbeitet. Mit dem Nachlassen der Verklebungen kann der Druck verstärkt werden.

Rollende Hautverschiebung (Abb. 119). Diese Art der Hautverschiebung wirkt besonders intensiv. Nach der Ausführungsrichtung (von medial nach lateral und von kaudal nach kranial) steht der Behandler in Grätsch- oder Schrittstellung neben der Bank. Die Hautverschiebung wird mit den Daumen, den Zeige- und Mittelfingern ausgeführt. Der Behandler versucht, zwischen den Daumen und Fingern eine Hautfalte zu fassen. Durch langsames „Vorwärtslaufen" der Zeige- und Mittelfinger werden die Daumen unter Erhaltung der Hautfalte durch das Gewebe gezogen. Es muß darauf geachtet werden, daß sich nur eine Falte bildet. Die Bildung mehrerer Falten weist auf Verklebungen des Gewebes hin, und der Behandler muß versuchen, durch wiederholte Anwendung des Massagegriffs an dieser Stelle das Gewebe verschieblich zu machen.

Kreisende Hautverschiebung (Abb. 120). Sie findet besonders an großen Körperflächen, z. B. dem Rücken, Anwendung. Der Behandler steht in Grätschstellung neben der Bank. Die Hand arbeitet auf der Gegenseite. Die Kuppen der weit gespreizten, in allen Mittel- und Endgelenken gebeugten Finger und des abduzierten Daumens werden auf die Haut aufgesetzt. Die Finger beginnen das Gewebe kreisförmig zu verschieben, während die Daumen unbewegt als Stütze dienen. Es muß darauf geachtet werden, daß die Finger nicht verrutschen, sondern tatsächlich das einmal gefaßte Gewebe verschieben. Durch Versetzen der Hand von kausal nach kranial wird der ganze Rücken durchgearbeitet.

Parallele Hautverschiebung (Abb. 121). Dieser Griff eignet sich ebenfalls für große Körperflächen. Es ist zweckmäßig, ihn am Rücken zu üben. Der Behandler steht in Grätschstellung neben der Bank. Er arbeitet mit beiden Händen auf der Gegenseite. Die Hände werden mit geschlossenen Fingern und weit abgespreizten Daumen nebeneinander parallel zum Beckenkamm angelegt. Das Gewebe wird zwischen den Händen (Druck liegt besonders auf der Handgabel) zu einer Falte zusammengeschoben und weiter auseinandergezogen. Dabei gleiten die Hände gleichzeitig von kaudal nach kranial und nach kaudal zurück. Es ist außerdem möglich, daß Gewebe im Faltenverlauf zu verschieben.
Über der Wirbelsäule wird der Griff so abgeändert, daß die Finger auf der einen Seite, die Daumen auf der anderen Seite neben der Wirbelsäule aufgesetzt werden und dann das Gewebe in der oben beschriebenen Weise verschieben.

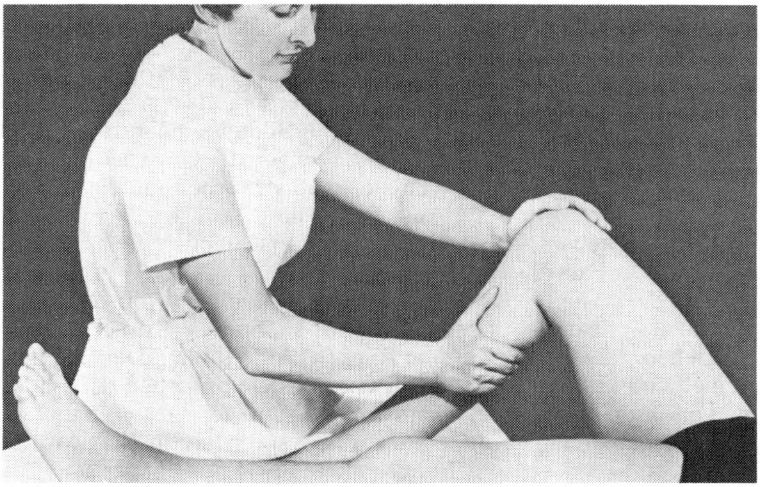

Abb. 122
Abhebende Knetung
am M. gastrocnemius

Bei der rollenden Hautverschiebung darf sich nur eine Hautfalte bilden.
Die Finger dürfen bei der kreisenden Hautverschiebung nicht im Gewebe rutschen.
Bei den parallelen Hautverschiebungen darf das Gewebe nicht zwischen den arbeitenden Händen gequetscht werden.

Aufgaben

1. Erklären Sie die Wirkungsweise der Reibungen und der Hautverschiebungen!
2. Üben Sie Reibungen, und kontrollieren Sie dabei die eigene Atmung!
3. Üben Sie die verschiedenen Arten der Hautverschiebungen!

3.4. Knetungen

Die Knetungen wirken besonders auf die Muskulatur und das Unterhautbindegewebe ein. Sie erzielen in der Tiefe eine verstärkte Hyperämie und verbessern den Abtransport von Stoffwechselprodukten (CO_2 und Milchsäure). Durch eine Bewegung der Muskeln quer zu ihrer Faserrichtung kann die Muskelfunktion verbessert werden. Die Knetungen sollen kräftig, aber nicht schmerzhaft sein. Die richtige Durchführung einer Knetung verlangt eine gute Massagetechnik, die nur durch intensives Üben erreicht werden kann.

3.4.1. Abhebende Knetung

Sie wird an Muskeln ausgeführt, die sich gut umfassen und von ihrer Unterlage abheben lassen, z. B. am M. gastrocnemius, am M. quadriceps femoris, an den Adduktoren des Oberschenkels, am M. biceps brachii, am M. triceps brachii u. a.
Je nach der Größe der Muskulatur wird die abhebende Knetung mit einer Hand, mit beiden Händen oder mit den Fingern durchgeführt. Dabei kann von der einen Form in die andere übergegangen werden, z. B. beim Übergang von der Muskelsehne zum Muskelbauch wechselt man von der Fingerknetung zu der Handknetung über.

Abhebende Knetung mit einer Hand (beschrieben am M. gastrocnemius; Abb. 122). Der Patient liegt in Rückenlage, das Bein wird in Hüfte und Knie angebeugt und angestellt. Der Behandler sitzt distal vom Fuß auf der Massagebank. Die nichtarbeitende Hand liegt am Kniegelenk und verhindert eine Außenrotation des Oberschenkels. Die arbeitende Hand wird von medial um den M. gastrocnemius gelegt. Das Ellenbogengelenk ist leicht gebeugt, der Arm im Schultergelenk abduziert. Die Knetung verläuft in 4 Phasen. In der 1. Phase wird der Muskel von den Fingern und dem Daumen so erfaßt, daß er sich aus seiner Umgebung abhebt und der Hohlhand einfügt. In der 2. Phase erfolgt durch Supinationsstellung der arbeitenden Hand die Dehnung des Muskels quer zu seinem Faserverlauf, da-

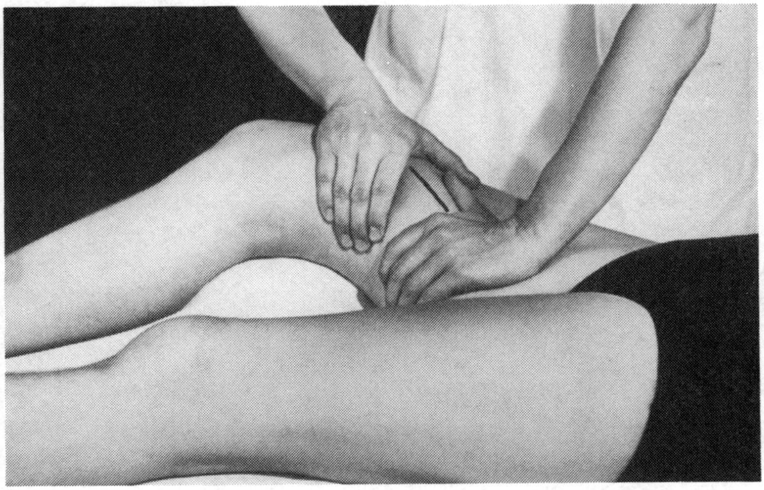

Abb. 123
Abhebende Knetung mit beiden Händen

bei dürfen die Finger nicht über die Haut gleiten. In der 3. Phase wird durch Übergang der arbeitenden Hand aus der Supinations- in die Pronationsstellung der Muskel in die entgegengesetzte Richtung geschoben und ausgepreßt, dabei dürfen Daumen und Daumenballen nicht rutschen. In der 4. Phase gleitet die Hand weiter, dabei erfolgt ein fließender Übergang in die 1. Phase. Es muß darauf geachtet werden, daß die Knetung weich ausgeführt wird, der Griff darf nicht kneifen oder reißen. Man erreicht das, indem immer die gesamte Volarfläche der Hand dem Muskel anliegt und eine Oppositionsbewegung des Daumens und Daumenballens zu den Fingern vermieden wird.

Abhebende Knetung mit beiden Händen (beschrieben an den Adduktoren des Oberschenkels; Abb. 123). Durch Unterlagerung mit einer Knierolle bringt man das Bein des Patienten in eine leichte Beugestellung in Knie- und Hüftgelenk und in eine geringe Außenrotation. Der Behandler steht in Grätschstellung in Höhe des Oberschenkels neben der Bank. Die Hände werden im Gabelgriff auf die Adduktoren gelegt und durch Beugung der Finger- und Daumengelenke der Oberfläche gut angepaßt. Die Knetbewegung erfolgt ähnlich der Einhandknetung. Die Hände befinden sich nur jeweils in einer anderen Phase der Knetung. Während die eine Hand den Muskel abhebt und quer zu seinem Faserverlauf dehnt, preßt ihn die andere Hand aus und gleitet fließend weiter. Dadurch entsteht eine spiralförmige Bewegung, die dem Wringen vergleichbar ist.

Abhebende Knetung mit den Fingern (beschrieben am M. tibialis anterior; Abb. 124). Der Patient liegt auf dem Rücken, seine Beine sind auf eine Knierolle gelagert. Der Behandler steht in Höhe der Unterschenkel des Patienten. Er arbeitet am gegenüberliegenden Bein. Die Daumen liegen parallel zur Tibiakante, die Zeige- und Mittelfinger am lateralen Rand des Muskels. Durch Anbeugen der Fingergrundgelenke und Oppositionsbewegung des Daumens wird der Muskel von seiner Unterlage abgehoben und gefaßt. Während der Daumen der einen Hand den Muskel wegdrückt, ziehen die Finger der anderen Hand den Muskel heran. So entsteht eine wellenförmige Knetbewegung, die den Muskel quer zu seinem Faserverlauf verschiebt. Die Knetung wird fortlaufend ausgeführt.
Die Knetung kommt an Muskeln zur Anwendung, die von geringem Umfang sind, sich aber gut abheben lassen, wie z. B. am M. tibialis anterior, am oberen Rand des M. trapezius und am Unterhautbindegewebe über dem M. erector spinae.

3.4.2. Flächige Knetung

An Muskeln, die nicht so gut abhebbar sind, wie z. B. der M. latissimus dorsi, muß die Knetung flächig ausgeführt werden. Der Bewegungsablauf der flächigen Knetung entspricht

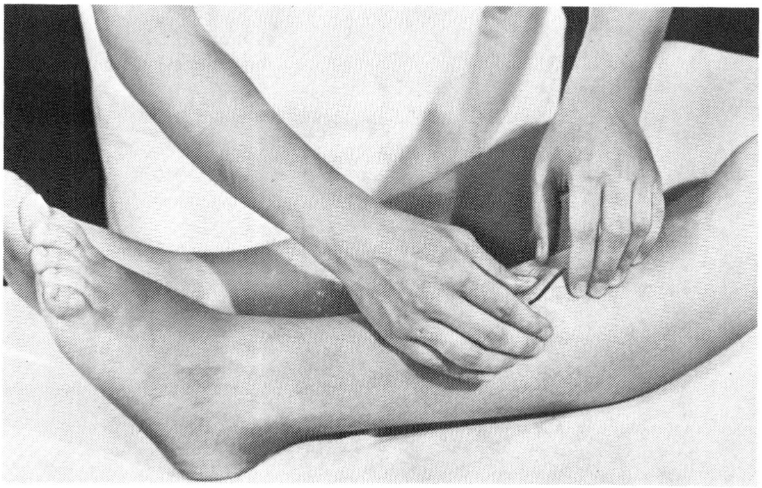

Abb. 124
Abhebende Knetung mit den Fingern

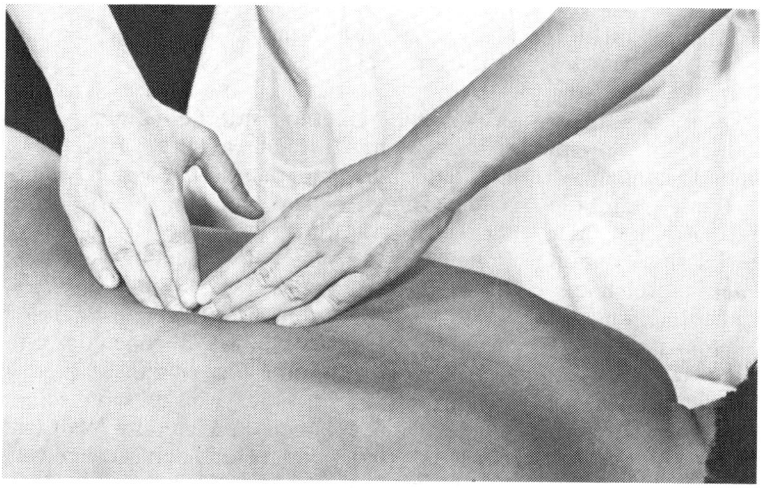

Abb. 125
Anknetung am medialen Muskelrand

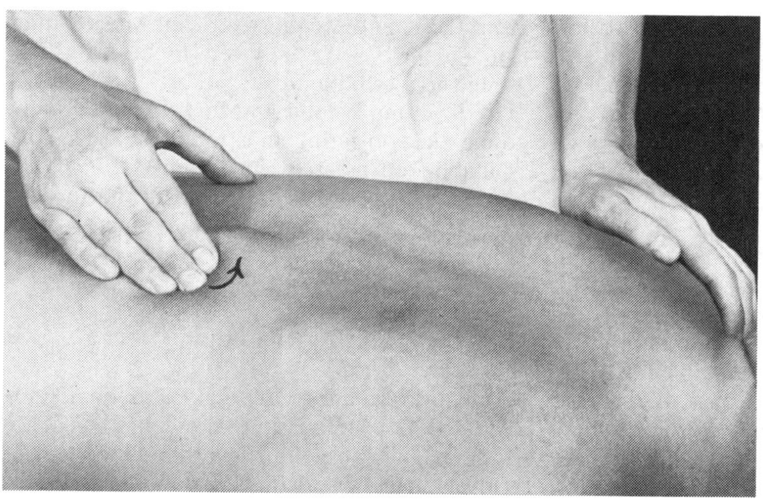

Abb. 126
Anknetung am lateralen Muskelrand

dem der abhebenden Knetung, nur kann der Muskel nicht so gut durchgearbeitet werden.
Für den M. erector spinae, der wegen seiner Lage und Form und wegen seiner vielen langen Sehnen nicht geknetet werden kann, hat sich aus der klinischen Erfahrung die folgende Abwandlung der Knetung entwickelt.

Flächige Knetung mit den Fingern (Anknetung). Der Patient liegt auf dem Bauch, eine starke Lendenlordose wird durch Unterlagerung des Bauches mit einem flachen Kissen ausgeglichen. Der Behandler steht in Grätschstellung neben der Bank. Er arbeitet am medialen und lateralen Muskelrand.
Bei der *Anknetung am medialen Muskelrand* (Abb. 125) arbeitet der Behandler mit dem 3.–5. Finger beider Hände am M. erector spinae der Gegenseite. Die gestreckten Finger werden in der medialen Führungsrinne des Muskels neben den Dornfortsätzen der Wirbelsäule aufgesetzt, die Hände bilden die Verlängerung der Unterarme. Die Finger verschieben den Muskel auf seiner knöchernen Unterlage nach lateral. Unter Verringerung des Drucks, ohne den Kontakt zum Muskel zu verlieren, gleiten die Finger ein Stück weiter nach kranial, um den Muskel erneut zu verschieben. So wird der Muskel abschnittweise von kaudal nach kranial bearbeitet. Es ist günstig, die Anknetung in der Ausatemphase des Patienten vorzunehmen, da sich dann der Muskel wegen seiner verringerten Dehnungsspannung besser verschieben läßt.
Bei der *Anknetung am lateralen Muskelrand* (Abb. 126) arbeitet der Behandler am M. erector spinae der Gegenseite. Er legt seine Hand flach über der Wirbelsäule an, so daß die Fingerkuppen der 3.–5. Finger am lateralen Muskelrand liegen. Während man die Fingerspitzen unter den Muskelrand schiebt, wird der Muskel nach medial gezogen und abschnittweise nach kranial bearbeitet.

Die Finger dürfen nicht im Gewebe rutschen, da sonst kein Dehn- und Verschiebeeffekt erzielt wird.

Die Anknetungen entsprechen in ihrer Wirkung den Knetungen.

Aufgaben

1. Erläutern Sie die Wirkungsweise der Knetungen!
2. Üben Sie alle Arten der Knetungen, und achten Sie dabei auf die richtige Kraftübertragung vom Rumpf über die Arme auf die Hände und auf eine ökonomische Körperhaltung an der Bank!

3.5. Zirkelungen

Die Zirkelungen dienen der gezielten Behandlung einzelner Muskelabschnitte. Sie können nur angewendet werden, wenn das oberflächliche Gewebe durch die Massage vorher aufgelockert wurde und gut durchblutet ist. Das Tempo ist langsam, der Druck richtet sich nach dem Gewebszustand und der Schmerzverträglichkeit des Patienten.

Handwurzelzirkelung. Man wendet sie bei schwer abhebbarer, flächiger Muskulatur an und kann sie gut am M. erector spinae üben. Die Ausführungsrichtung verläuft von kaudal nach kranial. Mit dem Daumenballen werden kreisförmige Bewegungen zur Knochenkante hin ausgeführt, die mit anschwellendem Druck immer mehr in die Tiefe des Gewebes gehen. Die kreisförmige Bewegung darf nicht zu groß ausgeführt werden, um nicht nur die Unterhaut gegen die Faszie zu verschieben. Man kann die Zirkelung statisch und fortlaufend ausführen. Bei der fortlaufenden Durchführung wird der Daumenballen unter Erhaltung des Hautkontakts drucklos ein Stück weiter nach kranial geschoben, um dort erneut in die Tiefe zu zirkeln.
Handwurzelzirkelungen eignen sich gut als Vorbereitungsübungen für die Knetungen.

Fingerzirkelung (Abb. 127). Sie wird mit den Kuppen des 2.–4. Fingers ausgeführt. Alle Fingergelenke sind leicht gebeugt, die Hand bildet die Verlängerung des Unterarms, das Ellenbogengelenk ist gebeugt. Die Finger führen – durch kleine Supinations- und Pronationsbewegungen – kreisförmige Bewegungen aus, die tastend mehr und mehr in die Tiefe geführt werden. Man arbeitet im Tempo langsam und einschleichend, d. h., zuerst wird die Umgebung eines Veränderungsgebietes behandelt, erst später die Veränderung selbst.

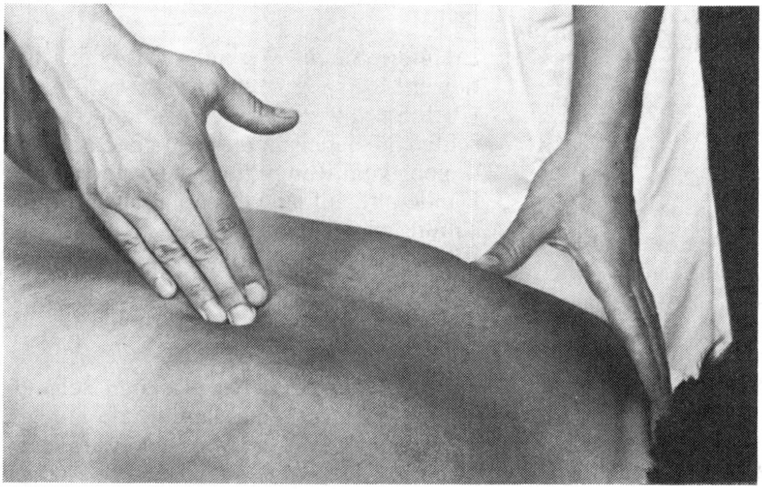

Abb. 127
Fingerzirkelung

Fingerzirkelungen können ebenfalls statisch und fortlaufend durchgeführt werden.

Daumenzirkelung. Daumenzirkelungen sollten nur sparsam angewendet werden, da sie häufig mit zu großem Druck und zu geringem Tasteindruck ausgeführt werden. Deshalb kann es leicht zu einer Überdosierung kommen. Man arbeitet mit der Daumenkuppe, wie bei der Fingerzirkelung beschrieben.

Aufgaben

1. Üben Sie Zirkelungen mit Konzentration auf die Behandlung, um die Tastfähigkeit zu entwickeln!
2. Sagen Sie aus, was man tasten kann!

3.6. Klopfungen – Klatschungen – Hackungen

Diese Anwendungen, auch Tapotements genannt, gehörten zu den „Paradegriffen" des Masseurs. In der Krankenbehandlung sind sie immer mehr in den Hintergrund getreten. Wichtig ist eine sinnvolle, sparsame Anwendung, denn nur so können günstige Wirkungen erzielt werden. Diese Griffe führen in den oberflächlichen und tieferen Schichten zu einer verstärkten Hyperämie. Sie finden ihre Verwendung bei Muskulatur mit herabgesetztem Tonus, da durch die verbesserte Durchblutung gute Voraussetzungen für die Tonussteigerung geschaffen werden. Auf dem Thorax ausgeführt, haben sie eine expektorationsfördernde Wirkung.
Klopfungen – Klatschungen – Hackungen müssen mit lockeren Handgelenken ausgeführt werden. Zum Üben eignet sich der M. glutaeus maximus. Der Patient befindet sich in Bauchlage.

Klopfung. Die Unterarme befinden sich in einer Mittelstellung zwischen Supination und Pronation. Die Handgelenke sind dorsalextendiert, die Finger zu einer lockeren Faust geschlossen. Durch schnellen Wechsel zwischen radialer und ulnarer Abduktion in den Handgelenken werden die Klopfungen über den ganzen Muskel ausgeführt.

Klatschung. Die Handgelenke sind leicht dorsalextendiert. Durch Anbeugen der Finger in den Grundgelenken und loses Anlegen der Daumen bildet man hohle Hände, so daß sich stets ein Luftpolster zur Abminderung des Schlags zwischen den Händen und der Haut des Patienten befindet. Die Hände werden durch einen schnellen Wechsel zwischen Dorsalextension und Volarflexion in den Handgelenken locker auf das Gewebe des Patienten fallen gelassen.
Die Klatschung kann in abgewandelter Form am Thorax durchgeführt werden. Man zieht eine Hand über das Gewebe. Während die Finger im ständigen Gewebskontakt bleiben, wird die Rückhand in schneller Folge angehoben und locker fallen gelassen.

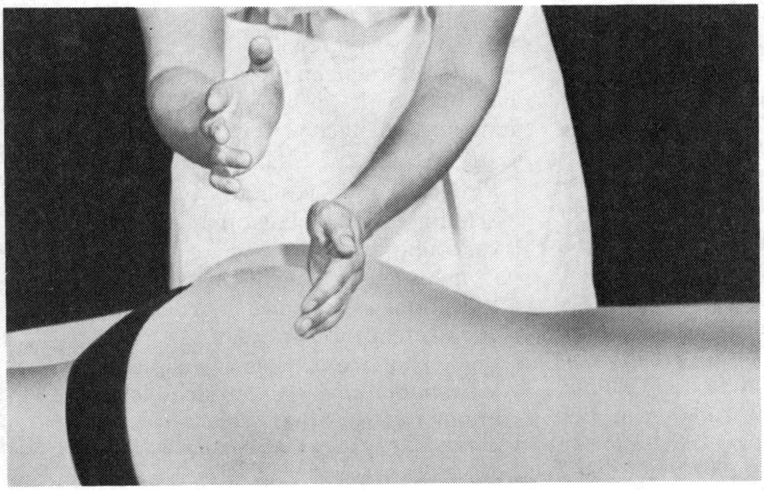

Abb. 128
Hackung

Hackung (Abb. 128). Die Handgelenke bilden die Verlängerung der Unterarme, die Finger sind gestreckt und gespreizt. Mit lockeren Handgelenken schlagen die Kleinfingerkanten auf das Gewebe des Patienten. Die Intensität kann durch den Spannungsgrad der Hand dosiert werden.

3.7. Muskelschüttelungen

Die Muskelschüttelungen gehören zu den lokkernden Massagegriffen.

Manuelle Schüttelung. Sie wirkt direkt am Ort der Ausführung und kann z. B. am M. gastrocnemius, am M. quadriceps femoris, an den Adduktoren des Oberschenkels, am M. biceps brachii, am M. triceps brachii und an den Bauchmuskeln angewendet werden.
Bei der manuellen Schüttelung am M. gastrocnemius befindet sich der Patient in Rückenlage. Das Bein wird angestellt. Der Behandler setzt sich distal des Fußes auf die Massagebank und sichert so die Ausgangsstellung. Von medial legt er die Hand im Gabelgriff um den Muskel. Mit der anderen Hand wird in Höhe des Kniegelenks das Bein fixiert. Durch eine kleine Ab- und Adduktionsbewegung des Armes schüttelt der Behandler den Muskel schnell und rhythmisch hin und her.

Schwingende Schüttelung. Sie wirkt entfernt vom Ort ihrer Ausführung. Durch kleine Gelenkbewegungen, z. B. Ab- und Adduktion sowie Rotation, bringt man die Muskeln in eine schwingende Schüttelung.
Bei der schwingenden Schüttelung des *M. gastrocnemius* ist die Ausgangsstellung wie oben beschrieben. Der Behandler steht in Grätschstellung neben der Bank. Er fixiert das Bein durch Auflegen einer Hand auf den Fußrücken. Die andere Hand führt von der lateralen Knieseite kleine Rotationsbewegungen im Hüftgelenk aus. Die Schüttelung wirkt nicht nur auf den M. gastrocnemius, sondern auch auf die ischiokrurale Muskulatur ein.

Schüttelzug. Er wird für eine Extremität des Patienten durchgeführt.
Beim Schüttelzug *am Bein* liegt der Patient in Rückenlage. Der Behandler steht am Fußende der Bank. Er umfaßt im Flechtgriff die Ferse und führt schüttelnde, rhythmische Bewegungen aus, dabei können Beugung und Streckung, Ab- und Adduktion sowie kreisende Bewegungen im Hüftgelenk ausgeführt werden.

3.8. Erschütterungen

Erschütterungen können als grobe Vibrationen definiert werden. Sie werden wegen ihrer Tiefenwirkung besonders als expektorationsfördernde Maßnahmen am Thorax angewendet. Dabei müssen die Hände dem Thorax gut anliegen, um den Druck von den Armen in die Tiefe übertragen zu können. Gleichzeitig kann man eine Drainagelagerung für den Thorax

durchführen, d. h., der Abfluß aus dem Unter- und Mittellappenbereich muß mechanisch unterstützt werden.
Bei der Erschütterung *über dem Sternum* befindet sich der Patient in Rückenlage. Eine Hand wird flach in Längsrichtung auf das Sternum gelegt. Das Ellenbogengelenk ist gebeugt, das Schultergelenk abduziert. Die andere Hand liegt zur Unterstützung auf der arbeitenden Hand. Durch an- und abschwellenden Druck in die Tiefe werden in der Ausatemphase des Patienten Erschütterungen ausgeführt. Die expektorationsfördernde Wirkung kann durch die Kombination mit Phonationsübungen vergrößert werden. Um den Patienten zu schonen, können Erschütterungen nur über eine kurze Zeitdauer angewendet werden. Außerdem sind Erholungsphasen einzuschalten. Der Behandler kann in dieser Zeit beruhigende Streichungen durchführen.

> Damit trotz relativ großen Kraftaufwands Tastgefühl und Einfühlungsvermögen erhalten bleiben, darf nie mit gestrecktem Arm gearbeitet werden.

Die Dosierung muß vom Reaktionsverhalten des Patienten abgeleitet werden.
Erschütterungen können außerdem an den unteren und dorsalen Thoraxteilen angewendet werden.

3.9. Vibrationen

Unter Vibrationen versteht man feine manuelle Stöße, die eine detonisierende Wirkung auf die Muskulatur haben. Das Beherrschen der Vibrationstechnik stellt große Anforderungen an das Können des Behandlers. Er muß in der Lage sein, Vibrationen so auszuführen, daß bei einem ökonomischen Kraftaufwand optimale Wirkungen erzielt werden.
Zum Erlernen der Vibrationen eignet sich besonders die Bauchdecke. Der Behandler legt seine Hand flach auf die Bauchdecke, das Ellenbogengelenk ist gebeugt, das Schultergelenk abduziert. Durch isometrische Anspannung der Unterarmmuskulatur und des M. brachioradialis wird die Hand in Vibration gebracht. Man muß von Anfang an darauf achten, daß die Vibrationen in die Tiefe gerichtet sind und nicht zu einer seitlichen Verschiebung des Gewebes führen.
Um den Lernenden die Arbeit zu erleichtern, läßt man zuerst gröbere Vibrationen ausführen, die allmählich verfeinert werden.

> Es darf nicht die gesamte Oberarm- und Schultergürtelmuskulatur angespannt und verkrampft werden.
> Es muß gleichmäßig durchgeatmet werden.
> Vibrationen können auch in der Fortbewegung durchgeführt werden.
> Beide Hände werden gleichmäßig beübt.
> Vibrationen sind in unterschiedlicher Frequenz ausführbar.

3.10. Intermittierende Drückungen

Die intermittierenden Drückungen wirken am intensivsten auf den venösen Rückstrom ein. Man führt sei bei gleichzeitiger Entstauungslagerung der Extremität aus. Beide Hände werden ringförmig um die Extremität gelegt, dabei liegen sie an Stellen geringeren Umfangs hintereinander, sonst nebeneinander. Die Finger sind geschlossen und in allen Gelenken leicht gebeugt, die Daumen weit abgespreizt, die Ellenbogengelenke gebeugt und die Schultergelenke abduziert. Unter Beibehalten der Ausgangsstellung wird mit der gesamten Handfläche ein kräftiger Druck in die Tiefe ausgeführt. Danach wird der Druck verringert, ohne daß der Kontakt mit dem Gewebe verlorengeht. Die Hände streichen etwa 1–2 cm nach proximal, um dann erneuten kräftigen Druck auszuführen. Wichtig ist, daß man bei Stauungen stets proximal des Stauungsgebietes beginnt und erst allmählich weiter distal einsetzt.

> Bei Verletzungen oder Erkrankungen der Lymphgefäße mit nachfolgendem Lymphödem sind kräftige klassische Massagegriffe nicht angezeigt, da sie zu einer Hyperämie der Gewebe führen und somit das Ödem verstärken.

Die **Lymphdrainage**, eine Massagemethode, die zuerst von Vodder entwickelt und beschrieben wurde, vermeidet Blutgefäßveränderungen und fördert speziell den Lymphfluß.

Nervale Reize, die über sympathische Steuerungsmechanismen sonst zur Verengung der abführenden Lymphwege führen würden, sind möglichst auszuschalten. Unter diesen Bedingungen vollzieht die völlig andersartige Grifftechnik eine Art Pumpwirkung. Sie darf den normalen Kapillardruck nicht übersteigen und fördert, im Druckwechsel der Herzphasen geführt, die Entstauung ödematöser Gewebe.

Aufgaben

1. Nehmen Sie kritisch zu den Klopfungen, Klatschungen und Hackungen Stellung!
2. Führen Sie die unterschiedlichen Schüttelungen durch, und vergleichen Sie ihre Wirksamkeit!
3. Welche Maßnahmen können zusätzlich zur Expektorationsförderung angewendet werden?
4. Üben Sie Vibrationen, und kontrollieren Sie dabei die Einhaltung der im Lehrbuch angegebenen Punkte!

3.11. Aufbau der Massage

3.11.1. Allgemeine Hinweise

Die einzelnen Massagegriffe werden zu einem Aufbau zusammengestellt. Für den Massageaufbau kann kein Schema gegeben werden, bestimmend für die Zusammenstellung der Handgriffe und für die Dauer der Behandlung sind:

- der Befund,
- das Behandlungsziel.

Der geübte Behandler wird seine Massage dementsprechend individuell aufbauen. Nur für den Lernenden ist das Schema zuerst verbindlich. Trotzdem gibt es einige **allgemeine Regeln**, die in jedem Massageaufbau eingehalten werden.

- Man arbeitet zuerst flächig, dann gezielt.
- Um tiefer gelegene Gewebsschichten behandeln zu können, müssen erst die oberflächlichen Schichten freigearbeitet werden.
- Die Massage wird nach der Dauer der Durchführung und nach dem Kraftaufwand dosiert. Man wird am Anfang einer Behandlungsserie kürzere Zeit und weniger intensiv behandeln und steigert allmählich, je nach zunehmender Verträglichkeit.
- Man versucht, die vorgefundenen Körperdeckenveränderungen des gesamten Segmentgebietes zu beseitigen, da bekanntlich reflektorische Wechselbeziehungen zwischen den Gewebsschichten eines Segments bestehen und eine einseitige Beseitigung die Wirksamkeit der Massage stark beeinträchtigt. Chronische, reaktionsträge Veränderungen können dabei intensiver behandelt werden als solche, die akut im Verlauf einer Erkrankung zur Ausbildung gekommen sind.
- Die Massage darf keine Schmerzen verursachen.
- Man beginnt jede Massage mit einer einleitenden Streichung, führt während der gesamten Behandlung nach intensiven und reizenden Griffen beruhigende Streichungen aus und beendet die Massage mit einer Streichung.

Die Zusammenstellung des Behandlungsaufbaus wird von der vorwiegenden therapeutischen Anwendung der einzelnen Griffe bestimmt. Die oben beschriebenen allgemeinen Regeln (z. B. das Einfügen von Streichungen) werden in der Darstellung der einzelnen Behandlungen nicht mehr erwähnt.

> Der Patient muß nach jeder Behandlung ruhen, um die Reaktionen auf die gesetzten Reize langsam abklingen zu lassen. Sofortiges Aufstehen des Patienten kann zu Unverträglichkeitserscheinungen oder zumindest zur Verringerung der Wirkung der Massage führen.

Zum Abschluß der allgemeinen Hinweise soll etwas zur Verwendung von Gleitmitteln gesagt werden. Wir sind der Meinung, daß diese gar nicht oder nur sehr sparsam verwendet werden sollen, da durch sie die Wirkung der Massagegriffe erheblich verringert wird. Ihre Anwendung richtet sich stets nach der Hautbeschaffenheit des Patienten. So kann der Behandler bei schwitzenden Patienten oder bei Patienten mit starker Behaarung ein Gleitmittel auf seinen Händen verreiben. Günstig ist die Verwendung von Talkumpuder. In geringen Mengen angewendet, erhöht er die Gleitfähigkeit der Hände, ohne daß die Tastfähigkeit verlorengeht. Bei feuchter Haut des Patienten sind Öle und Fette als Gleitmittel besser geeignet. Sie verringern aber die Tastfähigkeit, deshalb müssen sie sehr sparsam verwendet werden. (Rückstände von der Haut des Patienten entfernen, um nicht die Kleidung zu verschmutzen.)

Aufgaben

1. Wiederholen Sie die allgemeinen Hinweise für den Massageaufbau, und erarbeiten Sie Beispiele dafür!
2. Erklären Sie, welche Zustandsänderungen in der Haut, im Bindegewebe, im Muskel und am Periost gefunden werden können!

3.11.2. Aufbau der Teilmassagen

3.11.2.1. Behandlung der Dorsalseite des Körperstamms

Abgrenzung des Arbeitsgebiets

Dorsal-kaudal: Beckenkamm, Kreuzbein.
Dorsal-kranial: oberes Ursprungsgebiet des M. trapezius.

Anteile im Arbeitsgebiet

Knöchern: Kreuzbein, Beckenkamm, WS, Rippen, Schulterblätter, Hinterhauptsbein.
Muskulär: Ursprungsgebiet des M. glutaeus maximus et medius, M. latissimus dorsi, M. erector spinae, M. trapezius, M. teres major. M. infraspinatus, M. levator scapulae, Mm. rhomboides, tiefe Nackenmuskulatur.

Lagerungsmöglichkeiten

Bauchlage des Patienten, zur Nackenbehandlung evtl. Sitz.

Behandlungsaufbau

Die Behandlung erfolgt abschnittsweise. Sie beginnt am M. erector spinae, es folgen der M. latissimus dorsi, der M. trapezius und die Umgebung des Schulterblattes, abschließend wird die Nackenmuskulatur behandelt.
Es ist günstig, zuerst die eine, danach die andere Rückenseite zu behandeln.

Arbeit am *M. erector spinae*
- Streichung entlang des Beckenkamms,
- dehnende Streichung über dem Kreuzbein und an seinem lateralen Rand,
- dehnende Streichung entlang des Beckenkamms,
- rollende Hautverschiebung über dem Kreuzbein und entlang des Beckenkamms,
- Fingerzirkelung in diesem Gebiet,
- Streichung über den M. erector spinae,
- rollende Hautverschiebung quer und längs zum Muskel,
- dehnende Streichung am M. erector spinae von kaudal nach kranial (bei Gewebsveränderungen abschnittsweise arbeiten),
- abhebende Fingerknetung des Unterhautgewebes über dem Muskel,
- Handwurzelzirkelung,
- Anknetung am medialen und lateralen Muskelrand,
- Fingerzirkelung.

Arbeit am *M. latissimus dorsi*
- Flankenstreichung über dem M. latissimus dorsi,
- parallele oder kreisende Hautverschiebung über dem Muskel,
- rollende Hautverschiebung im Muskelverlauf und an den Rändern,
- flächige Knetung mit beiden Händen, die im Bereich der hinteren Achselfalte in eine abhebende Knetung übergeht,
- dehnende Streichung an den Muskelrändern und im Muskelverlauf,
- Fingerzirkelung in diesem Gebiet.

Arbeit am *M. trapezius* und um das *Schulterblatt*
- Streichung über den M. trapezius,
- rollende Hautverschiebung im Muskelverlauf, einschließlich dem querverlaufenden Teil und an den Schulterblatträndern,
- dehnende Streichung, besonders am Muskelrand des aufsteigenden und querverlaufenden Teils, an den Schulterblatträndern, auf dem Schulterblatt,
- Handwurzelzirkelung und Fingerzirkelung am aufsteigenden Teil des Muskels und an der hinteren Achselfalte,
- Fingerzirkelung an die Schulterblattränder heran, über dem Schulterblatt und unter dem unteren Schulterblattwinkel (Abb. 129).

Arbeit an der *Nackenmuskulatur*
- Streichung am absteigenden und querverlaufenden Teil des M. trapezius,
- rollende Hautverschiebung von der Vertebra prominens bis zur Nackenlinie (parallel zur WS) und über die Schulterbegrenzung,
- dehnende Streichung um die Vertebra pro-

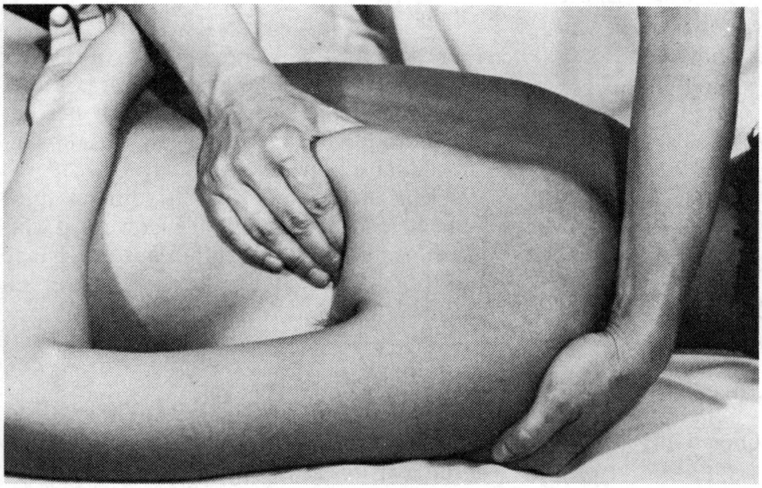

Abb. 129
Arbeit am Schulterblatt

minens, von dort zum Hinterhauptsbein, über und unter die Spina scapulae, von Mastoid zu Mastoid,
- abhebende Hand- und Fingerknetung vom Akromion bis zum Hinterhauptsbein,
- Handwurzelzirkelung von der Vertebra prominens parallel zur WS bis zum Hinterhauptsbein und vom Akromion bis dorthin,
- Fingerzirkelung in den bei dehnenden Streichungen angegebenen Gebieten,
- Vibration über das gesamte Nackengebiet.

Arbeit an der *Nackenmuskulatur* aus *Rückenlage* des Patienten
- Dehnende Streichungen neben der WS bis zum Hinterhauptsbein, entlang der Nackenlinie bis zum Mastoid, um die Vertebra prominens, quer über den gesamten Muskelverlauf und von der Vertebra prominens bis zur Schulter,
- tangentiale Dehnung am Trapeziusrand,
- Handwurzelzirkelung,
- Fingerzirkelung in den Gebieten, die dehnend gestrichen wurden,
- Knöchelstreichung von der Nackenlinie bis zur Schulter,
- abschließende Streichung im Gabelgriff (der Kopf des Patienten ist zur anderen Seite gedreht) bis zur Schulter, Druck auf die Schulter nach kaudal.

> Zirkelungen dürfen nicht auf evtl. angeschwollenen Lymphknoten, die im Nackenbereich zahlreich lokalisiert sind, ausgeführt werden.

Aufgaben

1. Wiederholen Sie Ursprung, Ansatz und Funktion der behandelten Muskeln!
2. Erarbeiten Sie Unterscheidungsmerkmale von Myogelosen und Lymphknoten!

3.11.2.2. Behandlung des Thorax

Abgrenzung des Arbeitsgebietes

Dorsal-kaudal: Beckenkamm.
Dorsal-kranial: Nackenlinie.
Ventral-kaudal: Bauch.
Ventral-kranial: Hals.

Anteile im Arbeitsgebiet

Dorsal-knöchern: WS, Rippen, Schulterblätter.
Dorsal-muskulär: M. erector spinae, M. latissimus dorsi, Mm. intercostales, M. trapezius, M. teres major, M. infraspinatus, M. levator scapulae, Mm. rhomboides, tiefe Nackenmuskulatur.
Ventral-knöchern: Rippen, Brustbein, Schlüsselbeine.
Ventral-muskulär: Bauchmuskulatur, Interkonstalmuskulatur, M. sternocleidomastoideus.

Lagerungsmöglichkeiten

Bauchlage – Seitlage – Sitz – Rückenlage mit erhöhtem Oberkörper des Patienten.

Die Wahl der Lagerung wird durch den Zustand des Patienten bestimmt.

Behandlungsaufbau für die Dorsalseite

Der Aufbau ist der Behandlung der Dorsalseite des Körperstamms stehr ähnlich, man konzentriert sich bei der Arbeit aber besonders auf die Interkostalmuskulatur und auf die Ursprungs- und Ansatzgebiete sowie Sehnen der übrigen Muskulatur.

Behandlungsaufbau für die Ventralseite

- einleitende Streichung über den gesamten vorderen Thorax,
- Weiterbehandlung der gegenüberliegenden Thoraxseite,
- Streichung über den Rippenbogen von lateral zum Sternum,
- Streichung im Verlauf des M. pectoralis major vom Sternum zum Akromion,
- rollende Hautverschiebung am unteren Rippenrand und über den Rippenbogen von medial nach lateral,
- dehnende Streichung in den unteren Interkostalräumen,
- Fingerzirkelung in diesem Gebiet
- dehnende Streichung über dem Sternum längs und quer (bis ins parasternale Gewebe),
- Fingerzirkelungen in diesem Gebiet,
- dehnende Streichung in den oberen Interkostalräumen,
- Handwurzelzirkelung am M. pectoralis major (vordere Achselfalte),
- Fingerzirkelung in den Interkostalräumen, kaudal der Klavikula, an der vorderen Achselfalte (zur Achselhöhle zu und von der Achselhöhle aus),
- dehnende Streichung am M. sternocleidomastoideus,
- Fingerzirkelung an seinem Ursprung (kranial der Klavikula, Fossa jugularis), Ansatz und Rändern.

Am M. sternocleidomastoideus muß weich und vorsichtig gearbeitet werden.

- eine Vibration im Bereich des gesamten Thorax schließt die Behandlung ab,
- Abschlußstreichung.

Aufgaben

1. Erarbeiten Sie selbständig den Aufbau für die Behandlung der dorsalen Thoraxseite!
2. Begründen Sie, warum man sich bei der Behandlung besonders auf die Interkostalmuskulatur konzentriert!
3. Welche Maßnahme müßte durchgeführt und welche Griffe müßten angewendet werden, wenn ein Sekretabfluß aus der Lunge und dem Bronchialbaum erreicht werden soll?

3.11.2.3. Behandlung des Bauches

Abgrenzung des Arbeitsgebietes

Kaudal: Beckenkamm, Symphyse.
Kranial: Rippenbogen.

Anteil am Arbeitsgebiet

Knöchern: Symphyse, Beckenkamm, Rippenbogen, Brustbeinspitze.
Muskulär: M. rectus abdominis, M. transversus abdominis, M. obliquus abdominis externus et internus.

Lagerungsmöglichkeiten

Rückenlage des Patienten.

Die Knie müssen ausreichend hoch unterlagert werden, um eine Dehnungsspannung der Muskulatur zu vermeiden.

Behandlungsaufbau

- Streichung,
- evtl. kreisende Hautverschiebung (abhängig vom Gewebstastbefund),
- dehnende Streichung am M. rectus abdominis und M. obliquus abdominis externus vom Nabel ausgehend in Richtung der kranialen und kaudalen Lymphabflußbahnen,
- abhebende Knetung mit beiden Händen des Unterhautgewebes über dem M. rectus abdominis,
- Handwurzelzirkelung,
- Fingerzirkelung am M. rectus abdominis (lateraler Rand und Ursprungsgebiet) und an den Mm. obliqui abdominis (bes. Ursprungs- und Ansatzgebiet),
- Abschlußstreichung, evtl. Vibration.

Trotz intensiver Behandlung soll nicht mit starkem Druck in die Tiefe gearbeitet werden, um die inneren Organe zu schonen (Ausnahme: Kolonbehandlung).

Aufgaben

1. Wiederholen Sie Ursprung, Ansatz und Funktion der Bauchmuskulatur!
2. Nennen Sie die inneren Organe, die durch die Behandlung beeinträchtigt werden können!

3.11.2.4. Behandlung des Beckengürtels und der unteren Extremität

Abgrenzung des Arbeitsgebiets

Kranial: Beckenkamm, Kreuzbein.
Lateral: ventraler Rand des mittleren und kleinen Gesäßmuskels.
Kaudal: Fuß.

Anteile am Arbeitsgebiet

Knöchern: Beckenkamm, Kreuzbein, Steißbein, Trochanter major, Tuber ischiadicum, Femurschaft, Patella, Tibia, Fibula, Fuß- und Mittelfußknochen, Zehenknochen.
Muskulär: M. glutaeus maximus, medius et minimus, M. quadriceps, M. sartorius, Adduktoren, M. biceps femoris, Semimuskeln, Tractus iliotibialis, M. tibialis anterior, M. fibularis longus, M. gastrocnemius et soleus, lange und kurze Zehenbeuger und -strecker.

Lagerungsmöglichkeiten

Nach Zielstellung: Rückenlage – Seitlage – Bauchlage.

Behandlungsaufbau

Er wird vom Krankheitsbild bestimmt. Wir beschreiben eine vom Beckengürtel zum Fuß absteigende Behandlung.

Die Massage- und Druckrichtung verlaufen zentripetal (Ausnahme: durchblutungsanregende Massage).
Es wird abschnittweise gearbeitet, d. h.: Beckengürtel-Oberschenkel-Unterschenkel-Fuß oder
Fuß-Unterschenkel-Oberschenkel.

Behandlung des Beckengürtels
(Bauchlage des Patienten)

Arbeit am *M. glutaeus maximus*
- einleitende Streichung am M. glutaeus maximus,
- kreisende Reibung,
- Hautverschiebung rollend am Beckenkamm und/oder parallel und kreisend über das gesamte Gebiet,
- dehnende Streichung vom Kreuzbein über den Beckenkamm bis zum Trochanter major, von dort quer durch den Gesäßmuskel zur Analfalte zurück, entlang der Analfalte und queren Gesäßfalte bis zum Trochanter major,
- abhebende Knetung mit beiden Händen abschnittsweise von lateral nach medial,
- Handwurzelzirkelung,
- Fingerzirkelung am Kreuzbein, Steißbein, Beckenkamm, in der Muskelmasse, am Trochanter major, im Verlauf der queren Gesäßfalte, an den Ursprüngen der Oberschenkelmuskulatur,
- Abschlußstreichung.

Behandlung des Oberschenkels
(Bauchlage des Patienten)

Arbeit am *M. biceps femoris* und den *Semimuskeln*
- Streichung der Oberschenkelrückseite,
- parallele Hautverschiebung,
- dehnende Streichung an den Muskelrändern und -sehnen,
- flächige Knetung mit beiden Händen,
- Handwurzelzirkelung,
- Fingerzirkelung an den Muskelrändern und -sehnen.

Arbeit am *M. quadriceps*
(Rückenlage des Patienten)
- Streichung des Muskels,
- parallele Hautverschiebung,
- dehnende Streichung im Muskelverlauf und an den Rändern, bes. im Adduktorenkanal,
- abhebende Knetung mit beiden Händen,
- Handwurzelzirkelung,
- Fingerzirkelung, bes. an den Rändern und Sehnen.

Arbeit am *Tractus iliotibialis*
- Knöchelstreichung,
- parallele Hautverschiebung,
- dehnende Streichung,
- Handwurzelzirkelung,
- Fingerzirkelung.

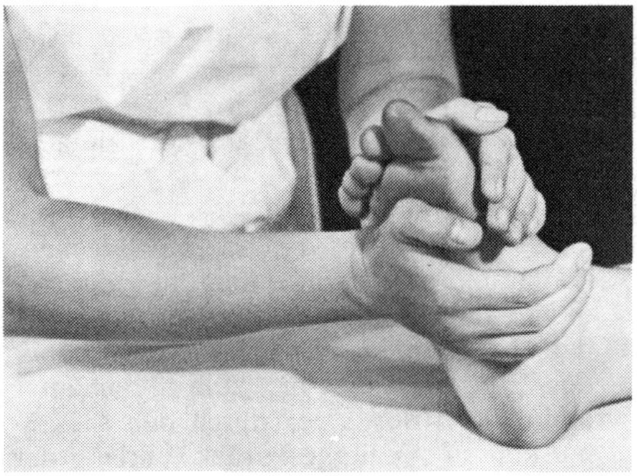

Abb. 130 Handwurzelzirkelung an der Dorsal- und Plantarseite der Zehengrundgelenke

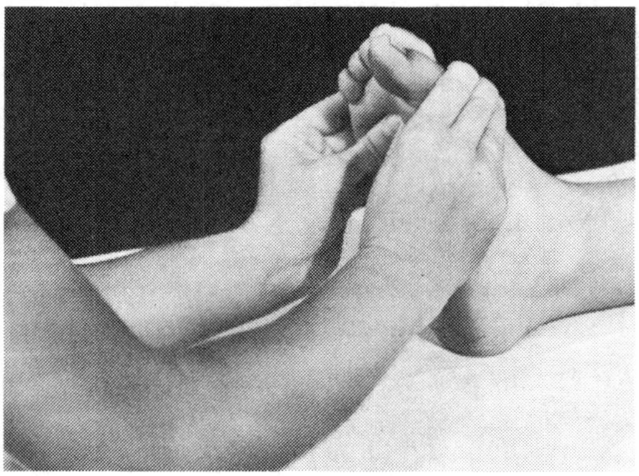

Abb. 131 Dehnung der Zehengrundgelenke

Arbeit an den *Adduktoren*
Zur Behandlung der Adduktoren wird das Bein im Hüftgelenk leicht außenrotiert und im Kniegelenk etwa 45° gebeugt. Man gibt zur Unterstützung ein Lagerungskissen oder eine Knierolle unter die Kniekehle.
- Streichung der Adduktoren,
- kreisende Hautverschiebung,
- abhebende Knetung mit beiden Händen,
- Fingerzirkelung an den Muskelrändern und im Bereich des Ansatzes.

Behandlung des Unterschenkels
(Rückenlage des Patienten)

Arbeit am *M. tibialis anterior* und *M. fibularis longus*
- Streichung,
- parallele Hautverschiebung,
- dehnende Streichung an den Muskelrändern,
- abhebende Knetung mit den Fingern (evtl. vorher manuelle Schüttelung),
- Handwurzelzirkelung,
- Fingerzirkelung bes. im Bereich der Übergänge der Muskeln in die Sehne und zwischen den Muskeln.

Arbeit am *M. gastrocnemius*
(bei angestelltem Bein des Patienten)
- Streichung,
- abhebende Knetung mit einer Hand,
- Handwurzelzirkelung,
- Fingerzirkelung, bes. im Bereich der Achillessehne und an den im Muskelbereich gefundenen Verspannungen,
- evtl. können Muskelschüttungen und Vibrationen in die Behandlung eingebaut werden.

Die Behandlung des M. gastrocnemius aus der Bauchlage des Patienten ist intensiver.

Behandlung des Fußes
- Einleitende Streichung,
- Längs- und Querreibung,
- dehnende Streichung entlang der Sehnen des M. extensor hallucis longus, des M. extensor digitorum longus und des M. fibularis tertius von den Zehengrundgelenken nach proximal,
- dehnende Streichung über die Fußsohle (etwa 4 Striche) von der Ferse zu den Zehengrundgelenken ausgeführt,
- dehnende Streichung an den Fußrändern und um die Knöchel,
- Handwurzelzirkelung an der Fußsohle,
- Handwurzelzirkelung gleichzeitig an der Dorsal- und Plantarseite in Höhe der Zehengrundgelenke (Abb. 130),
- Fingerzirkelung in den Gebieten, die dehnend gestrichen wurden,
- abschließender dehnender Griff im Bereich der Zehengrundgelenke (Abb. 131),
- Abschlußstreichung über das ganze Bein.

Aufgaben

1. Nennen Sie die Möglichkeiten der unterschiedlichen Beeinflussung des Kreislauf- und Lymphsystems bei der Behandlung der unteren Extremität!
2. Begründen Sie, warum im Bereich des Adduktorenkanals vorsichtig gearbeitet werden muß!

3.11.2.5. Behandlung des Schultergürtels und der oberen Extremität

Abgrenzung der Arbeitsgebiete

Dorsal-kaudal: unterer Schulterblattwinkel.
Dorsal-kranial: Ursprung der absteigenden Fasern des M. trapezius.
Lateral: hintere und vordere Achselfalte.
Ventral-kaudal: Ursprungsgebiet der Pars abdominalis des M. pectoralis major.
Ventral-kranial: Schlüsselbeine.
Distal: Hand, einschließlich Finger.

Anteile im Arbeitsgebiet

Schultergürtel
Dorsal-knöchern: WS, Schulterblätter, Rippen.
Dorsal-muskulär: M. trapezius, M. latissimus dorsi, M. levator scapulae, M. rhomboideus, M. supraspinatus, M. teres major, M. deltoideus.
Lateral-muskulär: M. serratus anterior.
Ventral-knöchern: Schlüsselbeine, obere Rippen, Brustbein.
Ventral-muskulär: M. pectoralis major.

Oberarm
Knöchern: Oberarmschaftknochen.
Muskulär: M. biceps brachii, M. triceps brachii, M. brachialis.

Unterarm
Knöchern: Elle, Speiche.
Muskulär: M. pronator teres, M. brachioradialis, M. palmaris longus, Extensoren und Flexoren der Hand und der Finger, M. abductor pollicis longus, M. extensor pollicis brevis.

Hand
Knöchern: Handwurzelknochen, Mittelhandknochen, Fingerknochen.
Muskulär: M. abductor digiti minimi, M. flexor digiti minimi, Mm. lumbricales, Mm. interossei palmares, Mm. interossei dorsales.

Lagerungsmöglichkeiten

Bauchlage – Rückenlage – Sitz.

Behandlungsaufbau

Es sind eine absteigende Behandlungsform und eine aufsteigende Behandlungsform möglich; man richtet sich dabei nach dem Krankheitsbild.

In den folgenden Ausführungen wird eine absteigende Behandlungsform beschrieben.

Behandlung des Schultergürtels
Siehe entsprechende Anteile aus 3.11.2.1. und 3.11.2.2.

Behandlung des Oberarms
Bauchlage des Patienten, der Arm ist im Schultergelenk 90° abduziert, der Unterarm hängt von der Bank herunter.
Arbeit am *M. deltoideus*
- Streichung,
- rollende Hautverschiebung,
- dehnende Streichung an der dorsalen Begrenzung des Muskels und im Bereich der Gelenkkapsel,
- abhebende Knetung mit beiden Händen,
- Handwurzelzirkelung,
- Fingerzirkelung.

Arbeit am *M. triceps brachii*
- Streichung über den M. triceps brachii,
- evtl. parallele Hautverschiebung,
- dehnende Streichung, bes. an den Faszienrändern,
- abhebende Knetung mit beiden Händen,
- Handwurzelzirkelung,
- Fingerzirkelung.

Rückenlage des Patienten
- Dehnende Streichung im Bereich der ventralen Begrenzung des M. deltoideus,
- Fingerzirkelung in diesem Gebiet.

Arbeit am *M. biceps brachii*
- Streichung über den M. biceps brachii,
- dehnende Streichung, bes. an den Faszienrändern,
- abhebende Knetung mit einer Hand,

Abb. 132 Dehnung der Volarseite der Hand

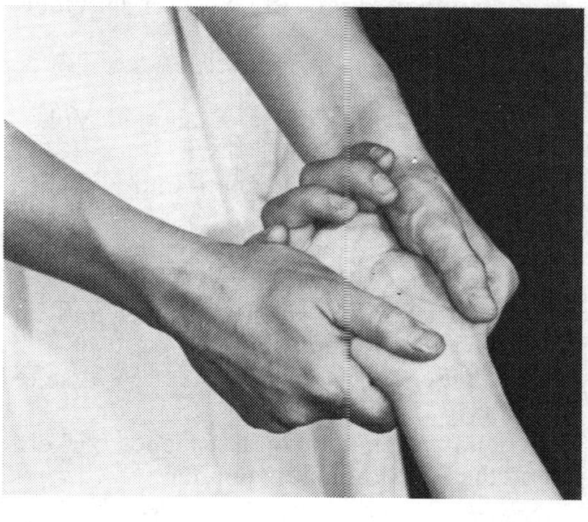

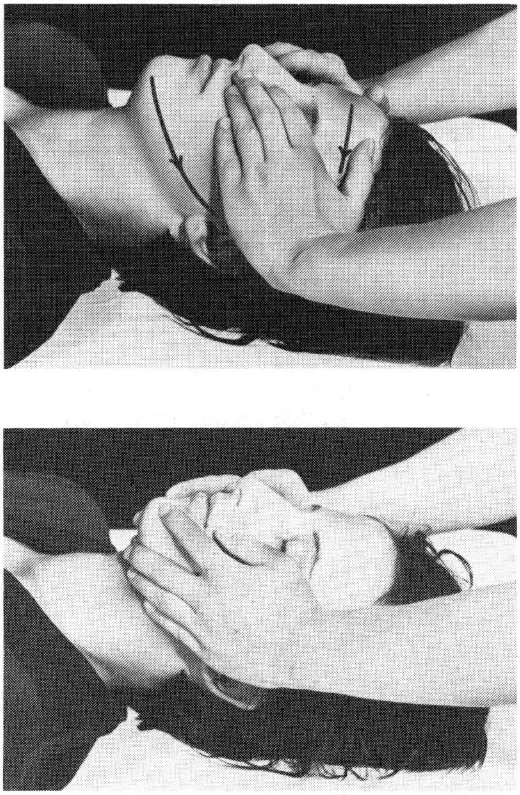

Abb. 133 a u. b Einleitende Streichungen im Gesicht

- Handwurzelzirkelung,
- Fingerzirkelung.

Behandlung des Unterarms
Man behandelt am Unterarm die dorsale, die radiale und die volare Muskelgruppe in derselben Reihenfolge der Griffe, wie bei der Oberarmbehandlung beschrieben.

Behandlung der Hand
- Ausstreichen von der Dorsal- und Volarseite,
- Fingerknetung des Daumen- und Kleinfingerballens,
- dehnende Streichung entlang aller Sehnen und im Bereich der Palmaraponeurose,
- Fingerzirkelung in diesem Gebiet und im Bereich aller Gelenke,
- abschließende Dehnung der Volarseite (Abb. 132),
- an den Fingern kann man streichen, zirkeln und die Schwimmhäute dehnen.

Aufgaben

1. Erarbeiten Sie den Behandlungsaufbau für den Schultergürtel!
2. Welche unerwünschten Reaktionen können bei der Schultergürtelbehandlung auftreten, und wie kann man sie beseitigen?
3. Erarbeiten Sie den Behandlungsaufbau für den Unterarm!
4. Festigen Sie mit Hilfe einer anatomischen Bildtafel die Kenntnisse der Schultergürtel- und Armmuskulatur!

3.11.2.6. Behandlung des Kopfes

Die Kopfbehandlung kann am liegenden und sitzenden Patienten ausgeführt werden.
Die Nackenbehandlung ist der Kopfbehandlung vorausgegangen.
Sie dient der Erhaltung oder Wiederherstellung der Verschieblichkeit der Kopfschwarte gegen das Perikranium.
Es sollen alle Muskeln behandelt werden, die in die Kopfschwarte ausstrahlen.

Behandlungsaufbau

- Streichung mit beiden Händen quer und parallel zum Scheitel,
- parallele Hautverschiebung über dem Scheitel,
- kreisende Hautverschiebung von der Nackenlinie zum vorderen Haaransatz,
- dehnende Streichung entlang der Nackenlinie,
- Fingerzirkelung von Mastoid zu Mastoid gehend und am M. occipitalis, entlang des Haaransatzes und im Bereich des M. frontalis,
- abschließende Streichung.

3.11.2.7. Behandlung des Gesichts

Der Aufbau der Gesichtsmassage erfolgt unter Berücksichtigung therapeutischer Indikation.
Die Nackenbehandlung geht der Gesichtsbehandlung voraus.
Alle Massagegriffe werden ruhig und vorsichtig ausgeführt.
Man arbeitet von der Gesichtsmitte nach lateral.

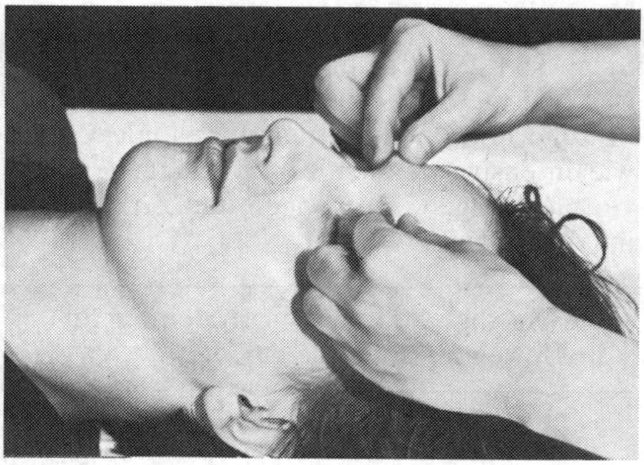

Abb. 134 Streichungen der Augenbrauen

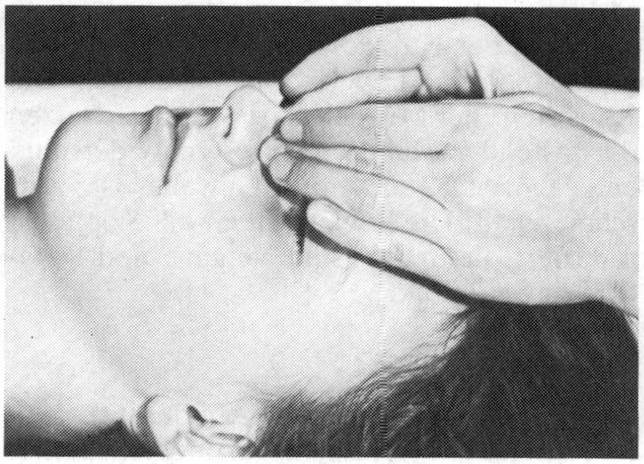

Abb. 135 Fingerzirkelung auf der Nase

Lagerungsmöglichkeiten

Rückenlage des Patienten. Der Behandler sitzt am Kopfende der Bank.

Behandlungsaufbau

- Einleitende Streichung (Abb. 133a u. b, s. 3.1.3.6.),
- Fingerzirkelung über die Stirn, bes. am Haaransatz, an der Nasenwurzel (M. depressor glabellae) und an den Schläfen,
- Streichung der Augenbrauen mit Daumen und Zeigefinger (Ab. 134),
- Fingerknetung der Augenbrauen,
- Streichung über die geschlossenen Augenlider von der Nasenwurzel zu den Schläfen; es wirkt sehr beruhigend, wenn dabei die Finger längere Zeit ruhig über den Augenlidern liegen,
- Streichung der Nase von der Nasenwurzel zu den Nasenflügeln,
- Fingerzirkelung auf der Nase, bes. im Bereich des M. levator nasi et labii maxillaris (Abb. 135),
- Streichung der Jochbögen von der Nasenwurzel zu den Schläfen,
- Fingerknetung über die Jochbögen im Bereich der Pars orbitalis des M. orbicularis oculi,
- Fingerzirkelung in diesem Gebiet und am M. zygomaticus und M. risorius,
- Streichung des Kinns von der Kinnmitte zu den Schläfen,
- Fingerknetung über dem Unterkieferrand,
- Fingerzirkelung im Bereich des M. masseter,
- kreisförmige Streichung mit den Fingern um den Mund,
- Fingerzirkelung um den Mund (M. orbicularis oris) und im Bereich des M. triangularis,
- abschließende Streichung.

Aufgaben

1. Wiederholen Sie die mimische Muskulatur des Gesichts!
2. Nennen Sie die Zielstellungen einer therapeutischen Gesichtsbehandlung!

3.11.3. Beispiele für eine befundgerechte Behandlung

3.11.3.1. Myogelosen im Schulter-Nacken-Gebiet

Allgemeiner Befund

Beruflich bedingte Dauerbelastung des Schulter-Nacken-Gebiets (Sekretärin), häufig Kopfschmerzen, bohrende, stechende Schmerzen bes. im M. trapezius, ausstrahlende Schmerzen bis in die Oberarmmuskulatur.

Spezieller Befund

Sichtbarer Befund. Schultern auffällig hochgezogen, der M. trapezius (Pars descendens, erscheint wulstförmig, Kyphose der BWS) Lordose der HWS, deutliches Hervortreten der Vertebra prominens, die Kopfhaltung wirkt starr, bewegungsarm.
Tastbarer Befund. Geringe Verschieblichkeit der Gewebe zueinander. Starke Verspannungen des paravertebralen Gewebes und des M. trapezius. Myogelotische Veränderungen finden sich im M. trapezius, bes. an den freien

Muskelrändern der Pars ascendens, am Übergang von der Pars descendens zur Pars transversa und im paravertebralen Gewebe. Die Konsistenz der Myogelosen ist derb, sie setzen der tastenden Hand einen festen Widerstand entgegen. Das gesamte Gewebe ist sehr schmerzhaft. Die Beweglichkeit des Kopfes ist reduziert, besonders sind Neigung und Rotation eingeschränkt.

Behandlung

Siehe 3.1.1. (entsprechende Abschnitte).
In Anwendung kommen besonders weiche, dehnende Griffe, z. B. dehnende Streichungen, reibende Hautverschiebungen, weiche Knetungen, außerdem Vibrationen und Zirkelungen. Die Zirkelungen werden bes. an den Muskelrändern, den Sehnen, den Ursprungs- und Ansatzgebieten der Muskulatur und in der Umgebung der Myogelosen, später an den Myogelosen selbst ausgeführt.

> Eine schmerzhafte, harte Behandlung muß vermieden werden, da es sonst über die Muskelspindeln und Sehnenrezeptoren zu einer Erhöhung des Muskeltonus kommt.

Ein optimaler Behandlungserfolg kann nur erzielt werden, wenn gleichzeitig eine intensive Bewegungstherapie durchgeführt wird.

3.11.3.2. Hypotonische Muskulatur am Arm nach Ruhigstellung

Allgemeiner Befund

Hypotonische Muskulatur am Arm nach Ruhigstellung.

Spezieller Befund

Die Haut ist schlecht durchblutet, das Muskelrelief verstrichen, der Turgor der Haut herabgesetzt.
Tastbarer Befund. Der Tonus des M. deltoideus, des M. triceps brachii und des M. biceps brachii ist vermindert.
Meßbarer Befund. Es findet sich eine geringe Umfangsdifferenz im Seitenvergleich.
Funktioneller Befund. Die Muskelkraft ist verringert. Nach der Muskelfunktionsprüfung (Janda) weisen der M. deltoideus und der M. triceps und biceps brachii die Stufe 3 – F auf.

Behandlung

Siehe 3.11.2.5. (entsprechende Abschnitte).
Für die geschwächte Muskulatur kommen kräftige und durchblutungsanregende Griffe, wie intensive dehnende Streichungen, Hautverschiebungen, Knetungen und Zirkelungen in Anwendung.

> Die Massage stellt eine Vorbereitung für die Bewegungstherapie dar.

3.11.3.3. Lumbales Wurzelreizsyndrom

Allgemeiner Befund

Patient mit schmerzhafter Bewegungseinschränkung der Lendenwirbelsäule und ausstrahlendem Schmerz in das Gesäß und das rechte Bein.

Spezieller Befund

Sichtbarer Befund. Der Patient nimmt eine deutliche Schmerzschonhaltung ein. Das rechte Bein wird beim Stehen und Gehen weniger belastet. Das Becken ist aufgerichtet, der Rumpf etwas nach vorne gebeugt.
Tastbarer Befund. Hypertonus im lumbalen Anteil des M. erector spinae und des M. quadratus lumborum beidseits. Im Ursprungsgebiet des M. glutaeus maximus rechts finden sich Myogelosen, insgesamt ist die Spannung dieses Muskels herabgesetzt. Im Bereich des M. tractus iliotibialis und in der Kniekehle des rechten Beins sind bindegewebige Veränderungen zu tasten.

Behandlung

Sie beginnt nach dem Abklingen des akuten Stadiums. Ziel der Behandlung ist eine Verbesserung der Durchblutung, die Lösung reflektorischer Verspannungen und Beseitigung von Myogelosen und Quellungen. Die Massage wird durchgeführt, wie unter 3.11.2.4. beschrieben. Dabei bezieht man die lumbalen Anteile der paravertebralen Muskulatur beidseits in die Behandlung ein. Man konzentriert sich besonders auf die Gebiete, in denen Veränderungen vorhanden sind, d. h. die rechte Becken- und Beinseite.

4. Segmentmassage

4.1. Zielstellung und Begründung der Segmentmassage

Die wissenschaftliche Grundlage der Segmentmassage bilden die anatomischen, pathophysiologischen und klinischen Erkenntnisse, daß

- Körper, Psyche und Umwelt eine untrennbare Aktionseinheit bilden,
- alle Teile des menschlichen Organismus durch gestaffelte, miteinander vermaschte nervale (segmental-spinale, subkortikale, kortikale) und humorale Regelkreise in gesetzmäßigen Wechselbeziehungen stehen,
- Störungen eines Teils des Körpers sich über diese Regelkreise auf andere Teile und den gesamten Organismus auswirken können.

Da jedes pathologische Geschehen reflektorische Auswirkungen in der Körperdecke verursacht und diese den Ablauf der Krankheit mit beeinflussen, hat die Segmentmassage folgende Ziele und **Prinzipien:**

- Erfassen und Beseitigen aller reflektorischen Veränderungen in sämtlichen der Massage zugänglichen Geweben der Körperdecke.
- Bearbeiten der einzelnen Veränderungen mit den als optimal erkannten Massagegriffen und Griffkombinationen. Da die Rezeptoren am schnellsten auf adäquate Reize reagieren, haben die verschiedenen Massagegriffe unterschiedliche Wirkungen auf die einzelnen Gewebsveränderungen.
- Auswahl der Quantität und der räumlichen wie zeitlichen Verteilung der Massagereize nach der topographischen Anordnung der betroffenen Zonen und der Wertigkeit der Befunde. Die reflektorischen Erscheinungen können zwar bevorzugt in den zugehörigen Segmenten, aber auch entfernt und atypisch lokalisiert sein. Daher können gleiche Massagegriffe bei verschiedener räumlicher und zeitlicher Verteilung und Stärke unterschiedliche Reaktionen im lebenden Gewebe auslösen.
- Individuelle, der jeweiligen Reaktionslage des Patienten und den Gewebsveränderungen angepaßte Dosierung wegen der individuell unterschiedlichen und intraindividuell schwankenden Reaktionsfähigkeit des Patienten sowie der differenten Wertigkeit der Veränderungen.

4.2. Ausführung der Segmentmassage

4.2.1. Lagerung des Patienten

Die Behandlung erfolgt im Liegen und im Sitzen.

Im Liegen: Der Patient liegt entspannt in Bauchlage, Arme längs des Körpers, Handrücken aufliegend, Kopf zur Seite gedreht (Abb. 136). Zur erhöhten Sicherheit können die Handflächen unter das Becken geschoben werden.

Im Sitzen: Der Patient sitzt auf einem Hocker mit dem Rücken zum Behandler, die Hände liegen locker auf den Oberschenkeln.

4.2.2. Griffe und Griffkombinationen

Die Segmentmassage setzt die in der Tabelle 14 beschriebenen Griffe und Griffkombinationen ein.

4.2.2.1. Gewebsadäquate Griffe der Segmentmassage

Für muskuläre Veränderungen. Ein *umschriebener muskulärer Hypertonus* schwindet am

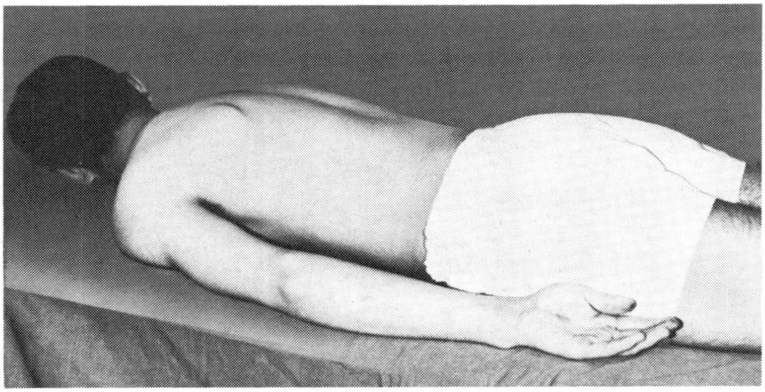

Abb. 136
Lagerung des Patienten

Tabelle 14 Handgriffe der „Segmentmassage“

Lokalisation und Art der reflektorischen Phänomene	Allgemeine Handgriffe	Spezielle Handgriffe
Muskulatur		
umschriebener Hypertonus	milde Vibrationen, indirekte Vibrationen	Anschraubgriff Rollgriff
zonaler Hypertonus	leichte Vibrationen hautverschiebende Friktionen	Schubgriff
Hypotonie, Atrophie Myogelosen	harte Vibrationen kräftige Knetungen	Unterschulterblattgriff Behandlung der Schulterblattumrandung und des M. infra- und supraspinatus
Bindegewebe		
Schwellungen Einziehungen	feinste Vibration Reibungen, Streichungen, tiefe Knetungen	Sägegriff Zuggriff
Eindellungen	Walkungen tiefe Knetungen	Zwischendornfortsatzgriff
		Beckenschüttelung
Periost	zirkelnde Friktionen	Behandlung des Beckenkammes Behandlung des Sternum Behandlung des Cranium Behandlung des Sacrum

schnellsten auf druckschwache, mittelfrequente Vibrationen oder schnelle, feine hautverschiebende Friktionen. Knetungen führen dagegen fast immer zu einer defense musculaire (Abwehrspannung) mit Verstärkung der Schmerzen.

Breite hypertone Muskelzonen im Segmentwurzelgebiet beseitigt die Segmentmassage mit dem „Anschraub-", „Roll-" oder „Schubgriff", in der Gesäß- und Schulterblattmuskulatur mit hautverschiebenden Friktionen, im M. subscapularis mit Streichungen und Friktionen.

Myogelosen reagieren am besten auf druckstarke Knetungen und starke Friktionen. Auf Vibrationen sprechen sie nicht an.

Hypotone Muskeln lassen sich durch druckstarke, frequente Vibrationen, tiefgreifende Friktionen und Knetungen tonisieren.

Für bindegewebige Veränderungen. Die Segmentmassage bevorzugt bei bindegewebigen Schwellungen druckschwache Vibrationen und hautverschiebende Friktionen; bei Einziehungen Streichungen, Reibungen und Knetungen, bei Eindellungen Knetungen. Starke Spannungen im subkutanen Bindegewebe erfordern hautverschiebende Friktionen, Reibungen oder Streichungen. Tangentiale Schub- und Zugreize erreichen der „Sägegriff" und der „Zuggriff" sowie alle Griffkombinationen, die mit dem „Einschrauben" in das Gewebe beginnen. Der „Zwischendornfortsatzgriff" führt kleine, gegensinnige, kreisende Bewegungen neben einem Zugreiz aus. Die „Beckenschüttelung" beeinflußt Bindegewebe und Muskulatur.

Für periostale Veränderungen. Bei tiefliegenden periostalen Veränderungen sind technisch nur zirkelnde kleine Friktionen, bei oberflächlichen auch Streichungen anwendbar.

4.2.2.2. Spezielle Griffkombinationen

Die speziellen Griffkombinationen der Segmentmassage wirken fast alle auf mehrere Gewebe gleichzeitig.

Deshalb beginnen viele Griffkombinationen mit dem **„Einschrauben"** in das Gewebe, d. h., durch Radialabduktion der Hand und Dehnen des Gewebes mit den Fingerbeeren 2–4 (5) kommt es zum Verschieben des Gewebes bis zur Verschiebegrenze, wodurch ein Schneidegefühl erzeugt werden kann. Unter Beibehaltung dieses Zugreizes wird friktierend in die Tiefe gearbeitet, je nach Gewebsbefund evtl. bis zum Periost. Dieses Unter-Zug-in-die-Tiefe-Gehen unterscheidet die Segmentmassagefriktion von der Fingerzirkelung der klassischen Massage (s. 3.5.). Sie wird in der Segmentmassage als *hautverschiebende Friktion* bezeichnet und kann auch mit der Handwurzel bei Supinationsstellung der Hand durchgeführt werden. In der folgenden Darstellung werden die Griffkombinationen in alphabetischer Reihenfolge erläutert. Ihre Zusammenstellung erfolgt nach dem jeweiligen Krankheitsbild und wird später beschrieben.

Achselhöhlenbehandlung. Der Behandler sitzt oder steht neben dem liegenden Patienten. Er legt beide Hände wie eine Kapsel um die Schulter, einen Handballen ventral, den anderen dorsal. Es werden hautverschiebende Friktionen mit beiden Handballen gleichzeitig oder im Wechsel an der ventralen und dorsalen Achselhöhlenwand von außen ausgeführt. Die Finger liegen dabei auf der Schulterhöhe und geben dem Griff den Halt. Anschließend steht der Behandler am Kopfende und schraubt sich mit den Fingerbeeren der gleichseitigen Hand von der Innenseite der ventralen Wand so ein, daß der M. pectoralis nach ventral gedehnt wird, während man, je nach Befund, friktierend in seine Tiefe arbeitet. Zur Behandlung der dorsalen Wand (Mm. teres) mit gleicher Technik und Hand steht der Behandler wieder seitlich.

Anschraubgriff im Liegen. Der Behandler steht links neben der Massagebank und legt seine rechte Hand auf das Kreuzbein. Daumen links, die anderen Finger rechts der Wirbelsäule. Die fest aufliegenden 2.–5. Finger schrauben sich so ein, daß das gesamte Hautgewebe an die Wirbelsäule heran verschoben wird. Ein oberflächliches Streichen über die Haut ist falsch. Durch Verlagerung der Finger nach kranial werden alle Segmentwurzeln bearbeitet. Der Daumen mit seinem Ballen dient nur als Halt. Die zweite Hand kann unterstützend über die Arbeitshand gelegt werden.

Für die Behandlung der linken Seite des Patienten muß die linke Hand benutzt werden (Abb. 137).

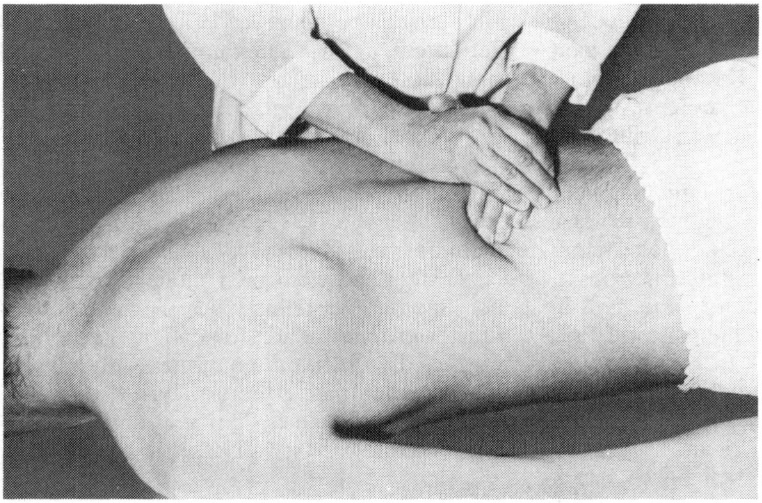

Abb. 137
Anschraubgriff
im Liegen

Anschraubgriff im Sitzen. Der Patient sitzt auf einem Hocker mit dem Rücken zum Behandler, die Hände liegen locker auf den Oberschenkeln. Der Behandler sitzt hinter dem Patienten und arbeitet mit der rechten Hand rechtsseitig und der linken linksseitig. Die Fingerbeeren der Daumen setzen so kaudal als möglich am lateralen Rand des M. erector spinae ein und schrauben sich nach medial kranial in das Gewebe ein. Mit hautverschiebenden Friktionen wird bis an die Wirbelsäule heran gearbeitet. Die übrigen Finger stützen sich auf Beckenkamm, Flanken, Rippen und Schulterblättern leicht ab. Die Bearbeitung erfolgt von den kaudalen zu den kranialen Segmenten und kann einseitig oder doppelseitig ausgeführt werden.

Beckenschüttelung. Sie kann im Liegen oder Sitzen erfolgen. Der Behandler legt beide Hände an die Bauchdecke an, bis sich die Fingerspitzen unterhalb des Nabels berühren. Unter gröberen Vibrationen (s. 3.9.) gleiten die Hände nach außen, wo sie Pronationsstellung einnehmen und mit den radialen Kanten der Zeigefinger zwischen unteren Rippenwänden und Darmbeinkämmen kurze seitliche Schwingungen ausführen, während sie nach hinten bis zur Wirbelsäule gleiten.

Darmbeinkammbehandlung. Der Patient sitzt im Reitsitz, der Behandler hinter ihm. Er legt die Fingerbeeren des 2.–5. Fingers beiderseits auf die Darmbeinkämme flach über der Spina iliaca auf und bearbeitet das Gewebe mit kleinen hautverschiebenden Friktionen unter Druck gegen die Crista iliaca und Zug in Richtung Wirbelsäule. Am M. latissimus dorsi werden die Hände supiniert und der Muskelrand besonders intensiv bearbeitet. Das gleiche gilt für den Rand des M. erector spinae als besondere Reizung der Fascia thoracolumbalis.
Die Darmbeininnenseite kann, wenn es der Befund verlangt, mit gleicher Technik bearbeitet werden. Dabei werden lediglich die Finger stärker gebeugt und der Zug nach kaudal-dorsal gegeben. Ab Muskelrand des M. latissimus dorsi setzt sich der Handgriff genau wie oben fort.

Daumenballenbehandlung. Die Bearbeitung mit hautverschiebenden Firktionen gegen den M. opponens pollicis der rechten Patientenhand erfolgt mit den Fingerbeeren 2–4 der rechten Hand des Behandlers. Bei Bearbeitung der Mm. interossei dorsales kann die Daumenkuppe unterstützen.

Gesäßbehandlung. Im Sitzen werden die Gesäßmuskeln mit hautverschiebenden Friktionen von Trochanter, Darmbeinstachel und Darmbeinkamm in Richtung Kreuzbein in 3 Phasen bearbeitet. Die Friktionen müssen in kleinen, tiefgreifenden Kreisungen ausgeführt werden, um die muskulären Veränderungen zu finden. Ein Gleiten der Finger über die Haut, ohne diese zu verschieben, hat keine Wirkung.
Spannungen unterhalb des Darmbeinkammes dorsal sprechen besonders gut auf druckschwa-

che Vibration, verbunden mit hautverschiebenden Friktionen an.

Hinterhauptbehandlung. Das Gewebe im Verlauf und unter der Linea terminalis nuchae wird von lateral nach der Protuberantia occipitalis externa zu mit kleinen, tastenden, hautverschiebenden Friktionen angegangen. Die Behandlung der Okzipitalgegend verlangt vom Behandler feines Tastgefühl und Anpassungsvermögen, um Sensationen zu vermeiden. Besonders bewährt hat sich bei Kopfschmerzen das Arbeiten nur von einer Seite zur anderen und Zug nach kranial unter Handwurzelführung mit starker Beugung der Fingerendglieder.

Interkostalraumbehandlung. Die Behandlung erfolgt im Sitzen, der Behandler sitzt hinter dem Patienten. Am Rippenbogen beginnend, werden die Fingerbeeren 2–4 (5) so angelegt, daß Druck nach kaudal gegen das 10. Rippenpaar gegeben werden kann. Unter Zug nach dorsal werden kleine kreisende, hautverschiebende Friktionen bis zur Wirbelsäule, bei muskulären Hypertonien zusätzlich druckschwache Vibrationen ausgeführt. In der gleichen Weise wird auch in den nächst höheren Interkostalräumen behandelt. Um nach den kaudalen auch die kranialen Interkostalräume massieren zu können, werden die Endphalangen der Finger von der Achsel aus unter den M. pectoralis geschoben. Während der Massage gleitet die Hand von der vorderen Thoraxwand in die Achselhöhle zurück. Die unter dem Schulterblatt liegenden Interkostalräume können z. T. mit dem „Unterschulterblattgriff" erfaßt werden.

Kopfschwartenbehandlung. Der Behandler steht hinter dem sitzenden Patienten. Die Fingerbeeren beider Hände verschieben die Kopfschwarte durch gegensinnige Bewegungen. Die gesamte Kopfschwarte wird in 3 Phasen von ventral nach dorsal massiert.

Kreuzbeinbehandlung. Der Patient nimmt Bauchlage ein. Hautverschiebende Friktionen erfolgen in 3 Arbeitsgängen: zuerst von der Kreuzbeinspitze entlang der Iliosakralfuge und dem oberen Kreuzbeinrand bis zum Wirbelsäulen-Becken-Wickel der Gegenseite, dann längs der Crista sacralis intermedia der Gegenseite und zum Schluß mit Handwurzelführung und Wechsel der Hand längs der Crista sacralis mediana. Die letzten 2 Arbeitsgänge enden am oberen Rand des Kreuzbeines.

Nackenbehandlung. Der Patient sitzt. Zur Bearbeitung der rechten Nackenseite steht der Behandler links vom Patienten. Seine linke Hand stützt den Kopf leicht an der Stirn. Die rechte Hand führt hautverschiebende Friktionen von der Schulterhöhe aus, dem oberen Trapeziusanteil folgend bis zur Linea nuchae.
Die Muskelfurche zwischen M. sternocleidomastoideus und M. trapezius ist wichtig, weil von ihr aus Spannungen im M. splenius capitis und M. levator scapulae gelöst werden können. Der Plexus brachialis im unteren Drittel dieses Muskalfaches darf nicht massiert werden.

Oberarmbehandlung. Zur besseren Entspannung liegt der Patient auch für die Extremitätenbehandlung in Rückenlage. Einleitend werden lockere Handgriffe aus der klassischen Massage für den gesamten Schultergürtel und alle Armmuskeln durchgeführt. Vordere und hintere Achselfalte nicht vergessen! (s. dazu Schüttelungen, Abschn. 3.7., und Vibrationen, Abschn. 3.9.).
Man beginnt mit hautverschiebenden Friktionen am vorderen und hinteren Rand des M. deltoideus. Der Behandler sitzt dabei neben dem Patienten. Danach folgt die gleiche Technik gegen den medialen Rand des M. biceps und gegen den dorsalen Rand des M. triceps brachii. Dabei ist darauf zu achten, daß die Phase des Einschraubens bis zur Verschiebegrenze erfolgt.
Man muß durch Gegenzug mit der zweiten Hand das Rollen des Gewebes um den Humerus vermeiden!

Oberschenkelbehandlung. Der Patient nimmt Rückenlage ein. Der Behandler steht auf der gegenüberliegenden Seite des zu behandelnden Beines. In Form des Anschraubgriffes bearbeiten die Finger den hinteren Rand des Tractus iliotibialis von distal nach proximal, wobei der Handballen dem Griff den Halt gibt.
Danach werden gegen den äußeren Rand des M. rectus femoris hautverschiebende Friktionen mit den Fingerbeeren 2–4 (5) von distal nach proximal durchgeführt. Von der Innen-

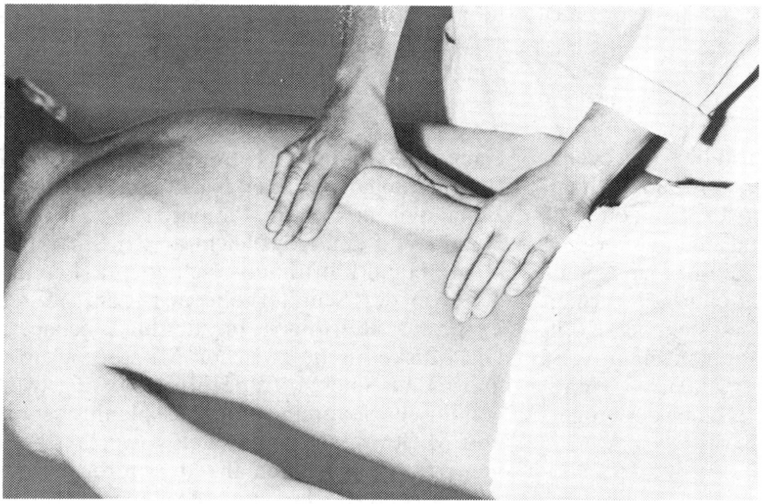

Abb. 138 Rollgriff

seite der Kniekehle können jetzt tiefgreifende hautverschiebende Friktionen bis zum Durchtritt des Adduktorenkanals erfolgen. Anschließend arbeitet man mit kleinen Zirkelungen und leichten Vibrationen entlang dem medialen Rand des M. sartorius, jeweils um Fingerbreite fortschreitend.

Rollgriff. Der Patient liegt. Der Behandler steht quer zur Massagebank, jeweils auf der zu behandelnden Seite. Zur Bearbeitung der rechten Rückenseite wird der linke Daumen kaudal neben den langen Rückenstreckern so angelegt, daß er mit diesen einen spitzen Winkel bildet. Er schraubt sich in die Furche der Rückenstrecker ein und liegt damit parallel zum Muskelrand. Der rechte Daumen wird kranial vom linken in gleicher Weise angesetzt. Die Rückenstrecker liegen wie eine Rolle vor beiden Daumen und werden durch leichte Drehbewegungen und Druck mit den Daumengrundgelenken an die Wirbelsäule an- und abgerollt. (Abb. 138).
Etappenweise werden beide Daumen nach kranial verlagert. Dazu wird der linke Daumen muskelwärts vor den rechten gelegt und hält den Muskelwulst fest. Der rechte Daumen wird kranial wieder angesetzt. Nach der Massage der einen Seite von der Lumbal- bis zur Nackengegend wird die andere Seite in gleicher Art behandelt.

Sägegriff. Der Behandler steht in Grätschstellung der Massagebank zugewandt. .Beide Hände werden mit der Daumen-Zeigefinger-Spanne zuerst an der gegenüberliegenden, später der zugewandten Körperseite des Patienten und zum Schluß über der Wirbelsäule so angesetzt, daß ein Hautwulst zwischen ihnen entsteht. Durch Sägebewegungen beider Hände gegeneinander wird das gefaßte Gewebe im ganzen verschoben. Während die proximale Hand neues Gewebe heranholt, gleitet die distale entstauend weiter, und die Sägebewegungen beginnen von neuem. Die Segmente werden so von kaudal nach kranial bearbeitet.

Schubgriff. Der Behandler steht rechts neben dem liegenden Patienten. Seine linke Hand fixiert das Becken des Patienten durch Umfassen der Darmbeinschaufel.
Der Ballen der rechten Hand schraubt sich in der Lendengegend von lateral auf dem Rückenstrecker der zugewandten Steite so weit ein, bis die Hand quer zur Wirbelsäule und die Finger zur Mitte gerichtet sind. Unter gröberen Vibrationen und bleibendem Zugreiz nach medial-kranial führt man schwingende und schiebende Bewegungen von kaudal nach kranial aus. Die Haut wird dabei immer mit verschoben. Zur Behandlung der linken Rückenmuskeln werden die Hände gewechselt, der Behandler steht links.

Schulterblattumrandung. Die Behandlung kann im Liegen oder Sitzen erfolgen. Der Behandler steht rechts neben dem Patienten. Seine rechte Hand umfaßt ventral die linke Schulter und den Oberarmkopf. Die linken 2.–5. Finger haken sich am Ansatz des M. latissi-

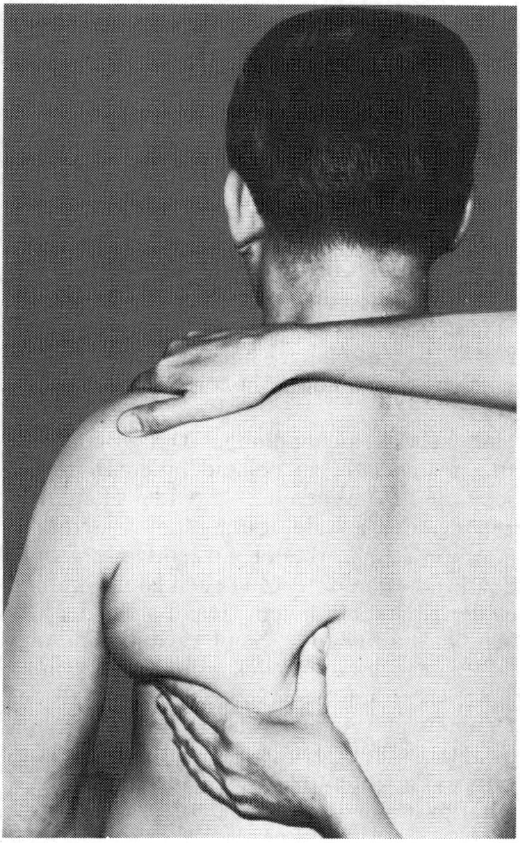

Abb. 139 Schulterblattumrandung

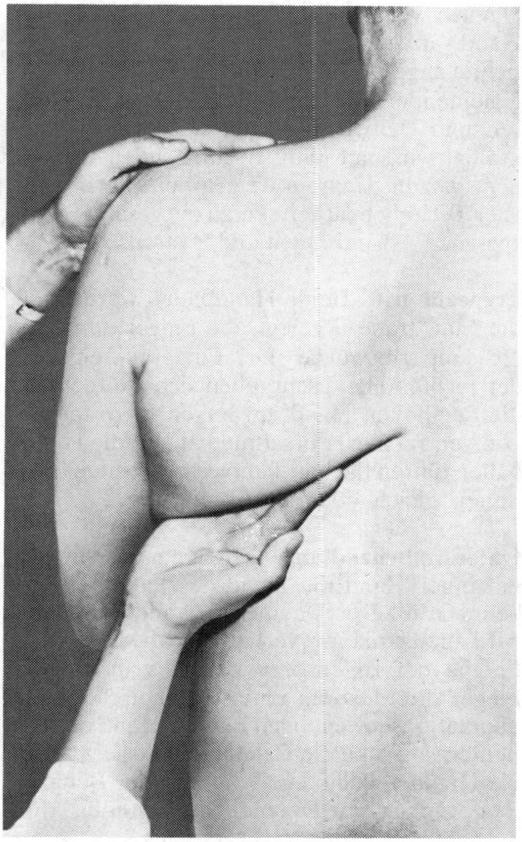

Abb. 140 Unterschulterblattgriff

mus dorsi ein und führen kleine hautverschiebende Friktionen unter Zug nach medial entlang des lateralen Schulterblattrandes bis zum kaudalen Schulterblattwinkel aus. Dann umfassen Daumen und Zeigefinger den unteren Schulterblattwinkel. Ein mäßiger Zug der rechten Hand hebt das Schulterblatt in Flügelstellung ab und ermöglicht die Massage des Gewebes am Angulus inferior scapulae. Mit dem linken Daumen werden anschließend hautverschiebende Friktionen gegen die Facies costalis der Scapula durchgeführt, bis die Mm. rhomboidei es verhindern. Jetzt arbeitet man gegen den medialen Schulterblattrand, dann von kranial gegen die Spina scapulae bis zum Akromion. Die Fingerbeeren schrauben sich nun von ventral gegen den M. trapezius ein und führen hautverschiebende Friktionen bis zur Schädelbasis durch (Abb. 139).

Sternumbehandlung. Der Behandler steht hinter dem sitzenden Patienten, legt die Arme über die Schultern des Kranken und die Fingerkuppen 2 – 4 dicht gegeneinander auf den Schwertfortsatz. Die Finger ziehen die Haut nach kranial, bis diese gespannt ist und bearbeiten das Sternum bis zum Manubrium mit gegensinnigen Friktionen. Anschließend werden die Fingerkuppen an den untern Sternalrändern angesetzt. Von jedem Interkostalraum aus erfolgen Friktionen mit Druck gegen den Sternalrand. Am Schlüsselbein angekommen, sucht jeder Daumen Halt auf dem Trapeziuskamm. Die Finger führen kleine hautverschiebende Friktionen unterhalb der Schlüsselbeine nach lateral bis zur Schulterhöhe aus. Den Abschluß bilden Ausstreichungen entlang den Sternalrändern bis zur Schulter.

Stirnbehandlung. Der Behandler steht hinter dem sitzenden Patienten. Die Stirnbehandlung wird mit Streichungen eingeleitet (s. 3.1.2.6.).

Danach werden die Fingerbeeren 2–4 beider Hände an der Nasenwurzel gegeneinander gerichtet angesetzt und erzeugen durch Schub gegeneinander eine Hautfalte. Unter Gegenkreisen und Beibehaltung eines Zugreizes nach kranial wird mit hautverschiebenden Friktionen bis zum Haaransatz gearbeitet. Mit gleicher Technik bearbeitet man die gesamte Stirn zwischen Augenbrauen und Haaransatz.

Trapeziusgriff. Beide Handballen werden auf die Mm. trapezii gelegt, die Finger umfassen die Trapeziuswülste. Die Fingerbeeren 2–5 der rechten Hand schrauben sich am rechten, die der linken Hand am linken M. trapezius von ventral nach dorsal-medial ein, die Handballen führen flächige hautverschiebende Friktionen, gleich- oder gegensinnig aus.

Unterarmbehandlung. Der Behandler umfaßt mit einer Hand die Hand des Patienten wie beim Gruß. Der Daumen der anderen Hand wird quer zum Faserverlauf der Muskeln in die Furche der Extensoren gelegt, während die Finger die Flexoren umfassen. Durch leichte Supinationsbewegungen mit der Hand des Patienten läßt man die Extensoren dosiert gegen die Daumen anlaufen. Während der Behandlung wandert der Daumen von distal bis kurz unterhalb des Epicondylus radialis.
Während der Behandlung der Flexoren laufen deren Muskelbäuche bei Pronationsbewegungen der Patientenhand gegen die Finger des Behandlers, die einen leichten Druck zur Ulna ausüben.

Unter- und Obergrätenmuskelgriff. Man kann am liegenden und sitzenden Patienten arbeiten. Der Behandler steht oder sitzt auf der gegenüberliegenden Körperseite. Man schraubt sich mit den Fingerbeeren des 2.–4. Fingers der entsprechenden Hand im oberen Drittel der hinteren Achselfalte ein und arbeitet mit hautverschiebenden Zirkelungen von lateral nach medial – evtl. unter Belastung durch die andere Hand – bis zur Mitte der Spina scapulae. Von dort aus werden nach Wechsel der Hand und der Ausgangsstellung (andere Seite), die Zirkelungen nach kranial-lateral bis kurz vor die Schulterhöhe fortgesetzt.

Unterschenkelbehandlung. Der Behandler sitzt neben dem zu behandelnden Bein und setzt die Fingerbeeren 2–5 beider Hände gegeneinander an die Ränder der Gastroknemiusköpfe und arbeitet mit hautverschiebenden Friktionen unter Zug nach lateral-kranial in die Kniekehle hinein. Dann steht der Behandler am Fußende. Seine rechte Hand umfaßt den rechten Fuß des Patienten, die linke legt sich so um den Unterschenkel, daß der Daumen quer zum lateralen Rand des M. tibialis anterior liegt. Durch Supinationsbewegungen des Patientenfußes läßt man den M. tibialis anterior gegen den linken Daumen anlaufen.

Unterschulterblattgriff. Zur Behandlung des linken M. subscapularis gibt die linke Hand von ventral her Druck gegen die Schulter und schiebt dabei das Schulterblatt über die Arbeitshand (Abb. 140), die sich supiniert zwi-

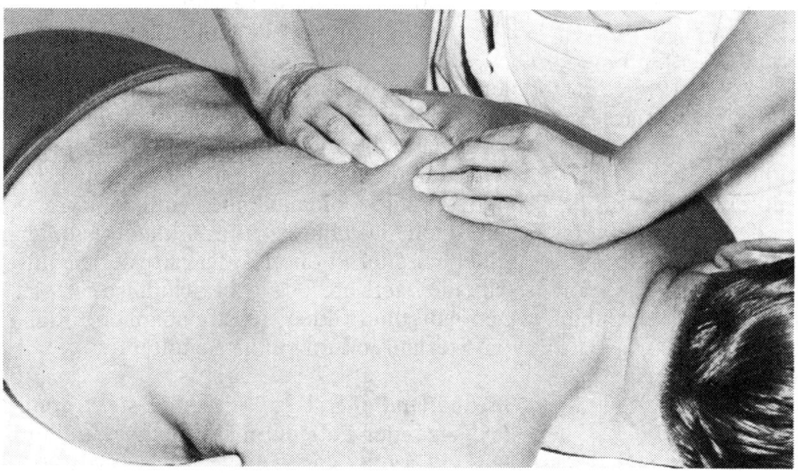

Abb. 141
Zwischendornfortsatzgriff

schen Schulterblatt und Brustkorb schiebt. In dieser Flügelstellung der Scapula kann mit hautverschiebenden Friktionen die Facies costalis im unteren Drittel gut bearbeitet werden. Richtet man die Handfläche zu den Rippen, können die Interkostalräume unter der Scapula behandelt werden.

Zuggriff. Der Behandler steht rechts neben dem Kopfende der Massagebank. Der Zeigefinger und der Mittelfinger der rechten Hand werden gespreizt, die Fingerkuppen nach kaudal gerichtet und in Höhe der Lendenwirbelsäule beidseits der Dornfortsätze angelegt. Die Haut unter den Fingern wird nach kranial gezogen. Durch den Zug von kaudal nach kranial gleiten die Fingerkuppen jeweils zwischen 2 Querfortsätze. Ein Zurückgleiten oder Schwingen der Fingerkuppen ist zu vermeiden. Beschwerend kann die zweite Hand über die Arbeitshand gelegt werden. Die Arme des Behandlers bleiben gestreckt, damit der Zug durch Rückverlagerung des Körpergewichtes verbessert werden kann.

Zwischendornfortsatzgriff. Der Behandler steht neben der Massagebank. Die Kuppen beider Mittel- und Zeigefinger werden so angesetzt, daß ein Dornfortsatz zwischen den 4 Fingern liegt. Es müssen eine senkrechte und eine waagerechte, gleich große Hautfalte entstehen, in deren Kreuzungspunkt der Dornfortsatz liegt. Jede Hand führt kleine kreisende und gegensinnig verschiebende Bewegungen neben, ober- und unterhalb des Dornfortsatzes mit steigendem Druck aus. Das Gewebe zwischen sämtlichen Dornfortsätzen wird so von kaudal nach kranial behandelt (Abb. 141).

4.3 Aufbau der Segmentmassage

4.3.1. Grundsätze des räumlichen und zeitlichen Vorgehens

Jede Veränderung in der Körperdecke kann Beschwerden und Sensationen in den segmental zugehörigen Organen auslösen. Da die Reflexerscheinungen auch entfernt vom Krankheitsherd und atypisch lokalisiert sein können, muß die gesamte Körperdecke abgesucht und behandelt werden. Der erhobene Tastbefund bestimmt den Behandlungsplan und die Wahl der Griffe und Griffkombinationen.

Die Segmentmassage beginnt mit der Bearbeitung der paravertebralen Zonenbezirke, da erfahrungsgemäß von diesen „Segmentwurzeln" die nachhaltigsten funktionellen Beeinflussungen zu erzielen sind und periphere reflektorische Veränderungen häufig schon dadurch verschwinden.

Stets werden zuerst die kaudalen Zonen bearbeitet und erst danach die Veränderungen in den höheren Segmenten beseitigt.

Prinzipiell sind die Reflexbefunde in den oberflächlichen Geweben vor den in der Tiefe liegenden zu behandeln.

Nach Bearbeitung der Segmentwurzeln werden die Zonen von der Peripherie zur Wirbelsäule hin massiert, die Extremitäten von distal nach proximal.

Unerläßliche Voraussetzungen für eine erfolgreiche Segmentmassage sind die richtige Diagnose und die Erfassung wie Behandlung aller tastbaren reflektorischen Veränderungen. Art

Abb. 142 Aufbau der Dorsalbehandlung

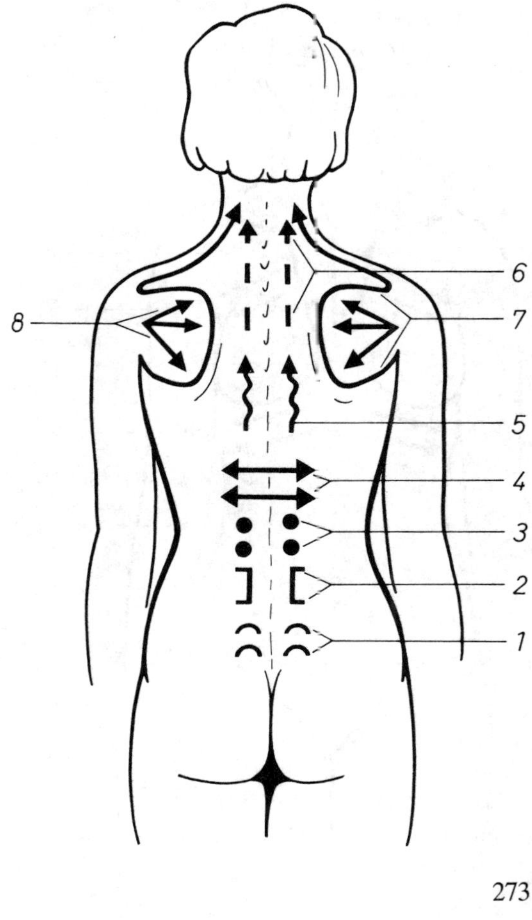

und Stärke der reflektorischen Strukturen können bei den einzelnen Patienten verschieden sein und sich auch während der Behandlung ändern. Deshalb muß bei jeder Einzelbehandlung gleichzeitig der Tastbefund kontrolliert werden.

4.3.2. Aufbau der regionalen Behandlungen

Grundsätzlich beginnt die Segmentmassage mit der „Dorsalbehandlung". Ihr schließen sich die Behandlungen der besonders betroffenen Regionen an: Becken-, Thorax-, Kopf- und Nackenbehandlung, Behandlung der Extremitäten.
Sind außer den regionalen Zonen auch andere verändert, müssen zu den angegebenen Griffen zusätzlich solche aus den betreffenden Abschnittsbehandlungen angewendet werden.

4.3.2.1. Dorsalbehandlung

Die Behandlung erfolgt in entsprechender Bauchlage des Patienten. Nacheinander werden folgende Griffkombinationen ausgeführt (Abb. 142):

1 Anschraubgriff
2 Rollgriff
3 Zwischendornfortsatzgriff
4 Sägegriff
5 Schubgriff
6 Zuggriff
7 Schulterblattumrandung
8 Unter- und Obergrätenmuskelgriff
9 Vibrationen der Rückenmuskulatur.

Abb. 143 Aufbau der Thoraxbehandlung

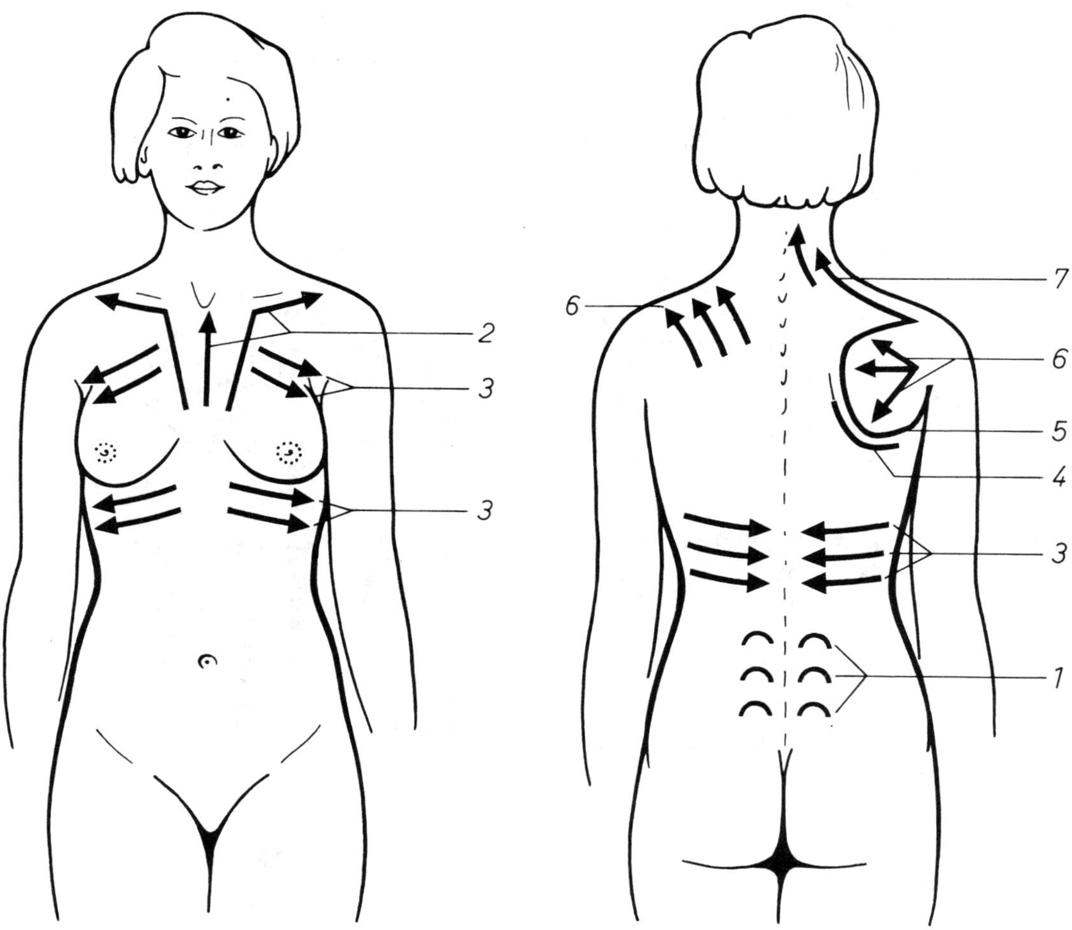

4.3.2.2. Thoraxbehandlung

Die Behandlung erfolgt im Sitzen. Reihenfolge der Griffe (Abb. 143):

1 Anschraubgriff im Sitzen
2 Sternumbehandlung
3 Behandlung der Interkostalräume
4 Unterschulterblattgriff
5 Schulterblattumrandung
6 Unter- und Obergrätenmuskelgriff
7 Trapeziusgriff
8 Vibrationen des Rückens.

4.3.2.3. Kopf- und Nackenbehandlung

Der Patient sitzt. Reihenfolge der Griffkombinationen (Abb. 144):

1 Anschraubgriff
2 Schulterblattumrandung
3 Unter- und Obergrätenmuskelgriff
4 Trapeziusgriff
5 Behandlung der Nackengewebe
6 Hinterhauptbehandlung
7 Stirnbehandlung
8 Kopfschwartenbehandlung
9 Ausstreichungen von Stirn zum Nacken
10 Abrollender Druck über den Augenlidern.

4.3.2.4. Beckenbehandlung

Sie erfolgt zuerst im Liegen, anschließend im Sitzen. Reihenfolge der Griffkombinationen (Abb. 145):

Im Liegen
1 Kreuzbeinbehandlung
2 Anschraubgriff

Abb. 144 Aufbau der Kopf- und Nackenbehandlung

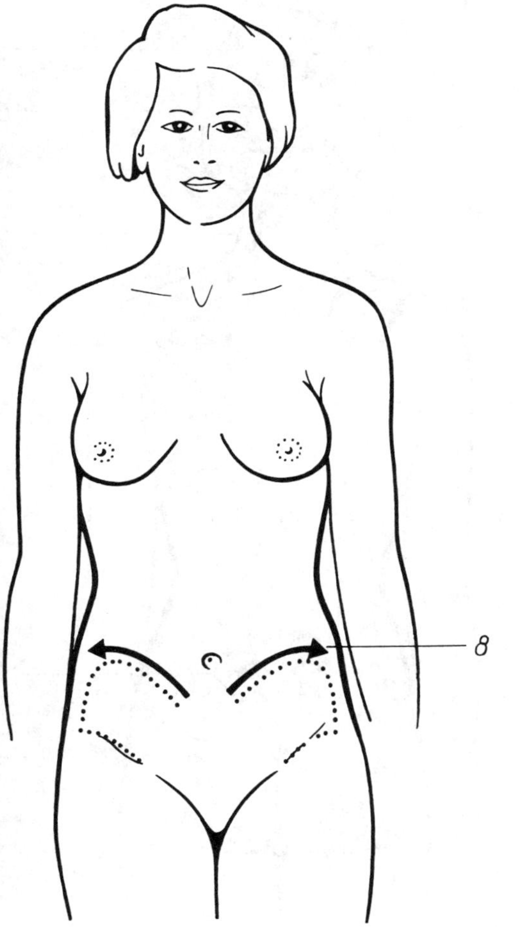

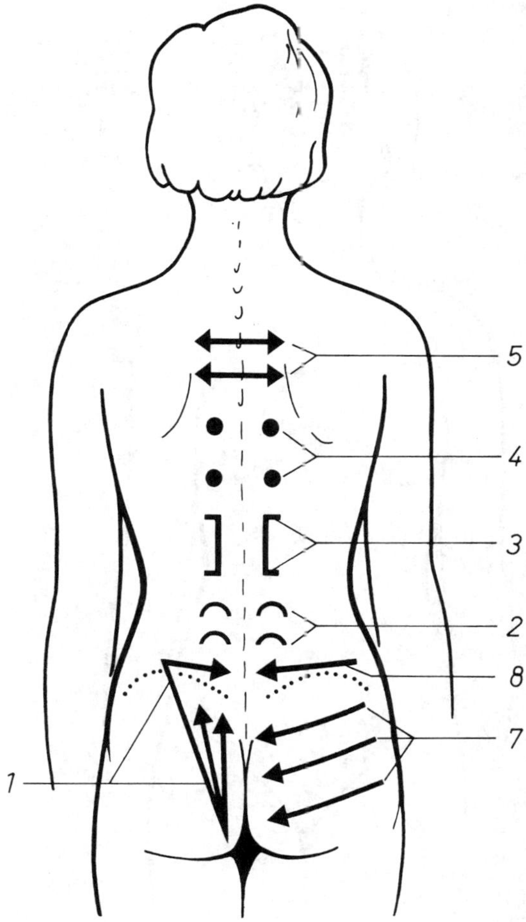

3 Rollgriff
4 Zwischendornfortsatzgriff
5 Sägegriff
6 Beckenschüttelung

Im Sitzen
7 Gesäßbehandlung
8 Darmbeinkammbehandlung
9 Beckenschüttelung im Sitz.

4.3.2.5. Behandlung der Extremitäten

Sie erfolgt im Liegen. Die Extremitäten werden erst nach Behandlung der entsprechenden Wurzelgebiete am Rücken massiert, bevorzugt mit hautverschiebenden Friktionen und kleine Zirkelungen mit Vibrationen. Stets wird der Oberarm bzw. der Oberschenkel vor dem Unterarm bzw. Unterschenkel behandelt, jeweils von distal nach proximal.

Obere Extremität
- Dorsalbehandlung
- Thoraxbehandlung
  besonders zu berücksichtigen: M. erector spinae, Ansatz des M. latissimus dorsi, M. trapezius, M. pectoralis major, M. teres major und minor
- Achselhöhlenbehandlung
- Oberarmbehandlung
- Unterarmbehandlung
- Daumenballenbehandlung

Untere Extremität
- Dorsalbehandlung
- Beckenbehandlung
- Oberschenkelbehandlung
- Unterschenkelbehandlung

Abb. 145 Aufbau der Beckenbehandlung

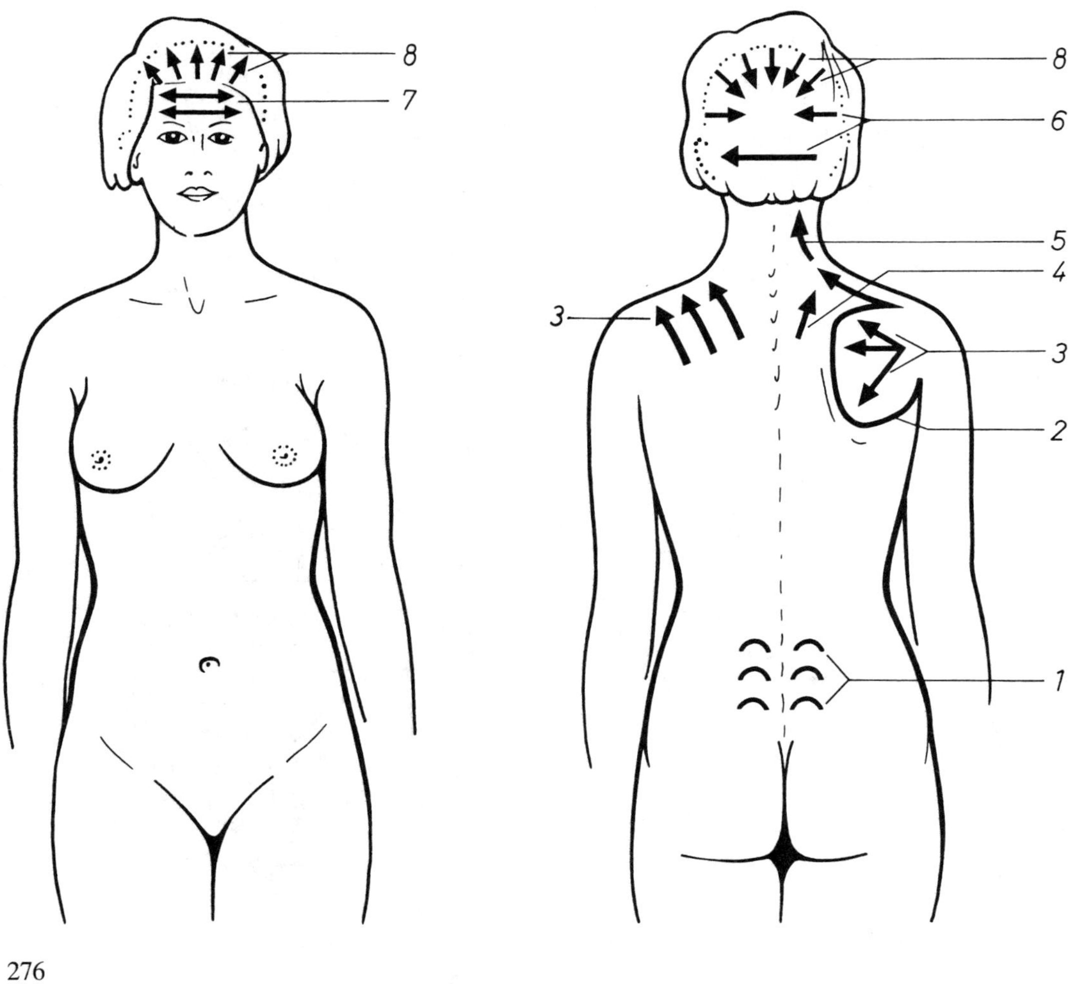

4.4. Spezielle Richtlinien für die Dosierung der Segmentmassage

Entscheidend für den Erfolg einer Segmentmassage-Behandlung ist neben dem Erfassen aller und dem Erkennen der pathogenetisch wichtigsten Veränderungen die individuelle Dosierung, d. h. die Anpassung der Reizdosis an die augenblickliche Reaktionslage des Patienten und an die Wertigkeit der einzelnen reflektorischen Erscheinungen.
Die Reizdosis wird bestimmt von der Anzahl und Ansprechbarkeit der gereizten Rezeptoren und dem Zustand der Reizleitungsbahnen. Sie hängt deshalb ab von der Größe des massierten Raumes, dem Ort der Behandlung, der Massagetechnik, die Wertigkeit der einzelnen Gewebsveränderungen, der Behandlungsdauer, der Dauer des Intervalles und der Anzahl der Einzelbehandlungen.
Das Reaktionsvermögen wird beeinflußt vom konstitutionellen Reaktionstyp, von Alter, Beruf, Umwelteinflüssen, Krankheitsart, Krankheitsstadium, hormonalen und psychischen Einflüssen, von zusätzlicher Behandlung u. a. Im folgenden werden praktische Hinweise für die Dosierung der Segmentmassage gegeben.

4.4.1. Allgemeine Dosierungsparameter für Segmentmassage

Bekömmlichkeitstest. Der gesamte klinische Befund und das subjektive Befinden des Patienten nach einer Segmentmassage bestimmen die weitere Dosierung. Nach einer richtig ausgeführten und dosierten Segmentmassage fühlt sich der Patient leichter und freier. Verstärkung der subjektiven Beschwerden ist ein zeichen für nicht optimale Ausführung der Segmentmassage.

Vasale Hautreaktion. Nach richtiger Segmentmassage tritt eine deutliche Rötung der Haut und der behandelten Zonen auf. Stärkere Hautreaktionen oder hyperalgesien sind nicht erwünscht.

Schmerzgrenze. Grundsätzlich bleibt die Segmentmassage unter bzw. nahe der Schmerzgrenze. Unter allen Umständen dürfen keine unerträglichen Schmerzen eintreten.

4.4.2. Spezielle Richtlinien für die Dosierung

Alter des Patienten. Kleinkinder sind *mild*, Patienten zwischen 15 und 30 Jahren *kräftig*, zwischen 31 und 55 Jahren *mittelstark*, über 60 Jahre *mild* dosiert zu behandeln.

Beruf. Schwerarbeiter sind mit kräftigen Reizen, Büroarbeiter mit mittelstarken zu massieren.

Art und Stadium der Erkrankung. Bei akuten Krankheiten sind milde, bei chronischen stärkere Reize anzuwenden. Im allgemeinen ist bei Erkrankungen des Herzens, des Magens und des Dünndarms mild, bei Erkrankungen der Leber und der Galle mittelstark, bei Erkrankungen der Genitalorgane, des Kolons und der Lunge kräftig zu dosieren.

Art der Gewebsveränderungen. Es verlangen *milde* Dosis muskulärer Hypertonus, oberflächliche Hyperalgesie, *mittlere* Dosis muskuläre Hyperalgesie, starke Muskelatrophie, Hypertonie des Kolons.

Wertigkeit der Reflexerscheinungen. Sehr irritierte Zonen und Maximalpunkte müssen *milder* als ihre Umgebung massiert werden, weil die Schaltstellen im Rückenmark bereits sehr empfindlich, die Reflexe bereits gebahnt sind. Unterschwellig veränderte Zonen verlangen *kräftigere* Reize.

Druckstärke. Die Druckstärke soll von der Oberfläche nach der Tiefe zu-, von kaudal-lateral nach kranial-medial dagegen abnehmen. Sie ist zweckmäßigerweise von Sitzung zu Sitzung allmählich zu steigern, wenn keine Gegengründe vorliegen.

Behandlungsdauer. Die durchschnittliche Behandlungsdauer einer Segmentmassage ist mit 20 min anzusetzen. Bei akuten Krankheiten ist oft eine kürzere Behandlung angezeigt. Alte Patienten benötigen eine *längere* Dauer der Behandlung, da die Reaktionsgeschwindigkeit ihres Nerven- und Gefäßsystems verlangsamt ist.

Intervall. Im allgemeinen sind 2 – 3 Segmentmassagen wöchentlich angebracht. Gegen eine tägliche Behandlung bestehen keine grundsätzlichen Bedenken, wenn die Dosierung entsprechend angepaßt wird.

Gesamtzahl der Massagen. Das Ziel der Segmentmassage ist, alle erfaßbaren reflektorischen Veränderungen zu beseitigen. Die dazu benötigte Zahl der Einzelbehandlungen ist bei den einzelnen Patienten und Krankheiten verschieden. Wenn alle reflektorischen Erscheinungen beseitigt sind, muß die Segmentmassage abgesetzt werden, weil bei weiteren Behandlungen erneut Veränderungen und Beschwerden auftreten können. Durchschnittlich werden pro Behandlungsserie 6 – 12 Einzelbehandlungen benötigt.

4.5 Wirkungen der Segmentmassage

4.5.1. Erstrebte Reaktionen

Durch die bewußte Ausnutzung der Regeleinrichtungen und Wechselbeziehungen im Körper ist das Wirkungsfeld der Segmentmassage gegenüber der klassischen Massage erweitert.

Als **Hauptreaktionen** lassen sich klinisch wie experimentell objektivieren:
- Anhaltende Hyperämie in den segmentär zusammengeschlossenen Geweben und Organen, auch bei nur teilweise Segmentmassage der entsprechenden Zonen (Abb. 146).
- Beseitigung von Vespannungen und Verkrampfungen in den Geweben und Organen, z. B. Muskulatur, Bindegewebe, Gefäßen, Magen-Darm-Trakt, Genitalbereich (Parametropathia spastica).
- Tonisierung hypotoner Gewebe und Organe (Muskeln, Kolon u. a.).
- Normalisierung und Anregung der Funktion der Gewebe und Organe: Anregung der Peristaltik und des Tonus des Magen-Darm-Trakts, Erhöhung der Vitalkapazität der Lungen (Abb. 147). Erhöhung der Thoraxexkursionen, Verstärkung der Diurese u. a.
- Normalisierung des vegetativen und hormonalen Systems: Ausgleichung pathologischer elektrodermatographischer Kurven, Schmerzbeseitigung, häufig Vorverlagerung der Menstruation um 2 – 3 Tage, Beeinflussung des ovariellen Zyklus, Förderung der Milchsekretion.
- Steigerung der körperlichen Leistungsfähigkeit: Erhöhung der Ergometerwerte, Senkung des oxydativen Stoffwechsels (Abb. 148).

Die Segmentmassage entbindet keineswegs

Abb. 146 Hauttemperaturen nach Segmentmassage
Massageorte: Rücken, Schulter, Nacken, M. pectoralis major
Meßorte: Stirn über Nasenwurzel, Sternum Elektrisches Hautthermometer RFT, Raumtemperatur konstant 24 °C

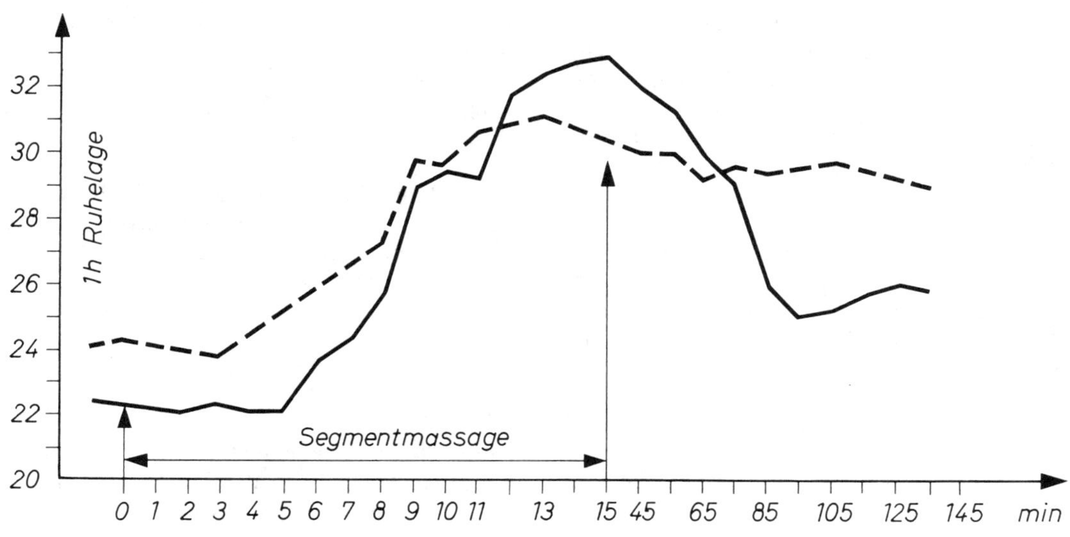

von der Pflicht zur kausalen Behandlung. Als rationale Methode vermag sie aber den Verlauf vieler Krankheiten und Funktionsstörungen abzukürzen.

Das ist deshalb indiziert, wenn
- Veränderungen in der Körperdecke vorhanden sind, die der Massage zugänglich sind,

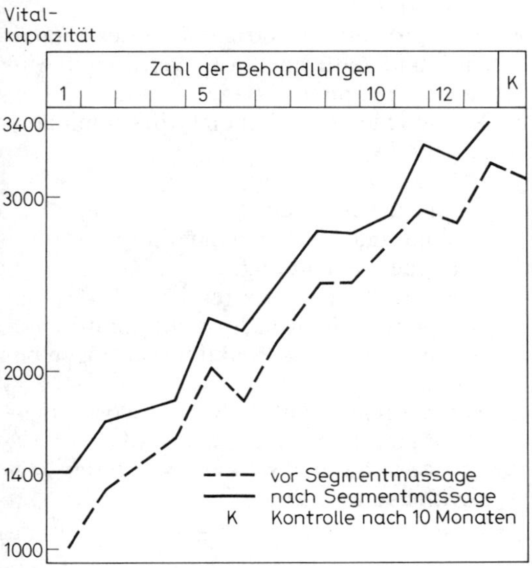

Abb. 147 Anstieg der Vitalkapazität nach Segmentmassagen bei Emphysembronchitis. Sollwert: 3800 ml, Istwert: 1000 ml (nach GESSNER)

- Förderung der Duchblutung und Resorption, Tonisierung bzw. Detonisierung der Muskulatur, des Bindegewebes oder der Organe sowie Schmerzstillung oder -linderung erreicht werden sollen.
- Dysregulationen des nervalen oder hormonalen Systems eine Normalisierung verlangen,
- körperliche Leistungssteigerung erstrebt wird.

Als **Hauptindikationen** haben sich erwiesen:
- Arterielle und venöse Druchblutungsstörungen der peripheren wie der Organgefäße,
- Folgezustände nach Distorsionen und Frakturen,
- funktionelle, degenerative und chronisch-rheumatische Erkrankungen der Gelenke und der Wirbelsäule,
- Dysregulationen des Vegetativums und des Endokriniums,
- funktionelle und entzündliche Erkrankungen der inneren Organe,
- ungenügende körperliche Leistungsfähigkeit.

Entsprechend den vertretenen Prinzipien, nach Möglichkeit kausal zu therapieren, die Segmentmassage gezielt einzusetzen und die Reizdosis wie -verteilung dem Gesamtbefinden und der augenblicklichen Reaktionslage des Kranken individuell anzupassen, gelten als **Kontraindikationen**

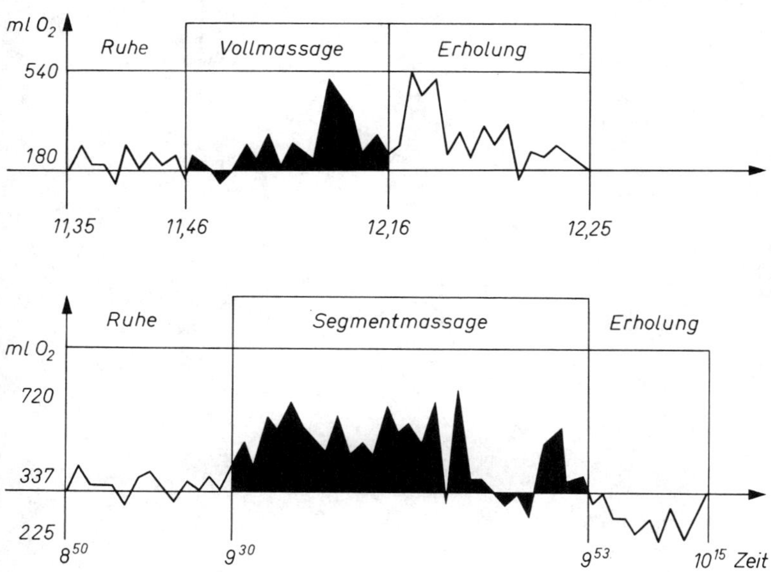

Abb. 148 Sauerstoffverbrauch nach klassischer Massage und Segmentmassage (nach BÖHLAU)

- alle hochfieberhaften Allgemeininfektionen,
- alle akuten Erkrankungen der inneren Organe und Gewebe, die sofortiges chirurgisches Eingreifen verlangen (z. B. Appendizitis, Gallenblasenempyem, Peritonitis, Magen-Darm-Perforationen u. a.),
- die lokale Massage akut entzündeter Gewebe der Körperdecke und die Thrombophlebitis. Segmentmassagen bei diesen Erkrankungen von den nicht betroffenen Segmentwurzeln aus oder unter Ausnutzung der konsensuellen Reaktion sind dabei möglich.

4.5.2. Unerwünschte Reaktionen

Durch fehlerhafte technische Ausführungen und/oder nicht angepaßte Dosierung können bei der Segmentmassage unerwünschte Reaktionen auftreten, die sich in Herzsensationen, Erbrechen, Durstgefühl, Schwindel, Kopfschmerzen usw. äußern. Bisher sind 18 derartige Fehlreaktionen bekannt (vgl. Kap. 7). Der Behandler muß diese Gefahren kennen und sie durch Ausgleichsbehandlung vermeiden oder beheben.

Aufgaben

1. Erklären Sie die Ziele und Prinzipien der Segmentmassage!
2. Nennen Sie gewebsadäquate Griffe der Segmentmassage für
   - muskuläre Veränderungen,
   - bindegewebige Veränderungen,
   - periostale Veränderungen!
3. Zählen Sie einige spezielle Griffkombinationen auf!
4. Erläutern Sie die Grundsätze des räumlichen und zeitlichen Vorgehens beim Aufbau der Segmentmassage!
5. Nennen Sie die typischen Griffkombinationen für die
   - Dorsalbehandlung,
   - Thoraxbehandlung,
   - Kopf- und Nackenbehandlung,
   - Beckenbehandlung,
   - Behandlung der Extremitäten!
6. Wovon wird die Reizdosis bestimmt?
7. Wodurch wird das Reaktionsvermögen beeinflußt?
8. Nennen und erläutern Sie die Dosierungsparameter der Segmentmassage!
9. Erläutern Sie die Wirkungsweise der Segmentmassage!

5. Bindegewebsmassage

Die Massage reflektorischer Zonen im Bindegewebe – im allgemeinen Sprachgebrauch als Bindegewebsmassage bezeichnet – wurde von Elisabeth Dicke 1929 bei einer eigenen Angiopathie gefunden und entwickelte sich empirisch.
Dicke fand bei Erkrankungen der inneren Organe und Organsysteme im zugehörigen Segment erhöhte Spannungen im interstitiellen Bindegewebe in 3 Verschiebeschichten: Kutis zu Subkutis, Subkutis zur Faszie und an der Körper- und Extremitätenfaszie selbst (s. 2.4.2.). Diese *erhöht gespannten Gewebsabschnitte* werden als **Bindegewebszonen** bezeichnet. Der ziehende Finger empfindet dort, wo eine Bindegewebszone vorhanden ist, einen erhöhten Widerstand. Die Verschiebbarkeit des interstitiellen Bindegewebes ist bei funktionellen Störungen und Erkrankungen der inneren Organe und Organsysteme herabgesetzt oder fehlt ganz (z. B. bei schweren Angiopathien).
Die **Technik der Bindegewebsmassage** unterscheidet sich von allen anderen Massagemethoden. Sie wird mit den Fingerkuppen (Fingerbeeren) des 3. und 4. Fingers unter Zugreiz im Bindegewebe ausgeführt. Dabei entsteht dort, wo eine Bindegewebszone ausgeprägt ist, ein charakteristisches, helles Schneide- oder Ritzempfinden „als ob mit dem Fingernagel massiert würde“ (s.5.5).
Je nach der Verschiebeschicht, in der die Arbeitsgänge ausgeführt werden, unterscheidet man folgende Techniken:

- Hauttechnik (zwischen Haut und Unterhaut)
- Unterhauttechnik (zwischen Unterhaut und Faszie)
- Faszientechnik (an der Faszie).

Allen 3 Formen ist der Zugreiz gemeinsam. Bei der technischen Ausführung ergeben sich Unterschiede durch verschieden lange Arbeitsgänge, durch oberflächlichere oder tieferliegende Zugintensität und durch unterschiedliche Innervation (s. 5.3.2.).
In der Therapie werden diese 3 Techniken entsprechend dem Krankheitsbild und dem Befund eingesetzt.

5.1. Technische Voraussetzungen

5.1.1. Ausgangstellungen

Die Bindegewebsmassage wird im Sitzen, aus der Seiten- und aus der Rückenlage des Patienten ausgeführt.

Bindegewebsmassage im Sitzen

Ausgangsstellung des Patienten: Sitz auf einem Hocker – die Gesäßmuskulatur darf dabei nicht über den Hockerrand hängen. Die Füße sind fest aufgestellt, Ober- und Unterschenkel befinden sich im rechten Winkel, die Hände liegen locker auf den Oberschenkeln, das Bekken ist leicht gekippt, der Rücken ist in einer mittleren Spannung.
Ausgangsstellung des Behandlers: Behandler sitzt auf einem niedrigeren Hocker hinter dem Patienten.

Bindegewebsmassage aus der Seitenlage

Ausgangsstellung des Behandlers: Behandler steht oder sitzt vor bzw. hinter dem Patienten.

Bindegewebsmassage aus der Rückenlage

Arbeitsgänge an der unteren Extremität, an der vorderen Rumpfseite, am Hals und im Gesicht werden aus der Rückenlage ausgeführt.
Ausgangsstellung des Behandlers: Behandler steht oder sitzt seitlich vom Patienten, bei der Hals- und Gesichtsbehandlung am Kopfende.

Die Bindegewebsmassage aus der Bauchlage ist nicht zu empfehlen (von Ausnahmen abgesehen; s. 5.3.6.).
Der Behandler müßte zuviel Gegenspannung geben, die einen unnötigen Kraftaufwand bedeutet.

> Bevorzugt wird die *Seitenlage* gegenüber der Arbeit auf dem Hocker, weil
> - der Patient im allgemeinen entspannt ist,
> - der Behandler mit physiologischer und damit ökonomischer Finger-, Hand-, Arm-, und Schulterhaltung aus der Diagonalen arbeiten kann. Überanstrengungen werden dadurch vermieden,
> - der Behandler seine Ausgangsstellung sofort dem auszuführenden Arbeitsgang anpassen kann.

Bettlägerige, Hyper- und Hypotoniker, alte Menschen und vegetativ labile Patienten (größter Anteil der zu behandelnden Patienten) werden immer aus der Seitenlage behandelt. Unerwünschte vegetative Reaktionen werden bei dieser Ausgangstellung weitgehend vermieden.
Der Behandler soll möglichst viel sitzen, um Kraft zu sparen.
Der Behandler steht oder sitzt auf der Seite, die behandelt wird (z. B. rechtes Schulterblatt – rechte Seite). Sonst spricht man von der Gegenseite.

5.1.2. Haltung der Hände

Die Bindegewebsmassage wird in der Regel mit den Fingerkuppen des 3. und 4. Fingers, evtl. auch nur mit einem Finger ausgeführt. Sie können mit den radialen, mit den ulnaren Fingerseiten und mit der ganzen Fingerkuppe aufgesetzt werden. Die Fingernägel sollen kurz sein. Eventuell auftretende Hornhaut ist mit einem Bimsstein zu entfernen.
Die *Finger* sind adduziert und unmerklich flektiert. Daumen und Zeigefinger dürfen nicht abduziert, verkrampft oder eingekrallt werden.
Das *Handgelenk* befindet sich in leichter ulnarer oder radialer Abduktion und ist fast gestreckt.
Der *Zugreiz* erfolgt aus dem ganzen Arm, keinesfalls nur aus den Fingern, der Hand oder dem Unterarm.
Die *gleichseitige Hand* ist diejenige Hand, die mit der zu behandelnden Seite des Patienten übereinstimmt (z. B. rechter Kreuzbeinrand – rechte Hand). Die andere Hand wird als *Gegenhand* bezeichnet.
Bei stark verspanntem Gewebe wird die nicht arbeitende Hand als sog. *unterstützende Hand* um das Handgelenk der arbeitenden gelegt. Dadurch verteilt sich die Zugkraft auf beide Arme.

5.1.3. Feststellung der Bindegewebszonen

Vor Beginn einer Behandlungsserie werden die sicht- und tastbaren Bindegewebszonen (s. 2.4.2.) festgestellt. Der Patient sitzt auf einem Hocker (s. 5.1.1.).
Abbildung 149 zeigt schematisch die sichtbaren Bindegewebszonen.

Blasenzone. Etwa fünfmarkstückgroße Einziehung am oberen Rand der Analfalte. Subjektive Beschwerden z. B. kalte Füße bis zum Knie, reizempfindliche Blase.

Arterielle Beinzone. Schnurartige Einziehungen am Gesäß auf der Seite der Erkrankung. Subjektive Beschwerden z. B. Wadenkrämpfe.

Darmzone 1. Bandförmige Einziehung vom mittleren Drittel des Kreuzbeinrandes schräg nach außen unten. Subjektive Beschwerden: Obstipation.

Venen-Lymphzone der Beine. Bandförmige Einziehung eine Handbreite unterhalb der Crista iliaca vom mittleren Drittel des Kreuzbeines parallel zur Crista zur Hüfte verlaufend. Subjektive Beschwerden z. B. Ödemneigung, Ulcus cruris.

Genitalzone 1. Flächige Einziehung zwischen den Iliosakralgelenken. Subjektive Beschwerden z. B. Dysmenorrhoe.

Genitalzone 2. Großflächige Einziehung über das gesamte Kreuzbein bis zu den Hüften, der Rücken erscheint reliefarm. Subjektive Beschwerden z. B. unregelmäßige Periode –

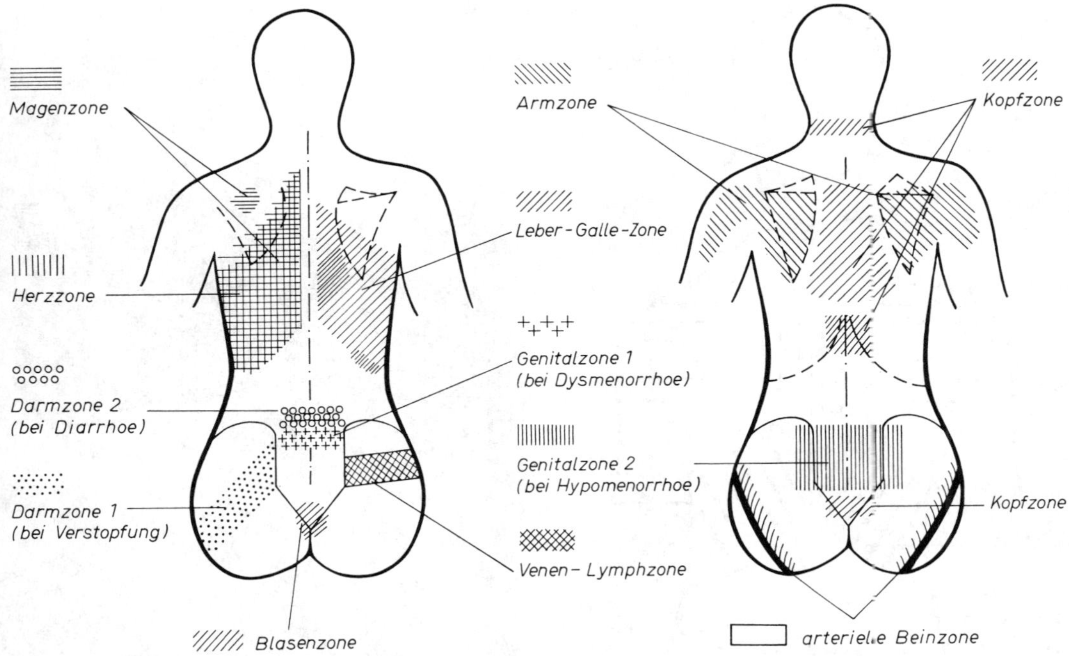

Abb. 149 Sichtbare Bindegewebszonen schematisch

meist verlängerte Intervalle, sekundäre Amenorrhoe.

Darmzone 2. Flächige Einziehung oberhalb der Crista iliaca im lumbodorsalen Quadrat etwa in gleicher Breite wie die Genitalzone 1. Subjektive Beschwerden: Neigung zu Diarrhoe.

Leber-Galle-Zone. Großflächige Einziehung auf der rechten Thoraxseite. Subjektive Beschwerden z. B. Abneigung gegen fettes Schweinefleisch, Völlegefühl nach dem Essen, Neigung zu Meteorismus.

Herz-Magen-Zone. Großflächige Einziehung auf der linken Thoraxseite. Subjektive Beschwerden z. B. Magendruck vor dem Essen, funktionelle Herzstörungen.

Kopfzone. Einziehung vor allem zwischen den Schulterblättern, rechteckige Einziehung oberhalb der Blasenzone (Beziehung zur Blase), Einziehung im Wirbelsäulenrippenwinkel (Beziehung zu den inneren Organen), an der Linea nuchalis superior nach Kopftraumen. Subjektive Beschwerden z. B. Kopfschmerzen verschiedener Ätiologie.

Armzone. Flächige Einziehung auf den Schulterblättern der erkrankten Seite. Subjektive Beschwerden z. B. Brachialgie.

Die Abbildungen 150a und b zeigen ein Beispiel der sichtbaren Bindegewebszonen und die Einzeichnung in die Umrißkarte. Sehr deutlich sichtbare Bindegewebszonen werden mit + + +, deutliche mit + +, angedeutete mit + und klinisch „stumme" mit einem Kreis angegeben.
Das Befragen des Patienten nach subjektiven Beschwerden und organischen Erkrankungen darf nicht in Suggestivform erfolgen. Es ist aber notwendig, weil nicht nur „diagnostische Zonen" d. h. der Diagnose des Arztes entsprechende Zonen gefunden werden, sondern darüber hinaus auch andere Bindegewebszonen, die therapeutisch wichtig sind (sog. „therapeutische Zonen"). Sie können als Störfeld wirken (z. B. eine Leber-Galle-Zone kann Armbeschwerden oder Kopfschmerzen „unterhalten"). Die sog. „klinisch stummen Zonen", die

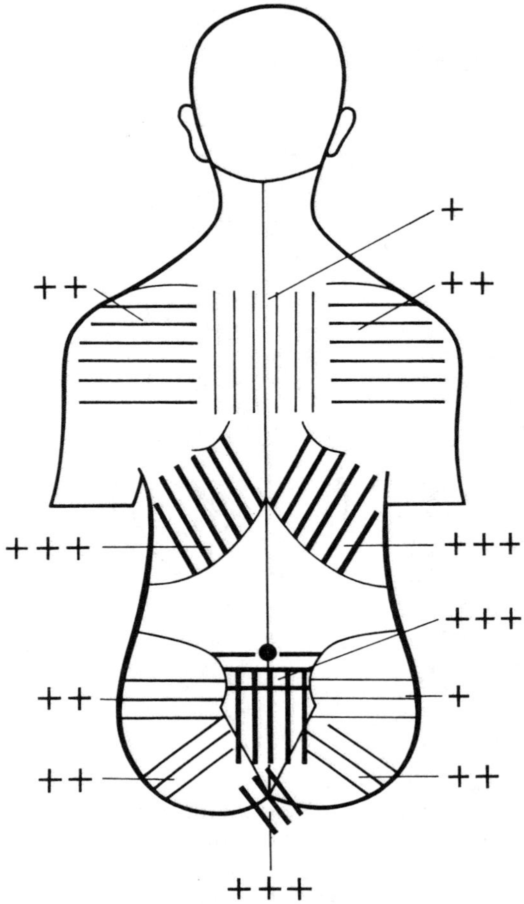

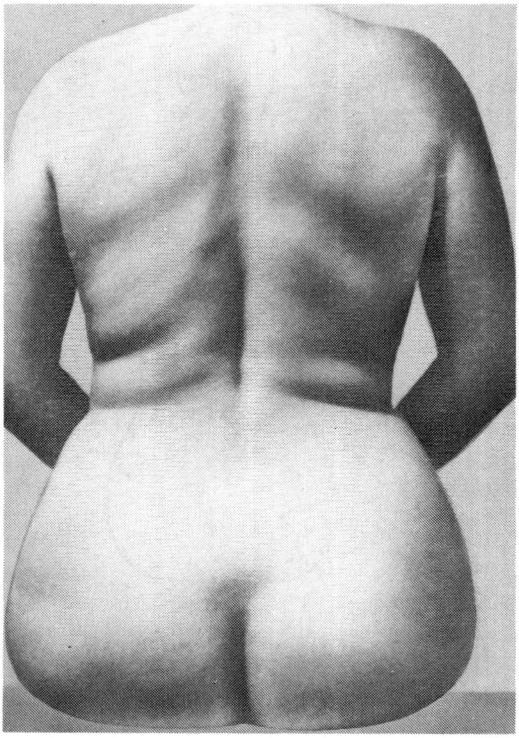

Abb. 150 Sichtbare Bindegewebszonen
a Einzeichnung in die Umrißkarte
b am Patienten

weder subjektive noch objektive Beschwerden machen, werden in der Regel zu therapeutischen Zonen, d. h., sie sind in jedem Falle in die Behandlung einzubeziehen.
Die fasziennahen Bindegewebszonen verringern ihre Spannung während einer Behandlungsserie, bleiben jedoch als Ausdruck der vegetativen Labilität auch dann noch sichtbar, wenn die Beschwerden abgeklungen sind.
Es können bei vorhandenen Bindegewebszonen funktionelle Störungen vorliegen (daher die Frage nach subjektiven Beschwerden) oder auch organische Erkrankungen vorangegangen sein, sie können aber auch nur als Ausdruck einer vegetativen Labilität gewertet werden.

5.2. Flächige Bindegewebsmassage

Die flächige Bindegewebsmassage wurde nicht von Dicke entwickelt, sondern entstand in Verbindung mit der Krankengymnastik bei inneren Erkrankungen.
Wenn das Körperdeckengewebe prall verspannt und kaum von der Körperfaszie abhebbar ist, werden durch flächiges Verschieben das Unterhautbindegewebe und die darunterliegende Muskulatur weich bearbeitet. Die Muskeln werden gewissermaßen „durchbewegt". Meist kommt es spontan zu einer Entspannung an der Körperfaszie.
Beim flächigen Verschieben wurde festgestellt, daß dabei gewisse Stoffwechselreaktionen, aber auch Einfluß auf funktionelle Störungen innerer Organe erreicht werden. So wurde die flächige Bindegewebsmassage in den Therapieplan vor allem bei rheumatischen Erkrankungen aufgenommen.

5.2.1. Technik

Die Technik besteht aus einem *flächigen Verschieben* des Bindegewebes vom Knochen-, Muskel oder Faszienrand weg.

Ausgangsstellung. Der Patient liegt auf der Seite, der Behandler steht oder sitzt hinter dem Patienten.

Ausführung. Beide Daumen werden mit den sich berührenden Fingerkuppen in Längsrichtung z. B. des Kreuzbeinrandes aufgesetzt. Die Finger beider Hände liegen abduziert auf den Glutäen etwa 5 cm vom Knochenrand.
- Die Finger schieben die Unterhaut gegen die fest aufgestellten Daumen,
- die Daumen schieben die Unterhaut bis zur möglichen Verschiebungsgrenze vom Knochenrand weg gegen die Faszie (1 bis 3 cm),
- nun werden Daumen und Finger abgehoben und in gleicher Weise etwas weiter gesetzt.

> Daumen und Finger arbeiten nicht gleichzeitig, weil sonst das Gewebe gequetscht wird.
> Beim Verschieben mit dem Daumen darf das Handgelenk nicht gedreht werden, sonst kommt es zu einer Knetung.
> Es wird fasziennah und nicht nur oberflächlich verschoben.
> Beim Behandeln wird verschoben und nicht gedrückt.
> Es darf kein Schneideempfinden ausgelöst werden.

5.2.2. Arbeitsgänge

Am Kreuzbeinrand. Erläuterung siehe oben. Die Arbeitsgänge beginnen analfaltennah und enden am unteren Rand des Iliosakralgelenkes. Beachte Bindegewebszonen, z. B. Blasenzone.

Am Iliosakralgelenk. Die Finger und Daumen werden wie am Kreuzbeinrand aufgesetzt. Die Arbeitsgänge enden am oberen Rand des Iliosakralgelenks.

> Bei Quellungen Vorsicht! Ohne Druck arbeiten, sonst kommt es zu Fehlreaktionen in Form von dumpfen Kreuzschmerzen.

Vom Kreuzbeinrand bis zum Trochanter major. Ansatz wie am Kreuzbeinrand. In kleinen Schüben wird das Gewebe über das Gesäß bis zum Trochanter durchgearbeitet.

> Die Finger sind immer neu aufzusetzen!

Vom Iliosakralgelenk parallel bis zur Spina iliaca anterior superior. Wie soeben beschrieben, wird das Gewebe in kleinen Schüben bis zur Spina bewegt.

Am Trochanter major. Die Daumen werden im dorsalen Trochanterbereich – etwa am Ansatz des M. glutaeus maximus – aufgesetzt, die Finger an der ventralen Seite. Das Gewebe wird fasziennah bis zum Trochanter durchgearbeitet.

> Das Gewebe über dem Trochanter ist oft gequollen und druckempfindlich. Es ist schwer verschieblich. Deshalb ist besonders gutes technisches Arbeiten erforderlich.
> Wenn durch die Arbeitsgänge am Kreuzbeinrand und am Iliosakralgelenk unerwünschte Reaktionen im Kreuzbeinbereich, am Oberschenkel oder im ganzen Bein (z. B. Druckempfindungen, Parästhesien) auftreten, können diese durch den Arbeitsgang am Trochanter major beseitigt werden.

Arbeitsgänge von den Processus spinosi zur Körperseite. Diese Arbeitsgänge sind vor allem im Lendenbereich wichtig, können aber auch bis zum unteren Schulterblattwinkel ausgeführt werden. Die Daumen liegen in der Längsrichtung der Wirbelsäule an den Dornfortsätzen, die Finger am lateralen Rand des M. erector spinae. Das Gewebe wird an den Muskel herangeholt und mit dem Daumen über den Muskel hinweggehoben. So arbeitet man sich langsam und schubweise quer über den Rücken bis zur Axillarlinie.

Arbeitsgänge am M. erector spinae. Die Daumen liegen in der Längsrichtung an den Dornfortsätzen, die Zeigefinger am lateralen Rand des Muskels. Das Gewebe wird gegen die Daumen herangeholt und mit den Daumen an den medialen Rand des Muskels verschoben. Es ist nur ein kleiner Verschiebeweg. Die Durcharbeitung erfolgt bis in die Höhe des kaudalen Schulterblattwinkels. Wichtig sind diese Arbeitsgänge vor allem im Bereich der Lendenwirbelsäule.

Arbeitsgänge vom medialen Schulterblattrand nach lateral. Die Daumen werden exakt am Schulterblattrand aufgesetzt, nicht im Gewebe zwischen Schulterblatt und Wirbelsäule. In kleinen Schüben wird das Gewebe bis zum Akromion verschoben.

> Es wird nie mit Druck gearbeitet wegen der Gefahr von Parästhesien in den Armen und Händen.

Abb. 151 Unterhaut- und Faszientechnik am sitzenden Patienten

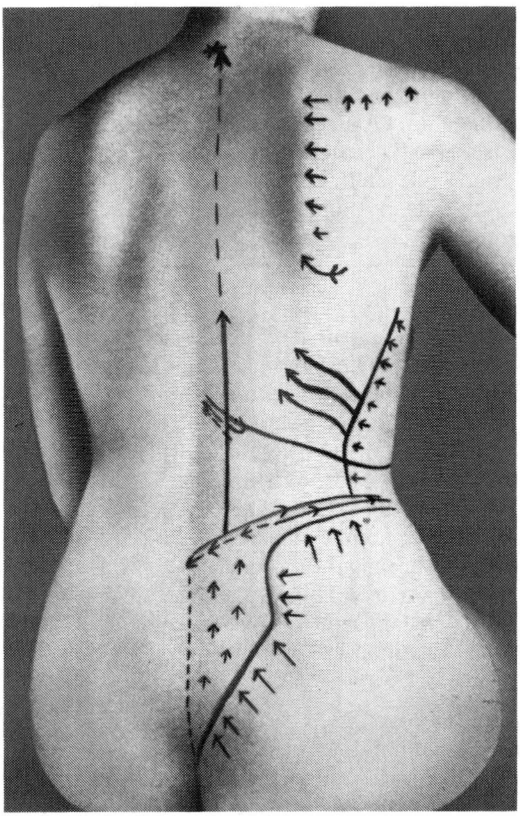

5.2.3. Wirkungsweise

Es entstehen durch die flächige Bindegewebsmassage vor allem eine Anregung des Stoffwechsels, eine bessere Durchblutung, ein Nachlassen der Spannung im Bindegewebe (wenn der Zugreiz zu kraftaufwendig ist) und gewisse nervale Reaktionen als Folge der Stoffwechselreaktion.

5.3 Unterhaut- und Faszientechnik

Die Ausgangsstellung und Handhaltung des Behandlers werden für die Arbeitsgänge am liegenden Patienten bei der Behandlung der rechten Seite angegeben. Ist kein besonderer Hinweis bei der Beschreibung zu finden, werden die Arbeitsgänge mit der Unterhauttechnik ausgeführt. Die Arbeitsgänge am sitzenden Patienten sind aus Abbildung 151 zu ersehen. Der Behandler steht oder sitzt dabei schräg hinter dem Patienten. Die Arbeitsgänge am Os sacrum werden gegen den Knochenrand gezogen. Die Pfeilrichtung auf den Abbildungen gibt die Richtung des Zugreizes bzw. das Ende des Arbeitsganges an.
Als *Arbeitsgang* wird das Aufsetzen der Fingerbeeren, das Verschieben des Gewebes und die Ausführung des therapeutischen Zuges im Bindegewebe bezeichnet.
Unter *„therapeutischem Zug"* versteht man das Spannen (Ziehen) des Bindegewebes, bei dem das Schneideempfinden sofort einsetzt, wenn eine Bindegewebszone vorhanden ist. Bei dieser Spannung wird kein „Weg" mehr zurückgelegt (d. h., es erfolgt keine Verschiebung), sondern nur noch ein „Zug" ausgeführt.
Als „therapeutischer Zug" wird der Zugreiz deshalb bezeichnet, weil erst damit die therapeutische Wirkung erzielt wird.
Die Arbeitsgänge werden langsam ausgeführt, da jeder Reiz Zeit braucht um beantwortet zu werden.
Die Unterhauttechnik wird zwischen Subkutis und Faszie, die Faszientechnik an der Faszie ausgeführt.
Unterhaut- und Faszientechnik sind durch gleiche Innervationen ein Komplex.
Die **Unterhauttechnik** wird in verschiedenen Arbeitsgängen ausgeführt.
Kurze Arbeitsgänge werden rechtwinklig zum

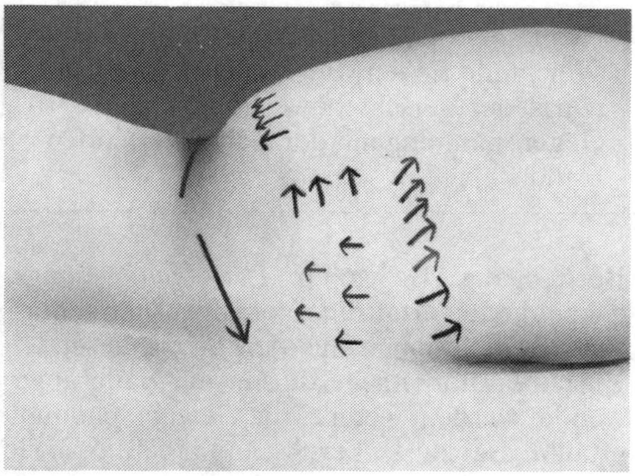

Abb. 152 Kurze Arbeitsgänge

Knochen-, Muskel- oder Faszienrand immer dicht nebeneinandergesetzt (Abb. 152).
Der *lange Arbeitsgang* – auch als Längsgang bezeichnet – verläuft in der Längsrichtung vom Knochen-, Muskel- oder Faszienrand.

Bei der Unterhauttechnik arbeitet man in *3 Phasen*:
- Aufsetzen der Finger zwischen Unterhaut und Faszie – je nach Gewebsspannung einige Zentimeter von Knochen-, Muskel- oder Faszienrand entfernt. Der Patient darf dabei keinen Druck empfinden.
- Verschieben der Unterhaut bis zur möglichen Verschiebungsgrenze – dieser „Weg" kann je nach Gewebsspannung 1 – 3 cm betragen. Der Patient empfindet dabei lediglich die Spannung, die im Gewebe ausgelöst wird.
- Therapeutischer Zug, bei dem sofort das mehr oder weniger scharfe Schneideempfinden eintritt. Dabei darf der Patient keinen Druck empfinden.

Bei der **Faszientechnik** wird in *2 Phasen* gearbeitet:
- Aufsetzen der Finger tief im Gewebe am Faszienrand – für den Patienten kein Druck- oder Schneideempfinden.
- Therapeutischer Zug ohne Verschieben! – helles, scharfes Schneiden tritt sofort ein, das oft als „messerscharf" empfunden wird.

Bei der Faszientechnik wird nur mit kurzen Arbeitsgängen gearbeitet.
Aus didaktischen und lehrmethodischen Gründen sind manche Arbeitsgänge unterteilt worden (z. B. lange Arbeitsgänge am hinteren Thorax).

> Die Finger werden ohne Druck aufgesetzt.
> Der Finger darf bei einer Bindegewebszone nicht aus dem subkutanen Bindegewebe herausrutschen.
> Beim therapeutischen Zug wird eine Zugkraft und kein Druck ausgeübt.
> Es darf nicht über den Knochen-, Muskel- oder Faszienrand hinweggezogen werden.
> Das Gewebe wird fasziennah und nicht nur oberflächlich verschoben.
> Der Längsgang darf nicht zur Streichung werden, weil der Behandler aus dem Zugreiz gekommen ist. Zur Kontrolle wird der Patient nach dem Schneideempfinden gefragt.
> Zu schnelles Arbeiten birgt die Gefahr von unerwünschten Reaktionen in sich.

Unerwünschte Reaktionen treten relativ selten am Anfang einer Behandlungsserie auf. Der Physiotherapeut soll jedoch wissen, daß solche Situationen vorkommen können und wie er sie beseitigen kann.
Die Ursachen dafür liegen meist beim Behandler und können vermieden werden. Erfahrungsgemäß sind es technische Fehler – zu schnelles Arbeiten, dem Patienten nicht angepaßter Behandlungsverlauf. Aus welchem Grunde Patienten fehlreagieren, z. B. trotz einwandfreier Technik statt des „Schneidens" (s. 5.5.1.) dumpfen Druck empfinden, ist noch nicht erklärbar. Hinweise auf Fehlreaktionen sind z. T. auch in den Kästchen zu finden.

Aufgaben

1. Üben Sie den therapeutischen Zug an sich selbst!
   Setzen Sie sich erhöht auf die Behandlungsbank oder auf einen Tisch, stellen Sie die Füße auf einen Hocker. Ihre Fingerkuppen tasten Sie am dorsalen Rand des Tractus iliotibialis tief ins Gewebe ein. Die Fingerkuppen bleiben fest am Muskelrand. Durch Außenrotation des Beines wird der therapeutische Zug ausgelöst (Faszientechnik), und es tritt in der Regel ein helles, scharfes Schneiden ein.
2. Üben Sie das in gleicher Weise auch am Partner!
   Nicht die Hand dorsal flektieren, die Finger nicht einkrallen, nicht rutschen, nicht drükken!

3. Üben Sie an sich die Unterhauttechnik! Ausgangsstellung wie oben. Finger neben dem Ligamentum patellae einsetzen etwa 1 cm von der Patella entfernt – Verschieben des Gewebes zur Patella – therapeutischer Zug.
Die Patella begrenzt das Verschieben. Halten Sie den therapeutischen Zug über einige Sekunden, ohne zu rutschen. Lösen Sie den Finger, indem Sie mit dem Gewebe bis zum Ausgangspunkt zurückgehen.

5.3.1. Arbeitsgänge im Kreuzbein-Becken-Bereich

Am Kreuzbeinrand. Patient liegt in Seitenlage. Behandler steht vor dem Patienten.
Die Finger der Gegenhand werden analfaltennah am Knochenrand aufgesetzt, das Gewebe wird gegen die Glutäalfaszie verschoben, der therapeutische Zug erfolgt gegen die Faszie. Die Arbeitsgänge werden bis an den unteren Rand des Iliosakralgelenkes ausgeführt.

Kurze Arbeitsgänge vom unteren bis zum oberen Rand des Iliosakralgelenkes.
Ausführung wie am Kreuzbeinrand. Handwechsel ist möglich.

Kurze Arbeitsgänge auf dem Kreuzbein mit der gleichseitigen Hand. Der Behandler steht schräg vor dem Patienten, das Handgelenk zeigt nach kranial.
Die Arbeitsgänge beginnen alnalfaltennah und werden dicht neben- und übereinander auf der rechten Kreuzbeinhälfte ausgeführt. Der therapeutische Zug erfolgt kranialwärts.

> Nicht aus dem Gewebe rutschen!
> Auf druckfreies Arbeiten ist zu achten! Sonst besteht die Gefahr von unerwünschten Reaktionen.

Kurze Arbeitsgänge an den Rand der Crista iliaca. Ausgangsstellung und Handhaltung wie kurze Arbeitsgänge auf dem Kreuzbein. Die Arbeitsgänge beginnen am oberen Rand des Iliosakralgelenkes und werden bis zur Spina iliaca anterior superior oder bis zur hinteren Axillarlinie ausgeführt.

> Nicht über den Knochenrand in die Weichteile ziehen! Bei Venen-Lymphzonen ist der Verschiebeweg relativ lang; evtl. Gegenspannung mit der nichtarbeitenden Hand.

Beckengang. Er ist ein *Längsgang.* Längsgänge dienen erfahrungsgemäß zusammenfassenden Reaktionen aus den bisher gesetzten Einzelreaktionen. Sie dürfen nur dann angewendet werden, wenn es die Gewebsspannung erlaubt. Bei zu starker Spannung läßt man sie weg und arbeitet bis zum Nachlassen der erhöhten Spannung weiter mit kurzen Arbeitsgängen. Der Behandler steht vor dem Patienten und arbeitet mit der gleichseitigen Hand. Der Beckengang wird vom 5. Lendenwirbeldorn bis zur Spina iliaca anterior superior oder bis zum Rand des M. rectus abdominis gezogen:

- Ansetzen der Finger am 5. Lendenwirbeldorn,
- Verschieben des Gewebes oberhalb der Crista – in den Weichteilen – nach lateral,
- therapeutischer Zug nach lateral.

> Bei allen Längsgängen darf erst dann der ganze Arbeitsgang gezogen werden, wenn der Patient beim therapeutischen Zug das Schneideempfinden angibt. Sonst besteht die Gefahr, daß es eine „Streichung" wird. Ein therapeutischer Effekt ist dann nicht gegeben.

Bei stark verspanntem Gewebe kann der Beckengang unterteilt werden:
- vom oberen Rand des Iliosakralgelenkes bis zur Spina iliaca anterior superior oder bis zum Rektusrand,
- vom oberen Rand des Iliosakralgelenkes bis zum 5. Lendenwirbeldorn. In diesem Falle steht oder sitzt der Behandler hinter dem Patienten.

Arbeitsgänge am Trochanter major. Sie gehören an sich nicht mehr zum Beckenbereich, werden aber in diesem Zusammenhang gebracht, weil sie bei Erkrankungen im Kreuzbein-Becken-Bereich oft wichtig sind. Bei fast allen Patienten findet man um den Tochanter erhöht gespannte Gewebsabschnitte.

Der Behandler steht vor dem Patienten und arbeitet mit der Gegenhand oder mit unterstützter Hand.
Die Finger werden etwa 10 cm distal vom Trochanter an der Dorsalseite vom Femur am Ansatz des M. glutaeus maximus aufgesetzt. Das Verschieben des Gewebes erfolgt gegen den dorsalen Rand des Tractus iliotibialis (meist ein sehr kurzer Weg), der therapeutische Zug gegen den Faszienrand.
Die Arbeitsgänge werden bis hinter den Trochanter ausgeführt. Hat die Gewebsspannung nachgelassen, kann ein *Längsgang* ausgeführt werden. Das Verschieben erfolgt nach proximal. Dieser Längsgang wird ausnahmsweise geschoben. Er ist deshalb oft schwierig auszuführen, wenn die Gewebsspannung zu stark ist. Es bewähren sich dann entweder kurze Arbeitsgänge oder das Arbeiten mit unterstützter Hand.

Die Arbeitsgänge im Kreuzbein-Becken-Bereich werden ausgeführt bei
- Erkrankungen des Urogenitalsystems,
- arteriellen Durchblutungsstörungen der unteren Extremität,
- Darmerkrankungen,
- Venen-Lymphstörungen der unteren Extremität,
- Lumbago, Ischialgie und ähnlichen Syndromen.

Die kurzen Arbeitsgänge auf dem Kreuzbein sind wichtig bei Kopfschmerzen.

> Bei den Arbeitsgängen am Kreuzbeinrand und vom unteren bis zum oberen Rand des Iliosakralgelenkes kann es zu Juckreiz auf dem Schulterblatt kommen (sog. flüchtige Irritierung). Dieses Jucken hört im Verlauf der Behandlung wieder auf.
> Beim kurzen Arbeitsgang auf dem Kreuzbein können Kopfschmerzen ausgelöst werden, wenn technisch nicht einwandfrei gearbeitet wird. Sie verschwinden sofort, wenn die Arbeitsgänge exakt wiederholt werden.
> Tritt das Schneideempfinden im Kreuzbein-Becken-Bereich nicht deutlich auf (Mischempfindungen, Druck), obwohl Bindegewebszonen vorhanden sind, wird der Reaktionspunkt am Trigonum lumbale (s. 5.3.6.) ausgeführt.

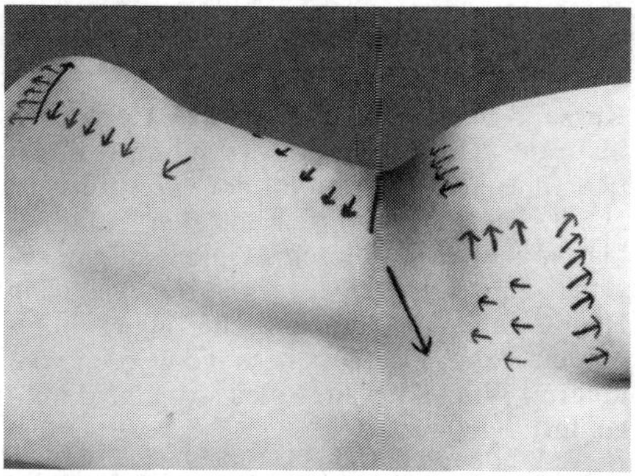

Abb. 153 Arbeitsgänge im lateralen Rumpfbereich

5.3.2. Arbeitsgänge im lateralen Rumpfbereich

Die lateralen Rumpfabschnitte gehören zur nicht autochthonen Rückenmuskulatur. Die Innervation erfolgt vom Plexus brachialis. Deshalb beeinflußt man von diesen Gewebsabschnitten aus bei der Unterhaut- und Faszientechnik Störungen im Bereich der oberen Extremität (Abb. 153).

Kurze Arbeitsgänge mit Faszientechnik am Rand des M. latissimus dorsi. Der Behandler sitzt hinter dem Patienten und arbeitet mit der gleichseitigen Hand. Die Finger werden am Ursprung des Muskels dicht oberhalb der Crista iliaca aufgesetzt. Der Zug erfolgt rechtwinklig an den lateralen Faszienrand. Dabei tritt ein starkes Schneideempfinden ein. Die Arbeitsgänge werden bis in die Höhe des unteren Schulterblattwinkels oder bis in die Achselhöhle ausgeführt. Zum besseren Ertasten des Muskels legt der Patient seine Hand auf den Kopf. Der Behandler gibt ellenbogennah an der Unterseite des Oberarmes Widerstand, der Patient drückt gegen die Hand des Behandlers. Dabei springt der Muskel deutlich hervor, und man kann seinen Verlauf gut verfolgen.

Kurze Arbeitsgänge am kaudalen Schulterblattwinkel. Der Behandler sitzt hinter dem Patienten und arbeitet mit der gleichseitigen Hand. Die Finger werden am lateralen Rand des Schulterblattwinkels aufgesetzt. Das Gewebe wird bis zur Verschiebungsgrenze nach medial verschoben. Der therapeutische Zug erfolgt nach medial.

Kurze Arbeitsgänge am medialen Schulterblattrand. Der Behandler sitzt hinter dem Patienten und arbeitet mit der gleichseitigen Hand. Die Finger werden auf dem Schulterblatt nahe dem unteren Winkel aufgesetzt. Nach dem Verschieben gegen den medialen Rand erfolgt der therapeutische Zug exakt bis an den Rand. Die Arbeitsgänge werden vom unteren Winkel bis zur Spina scapulae durchgeführt.

> Der Behandler darf nicht in das Gebiet zwischen Schulterblattrand und Wirbelsäule geraten – Gefahr von Fehlreaktionen. Um das zu vermeiden, kann die nichtarbeitende Hand parallel zum Schulterblattrand aufgestellt werden.

Kurze Arbeitsgänge unterhalb der Spina scapulae. Die Finger werden unterhalb der Spina scapulae am medialen Rand aufgesetzt. Der therapeutische Zug erfolgt gegen die Spina. Die Arbeitsgänge werden bis zum Akromion ausgeführt.
Dieser Arbeitsgang kann auch als Längsgang unterhalb der Spina scapulae von medial nach lateral gezogen werden. Der Behandler steht dabei schräg vor dem Patienten und arbeitet mit der Gegenhand.

Kurze Arbeitsgänge zwischen vorderer und hinterer Axillarlinie. Der Behandler steht schräg hinter dem Patienten und arbeitet mit der Gegenhand. Bei faltenreichem Gewebe kann mit der nichtarbeitenden Hand nach kaudal gegengespannt werden.
Zwischen vorderer und hinterer Axillarlinie werden die Arbeitsgänge dicht neben- und übereinander von der Crista iliaca bis in die Achselhöhle ausgeführt.
Die Arbeitsgänge im lateralen Rumpfbereich sind wichtig bei allen Erkrankungen im Schulter-Arm-Bereich:

- Schulter-Arm-Syndrom
- Periarthritis humero-scapularis
- SUDECK-Syndrom
- Durchblutungsstörungen der oberen Extremitäten
- Kopfschmerzen

> Treten während der Behandlung Schmerzen im Arm oder in der Hand evtl. auch Parästhesien auf (Fehlreaktionen), werden kurze Arbeitsgänge mit Faszientechnik am Rand des M. latissimus dorsi und kurze Arbeitsgänge zwischen vorderer und hinterer Axillarlinie im Wechsel ausgeführt. Die Reaktionspunkte für den Arm (s. 5.3.8.) können in die Behandlung einbezogen werden.

Abb. 154 Arbeitsgänge im dorsalen Thoraxbereich

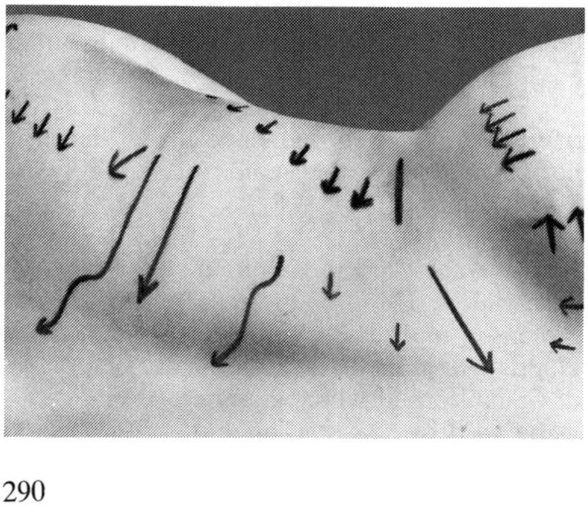

5.3.3. Arbeitsgänge im dorsalen Thoraxbereich

Bei den Arbeitsgängen im dorsalen Thoraxbereich (Abb. 154) wird in den Segmenten gearbeitet, denen das innere Organ zugeordnet ist. Man befindet sich in der autochthonen Rükkenmuskulatur, die segmental innerviert wird.

Langer Arbeitsgang quer über den Rücken. Der Behandler sitzt hinter dem Patienten und arbeitet mit der gleichseitigen Hand. Vom Rand des M. latissimus dorsi wird ein langer Arbeitsgang bis an den lateralen Rand des M. erector spinae gezogen. Die Arbeitsgänge werden dicht übereinander bis zum kaudalen Schulterblattwinkel ausgeführt.

Kurze Arbeitsgänge an den lateralen Rand des M. erector spinae. Ausgangsstellung und Handhaltung wie oben. Diese Arbeitsgänge können mit Unterhaut- oder Faszientechnik in gleicher Weise wie bei den kurzen Arbeitsgängen an die Wirbelsäule ausgeführt werden.

Kurze Arbeitsgänge an die Wirbelsäule. Der Behandler sitzt hinter dem Patienten und arbeitet mit dem 3. Finger der gleichseitigen Hand.
Vom medialen Rand des M. erector spinae werden kurze Arbeitsgänge dicht übereinander bis an die Wirbelsäule ausgeführt. Man beginnt entweder am Darmbeinkamm oder in Höhe des 12. Brustwirbeldorns.

Verbindung der Arbeitsgänge vom lateralen Rand des M. erector spinae an die Wirbelsäule. Bei gleicher Ausgangsstellung und Handhaltung werden die Finger am lateralen Rand des M. erector spinae aufgesetzt. Das Verschieben und der therapeutische Zug erfolgen kranialwärts. Unter leichter Handdrehung zieht man, den Zugreiz beibehaltend, über den Muskel hinweg und endet – wieder etwas nach kranial – an den Processus spinosi. Es entsteht eine kleine „Schlangenlinie".
Eine Verbindung mit dem Arbeitsgang vom Rand des M. latissimus dorsi zum Dornfortsatz ist möglich, wenn es die Gewebsspannung zuläßt.
Im Lumbalbereich sind diese Arbeitsgänge wichtig bei Lumbalgien, Sakralgien, Darm- und Nierenerkrankungen.
Vom Wirbelsäulen-Rippen-Winkel, dem sog. Atemwinkel, kann ein Atemreflex ausgelöst werden. Meist erfolgt eine Tiefatmung, wenn dort gearbeitet wird. Dem Patienten soll Zeit zum Atmen verbleiben, erst dann weiterarbeiten.
Die Arbeitsgänge im Throrakalbereich enden in Höhe des kaudalen Schulterblattwinkels.

Brustkorbgang. Der Behandler steht vor dem Patienten und arbeitet mit der Gegenhand. Der Brustkorbgang ist ein Längsgang. Wie der Beckengang ist er die Zusammenfassung von Einzelreaktionen. Er wird unterhalb des Rippenbogens in den Weichteilen gezogen. Die Finger werden am 12. Brustwirbeldorn aufgesetzt – das Verschieben erfolgt nach lateral – der therapeutische Zug wird bis zum Ende des Arbeitsganges am M. rectus abdominis beibehalten. Ist die Gewebsspannung im Atemwinkel zu stark, wird der Brustkorbgang unterteilt.

Paravertebraler Längsgang. Der Behandler sitzt hinter dem Patienten und arbeitet mit der gleichseitigen Hand.
Die Finger werden am lateralen Rand des M. erector spinae an der Crista iliaca aufgesetzt – das Gewebe wird nach kranial verschoben – der therapeutische Zug wird kranialwärts in der Regel bis in Höhe des kaudalen Schulterblattwinkels beibehalten.
Der paravertebrale Längsgang dient vor allem der Beseitigung von Fehlreaktionen, z. B. kein Schneideempfinden am hinteren Thorax trotz vorhandener Bindegewebszonen.
Die Arbeitsgänge im dorsalen Thoraxbereich sind wichtig bei allen Erkrankungen der inneren Organe.

> Bei Magendruckgefühl, Atembeschwerden, Herzbeschwerden werden entweder der Brustkorbgang beiderseits ausgeführt oder die kaudalen Gewebsabschnitte im Kreuzbein-Becken-Bereich behandelt. Auf der rechten Thoraxseite kann Juckreiz oder Stechen am Maximalpunkt des Leber-Galle-Systems zwischen Schulterblatt und Wirbelsäule oder auf dem M. trapezius auftreten. Auf der linken Thoraxseite kann Juckreiz unterhalb der Spina scapulae ausgelöst werden, wenn Armstörungen oder Magenbeschwerden vorhanden sind. Die Beseitigung dieser Störungen erfolgt, indem man 1 – 2mal den unteren Brustkorbgang durchzieht. Steigern sich die Beschwerden, wird der paravertebrale Längsgang ausgeführt.

5.3.4. Arbeitsgänge im ventralen Rumpfbereich

Bei diesen sog. Bauchstrichen liegt der Patient auf dem Rücken, der Behandler steht neben dem Patienten.

Kurze Arbeitsgänge am Brustkorb. Der Behandler steht auf der Gegenseite und arbeitet mit der Gegenhand.
Die Finger werden 2–3 cm oberhalb des Brustkorbrandes in Höhe der vorderern Axillarlinie aufgesetzt. Das Verschieben und der therapeutische Zug erfolgen rechtwinklig auf den Knochenrand zu. Die Arbeitsgänge werden bis zum Processus xiphoideus ausgeführt. Im Bereich des 7. und 8. Interkostalraumes in der

Mitte der Mammillarlinie befindet sich der sog. „Ellenbogenpunkt": Der Patient empfindet plötzlich am Ellenbogen einen Stich oder einen Lufthauch. Es handelt sich um eine Reaktion, die durch die Nn. intercostobrachiales ausgelöst wird. Dieser Punkt ist wichtig bei der Behandlung von Epikondylosen.

Brustkorbgang. Der Behandler steht auf der Gegenseite und arbeitet mit der Gegenhand. Dieser Längsgang wird von der mittleren Axillarlinie unterhalb des Brustkorbrandes fortlaufend oder schubweise bis zum Rand des M. rectus abdominis bzw. bis zum Processus xiphoideus gezogen.

Kurze Arbeitsgänge am Beckenkamm. Der Behandler steht auf der gleichen Seite und arbeitet mit der gleichseitigen Hand. Die Finger werden etwa 2–3 cm vom Beckenrand entfernt auf dem Bauch aufgesetzt. Das Verschieben und der therapeutische Zug erfolgen gegen den Knochenrand von lateral nach medial. Die nicht arbeitende Hand spannt evtl. die Bauchhaut.

Beckengang. Der Behandler steht auf der Gegenseite und arbeitet mit der Gegenhand. Dieser Längsgang wird von der mittleren Axillarlinie oberhalb des Beckenrandes in den Weichteilen fortlaufend oder schubweise bis zur Symphyse gezogen.

Kurze Arbeitsgänge am Rand des M. rectus abdominis mit Faszientechnik. Der Behandler steht auf der Gegenseite und arbeitet mit der Gegenhand. Die Arbeitsgänge werden am lateralen Faszienrand vom Nabel ausgehend kranialwärts und kaudalwärts ausgeführt.

Die Arbeitsgänge auf der vorderen Rumpfseite sind wichtig bei:
- allen Erkrankungen der inneren Organe (vor allem im epigastrischen Winkel arbeiten)
- Lumbago, Ischialgie
- Morbus Bechterew.

Bei Erstbehandlungen haben sich die „Bauchstriche" bewährt und können als Abschluß einer Bindegewebsmassage gewählt werden.

5.3.5. Arbeitsgänge am Hals, am Kopf und im Gesicht

Die Arbeitsgänge am Hals, am Kopf und im Gesicht werden aus der Rückenlage durchgeführt. Der Behandler steht hinter dem Patienten. Die Behandlung am Hals darf nur nach Vorarbeit des ganzen Rumpfes vorgenommen werden, weil sonst die Gefahr von unerwünschten Reaktionen besteht.

Kurze Arbeisgänge in der Fossa jugularis mit Faszientechnik. Eine Fingerkuppe wird vom Sternum am oberen Rand des Manubriums aufgesetzt. Der therapeutische Zug erfolgt nach unten innen in die Grube.

> Bei fehlerhafter Technik können Schluckstörungen und Kloßgefühl im Hals auftreten. Die Beseitigung erfolgt durch druckfreies Ziehen des gleichen Arbeitsganges.

Kurze Arbeitsgänge am M. sternocleidomastoideus mit Faszientechnik. Die Finger werden exakt und druckfrei am lateralen Muskelrand aufgesetzt. Eventuell kann die nicht arbeitende Hand den Hals von der Rückseite umgreifen und das Gewebe etwas gegenspannen.

> Bei falscher Technik werden anstelle von hellem, scharfem Schneiden Druck- oder Mischempfindungen ausgelöst, die zu gleichen Störungen führen, wie bei der Fossa jugularis beschrieben. Die Beseitigung erfolgt durch Wiederholung technisch einwandfreier Arbeitsgänge.
> Wird auch dann kein Schneideempfinden ausgelöst, werden die Arbeitsgänge nicht wiederholt.

Kurze Arbeitsgänge am Platysma und am Unterkieferrand mit Faszientechnik. Vom Platysma werden kurze Arbeitsgänge gegen den Unterkieferrand gezogen. Ein Längsgang ist möglich.

Kurze Arbeitsgänge und Längsgang am M. trapezius mit Unterhaut- oder Faszientechnik. Die Finger der arbeitenden Hand werden am dorsalen Muskelrand aufgesetzt, die andere Hand liegt als Kontakthand auf der Gegenseite. Das Verschieben und der therapeutische Zug erfolgen nach kranial. Die Arbeitsgänge werden vom Dornfortsatz des 7. Halswirbels dicht nebeneinander nach lateral ausgeführt. Der Längsgang wird ebenfalls von medial nach lateral gezogen.

Kurze Arbeitsgänge und Längsgang an der Halswirbelsäule. Die Finger werden an den Dornfortsätzen – beginnend am 7. HWD – aufgesetzt. Das Verschieben und der therapeutische Zug erfolgen nach lateral an die Spinalmuskeln. Die Arbeitsgänge werden dicht übereinander bis zum Os occipitale ausgeführt. Der Längsgang wird vom 7. HWD bis zum Occiput in Längsrichtung gezogen.

Kurze Arbeitsgänge, evtl. Längsgang, an der Linea nuchae. Der Kopf wird leicht gedreht. Vom Foramen occiptale werden kurze Arbeitsgänge an die Linea nuchae dicht nebeneinander bis kurz vor den Processus mastoideus gezogen. Ein Längsgang – ebenfalls von medial nach lateral – ist möglich. Die nichtarbeitende Hand kann das Gewebe etwas gegenspannen.

Arbeitsgänge im Gesicht. Sie sind in Abbildung 155 dargestellt. eine Trennung von Haut-, Unterhaut- oder Faszientechnik ist im Gesicht aus anatomischen Gründen nicht möglich, weil die mimische Muskulatur z. T. in die Lederhaut einstrahlt. Man richtet sich deshalb nach dem Verlauf der Muskeln und der Benninghoff-Spaltlinien. Es können kurze und lange Arbeitsgänge ausgeführt werden.

Die Arbeitsgänge in der Fossa jugularis und am M. sternocleidomastoideus sind wichtig bei:
- Erkrankungen des Broncho-Pulmonal-Systems.

Abb. 155 Arbeitsgänge im Gesicht

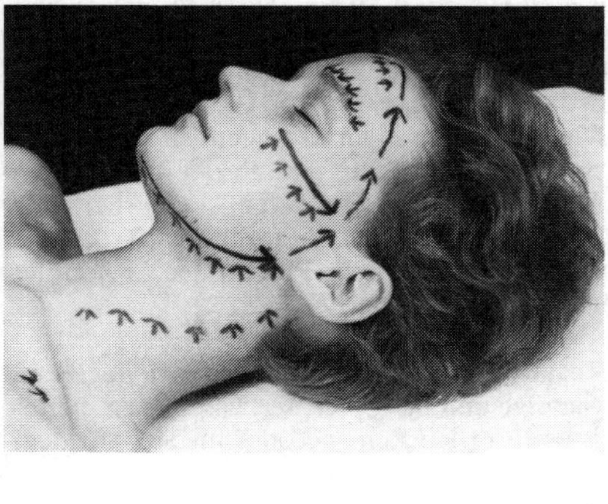

Der Arbeitsgang am Platysma und am Unterkieferrand ist wichtig bei
- Fazialissparese,
- Gesichtsneuralgien.

Der Arbeitsgang am Os occipitale ist wichtig bei
- vasomotorischem Kopfschmerz,
- Halswirbelsyndrom.

Die Arbeitsgänge im Gesicht sind wichtig
- bei Gesichtsneuralgien,
- bei oder nach Kiefersperre,
- bei Fazialisparese,
- nach Traumen.

5.3.6. Reiz- oder Reaktionspunkte

Die Reiz- oder Reaktionspunkte werden durch die Praxis erarbeitet. Die Bezeichnung ist ein technischer Ausdruck in der Bindegewebsmassage. Es handelt sich um ganz bestimmte Punkte, durch deren Behandlung spontane, besonders intensive Reaktionen (z. B. verstärkte Hyperämie in den Extremitäten) ausgelöst werden.
Die Reaktionspunkte sind einmal Behandlungspunkte (z. B. bei der sekundären Amenorrhoe), zum anderen dienen sie der Beseitigung von unerwünschten Reaktionen.

> Reaktionspunkte werden nur mit Faszientechnik ausgeführt.
> Der Patient wird vorher darauf hingewiesen, daß spontan ein helles, sehr scharfes Schneideempfinden eintritt.
> Die Arbeitsgänge werden nur 2–4 mal hintereinander, und zwar paarig, aber nicht gleichzeitig, ausgeführt.
> Tritt das Schneideempfinden nicht ein, werden diese Arbeitsgänge während der augenblicklichen Behandlung nicht wiederholt.

Die technische Ausführung verlangt ein exaktes Ansetzen der Finger tief im Gewebe am entsprechenden Reaktionspunkt und einen schnellen (ausnahmsweise) therapeutischen Zug.

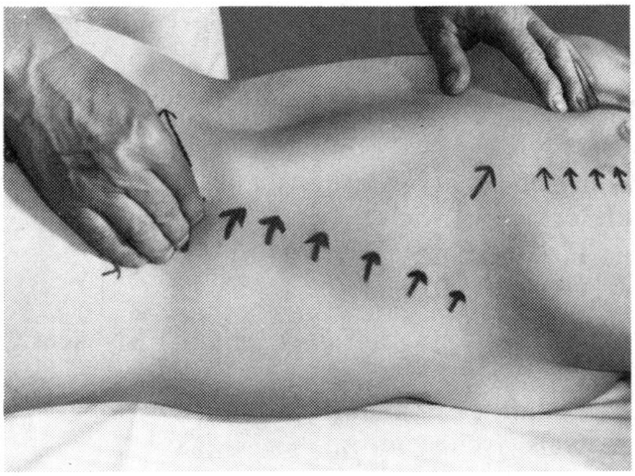

Abb. 156 Reaktionspunkt am Trigonum lumbale

Reaktionspunkte am Trigonum lumbale. Das Trigonum lumbale wird begrenzt vom Darmbeinkamm, vom Rand des M. latissimus dorsi und dem M. obliquus externus.
Der Patient befindet sich in Bauchlage, der Behandler steht auf der Gegenseite und arbeitet mit der gleichseitigen Hand.
Die Finger werden in den Winkel eingesetzt, das Handgelenk zeigt nach kaudal. Der therapeutische Zug erfolgt ohne Gewebsverschiebung kaudalwärts (Abb. 156).

Reaktionspunkt am unteren Rand der Genitalzone 1. Ausgangsstellung wie am Trigonum lumbale.
Am untern Rand der Genitalzone 1 lateral von der Mittellinie der verschmolzenen Dornfortsätze werden die Finger aufgesetzt. Der therapeutische Zug erfolgt nach medial an die Dornfortsätze.

Reaktionspunkt in der Fossa ischiorectalis. Der Behandler steht auf der Gegenseite und arbeitet mit der Gegenhand.
Die Finger werden auf der Wölbung des Gesäßes aufgesetzt, das Handgelenk zeigt nach kranial, der therapeutische Zug erfolgt kranialwärts.

Reaktionspunkt im dorsalen Trochanterbereich (im äußeren Drittel der queren Analfalte). Der Behandler steht auf der gleichen Seite und arbeitet mit der Gegenhand.
Die Finger werden etwas dorsal vom Trochanter aufgesetzt, der therapeutische Zug erfolgt an den Trochanter.

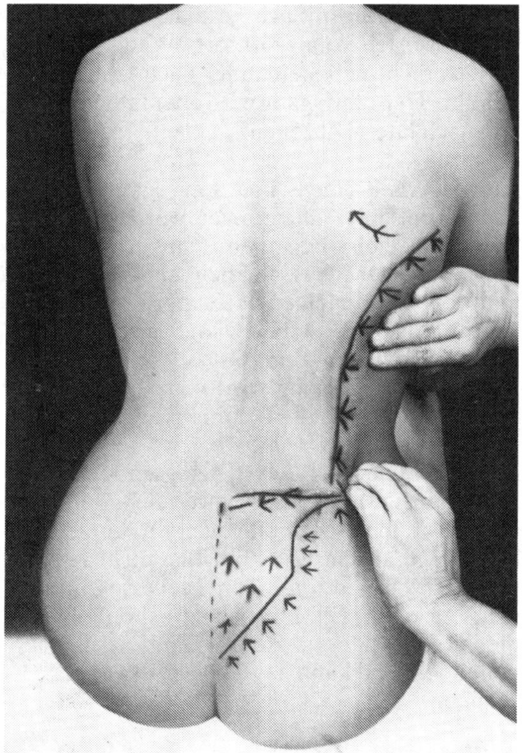

Reaktionspunkt am Hiatus adductorius. Der Patient befindet sich in Rückenlage, der Behandler steht auf der gleichen Seite und arbeitet mit der Gegenhand. Es empfiehlt sich, die nichtarbeitende Hand auf den Oberschenkel mit der Kleinfingerseite am oberen Rand der Patella aufzulegen. Die Finger tasten sich langsam und tief, druckfrei in den Adduktorenschlitz, der therapeutische Zug erfolgt an die Adduktoren nach ventral.

Reaktionspunkte in der Fossa infraclavicularis. Patient in Rückenlage, evtl. auch im Sitzen auf dem Hocker; der Behandler steht neben dem Patienten.
Die Finger der gleichseitigen Hand werden einige Zentimeter unterhalb der Clavicula in der Fossa eingesetzt. Die nichtarbeitende Hand spannt vom M. pectoralis major das Gewebe leicht an. Der therapeutische Zug erfolgt unter die Clavicula.

Reaktionspunkt im Winkel zwischen der Spina scapulae und der Clavicula. Der Patient befindet sich in Rückenlage oder im Sitz auf dem

Tabelle 15 Reaktionspunkte

Reaktionspunkt	Anwendung
Am Trignomum lumbale	sekundäre Amenorrhoe, Durchblutungsstörungen der unteren Extremität
Am unteren Rand der Genitalzone 1	sekundäre Amenorrhoe
In der Fossa ischiorectalis	sekundäre Amenorrhoe, Durchblutungsstörungen der unteren Extremität
Im dorsalen Trochanterbereich	sekundäre Amenorrhoe, Durchblutungsstörungen der unteren Extremität
Am Hiatus adductorius	Durchblutungsstörungen der untere Extremität
In der Fossa infraclavicularis	Störungen in der oberen Extremität
Zwischen Spina scapulae und Clavicula	Störungen in der oberen Extremität

Hocker, der Behandler steht neben dem Patienten auf der gleichen Seite und arbeitet mit der gleichseitigen Hand.

Der Mittelfinger wird im Winkel aufgesetzt, der therapeutische Zug erfolgt in der Winkelspitze – nach lateral – hinein.
Tabelle 15 gibt einen Überblick über die Anwendungsmöglichkeiten der Reaktionspunkte, Abbildung 157 orientiert über die Reizpunkte zur Behandlung der sekundären Amenorrhoe.

Die Reaktionspunkte dienen vor allem der *Beseitigung von Fehlreaktionen*, wenn
- der Patient kein „Schneiden" empfindet, obwohl Bindegewebszonen vorhanden sind,
- der Patient dumpfen Druck oder Mischempfinden äußert,
- unerwünschte Reaktionen auftreten (z. B. Parästhesien).

5.3.7. Arbeitsgänge an der unteren Extremität

Patient in Rückenlage, der Behandler steht oder sitzt auf der gleichen Seite.

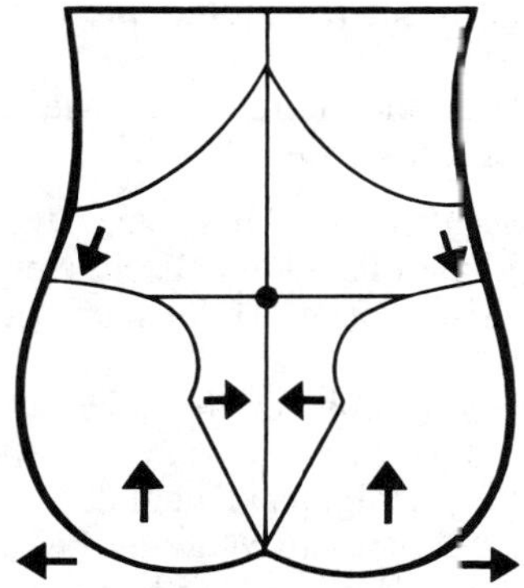

Abb. 157 Reizpunkte zur Behandlung der sekundären Amenorrhoe

Arbeitsgänge am Tractus iliobitialis mit Unterhaut- oder Faszientechnik. Der Behandler arbeitet mit der Gegenhand oder mit unterstützter Hand.
Kurze Arbeitsgänge mit Unterhaut- oder Faszientechnik werden von der Mitte des Oberschenkels nach proximal, von der Mitte nach distal bis zum Knie ausgeführt.
Der *Längsgang* – evtl. in gleicher Weise unterteilt – wird nur mit Unterhauttechnik ausgeführt.

> Die Fingerkuppen nicht auf dem Tractus, sondern am dorsalen Rand ansetzen, sonst kann es z. B. zu Juckreiz am ganzen Bein kommen!
> Nie über den Muskelrand rutschen!

Arbeitsgänge am medialen Rand des M. sartorius mit Unterhaut- oder Faszientechnik. Der Behandler arbeitet mit der gleichseitigen Hand. Die *kurzen Arbeitsgänge* mit Unterhaut- oder Faszientechnik werden von der Mitte des Muskels aus nach proximal und nach distal ausgeführt.
Der *Längsgang* mit Unterhauttechnik wird evtl. in gleicher Weise unterteilt.

Arbeitsgänge um die Patella. Um die Patella werden rechtwinklig auf den Knochenrand zu kurze Arbeitsgänge ausgeführt. Es kann versucht werden, einen Längsgang um die Kniescheibe zu ziehen.

Arbeitsgänge in der Kniekehle. Der Behandler steht auf der gleichen Seite. Die nichtarbei-

tende Hand liegt in der Kniekehle und beugt das Gelenk leicht an.
In der Kniekehle können kurze und lange Arbeitsgänge ausgeführt werden.

- *Kurze Arbeitsgänge* mit der gleichseitigen Hand am medialen Rand der Bizepssehne. Der therapeutische Zug erfolgt nach lateral.
- Kurze Arbeitsgänge mit der Gegenhand am medialen Rand der Semimuskeln. Der therapeutische Zug erfolgt nach medial.
- *Bimanuelle kurze Arbeitsgänge* an beiden Sehnenrändern. Beide Hände führen gleichzeitig von proximal nach distal kurze Arbeitsgänge durch die Kniekehle aus.
- *Längsgang* am medialen Rand der Bizepssehne bzw. der Semimuskeln mit der Fingerkuppe des Mittelfingers von proximal nach distal.

> Dieser Längsgang darf nie bimanuell gezogen werden!
> Langsam ziehen, weil das Gewebe in der Kniekehle meist sehr empfindlich ist!

Kurze Arbeitsgänge am lateralen Gastroknemiuskopf. Der Patient stellt den Fuß auf die Unterlage, das Knie ist gebeugt, der Behandler umgreift den Muskel von innen mit der gleichseitigen Hand und fixiert den Fuß mit der Gegenhand.
Mit Unterhaut- oder Faszientechnik, abhängig von der Gewebsspannung, werden *kurze Arbeitsgänge* von proximal nach distal etwa 8 bis 10 cm dicht untereinander ausgeführt.

Abb. 158 Kurze Arbeitsgänge am Fuß

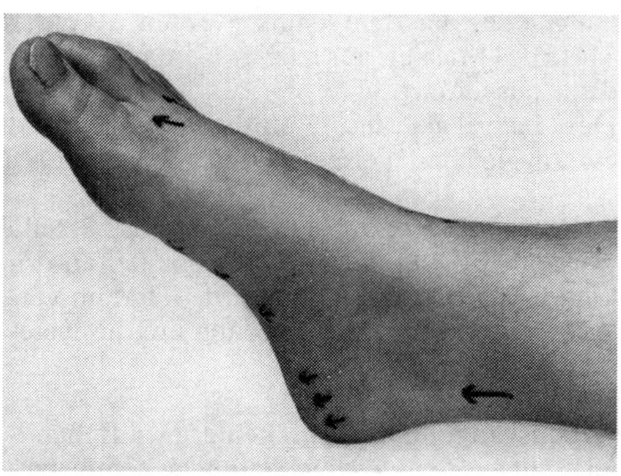

Kurzer Arbeitsgang am Ansatz des M. gastrocnemius auf dem M. soleus. Ausgangsstellung wie beim lateralen Gastroknemiuskopf. Die Kuppe des Mittelfingers der gleichseitigen Hand wird am Ansatz des M. gastrocnemius aufgesetzt. Das Handgelenk zeigt nach distal. Der therapeutische Zug erfolgt nach distal. Bei stark erhöhter Gewebsspannung empfiehlt es sich, den Arbeitsgang mit der Unterhauttechnik auszuführen und nicht zu oft zu wiederholen.

Kurzer Arbeitsgang in der Malleolengabel. Der Mittelfinger der Gegenhand wird in der Malleolengabel aufgesetzt, Handgelenk und Unterarm stehen in Richtung des Unterschenkels des Patienten. Die gleichseitige Hand hält den Fuß in Mittelstellung. Der therapeutische Zug wird durch Platarflexion des Fußes ausgelöst. Der Finger darf keinesfalls ins Rutschen kommen.

Kurze Arbeitsgänge an der lateralen und medialen Seite des Calcaneus. Bei diesem und den beiden folgenden Arbeitsgängen steht oder sitzt der Behandler am Fußende und arbeitet lateral mit der gleichseitigen, medial mit der Gegenhand.
Die Finger werden lateral bzw. medial am oberen Rand des Calcaneus von der Fußsohle her aufgesetzt. Die Gegenhand hält den Fuß in mittlerer Plantarflexion. Der therapeutische Zug wird durch Dorsalextension des Fußes ausgelöst. Es werden nur 2 kurze Arbeitsgänge nebeneinander ausgeführt (Abb. 158).

Kurze Arbeitsgänge auf der dorsalen und der plantaren Seite an den Zehengrundgelenken. Die Finger werden bei dorsal- bzw. plantarflektierten Zehen an den Grundgelenken aufgesetzt. Der therapeutische Zug erfolgt durch Plantar- bzw. Dorsalflexion der Zehen.

Kurze Arbeitsgänge am lateralen und medialen Fußsohlenrand. Die Finger werden von der Fußsohle her am dorsalen bzw. medialen Rand aufgesetzt. Der therapeutische Zug erfolgt plantarwärts. Die Arbeitsgänge werden von der Ferse bis an die Zehenballen ausgeführt. Ein Längsgang ist möglich.
Die Arbeitsgänge am Bein können durch den Längsgang am Tractus iliotibialis oder durch den Beckengang zusammengefaßt werden.
Die Arbeitsgänge am Bein sind wichtig bei

- Venen-Lymph-Störungen der Beine,
- Ulcus cruris,
- Lumbago (am Tractus und in der Kniekehle),
- Ischialgie (evtl. mit Fußbehandlung),
- posttraumatischen Zuständen,
- Durchblutungsstörungen (aber immer oberhalb des Verschlusses arbeiten).

> Bei Blasenstörungen auf funktioneller Grundlage empfindet der Patient am Tractus iliotibialis oft ein „Streichen" statt eines „Schneidens". Diese Nichtreaktion kann durch die Reaktionspunkte am Trigonum lumbale, in der Fossa ischiorectalis und am Hiatus adductorius beseitigt werden.

5.3.8. Arbeitsgänge an der oberen Extremität

Aus der Rückenlage oder im Sitzen können Arbeitsgänge am Schultergürtel und am Arm ausgeführt werden. Der Behandler sitzt auf der gleichen Seite.

Kurze Arbeitsgänge in der Achselhöhle. Sie werden in ähnlicher Weise ausgeführt wie die in der Kniekehle:

- *Kurze Arbeitsgänge* mit der Gegenhand an der dorsalen Achselhöhlenwand von proximal nach distal. Der therapeutische Zug erfolgt von medial nach dorsal.
- *Kurze Arbeitsgänge* an der ventralen Achselhöhlenwand von proximal nach distal mit der gleichseitigen Hand. Der therapeutische Zug erfolgt von medial nach ventral.
- Beide Arbeitsgänge auch *bimanuell.*
- *Längsgang* an der dorsalen und ventralen Achselhöhlenwand von proximal nach distal – nie bimanuell!

Die Gefahr, eine Haarbalgentzündung auszulösen, ist nicht gegeben, weil die Arbeitsgänge im Bereich der Unterhaut ansetzen und ein Zug auf die Achselhaare nicht ausgeübt wird.

Arbeitsgänge am hinteren Rand des M. deltoideus mit Unterhaut- oder Faszientechnik. Die Finger der Gegenhand werden nah am Schultergelenk am dorsalen Muskelrand aufgesetzt; das Verschieben und der therapeutische Zug erfolgen gegen den Muskelrand.

Die kurzen Arbeitsgänge können mit Unterhaut- oder Faszientechnik ausgeführt werden, der Längsgang – von proximal nach distal – nur mit Unterhauttechnik. Der Zug endet am Ansatz des Muskels.

> Statt des Schneideempfindens kann dumpfer Druck auftreten. Durch Arbeitsgänge in der Achselhöhle, an der Spina scapulae und durch Behandlung der Reaktionspunkte für den Arm kann diese unbeabsichtigte Reaktion behoben werden.

Arbeitsgänge am medialen Rand des M. biceps brachii. Mit der gleichseitigen Hand werden von proximal nach distal kurze Arbeitsgänge am medialen Muskelrand ausgeführt. Es empfiehlt sich, mit der nicht arbeitenden Hand den Oberarm von außen zu umgreifen und das Gewebe etwas gegenzuhalten. Ein Längsgang ist möglich.

Arbeitsgänge am M. triceps brachii. Wie beim Bizeps können die Arbeitsgänge auch am medialen Rand des Trizeps ausgeführt werden. Es wird mit der gleichseitigen Hand gearbeitet. Die Arbeitsgänge am Bizeps und Trizeps können auch bimanuell ausgeführt werden.

Arbeitsgänge in der Ellenbeuge. Mit Unterhaut- oder Faszientechnik werden bei leicht gebeugtem Ellenbogen an der lateralen und medialen Bizepssehne *kurze Arbeitsgänge* in die Ellenbeuge gezogen.
Dieser Arbeitsgang kann auch vom Unterarm her in die Ellenbeuge ausgeführt werden.
Der *Längsgang* beginnt am Ende des Muskelbauches am lateralen bzw. medialen Rand und endet in der Ellenbeuge.

Kurze Arbeitsgänge quer zur Ulna mit Unterhaut- oder Faszientechnik. Bei leicht gebeugtem Unterarm werden kurze Arbeitsgänge quer von der Ulna weg ausgeführt. Es wird mit der Gegenhand von proximal nach distal gearbeitet. Der Längsgang wird analog gezogen.

Kurze Arbeitsgänge an der Dorsal- und an der Volarseite des Handgelenkes. In ähnlicher Weise wie bei den Arbeitsgängen am Fuß wird auch an der Hand der therapeutischen Zug durch leichte passive Bewegung aus der Mittelstellung ausgeführt.

Die Finger der Gegenhand – Handgelenk zeigt nach proximal – werden an der Dorsal- bzw. Volarseite aufgesetzt. Die gleichseitige Hand faßt die Hand. Durch Volar- bzw. Dorsalflexion wird der therapeutische Zug ausgelöst. Die Arbeitsgänge werden dicht nebeneinander von medial nach lateral an der Handwurzel ausgeführt.

Kurzer Arbeitsgang an der ulnaren und an der radialen Seite des Handgelenkes. Der Mittelfinger der Gegenhand wird vom Unterarm her am distalen Ende der Ulna bzw. des Radius bei leicht abduzierter Hand aufgesetzt; das Handgelenk zeigt nach proximal. Die gleichseitige Hand faßt die Hand. Der therapeutische Zug erfolgt durch radiale bzw. ulnare Abduktion.

Arbeitsgänge an den Fingern. Sie werden in gleicher Weise ausgeführt wie an den Zehen.

Die Arbeitsgänge im Bereich der Schulter sind wichtig bei
- Halswirbelsyndrom,
- Brachialgien,
- Periarthritis humero scapularis,
- Epikondylose,
- Durchblutungsstörungen der Arme,
- SUDECK-Syndrom.

Die Arbeitsgänge im Bereich der Arme sind wichtig bei
- posttraumatischen Zuständen,
- Epikondylose,
- Durchblutungsstörungen,
- SUDECK-Syndrom.

5.4. Hauttechnik

Wenn hautnahe Bindegewebszonen in der Verschiebeschicht zwischen Haut und Unterhaut vorhanden sind, wird mit der Hauttechnik gearbeitet. Die Verschiebeschichten sind nicht scharf gegeneinander abgegrenzt. Beim Säugling und beim Kind bis zur Pubertät finden sich die Bindegewebszonen nur in der oberflächlichen Schicht, weil die tiefer gelegenen noch nicht ausgeprägt sind. Beim Erwachsenen sind nur bei bestimmten Erkrankungen Bindegewebszonen zwischen Haut und Unterhaut (s. 2.4.2.1.). An das Tastvermögen des Behandlers werden bei der Hauttechnik hohe Anforderungen gestellt, weil die Gefahr besteht, in tiefer gelegene Schichten zu kommen (Folge: unerwünschte Reaktionen). Wenn eine hautnahe Bindegwebszone vorhanden ist, empfindet der ziehende Finger einen erhöhten Widerstand. Man bezeichnet das als „Rauhigkeit" oder „Reibeisengefühl". Das Gewebe wölbt sich vor den Fingern wie „zerknittertes Seidenpapier".

5.4.1. Technische Vorbemerkungen

Bei der Hauttechnik arbeitet man immer von kaudal nach kranial im Verlauf der Benninghoffschen Spaltlinien, die am Rumpf in Querbändern, an den Extremitäten in Längsbändern verlaufen. Man beginnt immer am Gesäß und an den Hüften und arbeitet dann in den Lenden- und in den unteren Brustkorbabschnitten. Erst wenn die Gewebsspannung (Bindegewebszone) in diesen Gebieten nachgelassen hat, können Arbeitsgänge in den oberen Brustkorbabschnitten ausgeführt werden.

Bei der Hauttechnik wird in 2 Phasen gearbeitet:
- dem Aufsetzen der Fingerkuppen zwischen Haut und Unterhaut – der Patient empfindet keinen Druck.
- dem therapeutischen Zug in Längsrichtung der Spaltlinien – ein feines Schneideempfinden wird ausgelöst.

Die Arbeitsgänge werden als lange fortlaufende oder schubweise Arbeitsgänge ausgeführt.

> Es muß exakt in der Verschiebeschicht zwischen Haut und Unterhaut gearbeitet werden. Gerät der Behandler in die tiefere Verschiebeschicht Unterhaut zur Faszie, kann es zu Fehlreaktionen kommen.
> Es muß ein Zugreiz ausgeübt werden und nicht nur ein Streichen, sonst ist kein therapeutischer Effekt vorhanden.

5.4.2. Arbeitsgänge mit der Hauttechnik

Ausgangsstellung. Säuglinge und kleine Kinder werden in der Bauchlage behandelt oder sitzen auf dem Schoß der Mutter; Erwachsene können im Sitz auf dem Hocker oder aus der

Seitenlage behandelt werden. Der Behandler steht oder sitzt vor oder hinter dem Patienten. *Handhaltung.* Die Kuppen des 3. und 4. Fingers werden flach aufgesetzt.

Arbeitsgänge über das Gesäß und die Hüfte. Bei diesem und den 3 folgenden Arbeitsgängen steht der Behandler vor dem Patienten und arbeitet mit der gleichseitigen Hand.
Die Finger werden über den verschmolzenen Dornfortsätzen des Kreuzbeins oberhalb der Analfalte aufgesetzt. Der therapeutische Zug erfolgt fortlaufend in einem kleinen Bogen seitlich abwärts über die Wölbung des Gesäßes. Die Arbeitsgänge werden dicht übereinander bis zum 5. Lendenwirbeldorn ausgeführt. Am Iliosakralgelenk verlaufen die Arbeitsgänge parallel zum Darmbeinkamm. Sie können auch von lateral nach medial gezogen werden.

Beckengang. Der Beckengang mit Hauttechnik wird in gleicher Weise ausgeführt wie unter 5.3.1., aber zwischen Haut und Unterhaut.

Arbeitsgänge im Lenden- und unteren Brustkorbbereich. An den Dornfortsätzen der Lendenwirbel und der Brustwirbel werden die Finger aufgesetzt. Der therapeutische Zug erfolgt zur Mitte der Axillarlinie. Die Arbeitsgänge werden bis zum unteren Schulterblattwinkel durchgeführt.

Unterer Brustkorbgang. Der untere Brustkorbgang wird zwischen Haut und Unterhaut in gleicher Weise ausgeführt wie unter 5.3.3.

Arbeitsgänge an der Rumpfvorderseite aus Rückenlage. Der Behandler steht auf der Gegenseite und arbeitet mit der gleichseitigen Hand. Von der Mitte der Axillarlinie wird unterhalb des Rippenbogens bis zum Rand des M. rectus abdominis, bis zum Sternum oder auf diesem bis zum Manubrium ein langer fortlaufender Arbeitsgang gezogen. Oberhalb des Beckenkammes wird von der Spina iliaca anterior superior bis zur Symphyse der Beckengang (s. o) verlängert.

Arbeitsgänge im Schultergürtel-, Nacken- und Halsbereich.

- Die Finger werden am unteren Schulterblattwinkel aufgesetzt. Der therapeutische Zug erfolgt nach schräg oben über den *M. trapezius* verlaufend und über das Schulterblatt hinweg bis zum hinteren Deltaanteil. Die Arbeitsgänge werden dicht übereinander bis zum Akromion ausgeführt.
- Am 7. *Halswirbeldorn* ist meist eine Quellung vorhanden. Kurze Arbeitsgänge werden von lateral nach medial kreisförmig auf den 7. Halswirbeldorn zu bis an den Rand der Quellung ausgeführt. Läßt die Quellung nach, können sie bis zum Dornfortsatz gezogen werden.
- Am *Hals* werden die Arbeitsgänge waagerecht von lateral nach medial gezogen, bei geringer Spannung von kaudal nach kranial bis zum Hinterhaupt.

Arbeitsgänge an den Extremitäten. An den Extremitäten werden die Arbeitsgänge in der Längsrichtung der Spaltlinien ausgeführt, in der Regel von proximal nach distal. Dabei wird das Gewebe durch Gegenhalten etwas gedehnt. Arbeitsgänge am Arm werden im Sitzen, am Bein aus Rückenlage ausgeführt.

5.5. Wirkungsweise der Bindegewebsmassage

Die Bindegewebsmassage wirkt durch den Zugreiz auf bestimmte Rezeptoren (Mechanorezeptoren der Haut und der Unterhaut und des Gefäßbindegewebes) und löst verschiedene Reaktionen aus. Jeder Arbeitsgang ist ein Reiz, der im Segment, aber auch in anderen Segmenten reflektorisch zur Wirkung kommt. Der Reiz ist nur in seltenen Fällen örtlich begrenzt, er beeinflußt alle vegetativ gesteuerten Funktionskreise. Da der vegetativ gesetzte Reiz vegetativ beantwortet wird, ist es das Ziel der Bindegewebsmassage, eine *Umstimmung des vegetativen Nervensystems* – meist nach der trophotropen Seite – zu erreichen.
Die Reaktionen sind ein Komplex, werden aber der Übersicht wegen eingeteilt in

- subjektive Empfindungen des Patienten,
- Hautreaktionen,
- nervale Reaktionen,
- Spätreaktionen.

Alle Reaktionen treten in den ersten Behandlungen stärker auf, lassen im Verlauf der Behandlungsserie nach oder sind nicht mehr auszulösen.

5.5.1. Subjektive Empfindungen des Patienten

Bei der Bindegewebsmassage entsteht durch den Zugreiz ein charakteristisches *Schneide- oder Ritzempfinden*. Es ist gut lokalisierbar und umschrieben im Gegensatz zu dumpfem Druckempfinden. Die Patienten nehmen an, es wird mit dem Fingernagel massiert. Diese Empfindung tritt immer dann auf, wenn eine Bindegewebszone vorhanden ist. Ist der Arbeitsgang beendet, hört das „Schneiden" sofort auf.

> Je stärker eine Bindegewebszone ausgeprägt ist, um so stärker ist das Schneideempfinden.

Der Patient wird vor der Behandlung auf diese Reaktion aufmerksam gemacht.
Das Schneideempfinden ist abhängig von der Gewebsspannung. Es soll für den Patienten erträglich sein und nicht zum Schmerz werden. Der Behandler wird durch langsames Arbeiten und unter Beachtung der erhöhten Gewebsspannung das Schneideempfinden variieren.

> Je steiler die Finger aufgesetzt werden, um so tiefer ist man im Gewebe, um so stärker das „Schneiden".
> Je flacher die Finger aufgesetzt werden, um so oberflächlicher ist man im Gewebe.
> Bei zu starkem Schneideempfinden Fingerstellung beachten!
> Das Schneideempfinden ist kein Zeichen für die richtige Dosierung, sondern dafür, daß
> - Bindegewebszonen vorhanden sind,
> - der Patient regelrecht reagiert,
> - der Behandler technisch einwandfrei arbeitet.

5.5.2. Hautreaktionen

Bei der Bindegewebsmassage treten Hautreaktionen auf als Hautrötung (Dermographia rubra), die sich bis zu einer Quaddelbildung (Dermographia elevata) entwickeln kann. Auch hier zeigt die praktische Erfahrung:

> Je stärker die Bindegewebszonen ausgeprägt sind, um so stärker sind die Hautreaktionen. Bei Nachlassen der Gewebsspannung werden auch die Hautreaktionen geringer.

Hautrötung und Quaddelbildung können bis zu 24 h, im Extremfall bis zu 36 h bestehenbleiben.
Bei hyperaktivem Gewebe können gelegentlich in den ersten 3–5 Behandlungen *blaue Flecke* durch eine minimale Gewebsblutung entstehen. Diese blauen Flecke sind nicht schmerzhaft, sie sind nur sichtbar. Sie sind keine Gegenindikation für weitere Behandlung. Der Patient soll aufgeklärt werden, warum es zu dieser Reaktion kommt.

> Werden die blauen Flecke schmerzhaft empfunden, hat der Behandler gedrückt oder zu hart gearbeitet. Dieser „Kunstfehler" ist bei weiteren Behandlungen abzustellen.

5.5.3. Nervale Reaktionen

Zu den nervalen Reaktionen gehören z. B.
- Wärmeempfindung (Hyperämie),
- Schmerzlinderung,
- Achselschweiß,
- Umstimmung des vegetativen Nervensystems in der Regel nach der trophotropen Seite.

Sie treten während der Behandlung auf und sind regelrecht und erwünscht.

5.5.4. Spätreaktionen

Die humoralen Reaktionen sind in ihrem Ablauf langsamer als die nervalen und treten meist *nach etwa 1–2 h* ein. Der Patient ist in jedem Fall über diese Spätreaktionen aufzuklären. Er wird nach 1–2 h müde. Diese starke Müdigkeit ist eine parasympathikotone Reaktion; sie ist normal. Der Patient soll sich dann hinlegen. Er darf diese Müdigkeit keinesfall durch anregende Mittel (z. B. Bohnenkaffee) unterdrücken. Schon 10 min Ruhe genügen in manchen Fällen, um sich zu erholen. Besser ist es, wenn eine halbe Stunde geruht wird. Aus diesem Grunde ist gerade bei berufstätigen Patienten der Behandlungstermin so zu wählen, daß eine Pause gewährleistet ist – am Ende der Arbeitszeit oder vor der Mittagspause. Die Müdigkeit tritt zu Beginn einer Behandlungsserie stärker auf als am Ende. Durch Nahrungsaufnahme – oft genügt schon ein Stück Schokolade oder ein Stück Zucker – kann die Müdigkeitsphase etwas hinausgeschoben werden.

Zu den humoralen Reaktionen gehören weiterhin *Hunger-* und *Durstempfinden*, *Anregung der Diurese*, *der Verdauung* und *anderer vegetativer Funktionen*. Die Bindegewebsmassage verlangt eine gute Zusammenarbeit zwischen Behandler und Patienten. Der Behandler beobachtet seinen Patienten und registriert dessen Reaktionen. Der Patient teilt dem Behandler mit, was er während und nach der Behandlung empfindet bzw. empfunden hat. Die beschriebenen, für die Bindegewebsmassage typischen Reaktionen können erfahrungsgemäß bei Patienten mit Angiopathien, Schilddrüsenstörungen und Nierenerkrankungen auch fehlen.

Aufgaben

1. Welche Formen der Bindegewebsmassage gibt es, und wann werden sie in der Therapie eingesetzt?
2. Welche Ausgangsstellung ist für den Patienten und den Behandler am günstigsten? Begründen Sie Ihre Entscheidung!
3. Was ist bei der Finger-, Hand- und Armhaltung zu beachten?
4. Was ist bei der Ausführung der flächigen Bindegewebsmassage zu beachten?
5. Welche Störungen können bei unexakter Technik mit der flächigen Bindegewebsmassage ausgelöst werden? Nennen Sie die Beseitigungsmöglichkeiten!
6. Erklären Sie die Wirkung der flächigen Bindegewebsmassage!
7. Erläutern Sie die Technik der Bindegewebsmassage!
8. Welche Arbeitsgänge gibt es bei der Unterhaut-, welche bei der Faszientechnik (allgemein)?
9. Geben Sie das Kommando für die Ausführung der Unterhaut- und der Faszientechnik! Welche technischen Fehler sind zu vermeiden?
10. Nennen Sie Erkrankungen, bei denen die Arbeitsgänge im Kreuzbein-Becken-Bereich wichtig sind!
11. Nennen Sie mögliche Störungen und deren Beseitigung bei der Behandlung der lateralen Rumpfabschnitte, bei der Behandlung im Thorakalbereich!
12. Wie wirken Becken- und Brustkorbgang und die Arbeitsgänge auf der vorderen Rumpfseite?
13. Wodurch können Schluckbeschwerden ausgelöst werden, und wie werden sie beseitigt?
14. Bei welchen Erkrankungen sind die Arbeitsgänge am Hals und im Gesicht wichtig?
15. Erläutern Sie den Begriff „Reaktionspunkt“! Welche praktische Bedeutung hat er?
16. Wann werden Arbeitsgänge an der unteren, wann an der oberen Extremität ausgeführt?
17. Erklären Sie die Ausführung und die Einsatzmöglichkeiten der Hauttechnik!
18. Erläutern Sie den technischen Unterschied von Haut-, Unterhaut- und Faszientechnik!
19. Welche Reaktionen werden durch die Bindegewebsmassage ausgelöst? Ziehen Sie daraus Schlußfolgerungen für den Einsatz der Bindegewebsmassage in der Therapie!

6. Periostbehandlung

6.1. Definition und Geschichte der Methode

Die Periostbehandlung ist eine punktförmig angesetzte „Druckmassage", die an dafür geeigneten Knochenflächen vorgenommen wird. Die Behandlung wird mit der Fingerbeere oder dem Knöchel eines Fingers durchgeführt und paßt sich in der Druckintensität sorgsam den Besonderheiten des Einzelfalles an.

Die Wirkung der Methode besteht in der örtlichen Anregung der Durchblutung und der Zellregeneration insbesondere an den Geweben des Periosts, vor allem aber in der reflektorischen Beeinflussung von Organen, die mit den behandelten Periostflächen nervlich verbunden sind. Daneben wirkt die Methode lindernd auf schmerzhafte Krankheitsprozesse ein. Da das Schwergewicht der Periostbehandlung bei der nervalen Beeinflussung von Funktionsabläufen zu sehen ist, wird sie in die Methode der Reflextherapie eingeordnet.

Die ersten Versuche mit der Periostbehandlung wurden von Vogler 1928 unternommen. Die Erfahrung, mit der Periostbehandlung ein hochwirksames Verfahren der Reflextherapie gewonnen zu haben, bestätigte sich in den folgenden 5 Jahrzehnten klinischer und poliklinischer Anwendung bei zahlreichen Krankheitsbildern.

Die Methode wurde in annähernd 100 Lehrgängen im deutschen Sprachgebiet, in Holland und in der Sowjetunion an Physiotherapeuten, Krankengymnasten und Ärzte weitergegeben und ist Teil des Lehrplans medizinischer Fachschulen.

6.2. Wirkungsweise der Periostbehandlung

6.2.1. Örtliche Wirkungen

Der kräftige Reiz der Behandlung, insbesondere auf die Gewebe der Knochenhaut, löst Reaktionen aus, die über eine einfache Durchblutungssteigerung hinausgehen. Zu Studienzwecken kann man dies durch einen einfachen Versuch deutlich machen. Setzt man an einer gut tastbaren Knochenfläche, etwa dem Brustbein, einen Behandlungspunkt und wiederholt dies an genau gleicher Stelle über mehrere Tage, so tastet man das Entstehen einer etwas *schmerzhaften weichen Schwellung* am behandelten Periost, die unter der weiteren Behandlung nach wenigen Tagen verschwindet und einen Tastbefund hinterläßt, der eher fester als zuvor wirkt. Es wird also eine entzündungsähnliche Reaktion des Periosts ausgelöst. Zwei Tatsachen lassen diesen Vorgang in einem besonderen Licht erscheinen: Die innere Gewebestruktur der Knochenhaut, die Keimschicht des Periosts, hat wichtige Aufgaben beim physiologischen Knochenwachstum und bei der ständigen Regeneration des normalen oder geschädigten Knochens. Die für die regeneratorische Anregung aller Stützgewebe des Organismus wirksamen Reize bestehen in den mechanischen Einwirkungen von Druck und Zug. Mit der Periostbehandlung besteht daher eine wohldosierbare Möglichkeit, die Zellbildungstätigkeit der Keimschicht des Periosts anzuregen.

Diese örtlichen Wirkungen der Methode haben sich bei einer Reihe von Krankheitsvorgängen praktisch bewährt. Besonders genannt seien Strukturschwund mit oder ohne Mineralverlust am Knochen, wie es bei manchen chronischen rheumatischen Krankheiten vorkommt, weiter die Sudeksche Knochendystrophie, aber auch sehr schleppend verlaufende

Entzündungen der Knochenhaut bzw. ihr angelagerter Sehnenansätze.

6.2.2. Ferngeleitete Wirkungen

Die ferngeleiteten Wirkungen der Periostbehandlung sind vorwiegend als reflektorische Beeinflussung von Organfunktionen zu verstehen. Wie aus den Forschungen von Pawlow, Byckow, Speransky, Richter u. v. a. bekannt ist, kommt der nervlichen Steuerung physiologischer und zahlreicher krankhafter Prozesse hohe Bedeutung zu. Die Wirkung vieler Formen physikalischer Therapie ist als reflektorische Beeinflussung von Funktionsabläufen zu verstehen, so auch die der Periostbehandlung.

Man kommt dem theoretischen Verständnis und der praktischen Anwendungsweise der Methode am nächsten, wenn man vom übersichtlichen Modell eines Körpersegments ausgeht. Die aus dem entwicklungsgeschichtlichen Geschehen zu verstehende Gliederung des menschlichen Körpers in einzelne Körpersegmente bedeutet das Vorhandensein einzelner Funktionseinheiten, die in ihrer Gesamtheit von geeigneten Reizen angesprochen werden können. Das jeweils von einem Paar Rückenmarknerven funktionell gekoppelte Körpersegment („Head-Zone“) enthält Bezirke von Haut, Muskulatur, Knochen, Gefäßen und inneren Organen.

Der am Periost gesetzte Druckreiz hat sich als besonders wirksam erwiesen, um *reflektorische Wirkungen* auszulösen. Dabei dürfte die besondere Technik der Methode von Bedeutung sein: Das rhythmische An- und Abschwellen des mit kleinen Kreisführungen des Fingers verbundenen Druckes. Durch diese Art der Einwirkung wird die vorzeitige Adaptation der Nervenfühler an den Druckreiz vermieden.

Durch eine Reihe experimenteller Untersuchungen wurden Wirkungen der Periostbehandlung auf innere Organe dargestellt und so die klinischen Wirkungen der Methode veranschaulicht.

Über beiden Rippenbögen und den unteren Teilen des Brustbeines durchgeführt, ließ die Methode im Röntgenbild eine Anregung des Tonus und des peristaltischen Bewegungsablaufs am Magen erkennen. Dabei fiel auf, daß die Tonusveränderungen sich in Richtung

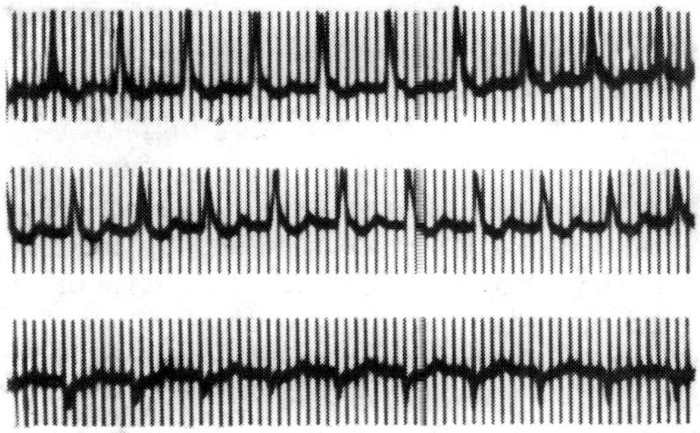

Abb. 159
a Gehäufte Anfälle von paroxysmaler Tachykardie von einer Dauer bis zu 24 Stunden. Das Elektrokardiogramm während eines seit 4 Stunden anhaltenden Anfalls

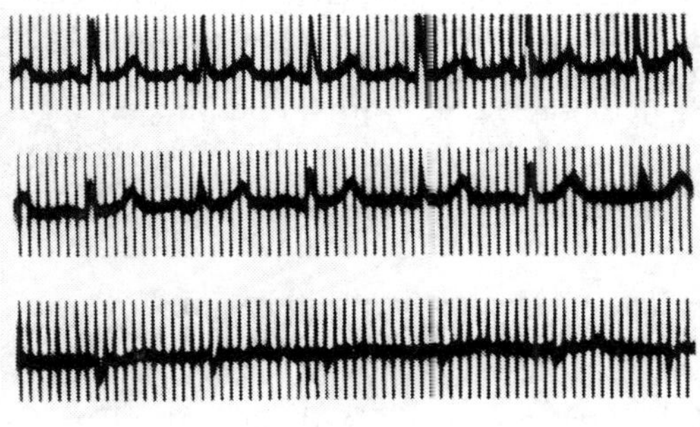

b Elektrokardiogramm derselben Patientin nach Periostbehandlung der Herzgegend von 10 min Dauer. Rückgang der Frequenz von 176 auf 108/min

eines funktionellen Optimums bewegten, d. h., spastisch verengte Magenbezirke entspannten sich, erschlaffte Partien gewannen einen normalen Tonus, die Sekretion des Magensaftes wurde nach dem Verlauf der Säurekurven angeregt.

Eine tonusregelnde sowie die Austreibung des Gallensaftes aus der Gallenblase fördernde Wirkung ergibt sich sowohl bei Untersuchungen mit Hilfe der Duodenalsonde als auch bei der Röntgendarstellung der Gallenwege.

Viele Effekte physiotherapeutischer Methoden beruhen auf der *Förderung der Durchblutung* erkrankter Organe. Es gibt experimentelle Ergebnisse, die entweder direkt oder indirekt solche Effekte auch bei der Periostbehandlung erkennen lassen. Der direkte Nachweis gelang durch die Beobachtung des Gefäßspiels mit dem Bauchspiegel (Lapa-

roskop) während der Behandlung an den betreffenden Knochensegmenten. Indirekte Hinweise für eine Durchblutungsanregung lassen sich im EKG Durchblutungsgestörter erkennen wie auch durch Untersuchung von Hirnfunktionen. Die Präzision des Sehaktes konnte durch Periostbehandlung im Bereich der Halswirbelsäule und des Hinterhauptes fast momentan verbessert werden.
Durch die Behandlung an den Herzsegmenten (Rippen und Brustbein) lassen sich therapeutisch wertvolle Wirkungen am Herzen auslösen. Die Schlagfrequenz vermindert sich um durchschnittlich 16 Schläge/min. Die Herztätigkeit wird dadurch ökonomischer. Rhythmusstörungen zeigen oft eine Tendenz zur Regularisierung. Anfälle von Herzjagen können kupiert werden (Abb. 159).
Der Reiz der Periostbehandlung wirkt intensiv anregend auf den Atemablauf. Die Methode hat daher Bedeutung erlangt als Hilfe in der Atemtherapie. Sie wird insbesondere angewandt, wo es gilt, behinderte Atemräume stärker in den Gaswechsel einzubeziehen.

6.2.3. Periostbehandlung und Schmerzbekämpfung

Die bisher erörterten Wirkungen der Periostbehandlung erklären schmerzlindernde Effekte bei Krampfzuständen der Muskulatur oder Durchblutungsminderungen infolge vasomotorischer Störungen. Die Methode hat sich jedoch auch zur Linderung von Schmerzen anderer Art gut bewährt, so bei toxisch oder mechanisch ausgelösten Nervenschmerzen oder Beschwerden in arthrotisch veränderten Gelenken. Hier spielen offenbar andere Wirkungsvorgänge eine Rolle. Der kräftige Reiz der Periostbehandlung ist mit einer gewissen Schmerzhaftigkeit verbunden, die jedoch zumeist nicht unangenehm empfunden wird. Es muß angenommen werden, daß das schon in der alten Medizin bekannte und für die Schmerzbekämpfung genutzte *Prinzip des „Gegenreizes“* für den Schmerzlinderungseffekt der Methode von Bedeutung ist. Daraus ergeben sich wichtige Regeln für die Lokalisierung der Behandlungspunkte.

6.3. Stellung der Methode innerhalb der Physiotherapie

Durch das gezielte Einwirken auf die Knochenhaut unterscheidet sich die Periostbehandlung von allen anderen Methoden der Physiotherapie. Eine wichtige Eigenart der Methode ist die Möglichkeit, schwer zugängige Gewebeschichten anzugehen, die mit den Griffen der klassischen Massage oder der Bindegewebsbehandlung nicht erreicht werden. Eine weitere Erfahrung mit der Methode betrifft deren besonders intensive und anhaltende Wirksamkeit bei der reflektorischen Beeinflussung innerer Organe.
Mit diesen Feststellungen ist es verhältnismäßig leicht, der Periostbehandlung einen sinnvollen Platz in einem befundgerechten Behandlungsplan zuzuweisen. Die Periostbehandlung ist angezeigt, wenn bei der sorgfältigen Tastuntersuchung besonders deutliche schmerzhafte oder morphologisch veränderte Bezirke an der Knochenhaut gefunden werden; sie kommt als überlegene Form unter den Massagemethoden in Frage, wenn schmerzhafte Arthrosen an den Rippenwirbel- oder Zwischenwirbelgelenken zu behandeln sind.
Als streng lokalisierbare und sehr gut zu dosierende Methode der Reflextherapie und der Schmerzbehandlung haben sich Indikationen herausgebildet, die in der folgenden Übersicht wiedergegeben sind.

Bewährte Indikationen

Kopfbereich
- Vasomotorisch bedingte Symptome, insbesondere Kopfschmerz, vertebragener Kopfschmerz (kombiniert mit klassischer Massage), Tensionskopfschmerz und Kopfschmerz bei gelotisch veränderter Kopfschwarte (hier kombiniert mit klassischer Massage), Migräne (vorwiegend als „Intervallbehandlung“; kombiniert mit klassischer Massage).
- Atrophischer Katarrh der Nasenwege.
- Vasomotorische Rhinitis bei Vorhandensein aktueller Maximalpunkte im Kopfbereich.
- Ankylosierende und arthrotische Kiefergelenkprozesse.

Wirbelsäule
- Schmerzhafte Reizzustände der Spondylochondrose.

- Chronische rheumatische Wirbelsäulenprozesse.
- Der Manipulationsbehandlung nicht zugängige funktionelle Blockierungen (z. B. infolge starker Rezidivneigung), statisch bedingter Kreuzschmerz.
- Restierender Kreuzschmerz bei Krankheitsprozessen im Kleinen Becken.

Thorax
- Angina pectoris.
- Örtliche Beschwerden bei chronischen Herzleiden.
- Paroxysmale Tachykardie.

Hilfsmethoden der Atemtherapie bei
- massiven Atemhindernissen (Pleuraschwarten, Kyphoskoliose, traumatische Thoraxdeformierungen),
- pneumonischen Restzuständen,
- Atelektasen,
- tracheal bedingtem Hustenreiz ohne Auswurf.

Abdominelle Erkrankungen
Hartnäckige Schmerzzustände bei Magen- oder Zwölffingerdarmgeschwür, Gallenleiden mit Neigung zu spastischen Beschwerden.

Übriges Skelettsystem
- Chronische und subchronische Periostitis.
- Arthritis deformans mit schmerzhaften Reizzuständen.
- Neurodystrophisches Syndrom (Sudeck).
- Anhaltende Beschwerden nach Luxationen und Frakturen.
- Periphere Angiopathie (Stadium 1–3).

6.4. Technik der Periostbehandlung

Lagerung bzw. Haltung des Patienten. Die Behandlung kann am liegenden wie am sitzenden Patienten vorgenommen werden. Der Körper wird nur so weit wie erforderlich entblößt, im übrigen wird dafür gesorgt, daß durch entsprechende Bedeckung die Durchwärmung auch der Gliedmaßen während der Behandlung gewährleistet ist.

Der Patient soll so liegen oder sitzen, daß er völlig entspannen kann. Auch unter dem Druck der Behandlung muß ein Gegenspannen vermieden werden. So empfiehlt es sich z. B., bei Behandlung der Halswirbelsäule im Sitzen, den Kopf auf einen erhöhten Tisch aufstützen.

Arbeitsgang – Handhaltung – Reizdosierung. Die allgemeinen Regeln für einen Massierenden gelten auch bei der Periostbehandlung.

Man sucht am Behandlungspunkt die bedeckenden Weichteile, vor allem Muskeln, wegzuschieben, um möglichst engen Kontakt mit dem Knochen zu gewinnen. Nachdem der Finger unter ansteigendem Druck den Widerstand des Knochens spürt, werden kleine Kreisführungen vorgenommen (Abb. 160). Der Durchmesser der Zirkel beträgt wenige (bis 5) Millimeter. Danach geht man mit dem Druck etwas zurück, ohne jedoch den Kontakt mit der Haut aufzugeben. Die kleine kreisende Bewegung darf keinesfalls bohrenden Charakter haben. Der Turnus des Druckgebens und -nachlassens dauert 4–10 s und wird am gleichen Ort 2–4 min lang wiederholt. Es kann sein, daß man die Behandlungsstelle rascher wechseln muß, wenn sich der Behandlungsschmerz zu sehr steigert.

Bei sehr kräftiger Behandlung kommt es vor, daß der Behandler nach 2–3 min ermüdet ist und aus diesem Grunde Ort und Handhaltung ändern muß.

Bei der Behandlung am Thorax wird das Tempo durch den Rhythmus des Atmens vorgegeben. Der Behandler muß hier die reflektorische Beeinflussung des Atemablaufs berücksichtigen und vermeiden, dem Patienten einen störenden Atemrhythmus aufzuzwingen. Bei normaler Atemfrequenz geht man während der Ausatmungsphase mit dem Finger in die Tiefe und läßt bei Beginn der Einatmung mit dem Druck nach.

Zum Abschluß werden an jedem Behandlungspunkt mit der Fingerbeere oder dem Handballen einige kräftige Ausstreichungen vorgenommen. Die durchschnittliche Dauer einer Sitzung beträgt 20 min.

Die *Häufigkeit der Behandlung* richtet sich nach der Art der Krankheit. Bei nicht akuten Krankheitsprozessen genügen in der Regel 2 bis 3 Behandlungen je Woche. Handelt es sich um akute Beschwerden, so ergibt sich die Häufigkeit der Sitzungen aus dem klinischen Verlauf.

So kann bei Angina pectoris oder vasomotorischem Schwindel die Periostbehandlung als Methode der Anfallsbehandlung eingesetzt werden. In beiden Fällen ist sie daneben jedoch geeignet, als „Intervallbehandlung“ die Anfallsbereitschaft zu mindern.

Die jeweils optimale *Behandlungsintensität* zu

treffen, ist nicht einfach und bedarf längerer Erfahrung. Es gilt einmal, die für die beabsichtigten Wirkungen erforderliche Reizstärke nicht zu unterschreiten, andererseits die Behandlung in mehrfacher Hinsicht erträglich zu halten. Als klinische Zeichen unverträglicher Behandlungsintensität gelten vor allem unangenehme Schmerzempfindungen und die Auslösung starker vegetativer Reaktionen, insbesondere vasomotorischer Art.

Die der Behandlung eigene gewisse Schmerzhaftigkeit darf nie ausgesprochen unangenehm empfunden werden. Der Behandler hält in der Frage der Schmerzauslösung verbalen Kontakt

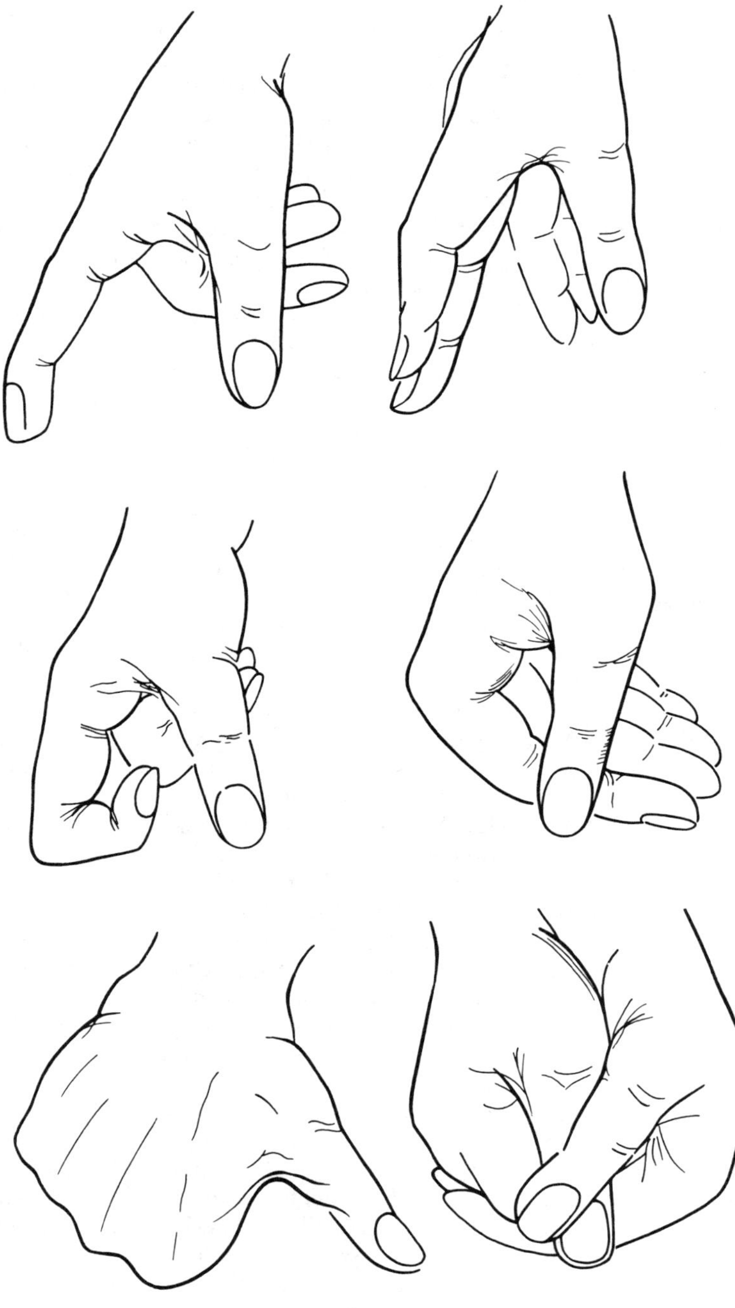

Abb. 160
Handhabung bei der Periostbehandlung
Mit der Fingerbeere – bei stärkeren Druckanwendungen mit dem Knöchel eines Fingers – werden langsam an- und abschwellende Drücke gesetzt. Der arbeitende Finger bewegt sich dabei in kleinen Kreisführungen von wenigen mm Durchmesser. Die übrigen Finger vermitteln den für ein sicheres Arbeiten erforderlichen festen Halt durch Auflegen oder Abstützen auf der Oberfläche des Patienten.

mit dem Patienten. Die große Stufung der Behandlungsintensität, innerhalb der es das individuelle Bestmaß zu finden gilt, geht daraus hervor, daß die aufzuwendende Druckstärke zwischen weniger als 1 kg und 15 kg schwanken kann.

Wahl des Behandlungsortes. Die Auswahl der Ansatzpunkte für die Periostbehandlung erfolgt unter 3 Gesichtspunkten:

- Sofern die unmittelbare Einwirkung auf den Krankheitsherd beabsichtigt ist (Knochendystrophie, chronische Periostitis o. ä.), nach der Lokalisation des Prozesses,
- wenn ferngeleitete Wirkungen genutzt werden sollen, nach nervenanatomischen und -physiologischen Gesichtspunkten,
- nach der massagetechnischen Eignung der zu behandelnden Knochenflächen.

Bei der *direkten Behandlung* von Krankheitsherden ist vor allem der etwa ausgelöste Behandlungsschmerz zu beachten. Bei Maximalpunkten der Schmerzhaftigkeit führt man die Behandlung so weit vom Schmerzzentrum entfernt durch, daß sie gut erträglich bleibt, versucht aber, von Sitzung zu Sitzung näher an den Mittelpunkt der Schmerzhaftigkeit heranzugehen.
Zur reflektorischen Behandlung innerer Organe grenzt man das Behandlungsgebiet nach den peripheren Projektionsfeldern der jeweils anzusprechenden Organe ab.
Die segmentalen Innervationsverhältnisse des Skelettsystems und damit des Periosts sind bisher nicht mit der gleichen Zuverlässigkeit erforscht wie die der Haut (HEAD-Zonen). Zur raschen Orientierung seien daher die wichtigsten Behandlungsfelder bei inneren Organerkrankungen angegeben.

Kopf (insbesondere Kopfschmerz): Schulterblattgräten, Halswirbelsäule, Hinterhaupt, beide Warzenfortsätze, Jochbogen, Glabella.
Herz: 1.–6. Rippe links, insbesondere ventral, Brustbein.
Gallenblase und Gallengangsystem: rechter Rippenbogen und Brustbein einschließlich Schwertfortsatz, Rippen paravertebral in Höhe der Schulterblattmitte.
Magen – Zwölffingerdarm: Rippenbogen beiderseits, untere Brustbeinhälfte.
Harnleiter: 12. Rippen und Beckenkamm.
Organe des kleinen Beckens (Genitalorgane und Blase): Beckenkamm, Kreuzbein, 4. und 5. Lendenwirbel.

Innerhalb dieser relativ großen Projektionsfelder haben etwa vorhandene reflektorische oder Schmerzzeichen am Periost für unsere Methode besonderes Interesse. Die klinische Erfahrung lehrt, daß sich von diesen durch die Tastuntersuchung ermittelten Stellen aus besonders günstige Behandlungseffekte erreichen lassen. Bezüglich der Schmerzbeachtung gilt auch hier das oben Gesagte.
Die massagetechnische Eignung von Skeletteilen betrifft vor allem die Weichteilbedeckung. Obwohl sich Muskeln und weiche Bindegewebe überraschend gut beiseite schieben lassen, um den Weg zum Knochen freizugeben, lassen sich Bezirke wie die Oberschen-

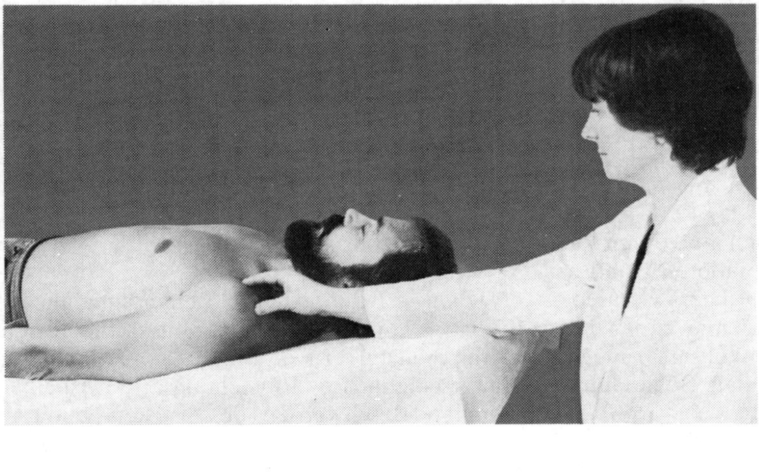

Abb. 161
Behandlung des Akromion mit der Daumenkuppe. Die gespreizten Finger 2-5 vermitteln Halt.

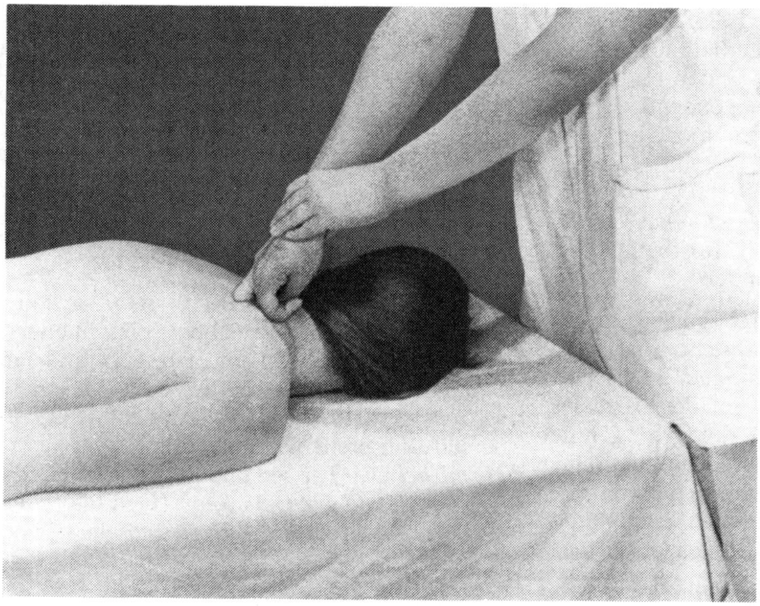

Abb. 162
Behandlung über dem Querforsatz des 2. Brustwirbels mit dem Knöchel des Mittelfingers

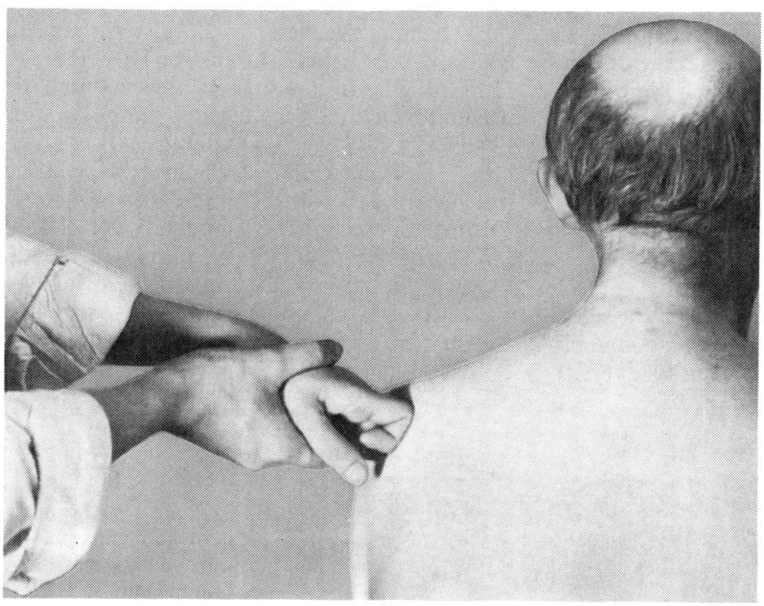

Abb. 163
Periostbehandlung an der Kaudalfläche der Schulterblattgräte mit dem Knöchel des Zeigefingers. Die mittlere Phalanx liegt dem Schulterblatt ganz auf. Der druckausübende Teil ist ausschließlich die Trochlea der proximalen Phalanx. Zur besseren Haltgebung könnte auch der Daumen aufgestützt werden. Die das rechte Handgelenk umgreifende linke Hand trägt zur sicheren Führung bei. Die Haltung der Hände deutet an, daß der Behandler die Kraft aus dem Rumpf über die ganz oder annähernd gestreckten Arme leitet.

kel oder Darmbeinschaufeln meist nicht gut zugängig machen.
Bei stark gewölbten Knochen muß durch sorgfältiges Abstützen mit der anderen Hand das Abgleiten des arbeitenden Fingers vermieden werden. Am sichersten pflegt man zu arbeiten, wenn man im rechten Winkel zur Tangente stark gewölbter Knochen den Behandlungsdruck gibt.

6.5. Spezielle Anwendungstechnik an den wichtigsten Körperregionen

Nacken – Schulter. Die Behandlung dieser Region kommt bei ganz unterschiedlichen Krankheitsbildern in Frage: Kopfschmerzen unterschiedlicher Entstehungsart, wirbelbedingten Beschwerden des Nacken-Schulter-

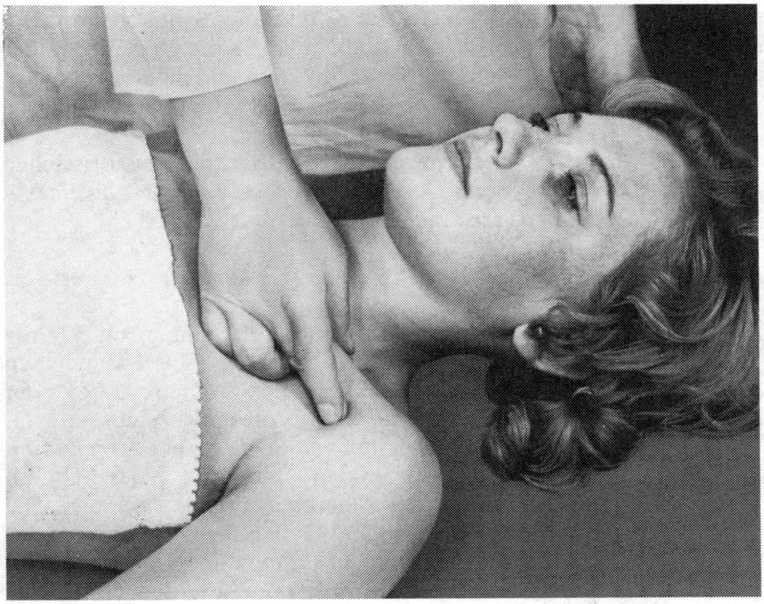

Abb. 164
Periostbehandlung über der Kaudalfläche des Schlüsselbeins

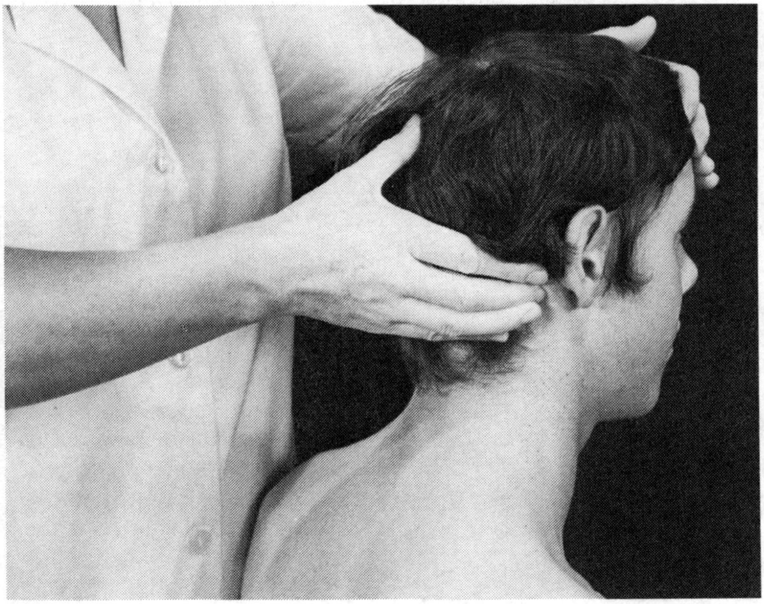

Abb. 165
Behandlung am Hinterhauptbein beim Sitzenden Unterstützung des arbeitenden Mittelfingers durch den 4. Finger. Die linke Hand der Behandlerin gibt Gegenhalt.

Armbereichs, bei entzündlich oder degenerativ bedingten Schmerzen der Schultergelenke oder auch der oft zu wenig beachteten Gelenkverbindungen zwischen Brustbein und Schlüsselbein.
Die Behandlungen können sowohl am Liegenden wie am Sitzenden vorgenommen werden (Abb. 161–164).

Kopf. Die Periostbehandlung am Kopf richtet sich vor allem gegen Kopfschmerzen und verwandte Symptome wie Schwindel; aber auch seitens der Kiefergelenke und der Nasenwege gibt es Indikationen. An den Kopforganen muß die Behandlung besonders einfühlend erfolgen. Überdosierungen können unangenehme Reizerscheinungen auslösen. Bevorzugte Behandlungsflächen des Kopfskeletts sind das Hinterhauptbein, die Warzenfortsätze, am Gesichtsschädel die Umrandung der Augenhöhle, Jochbein, Oberkiefer, das knöcherne Nasenskelett und die Kiefergelenke (Abb. 165–167).

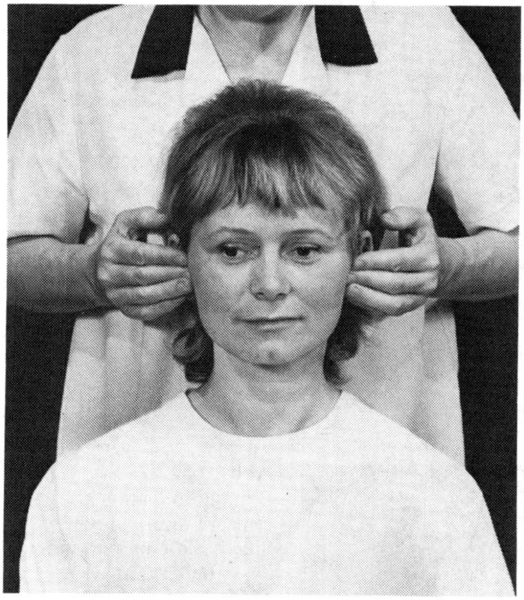

Abb. 166 Behandlung über den Kiefergelenken. Es wird mit beiden Händen rhythmisch koordiniert gearbeitet. Es behandeln die Mittelfinger.

Bei reizbaren Kopfschmerzkranken empfiehlt es sich, die Behandlungsserie an den Schulterblattgräten (Abb. 163) und über den Querfortsätzen der unteren Halswirbelsäule zu beginnen.
Sorgsam auszulassen sind die Austrittsstellen der 3 Gesichtsnervenäste (N. orbitalis, maxillaris, mandibularis).

Wichtige klinische *Indikationen* s. 6.3.

Thorax. Die Periostbehandlung am Thorax (Abb. 168–170) kann sowohl bei Herzleiden wie Erkrankungen des Atemapparates oder fehlerhaften Atemformen angezeigt sein.
Die Behandlung an den Rippenbögen kommt vor allem bei den – zumeist schmerzhaften – Leiden der Oberbauchorgane in Frage. Bei Störungen der Gallenwege liegt hier der Schwerpunkt der Behandlung am rechten Rippenbogen und Sternum, bei den Geschwürkrankheiten des Magens oder Zwölffingerdarms werden beide Rippenbögen behandelt.

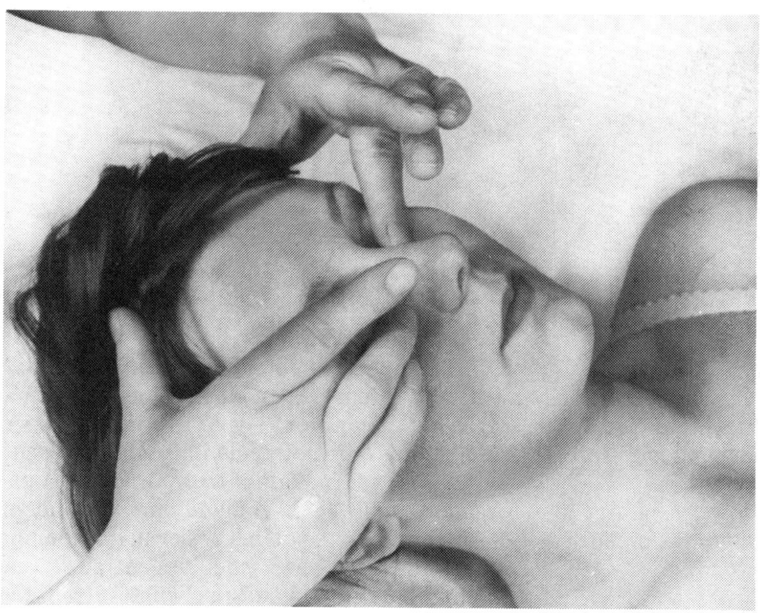

Abb. 167
Behandlung des Nasenskeletts. Mit den Fingerbeeren beider Mittelfinger werden koordinierte Bewegungen durchgeführt.

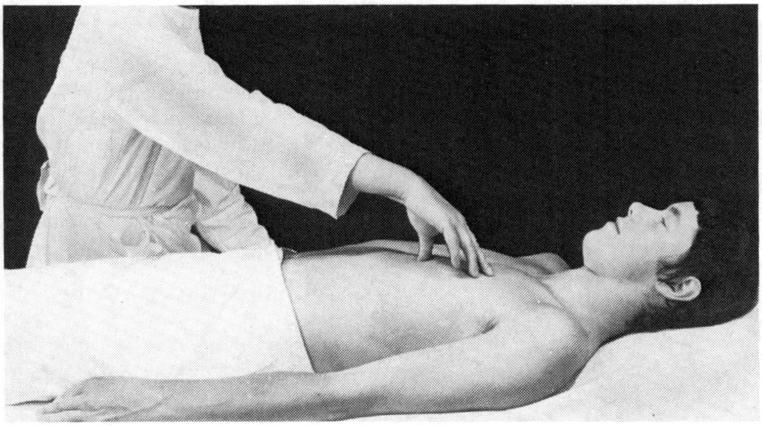

Abb. 168
Periostbehandlung im Segmentbereich des Herzens. Der Mittelfinger arbeitet auf der 5. Rippe links. Daumen, Zeigefinger und 5. Finger vermitteln den Halt.

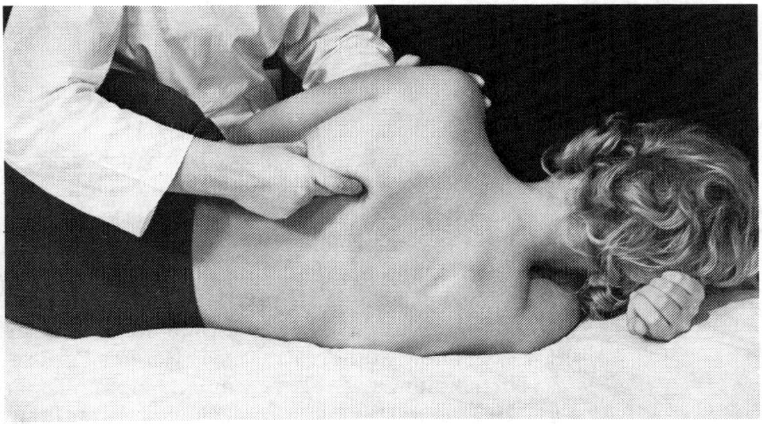

Abb. 169
Behandlung über den dorsalen Rippenabschnitten des Herzsegmentbereiches

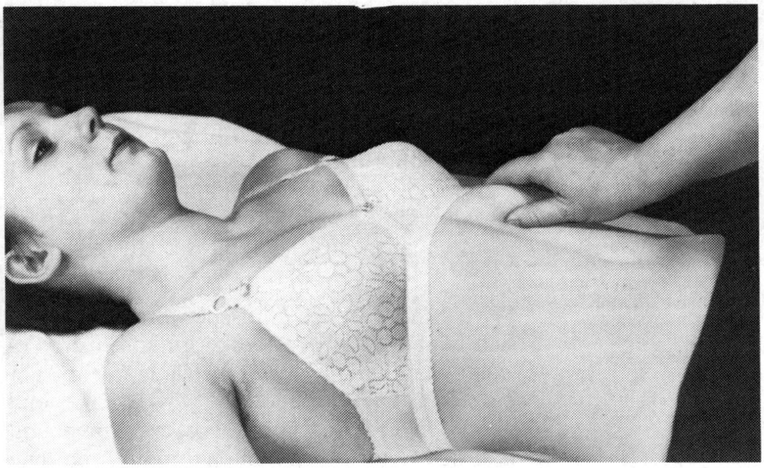

Abb. 170
Periostbehandlung am linken Rippenbogen mit dem Daumen der rechten Hand. Der Rippenrand wird umgriffen und seitlich nach außen Druck gegeben. Die übrigen Finger stützen ab.

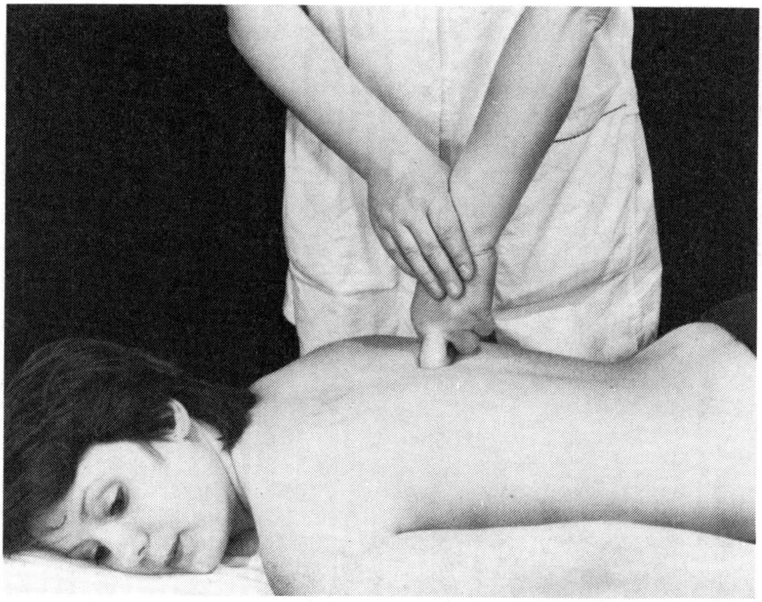

Abb. 171
Periostbehandlung mit dem Knöchel über dem Querfortsatz des 8. Brustwirbels. Die Mittelphalanx des 3. Fingers liegt fest auf, der Druck erfolgt in der Achse der Grundphalanx.

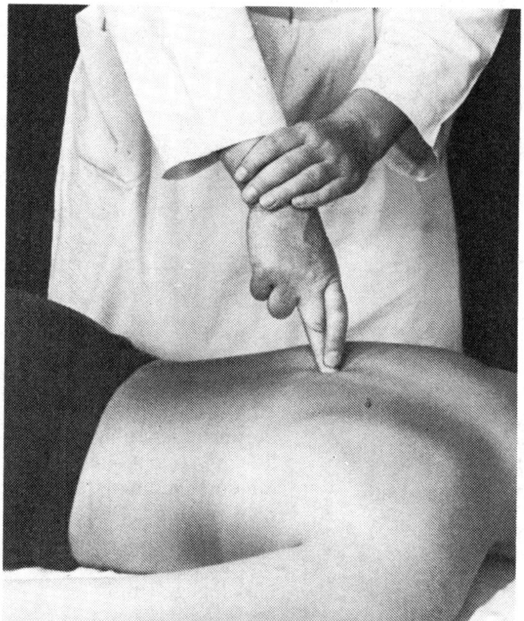

Abb. 172 Behandlung über dem Kostotransversalgelenk der 9. Rippe rechts

Projizieren sich von den Oberbauchorganen verursachte Schmerzzonen in die Höhe der Schulterblätter, so werden auch diese Rippenbezirke zweckmäßigerweise einbezogen.
Die Behandlungsfelder für das Herz liegen vor allem an der 1.–5. Rippe links und dem Brustbein. Ventral und lateral muß weit häufiger behandelt werden als dorsal. Bei der Periostbehandlung der relativ schmerzempfindlichen Herzregion ist die vorangehende Ermittlung reflektorischer und übertragener Krankheitszeichen besonders wichtig.

Möglichkeiten der Periostbehandlung innerhalb einer *befundorientierten Atemtherapie*
- Vorbereitende Atemanregung im Rahmen aktiver Übungsbehandlung
- massive Atemhindernisse (Pleuraschwarten, Kyphoskoliose, traumatische Thoraxdeformierungen)
- pneumonische Restzustände
- Atelektasen
- trachealbedingter erfolgloser Hustenreiz.

Wirbelsäule. In der klinischen Praxis ergeben sich häufig dankbare Indikationen für die Periostbehandlung der Wirbelsäule (Abb. 171 bis 172). Die Behandlung wird vorwiegend über den Querfortsätzen vorgenommen und läßt sich an allen Segmenten durchführen. Die

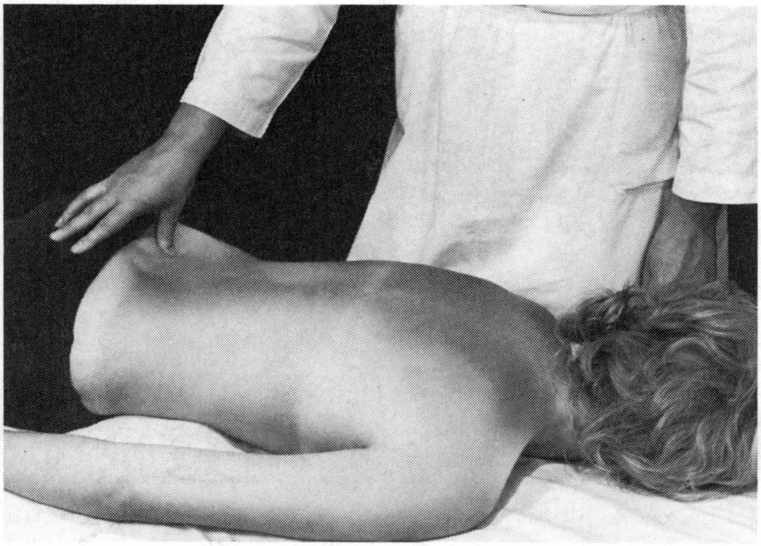

Abb. 173
Behandlung auf den Knochenflächen des lumbosakralen Übergangs

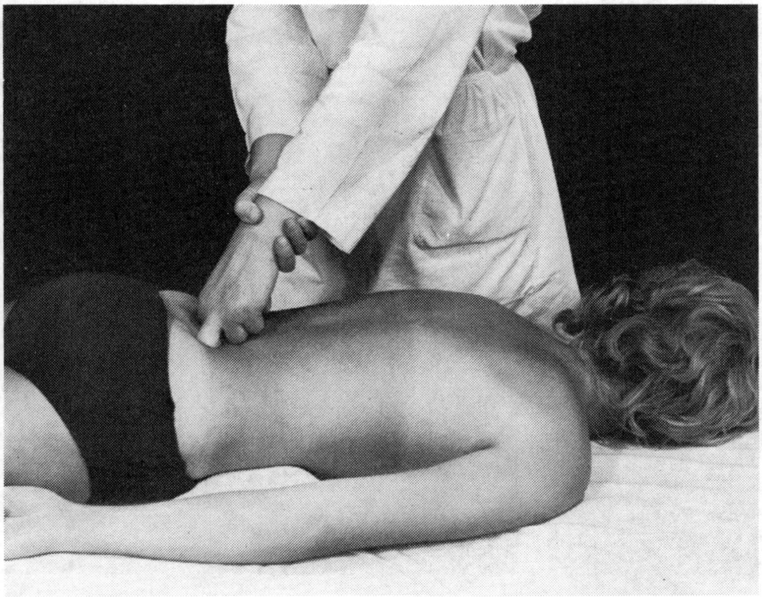

Abb. 174
Behandlung über der Kreuzbein-Darm-Fuge. Kräftige Druckgebung aus der Schulter über den gestreckten Arm

primäre Empfindlichkeit des Organs nimmt vom Kopf zum Kreuzbein ab. Während in der Regel die Halswirbelsäule mit geringeren Intensitäten durch die Fingerbeere behandelt wird, können im Lendenbereich hohe Druckwerte erforderlich sein. Man arbeitet daher hier zumeist mit dem Knöchel.
Um die kräftigen Muskelmassen der Rückenstrecker beiseiteschieben zu können, ist auf entspannte Lagerung bzw. Haltung der Patienten besonders zu achten.

Indikationen bei wirbelsäulenbedingten Syndrom:

- Schmerzhafte Reizzustände bei Spondylochondrose,
- chronische Tendoperiostose, Enthesopathie, rheumatische Prozesse, z. B. Anfangsstadien bei Morbus BECHTEREW,
- der Manipulationsbehandlung nicht zugängige funktionelle Blockierungen (z. B. infolge starker Rezidivneigung),
- Unterstützung der Regenerationsvorgänge

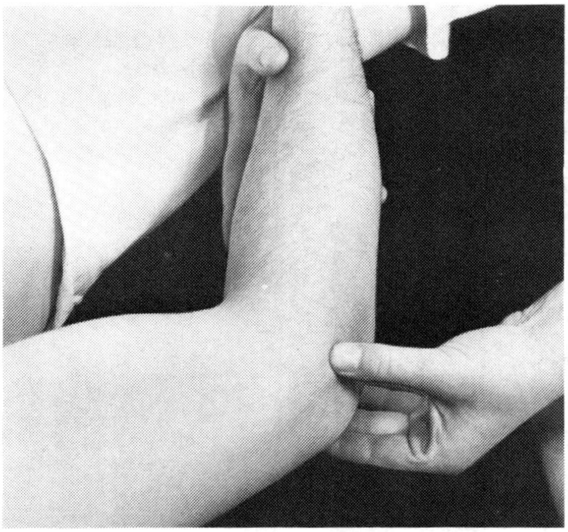

Abb. 175 Behandlung über den Epikondylen des Ellenbogens.
Der Unterarm des Patienten wird vom Behandler gehalten. Es werden in diesem Fall durch Daumen und Mittelfinger Radial- und Ulnarseite gleichzeitig behandelt.

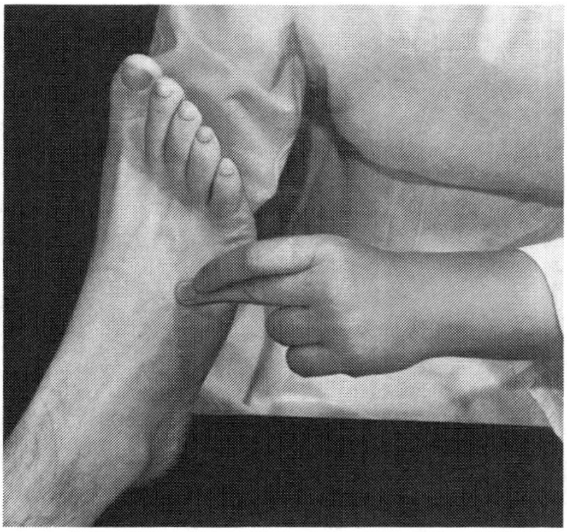

Abb. 177 Behandlung des Os metatarsale 4. Der Zeigefinger unterstützt den arbeitenden Mittelfinger. Die rechte Hand hält den Fuß.

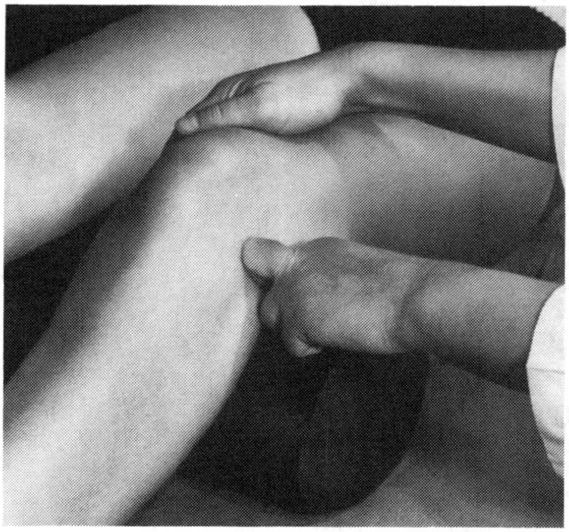

Abb. 176 Periostbehandlung über dem Epikondylus der Tibia. Die rechte Hand gibt Gegenhalt.

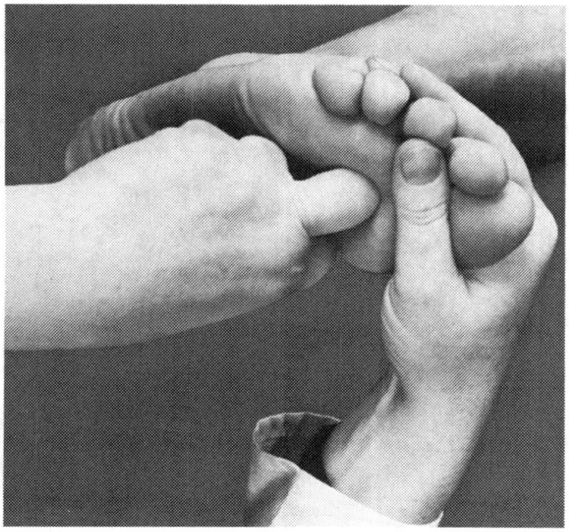

Abb. 178 Periostbehandlung des 2. Metatarsalknochens von der Plantarseite

bei posttraumatischer Gefügelockerung,
- statisch bedingter Kreuzschmerz.

Becken-Kreuzregion. Orte der Behandlung sind die Dorsalfläche des Kreuzbeins, die Umgebung der Kreuzdarmbeingelenke, Beckenkamm, Sitzbeinknorren und gelegentlich die ventralen und dorsalen Spinae iliacae (Abb. 173 u. 174).

Die Indikationen für die Periostbehandlung in dieser Region sind vor allem die aus vielen Ursachen entstehenden Kreuzschmerzen (rheumatische Prozesse der Kreuzdarmbeingelenke, statische Fehlbelastungen, Bänderschmerzen, übertragene Schmerzen bei Krankheitsprozessen im Kleinen Becken u. v. a.).

Untere und obere Extremitäten. Die Behandlung an den Gliedmaßen (Abb. 175–178) ist vorwiegend durch folgende Krankheitsgruppen indiziert: Degenerative und funktionelle Störungen an den Gelenken, neurodystrophische Prozesse, periphere Angiopathien.
Bei einachsigen Gelenken arbeitet man oberhalb und unterhalb der Gelenkspalten.

6.6. Kontraindikationen der Periostbehandlung

Die Anwendung des relativ kräftigen mechanischen Reizes verbietet sich bei allen Prozessen, die mit einer stärkeren Beeinträchtigung der Strukturfestigkeit des Knochens einhergehen: Akute Ostitis, Osteoporose und Osteomalazie stärkeren Grades, alle primären oder metastatischen Tumoren, traumatische Verletzungen, die der Ruhigstellung bedürfen. Gegenanzeigen können sich schließlich durch Schmerzhaftigkeit der Gewebe ergeben.

Aufgaben

1. Erläutern Sie die Wirkungsweise der Periostbehandlung!
   - die örtliche Wirkung
   - die ferngeleitete Wirkung.
2. Erläutern Sie die Technik der Periostbehandlung!
   - Arbeitsgang
   - Handhaltung
   - Reizdosierung.
3. Nennen Sie die wichtigsten Körperregionen, an denen die Periostbehandlung Anwendung findet!
4. Nennen Sie Kontraindikationen der Periostbehandlung!

7. Unbeabsichtigte Reaktionen durch die Massage

Treten trotz der Beachtung aller Befunde während oder nach der Behandlung Beschwerden auf, wurde der Massagereiz durch das Dekrement nicht genügend abgeschwächt und ist über die Seitenhornkette in ein anderes Segment fehlgeleitet worden. Es können weitere Reflexe, wie viszero-kutane, viszeromotorische, viszero-viszerale und zerebrospinale ausgelöst worden sein, die dann zu unbeabsichtigten Reaktionen führen.

Negative Folgen während oder nach einer Massage werden sofort beseitigt, erst dann kann die Behandlung fortgesetzt werden! In der Tabelle 16 sind 18 gegenwärtig bekannte unbeabsichtigte Reaktionen mit ihren Beseitigungsmöglichkeiten aufgeführt.

Tabelle 16 „Unbeabsichtigte Reaktionen und ihre Beseitigungsmöglichkeiten" (Zusammengestellt nach BERNHARDT, DICKE, GLÄSER/DALICHO, HAASE)

Nr.	Behandelte Körperpartie	Unbeabsichtigte Reaktion	Beseitigungsmöglichkeit
1.	Gewebe neben LWS 3–5	Schmerzen und Parästhesien im entsprechenden Bein	Massage über Trochanter major und Tuber ossis ischii
2.	Scapula	Parästhesien im entprechenden Arm	Bearbeitung der Achselhöhle
3.	Achselhöhle	Herzbeschwerden	Massage am linken unteren Thoraxrand
4.	Nackenband	Kopfschmerz, Benommenheit, Schwindel, Müdigkeit	Massage der Stirn; bei Migräne Massage am M. trapezius und Ausüben von „Augendruck"
5.	Quellung über 7. HW	Brechreiz	Intensive Friktionen am unteren Skapulawinkel
6.	Rücken	Tonuserhöhung im Trapezius und im M. pectoralis am Winkel zwischen Clavicula und Sternum	Massage des gesamten ventralen Thorax
7.	Zwischen WS und linker Scapula	Herzsensationen bis Angina-pectoris-Anfall	Massage der gesamten linken Thoraxhälfte
8.	Sterno-klavikulärer Anteil des M. pectoralis	Herzsensationen bis Angina-pectoris-Anfall	Streichungen und Friktionen am linken unteren Thoraxrand
9.	Interkostalmuskeln mit Zustandsänderungen	Herzbeschwerden	Streichungen und Friktionen am linken unteren Thoraxrand
10.	Os sacrum	Kollapsneigung mit Übelkeit	Massage an der Fascia lata
11.	Kreuzbein/Becken/ Rücken bei Leber-Gallen-Erkrankungen	Gallenkolik	Massage Th_{2-3} zwischen WS und Scapula und unterem Thoraxrand
12.	Lumbalgegend	dumpfer Blasenschmerz Druck im Unterbauch	Massage Unterbauch

Fortsetzung Tabelle 16

Nr.	Behandelte Körperpartie	Unbeabsichtigte Reaktion	Beseitigungsmöglichkeit
13.	Über Os ischii	Lumbagobeschwerden	weiche Massage im Lumbalbereich
14.	Unterhalb Spina scapulae	Magenbeschwerden	Massage linker unterer Thoraxrand
15.	Beckenkamm $Th_{10}L_1$, wenn Quellungen vorhanden	Blasenbeschwerden	weiche Massage an Adduktoren
16.	Sternum	Durst/Würgegefühl	Massage HWS
17.	Im kaudalen Kreuzbeinabschnitt	Hinterhauptkopfschmerz kräftiges Schwitzen	Massage Ilio-Sakralfuge, Beckenkamm, Bauchmuskulatur
18.	Maximalpunkt Segmentwurzel Th_{10}	Nierenkoliken	Intensive Massage WS/ Rippenwinkel und zwischen WS und Skapula, Th_{3-4}

Sachwortverzeichnis

A

B

C

D

E

F

G

H

I

J

K

L

M

S

T

U

Alphabetisches Verzeichnis der Bäder und Sanatorien der DDR mit ihren Indikationen

E = Kuren für Erwachsene
K = Kuren für Kinder

System/Krankheitsgruppe

Bad/Sanatorium	Atem	Bewegung	Frauen	Haut	Herz-Kreislauf	Leber-Galle	Magen-Darm	Nerven/Psyche	Nieren/Harnwege	Stoffwechsel
San. Seebad Ahlbeck					K					
San. „Raupennest“ Altenberg/E		E								
San. Antonshöhe/E.					E					E
San. „Westerberge“ Aschersleben		K								
San. Belzig					E					
Kneippkurbad Berggießhübel					E					E
San. Bad Berka										E
San. Ostseebad Binz	K	K								
„Teufelsbad“ Blankenburg/H.		E			E					
Staatsbad Bad Brambach		E			E				E	
San. Dietlas/Rhön	K				K					
Bad Doberan		E								
Bad Düben		E								
Staatsbad Bad Elster		E	E		E				E	
San. Ernstthal	K									
Bad Frankenhausen	E/K				E					
Bad Freienwalde		E								
San. Friedrichroda					E					
San. Friedrichsbrunn		E			E					E
San. Garz/Rügen	K									
San. Gernrode								E		
San. Bad Gottlauba		E/K			E/K		E/K			E/K
Graal-Müritz	K			K	E					
Heiligendamm	E			E	E					
Kneipp-Heilb. Heiligenstadt					E					
San Hohenlychen		K								
San. Kartzow									K	
Bad Klosterlausnitz		E							K	
San. Kölpinsee		K		K						
Bad Kösen	E/K				K	E		K		
Bad Köstritz (Thür.)		E								
San. Kretscham-Rothensehma							E			E
Bad Langensalza		E		E						
Bad Lausick		(E)			E					
Bad Liebenstein					E					